Inhaltliche Anregungen und Ergänzungen zur Originalausgabe bitte an:
BMJ Publishing Group, BMA House, Tavistock Square, WC1H 9JR, United Kingdom
Tel: +44 (0)20 7387 4499, Fax: +44 (0)20 7383 6242, www.clinicalevidence.com
cefeedback@bmjgroup.com

Günter Ollenschläger
Heiner C. Bucher
Norbert Donner-Banzhoff
Johannes Forster
Wolfgang Gaebel
Regina Kunz
Otto-Albrecht Müller
Johann Steurer

(Herausgeber)

Kompendium evidenzbasierte Medizin

Clinical Evidence Concise

Aus dem Englischen von
Michael Herrmann,
Anke Joas und Katja Stahl

In Kooperation mit dem Deutschen Netzwerk
Evidenzbasierte Medizin (DNEbM e.V.)

Verlag Hans Huber
Bern · Göttingen · Toronto · Seattle

Lektorat: Dr. Klaus Reinhardt
Bearbeitung: Isabel Grobauer
Umschlaggestaltung: Atelier Mühlberg, Basel
Herstellung: Daniel Berger
Druckvorstufe: Jung Crossmedia, Lahnau
Druck und buchbinderische Verarbeitung: Kösel GmbH, Kempten
Printed in Germany

Bibliographische Information der Deutschen Bibliothek
Die Deutsche Bibliothek verzeichnet diese Publikation in der Deutschen Nationalbibliographie; detaillierte bibliographische Daten sind im Internet über http://dnb.ddb.de abrufbar.

Anregungen und Zuschriften an:
Verlag Hans Huber
Lektorat Medizin
Länggass-Strasse 76
CH-3000 Bern 9
Tel: 0041 (0)31 300 4500
Fax: 0041 (0)31 300 4593
E-Mail: verlag@hanshuber.com
Internet: http://verlag.hanshuber.com

2. Auflage 2003

ISBN 3-456-83582-5

Inhalt

Herausgeber und Kommentatoren der deutschsprachigen Ausgabe

E-Mail-Adresse für Rückmeldungen: **clinicalevidence@hanshuber.com**

Herausgeber

Geschäftsführender Herausgeber:
Prof. Dr. Dr. med. Günter Ollenschläger FRCP Edin
Ärztliches Zentrum für Qualität in der Medizin (ÄZQ)
(Agency for Quality in Medicine)
Aachener Str. 233-237
50931 Köln

PD Dr. med. Heiner C. Bucher MPH
Institut für klinische Epidemiologie
Kantonsspital Basel, Universitätskliniken
Petersgraben 4
CH-4031 Basel

PD Dr. med. Norbert Donner-Banzhoff, MHSc
Abt. für Allgemeinmedizin, Rehabilitative und Präventive Medizin
Fachbereich Medizin
Universität Marburg
35033 Marburg

Prof. Dr. med. Johannes Forster
St. Josefskrankenhaus
Abt. für Kinder- und Jugendmedizin
Sautierstr. 1
79104 Freiburg

Univ.-Prof. Dr. med. Wolfgang Gaebel
Direktor der Klinik und Poliklinik für Psychiatrie und Psychotherapie
der Heinrich-Heine-Universität Düsseldorf
Leitender Arzt der Rheinischen Kliniken Düsseldorf
Bergische Landstraße 2
40629 Düsseldorf

Dr. med. Regina Kunz MSc (Epi)
Deutsches Cochrane Zentrum
Institut für Medizinische Informatik
Albert-Ludwigs-Universität Freiburg
Stefan-Meier-Strasse 26
79104 Freiburg

Prof. Dr. med. Otto-Albrecht Müller
Ärztlicher Direktor
Rotkreuz-Krankenhaus
Nymphenburger Str. 163
80634 München

Prof. Dr. med. Johann Steurer
Leiter Horten Zentrum für praxisorientierte Forschung und Wissenschaft der Universität Zürich
CH-8091 Zürich

Kommentatoren

Dr. med. Dirk Bassler
Deutsches Cochrance Zentrum
Stefan-Meier-Strasse 26
79104 Freiburg

Prof. Dr. med. Manuel Battegay
Abteilung für Infektiologie und Spitalhygiene
Kantonsspital Basel, Universitätskliniken
CH-4031 Basel

Prof. Dr. med. Mathias Berger
Universitätsklinik für Psychiatrie und Psychosomatik
Klinikum der Albert-Ludwigs-Universität Freiburg
Hauptstr. 5
79104 Freiburg

Prof. Dr. med. Johannes Bitzer
Universitäts-Frauenklinik
Kantonsspital Basel, Universitätskliniken
CH-4031 Basel

Prof. Dr. Dr. Dietrich van Calker
Universitätsklinik für Psychiatrie und Psychosomatik
Klinikum der Albert-Ludwigs-Universität Freiburg
Hauptstr. 5
79104 Freiburg

Dr. med. Wilhelm Dengler
Klinik für Psychiatrie, Psychotherapie und Psychosomatik
Kreiskrankenhaus Freudenstadt
Karl-von-Hahn-Str. 120
72250 Freudenstadt

Dr. med. Franz Eberli
Abteilung für Kardiologie
Universitätsspital Zürich
Rämistrasse 100
CH-8091 Zürich

PD Dr. med. dent. Andreas Filippi
Klinik für Zahnärztliche Chirurgie,
Radiologie, Mund- und Kieferheilkunde
Zentrum für Zahnmedizin
Universität Basel
Hebelstr. 3
CH-4056 Basel

PD Dr. med. Ursula Flückiger
Abteilung für Infektiologie und Spitalhygiene
Kantonsspital Basel, Universitätskliniken
CH-4031 Basel

PD Dr. med. Hansjakob Furrer
Ambulatorium für Infektionskrankheiten
Inselspital Bern
CH-3010 Bern

Dr. med. Ruth Gilbert
Institute of Child Health
Centre for Evidence-based Child Health
30 Guilford Street
London WC1N 1EH
UK

Dr. med. Peter Greiner
Zentrum für Kinderheilkunde und
Jugendmedizin
Universitätsklinikum Freiburg
Mathildenstr. 1
79106 Freiburg

Dr. med. Markus Gulich, MSc
Abteilung Allgemeinmedizin der Universität
Ulm
Helmholtzstr. 20
89069 Ulm

Prof. Dr. med. Niklaus Gyr MPH
Departement Innere Medizin
Kantonsspital Basel, Universitätskliniken
CH-4031 Basel

Priv. Doz. Dr. med. Michael Haake
Orthopädische Klinik der Universität
Regensburg
Kaiser-Karl V.-Allee 3
93077 Bad Abbach

Prof. Dr. med. Jan Hildebrandt
Schwerpunkt Algesiologie
Zentrum Anästhesie, Rettungs- und
Intensivmedizin
Universität Göttingen
Robert-Koch-Str. 40
37075 Göttingen

Prof. Dr. med. Fritz Hohagen
Klinik für Psychiatrie und Psychotherapie
Ratzeburger Allee 160
23538 Lübeck

Dr. med. Jörg Humburg
Universitäts-Frauenklinik
Kantonsspital Basel, Universitätskliniken
CH-4031 Basel

Prof. Dr. med. Ralf Ihl
Klinik und Poliklinik für Psychiatrie und
Psychotherapie der Heinrich-Heine-
Universität Düsseldorf
Rheinische Kliniken Düsseldorf
Bergische Landstr. 2
40629 Düsseldorf

Prof. Dr. med. Peter Itin
Dermatologische Klinik
Kantonsspital Basel, Universitätskliniken
CH-4031 Basel

PD Dr. med. Laurent Kaiser
Laboratoire central de virologie
Hôpital universitare de Genève
CH-1211 Genève 14

Prof. Dr. med. Klaus-Michael Keller
FB Kinderheilkunde und Jugendmedizin
Deutsche Klinik für Diagnostik
Aukammallee 33
65191 Wiesbaden

Prof. Dr. med. Bernd Kirchhof
Universität zu Köln
Zentrum für Augenheilkunde
Joseph-Stelzmann-Str. 9
50931 Köln

Prof. Dr. med. Jürgen-Christian Krieg
Klinik für Psychiatrie und Psychotherapie der
Philipps-Universität
Rudolf-Bultmann-Str. 8
35033 Marburg

Dr. med. Ulrich Lattermann
St. Josefskrankenhaus
Abt: Frauenheilkunde und Geburtshilfe
Sautierstr. 1
79104 Freiburg

PD Dr. med. Stephan Lautenschlager
Dermatologisches Ambulatorium Triemli
Herman Greulich Strasse 70
CH-8004 Zürich

Dr. med. dent. Irène Hitz Lindenmüller
Klinik für Zahnärztliche Chirurgie,
Radiologie, Mund- und Kieferheilkunde
Zentrum für Zahnmedizin
Universität Basel
Hebelstr. 3
CH-4056 Basel

PD Dr. med. Philippe A. Lyrer
Neurologische Klinik
Kantonsspital Basel, Universitätskliniken
CH-4031 Basel

PD Dr. med. Benedict Martina
Interdisziplinäre Notfallstation
Kantonsspital Basel, Universitätskliniken
CH-4031 Basel

Dr. med. Arthur Marx MPH
Institut für klinische Epidemiologie
Kantonsspital Basel, Universitätskliniken
CH-4031 Basel

PD Dr. med. Klaus Mörike
Abteilung Klinische Pharmakologie
Institut für Pharmakologie und Toxikologie
Universitätsklinikum Tübingen
Wilhelmstraße 56
72074 Tübingen

Prof. Dr. med. Thomas Nicolai
Universitäts-Kinderklinik München
Lindwurmstr.4
80337 München

Dr. med. Alain J. Nordmann MSc
Institut für klinische Epidemiologie
Kantonsspital Basel, Universitätskliniken
CH-4031 Basel

Prof. Dr. med. Stefan Osswald
Abteilung für Kardiologie
Kantonsspital Basel, Universitätskliniken
CH-4031 Basel

Prof. Dr. med. Christoph Rudin
Universitätskinderklinik beider Basel
Römergasse 8
CH-4005 Basel

Prof. Dr. med. Matthias Pfisterer
Abteilung für Kardiologie
Kantonsspital Basel, Universitätskliniken
CH-4031 Basel

Prof. Dr. med. Christian F. Poets
Abt. Neonatologie
Universitätsklinikum Tübingen
Calwerstr. 7
72076 Tübingen

Dr. med. Martin Pohl
Zentrum für Kinderheilkunde und
Jugendmedizin
Universitätsklinikum Freiburg
Mathildenstr. 1
79106 Freiburg

Prof. Dr. med. Hans-Joachim Schmoll
Direktor der Universitätsklinik und Poliklinik
für Innere Medizin IV
Martin-Luther-Universität Halle-
Wittenberg
Ernst-Grube-Str. 40
06120 Halle

Prof. Dr. med. Bernd Swoboda
Abteilung für Orthopädische
Rheumatologie
Orthopädische Klinik der Universität
Erlangen-Nürnberg
Waldkrankenhaus St. Marien
Rathsberger Straße 57
91054 Erlangen

Prof. Dr. med. Petra Thürmann
Philipp Klee-Institut für Klinische
Pharmakologie
Klinikum Wuppertal
Heusnerstr. 40
42283 Wuppertal

PD Dr. med. dent. Jens Christoph Türp
Klinik für Prothetik und
Kaufunktionslehre
Zentrum für Zahnmedizin
Universität Basel
Hebelstrasse 3
CH-4056 Basel

Prof. Dr. med. Markus Vogt
Medizinische Klinik
Kantonsspital Zug
Artherstrasse 27
CH-6300 Zug

Dr. med. Hannelore Wächtler
Ärztin für Allgemeinmedizin
Lehrbeauftragte für Allgemeinmedizin an der
Universität Kiel
Dorfstraße 27
23701 Eutin

Dr. med. Siegfried Wassenberg
Evangelisches Fachkrankenhaus
Rheumaklinik
Rosenstr. 2
40882 Ratingen

Prof. Dr. med. Jochen A. Werner
Klinik für Hals-Nasen-Ohren-Heilkunde
Philipps-Universität
Deutschhausstraße 3
35037 Marburg

Dr. med. Eduard Wight
Universitäts-Frauenklinik
Kantonsspital Basel, Universitätskliniken
CH-4031 Basel

Dr. med. Stefan Wilm
Abteilung für Allgemeinmedizin
Universitätsklinikum Düsseldorf
Postfach 101007
40001 Düsseldorf

Prof. Dr. med.Werner Zimmerli
Departement für Innere Medizin
Kantonsspital Liestal, Universitätskliniken
CH-4410 Liestal

Einleitung

Die alltägliche Anwendung evidenzbasierter Medizin ist in den deutschsprachigen Ländern noch neu und daher mit Vorurteilen konfrontiert. Eines dieser Vorurteile ist, dass evidenzbasiertes Vorgehen sich nur für sehr spezielle Fragestellungen eigne, ein anderes, dass es zwangsläufig in der Erstellung von Leitlinien münden müsse. Dieses Buch zeigt, dass es auch anders geht.

Die Grundidee des *Clinical-Evidence*-Projekts ist, systematisch für die wichtigsten klinischen Probleme, wie sie auch in einem Lehrbuch aufgeführt würden, Belege zur Verfügung zu stellen. Damit wird vermieden, dass spezielle Fragen, zu denen gerade sehr viel Forschungsliteratur zu finden ist, überproportionales Gewicht erhalten; und der ärztlichen Entscheidung im individuellen Fall wird nicht vorgegriffen.

Das *Kompendium evidenzbasierte Medizin* ist in großen Teilen die Übersetzung eines internationalen, vom Verlag der British Medical Association herausgegebenen Buchprojekts. Insofern liegt trotz aller Standardisierung und mehrfachen Überprüfung die Verantwortung für alle Bewertungen bei den zu Beginn jedes Kapitels genannten Originalautoren. Einzelheiten zum Auswahl- und Bewertungsverfahren und zur Darstellung entnehmen Sie bitte den anschließenden Ausführungen der britischen Kollegen.

Als deutschsprachige Herausgeber hatten wir das Bedürfnis, über die Kontrolle der Übersetzung hinaus mit diesem Buch zur Verwurzelung evidenzbasierter Medizin beizutragen. Deshalb haben wir, wo immer es uns sinnvoll erschien, deutschsprachige Experten gebeten, die Aussagen des Kompendiums zu kommentieren und dabei insbesondere auf Diskrepanzen zur hierzulande üblichen Krankenversorgung einzugehen. Wenn sich dabei gelegentlich Widersprüche zu den Aussagen der Kapitelautoren ergeben, ist das durchaus im Sinn evidenzbasierter Medizin, zu der auch die ständige Revision der eigenen Ergebnisse gehört.

Ebenso wichtig ist uns völlige Transparenz. Auf der beiliegenden CD-ROM finden Sie deshalb nicht nur zu jeder der summarischen Aussagen des Kompendiums eine ausführliche Begründung, sondern auch die gesamte zugrundliegende Literatur.

Der Verlag Hans Huber hat das Vorhaben kompetent und mit großem Einsatz gefördert. Wir danken besonders unserem Lektor, Herrn Dr. Klaus Reinhardt, ohne dessen Kreativität, Einfühlungsvermögen und Geduld das Projekt nicht zustande gekommen wäre.

Wir hoffen, dass das vorliegende Kompendium den praktizierenden Ärztinnen und Ärzten einige Fragen nach der wissenschaftlichen Grundlage ihres Tuns beantwortet und so zur Versachlichung des Schlagwortes „EbM“ beiträgt.

Im Januar 2003

Die Herausgeber

Aus der Einleitung der Originalausgabe

Über das *Kompendium evidenzbasierte Medizin*

Das *Kompendium evidenzbasierte Medizin* (*Clinical Evidence Concise*) ist eine kurze Zusammenfassung der wichtigsten Informationen aus allen Kapitel der 7. Ausgabe von *Clinical Evidence.* In *Clinical Evidence* ist der aktuelle Stand des Wissens über Prävention, Behandlung und Diagnostik zahlreicher Erkrankungen auf der Basis einer sorgfältigen Literaturrecherche und -bewertung zusammengefasst. Es handelt sich hierbei jedoch weder um ein medizinisches Lehrbuch noch um eine Sammlung von Leitlinien. In übersichtlicher Form wird die Qualität der zu jeder therapeutischen Maßnahme gefundenen Belege beschrieben und auch deutlich heraus gearbeitet, wo keine ausreichend gesicherten Daten zur Verfügung stehen.
Das *Kompendium evidenzbasierte Medizin* enthält auf weniger als 500 Seiten die Belege zu mehreren hundert therapeutischen oder präventiven Maßnahmen, die aus Tausenden von Originalstudien gesammelt wurden. Für jedes Krankheitsbild werden die therapeutischen Maßnahmen gemäß ihrer Wirksamkeit in verschiedene Kategorien eingeteilt. Alle dieser Zusammenfassung zugrunde liegenden Details, einschließlich klinischer Fragestellungen, Literaturangaben, Abbildungen, Tabellen und Anhänge finden Sie auf der beiliegenden CD-ROM.
Die erste englischsprachige Ausgabe von *Clinical Evidence* wurde im Juni 1999 veröffentlicht und enthielt auf mehr als 600 Seiten Informationen zu 63 Themen. Da die Inhalte der jeweils nach 6 Monaten neu erscheinenden Ausgabe regelmäßig aktualisiert und weitere Themen aufgenommen werden, umfasst die Ausgabe vom Juni 2002 bereits 158 Themen auf 1817 Seiten. Unser Ziel ist eine Erweiterung auf etwa 400 Krankheitsbilder, womit wir hoffen, 80 % aller in der Praxis auftretender klinischer Fragestellungen nach den Kriterien der EBM belegen zu können. Die ständig steigende Menge an Informationen lässt sich zwar leicht in elektronischen Medien verarbeiten (*Clinical Evidence* ist online unter www.clinicalevidence.com, auf CD-ROM und für Palmtop-Plattformen erhältlich), bereitet aber große Probleme bei der Präsentation in Buchform. Die 400 Themen würden einem Volumen von mindestens 4 000 Buchseiten entsprechen!
Deshalb haben wir uns entschieden, aus Gründen der leichteren Handhabung und der besseren Übersicht eine stark komprimierte Zusammenfassung aller Ergebnisse als *Clinical Evidence Concise (Kompendium evidenzbasierte Medizin)* herauszugeben. Nachdem bei einer Komprimierung immer auch Details übergangen werden müssen, sollte sich der Leser des *Kompendiums evidenzbasierte Medizin* jedoch über die Grenzen der dort enthaltenen Informationen im Klaren sein. Es ist nicht möglich, Empfehlungen zu geben, die gleichzeitig umfassend und auf jeden klinischen Einzelfall anwendbar sind. So bedeutet z. B. die Aussage „Nutzen belegt", dass das betreffende Medikament in Bezug auf mindestens eine untersuchte Untergruppe und hinsichtlich mindestens eines Ergebniskriteriums zu einem bestimmten Zeitpunkt in signifikant höherem Maße wirksam als schädlich war. Es darf daraus jedoch nicht geschlossen werden, dass bei jedem Patienten oder hinsichtlich anderer Ergebnisparameter und anderer Zeitpunkte im Behandlungszeitraum zuverlässig eine entsprechende Wirksamkeit erwartet werden kann.

Clinical Evidence (in Papier- oder elektronischen Formaten) und das *Kompendium evidenzbasierte Medizin* sind gemeinsam durch folgende Hauptmerkmale charakterisiert:

- laufende Aktualisierung und Erweiterung
- Orientierung an klinischen Fragestellungen
- Aufdeckung von Evidenzlücken
- Leicht verständliche, numerisch dargestellte Information
- Schwergewicht auf aus Patientensicht wichtigen Therapieergebnissen
- Quantifizierte, aktuelle Hintergrundinformation zu jedem Krankheitsbild.

Spezifische Merkmale des *Kompendium evidenzbasierte Medizin* sind:

- Konzentration auf die wesentlichen Hauptinformationen
- Konzentration auf den NNT-Wert (*number needed to treat*) als Messwert für den Therapieeffekt (siehe unten)
- Verlagerung der Literaturangaben auf die begleitende CD-ROM.

Messung der Therapieeffekte

Es ist nicht einfach, eine Kurzfassung hochkomplexer Informationen für die praktische Anwendung zu erstellen, die trotz der notwendigen Komprimierung der Information nicht irreführend ist. Das *Kompendium evidenzbasierte Medizin* enthält aus diesem Grund, soweit wie möglich, Schätzungen zum Ausmaß der positiven Auswirkungen, indem die in einer exemplarischen Studie gemessenen mittleren NNTs einschließlich des 95 %-Konfidenzintervalls (CI) angegeben werden. Auch wenn sich daraus bereits gewisse Hinweise auf die therapeutischen Effekte ergeben, bleiben aber noch Unsicherheiten über die beim einzelnen Patienten zu erwartende NNT. Bei einem Patienten mit einem geringen Risiko für den betreffende Ergebnisparameter ist die NNT vermutlich deutlich höher, während sie bei einem Hochrisikopatienten wahrscheinlich geringer ist. Wir haben die NNTs nicht auf die verschiedenen Basisrisiken in den untersuchten Populationen angepasst, da die hierfür zur Verfügung stehenden Methoden nicht ausreichend robust sind. Dies bedeutet jedoch, dass die NNTs aus einer Studie (z. B. Amoxicillin versus Placebo) nicht einfach mit NNTs aus anderen Studien (z. B. Erythromycin versus Placebo) verglichen werden können. Die NNTs im Text sollten am besten als optimistische Abschätzungen der Therapieeffekte interpretiert werden, da die Ergebnisse in kontrollierten Studien aufgrund einer höheren Patientencompliance oft besser ausfallen als im medizinischen Alltag.

In zukünftigen Ausgaben des *Kompendiums evidenzbasierte Medizin* werden wir die Resultate unserer Recherchen eventuell in anderer Form präsentieren. So haben wir bereits mit Erklärungen ohne jegliche numerische Information, mit einer Sammlung von absoluten und relativen Risiken oder mit der Odds Ratio allein experimentiert. Obwohl die Odds Ratio wahrscheinlich die „übertragbarste" statistische Größe ist, traf sie jedoch auf wenig Akzeptanz bei den an der Evaluierung beteiligten, klinisch tätigen Ärzten. Die aktuell gewählte Darstellungsform ist also ein pragmatischer Kompromiss zwischen akademischer Präzision und praktischer Anwendbarkeit. Wir freuen uns über Verbesserungsvorschläge von Ihrer Seite und werden diese mit großem Interesse lesen.

Benutzung des Kompendiums evidenzbasierte Medizin und der CD-ROM
Das *Kompendium evidenzbasierte Medizin* ist gedacht als erste Entscheidungshilfe für den klinisch tätigen Arzt, der sich ein Bild über die verschiedenen Behandlungsoptionen machen möchte. Für eine genaue Analyse der vorliegenden Belege empfiehlt es sich jedoch, auf die beiliegende CD-ROM oder die ausführliche englische Druckversion bzw. Online-Version von *Clinical Evidence* zurückzugreifen. In den elektronischen Versionen sind, wo immer möglich, Links zu den Abstracts der Orginalarbeiten in PubMed oder veröffentlichten Online-Versionen eingebaut. Auf diese Weise soll *Clinical Evidence* für den klinisch tätigen Arzt auch eine ganz wesentliche Funktion beim raschen Auffinden der relevanten Originalarbeiten übernehmen.
Zu jedem Thema findet sich auf der CD-ROM eine Indexseite, auf der die therapeutischen Maßnahmen, in Abhängigkeit von ihrer Wirksamkeit tabellarisch verschiedenen Kategorien zugeordnet sind. Zusammenfassende Kernaussagen über die verfügbaren Belege zu jeder therapeutischen Maßnahme sind unterhalb dieser Tabelle in alphabetischer Reihenfolge aufgeführt. Die kompletten Details zur gefundenen Evidenz, bestehend aus der klinischen Fragestellung, einer summarischen Erklärung, einer Auflistung von Nutzen und Schäden sowie einem Kommentar können über einen Hyperlink von der Kategorientabelle aus erreicht werden.
(Vgl. auch die Hinweise zur Benutzung der CD-ROM auf S. 508).

Einteilung in Kategorien
Für eines der ersten und bekanntesten Produkte der Cochrane Collaboration, *A guide to effective care in pregnancy and childbirth* (1), entwickelten wir Kategorien zur Bewertung der Wirksamkeit therapeutischer Maßnahmen, die auch in diesem Buch verwendet wurden:

- **Nutzen belegt**: Maßnahmen, deren Wirksamkeit durch eindeutige Belege aus RCTs gesichert ist und bei denen das Risiko von Schäden im Vergleich zum Nutzen klein ist
- **Nutzen wahrscheinlich**: Maßnahmen, deren Wirksamkeit weniger gut belegt ist als bei den unter „Nutzen belegt" aufgeführten Therapien
- **Nutzen und Schaden abzuwägen**: Maßnahmen, bei denen Arzt und Patient die positiven und negativen Auswirkungen der Therapie in Abhängigkeit von den individuellen Begebenheiten und Präferenzen abwägen müssen
- **Wirksamkeit unbekannt**: therapeutische Maßnahmen, zu denen gegenwärtig noch keine ausreichenden oder keine ausreichend guten Belege vorliegen.
- **Nutzen unwahrscheinlich**: Maßnahmen, bei denen die Unwirksamkeit oder Schädlichkeit weniger gut belegt ist als bei den unter „Unwirksamkeit oder Schädlichkeit wahrscheinlich" aufgeführten Therapien
- **Unwirksamkeit oder Schädlichkeit wahrscheinlich**: Maßnahmen, deren Unwirksamkeit oder Schädlichkeit durch eindeutige Belege klar erwiesen ist.

Die therapeutischen Maßnahmen diesen Kategorien zuzuordnen ist jedoch nicht immer ganz einfach. Dies liegt zum einen daran, dass die Kategorien eine Mischung verschiedener Hierarchiestufen darstellen: Höhe des Nutzens bzw. Schadens, Evidenzniveau (RCT oder Beobachtungsstudie) und Zuverlässigkeitsniveau der Befunde (repräsentiert durch das Konfidenzintervall). Zum anderen beruhen viele der für die klinischen Entscheidungen relevantesten Belege auf Vergleichen zwischen verschiedenen therapeutischen Maßnahmen und nicht auf Vergleichen mit Placebo oder Nichtbehandlung. Soweit notwendig, haben wir den jeweiligen Vergleich angegeben. Ein drittes Problem ist die Tatsache, dass bestimmte Maßnahmen nur an einer bestimmten Patientengruppe (z. B. einer Hochrisikogruppe) getestet oder als wirksam bewertet wurden. Auch dieses haben wir, soweit möglich, deutlich gekennzeichnet. Vielleicht die schwierigste Aufgabe war es jedoch, eine konsistente Einordnung über die verschiedenen Themen hinweg beizubehalten. Um diese Probleme zu reduzieren, arbeiten wir weiter an einer Verfeinerung der Kriterien zur Einteilung der therapeutischen Maßnahmen unter die verschiedenen Kategorien.

Im *Kompendium evidenzbasierte Medizin* sind die Maßnahmen, anders als auf der CD-ROM oder in der englischsprachigen Langversion, innerhalb der Kategorien in alphabetischer Reihenfolge aufgelistet, um den spontanen Eindruck zu vermeiden, dass zuerst aufgeführte Maßnahmen wirksamer seien als andere.

Wir wären an Rückmeldungen hinsichtlich der Präsentation der Informationen sehr interessiert, um zukünftige Ausgaben weiter optimieren zu können. Bitte schicken Sie Ihre Kommentare, Vorschläge oder Korrekturen an cefeedback@bmjgroup.com.

Über *Clinical Evidence*

Die Idee, *Clinical Evidence* zu schreiben, wurde 1995 anlässlich eines Telefongesprächs geboren. Tom Mann und seine Kollegen beim NHS Executive (ausführendes Organ des National Health Service, der Gesundheitsbehörde Großbritanniens) fragten bei der BMJ Publishing Group an, ob es möglich sei, ein Buch über medizinische Wirksamkeitsbelege nach Art des *British National Formulary* (Zusammenstellung der in Großbritannien zugelassenen Medikamente) zu schreiben. Sie sahen, dass klinisch tätige Ärzte unter wachsendem Druck standen, auf dem Laufenden zu bleiben und ihre Tätigkeit stärker auf Belege zu gründen, dass jedoch nur wenige über genügend Zeit oder Möglichkeiten verfügten, dies auch zu tun. Ihre Idee bestand darin, ein Taschenbuch zu veröffentlichen, das genaue und regelmäßig überarbeitete Zusammenfassungen der besten zur Verfügung stehenden Belege für medizinische Maßnahmen enthielt. Sie dachten jedoch nicht, dass der NHS ein derartiges Buch selbst zusammenstellen könnte. „Es wäre herrlich“, sagte Tom Mann, „wenn irgend jemand das einfach machen würde.“ Ein kleines Team bei BMJ begann, an einer Pilotversion eines Buches zu arbeiten, das damals *Clinical Effectiveness Directory* hieß.
Seit dieser ersten Version hat sich vieles verändert. In Zusammenarbeit mit dem American College of Physicians – American Society of Internal Medicine wurden ein internationales Beratungsgremium gebildet, Treffen klinisch tätiger Ärzte abgehalten, Gespräche mit Interessengruppen von Patienten geführt und unzählige gute Ideen früherer Konzepte unserer Autoren gesammelt. Immer behielten wir währenddessen eine Gleichung von Slawson et al. (2) im Hinterkopf: Die Nützlichkeit einer Information ist gleich ihrer Relevanz multipliziert mit ihrer Validität, geteilt durch die zum Erhalt der Information benötigte Arbeit. Um so nützlich wie möglich zu sein, bemühten wir uns um ein hohes Maß an Relevanz und Validität und ein geringes Maß an Arbeit, was die durch den Leser benötigte Zeit und Anstrengung betrifft. Wir achteten auch auf Prinzipien der Transparenz und Deutlichkeit. Die Leser mussten verstehen, woher unsere Information stammte und wie sie zusammengetragen wurde.

Eine einzigartige Informationsquelle
Clinical Evidence zählt zu einer ständig wachsenden Anzahl von Quellen von evidenzbasierten Informationen für klinisch tätige Ärzte. Es hat jedoch einige Merkmale, die es unserer Meinung nach einzigartig machen.

- Die Inhalte gehen von klinischen Fragen aus, nicht von der Verfügbarkeit von Belegen aus der Forschung. Anstatt mit den Belegen zu beginnen und sie zusammenzufassen, wurde versucht, wichtige klinische Fragestellungen herauszufiltern und die besten zur Verfügung stehenden Belege zu ihrer Beantwortung zu suchen und zusammenzufassen.
- Wichtige Lücken werden identifiziert, es wird jedoch nicht der Versuch unternommen, sie zu füllen. In einem Satz von Jerry Osheroff ausgedrückt, der maßgeblich an der neueren Forschung zu von klinisch tätigen Ärzten benötigten Informationen beteiligt war: „*Clinical Evidence* zeigt die sowohl die gute als auch die schlechte Seite der Medaille.“ (3) Unserer Meinung nach könnte es für klinisch tätige Ärzte von Nutzen sein zu wissen, an welchen Punkten ihre Unsicherheit eher von lückenhaften Forschungsbelegen herrührt als von Lücken in ihrem eigenen Wissen.

- Das Buch wird kontinuierlich überarbeitet. Das bedeutet, dass Sie sich darauf verlassen können, dass es Sie in den behandelten Gebieten auf dem Laufenden hält.
- Im Buch werden absichtlich keine Empfehlungen gegeben. Unserer Meinung nach lassen sich einfache Zusammenfassungen besser verwenden. Die Erfahrungen mit Leitlinien für die klinische Praxis haben gezeigt, dass es nahezu unmöglich ist, Empfehlungen zu geben, die auf jede Situation anwendbar sind. Unterschiede in den zugrundeliegenden individuellen Risiken und Vorlieben des Patienten sowie in den jeweiligen vor Ort zur Verfügung stehenden Maßnahmen haben immer zur Folge, dass die Belege individuell interpretiert werden müssen und nicht am grünen Tisch darüber entschieden werden kann. *Clinical Evidence* liefert das Rohmaterial zur Entwicklung lokal anwendbarer Richtlinien für die klinische Praxis und dafür, dass Ärzte und Patienten sich eine eigene Meinung über die beste Vorgehensweise bilden können. Wir stellen Ihnen die Belege zur Verfügung, Sie treffen die Entscheidungen.

Häufig werden wir danach gefragt, wodurch sich *Clinical Evidence* von den beiden anderen Quellen von Informationen hoher Qualität unterscheidet: der *Cochrane Library* und den Zeitschriften *ACP Journal Club*, *Evidence-Based Medicine*, *Evidence-Based Mental Health* und *Evidence-Based Nursing*. *Clinical Evidence* ist eine Ergänzung zu der Arbeit der Cochrane Collaboration, die qualitativ hochstehende Systematic Reviews kontrollierter Studien schreibt und veröffentlicht (4), unterscheidet sich jedoch auch von ihr. *Clinical Evidence* kann als „Benutzeroberfläche" der Cochrane Library angesehen werden, da deren und andere Informationen hoher Qualität mit großer Genauigkeit an einem Ort zusammengetragen werden. Viele unserer Berater und Autoren sind aktive Mitglieder der Cochrane Collaboration. *Clinical Evidence* ist ebenso eine Ergänzung zu den evidenzbasierten Zeitschriften und unterscheidet sich dennoch von ihnen. In den Zeitschriften werden die besten und klinisch relevantesten Artikel der weltweiten medizinischen Fachliteratur ausgewählt und zusammengefasst. Gemeinsam bilden diese Zeitschriften ein wachsendes Archiv von qualitativ hochstehenden Abstracts einzelner Artikel, von denen viele nun auf der CD-ROM *Best Evidence* erschienen sind. Der Ansatz von *Clinical Evidence* unterscheidet sich hiervon. Das Buch beginnt nicht mit den Zeitschriftenartikeln, sondern mit klinischen Fragestellungen. Einige können beantwortet werden. Zu anderen wiederum kann nur gesagt werden, dass keine guten Belege gefunden wurden.

Eine fortlaufende Arbeit

Clinical Evidence ist ein in Entwicklung befindliches Projekt. Uns war vor Beginn klar, dass wir uns an eine enorme Aufgabe heranwagten, je mehr wir jedoch daran arbeiteten, umso deutlicher wurde deren enorme Größe. Wir wissen um die Differenz zwischen dem, was wir erreichen wollen, und dem, was wir bislang erreicht haben. Wir haben uns zwar sehr darum bemüht sicherzustellen, dass gründliche Durchsuchungen durchgeführt wurden und die Studien objektiv beurteilt wurden (siehe unten), dabei haben wir jedoch sicherlich einige bedeutsame Studien ausgelassen. Um keine ungerechtfertigten Forderungen hinsichtlich der Genauigkeit der Information zu stellen, wurden eher Sätze verwendet wie „es fanden sich keine systematischen Übersichten" als „es gibt keine systematischen Übersichten". Außerdem halfen uns einige Autoren dadurch, dass sie nach unseren Richtlinien selbst nach Studien suchten und sie beurteilten. Um die Methoden, die in jedem einzelnen Beitrag verwendet wurden, so genau wie möglich darzustellen, baten wir jede Autorengruppe, ihre Methoden kurz darzustellen und so die durchgeführten Suchverfahren und das Auswahlverfahren für die einzelnen Studien zu beschreiben.

Überarbeitung und Ergänzung von *Clinical Evidence*
Wir erwarten, dass *Clinical Evidence* sich im Verlauf seiner Existenz rasch weiterentwickeln wird. *Clinical Evidence* könnte zu einer Produktfamilie werden, die für unterschiedliche Leserkreise in unterschiedlichen Formaten und Sprachen erscheint. Es wird sich insbesondere gemäß der Bedürfnisse der klinisch tätigen Ärzte weiterentwickeln. Wir haben uns sehr darum bemüht, diesen Bedürfnissen zu entsprechen (nicht zuletzt dadurch, dass wir zu jedem Zeitpunkt klinisch tätige Ärzte mit einbezogen haben), aber erst wenn *Clinical Evidence* in der täglichen klinischen Praxis verwendet wird, können wir in Erfahrung bringen, wie es am besten weiter zu entwickeln ist. Darum ist uns Ihr Kommentar so wichtig. Schreiben Sie an cefeedback@bmjgroup.com.

Spezielle Fragen der Darstellung in *Clinical Evidence*

Negativaussagen
Überraschende Probleme gab es bei der richtigen Darstellung von negativen Ergebnissen. Wir mussten uns immer wieder daran erinnern, dass fehlende Belege für den Nutzen nicht dasselbe ist wie fehlender Nutzen. Oder, um es anders auszudrücken: Wenn wir sagen, dass keine guten Belege für die Wirksamkeit einer Therapie gibt, dann sagen wir damit nicht, dass diese Therapie unwirksam ist. Wir hoffen, dass im Text diese Unterscheidung deutlich wird.

Outcomes
Clinical Evidence konzentriert sich auf für die Patienten relevante Ergebnisse wie Schwere der Symptome, Lebensqualität, Überleben, Behinderung, Gehstrecke oder Lebendgeburtenrate, nicht auf Surrogatendpunkte wie Blutfette, Blutdruck oder Ovulationsrate. Jedes Kapitel führt die patientenorientierten Outcomes auf und beschreibt wenn möglich ihre Messung. Für den Augenblick zurückgestellt haben wir die schwierige Frage, was eine klinisch bedeutsame Veränderung eines Outcomes ausmacht.

Auswirkungen, nicht nur Wirksamkeit
Ein Hauptziel von *Clinical Evidence* besteht darin, zu unterstreichen, wie wichtig das Abwägen zwischen Nutzen und Schaden, Vorteilen und Nachteilen der unterschiedlichen Therapieoptionen ist. Daher wird über die gesamten (positiven wie negativen) Auswirkungen von Maßnahmen gesprochen und nicht nur über ihre Wirksamkeit, und zu jeder Frage oder Therapieoption werden Daten zu Nutzen und Schaden unter getrennten Überschriften angegeben.

Schäden
Zu „Schäden" gehören Therapienebenwirkungen und Unannehmlichkeiten für den Patienten. Es ist nicht einfach, gute Belege für Schäden zu finden. Idealerweise würden diese aus RCTs stammen, aber viele Studien sind zu klein oder zu kurz, um seltene oder indirekte Wirkungen zu erfassen, und viele berichten unzureichend über Nebenwirkungen. Wir baten die Autoren darum, diese negativen Wirkungen immer im Hinterkopf zu behalten. Soweit gute Belege verfügbar waren, machen wir Angaben über die Häufigkeit von Nebenwirkungen. Da RCTs aber eine unzuverlässige Quelle von Schäden sind und da Ärzte zuallererst Schäden vermeiden sollten, berücksichtigen wir auch schwächere Belege für Schäden.

Informationen zu Medikamenten
Es wird nicht der Versuch unternommen, Informationen zu Medikamentendosierungen, Darreichungsformen, Indikationen und Kontraindikationen zu geben. Hierzu sollten Leser die länderspezifischen Medikamentenverzeichnisse verwenden. Medikamentendosierungen sind aufgeführt, wenn sich die Frage nach der unterschiedlichen Wirkung verschiedener Dosierungen stellt.

Informationen über Kosten

Wir haben uns dafür entschieden, keine Informationen zu den Kosten oder der Kosteneffektivität der Maßnahmen zu geben. Grund hierfür ist nicht, dass wir die Kosten für unwesentlich halten, sondern die Tatsache, dass die Frage der Qualität von Belegen bezüglich der Kosten sehr umstritten ist und dass die Kosten innerhalb eines Landes und von Land zu Land erheblich differieren. Unserer Meinung nach wird es jedoch für Kliniker zunehmend unhaltbar werden, ohne Rücksicht auf die Ressourcen zu handeln, und in weiteren Ausgaben von *Clinical Evidence* werden möglicherweise relevante Informationen über Kosten gegeben werden.

Zahlenangaben

Wenn möglich, wurden Daten in derselben Form wie in den Originalstudien angegeben. Manchmal wurden jedoch die verwendeten Einheiten oder die Art der Information abgeändert, damit Vergleiche mit den Ergebnissen anderer Studien möglich wurden.

Internationale Orientierung

Clinical Evidence orientiert sich an den weltweit verfügbaren Belegen. D. h. einige der genannten Medikamente sind nicht in allen Ländern zugelassen. Außerdem mussten wir die Praxis in ärmeren Ländern berücksichtigen, so dass manchmal noch über überholte Maßnahmen berichtet wird (z. B. die AIDS-Behandlung mit einer Substanz im Vergleich zur Kombinationstherapie).

Interessenkonflikte

In Übereinstimmung mit der Politik des BMJ (5) wird nicht der Versuch unternommen, Interessenkonflikte zu vermeiden, sie werden hingegen verdeutlicht, damit die Leser selbst beurteilen können, welchen eventuellen Einflüssen die Interpretation der Belege durch die Autoren unterlag. Daher wurden alle Autoren gebeten, alle möglichen Interessenkonflikte anzugeben; sie werden am Ende des Artikels angegeben. Gab der Autor keine Interessenkonflikte an, wurde „keine angegeben“ geschrieben.

Verwendung der Informationen aus *Clinical Evidence*

Die Art der in *Clinical Evidence* enthaltenen Information ist notwendig, jedoch nicht ausreichend für eine wirksame, qualitativ hochwertige Gesundheitsfürsorge. Sie ist als Hilfe für klinische Entscheidungen gedacht und sollte gemeinsam mit anderen bedeutsamen Informationsquellen verwendet werden. Diese anderen Quellen sind unter anderem Einschätzungen des zugrundeliegenden Risikos des Patienten für eine Erkrankung oder ein Outcome anhand der Anamnese, körperlichen Untersuchung und weiterer Befunde, der Vorlieben des Patienten, wirtschaftlichen Argumenten, Verfügbarkeit von Therapien und örtlicher Erfahrung.

Einige Angaben über die Anwendung von Forschungsbelegen in der Praxis sind auf unserer Webseite (www.clinicalevidence.com) und auf der hinteren inneren Umschlagseite dieser Ausgabe erhältlich.

Die Erstellung von *Clinical Evidence*

Die Zusammenfassungen in *Clinical Evidence* sind Ergebnis eines strengen Verfahrens, durch das sichergestellt werden soll, dass die darin enthaltenen Informationen sowohl verlässlich als auch für die klinische Praxis relevant sind.

Auswahl der Themen
In *Clinical Evidence* sollen häufige oder wichtige Erkrankungen behandelt werden, die in der Erstversorgung und im Krankenhaus zu finden sind. Die Entscheidung darüber, welche Erkrankungen in den ersten Ausgaben behandelt werden sollten, wurde anhand von Daten über Behandlungshäufigkeit, Morbidität und Mortalität und durch Beratung von Allgemeinmedizinern und Patientengruppen getroffen. Für die Zukunft geplante Themen finden Sie auf unserer Website www.clinicalevidence.com; Anregungen sind willkommen.

Auswahl der Fragen
Die Fragen in *Clinical Evidence* betreffen den Nutzen und Schaden präventiver und therapeutischer Maßnahmen mit Schwerpunkt auf den für die Patienten maßgeblichen Outcomes. Die Fragen werden von Beratern für die einzelnen Abschnitte und Autoren in Zusammenarbeit mit Hausärzten und Patientengruppen nach ihrer Relevanz für die klinische Praxis ausgewählt. In jede neue Ausgabe von *Clinical Evidence* werden neue Fragen und Überarbeitungen zu bereits vorhandenen Fragen einbezogen werden. Leser können neue klinische Fragestellungen auf der Webseite von *Clinical Evidence* (www.clinicalevidence.com) oder durch direktes Anschreiben von Clinical Evidence einbringen.

Durchsuchen und Beurteilen der Literatur
Zu jeder Fragestellung wird nach Literatur in der Cochrane Library, Medline, Embase und manchmal weiteren elektronischen Datenbanken gesucht. Dabei wird zunächst nach guten systematischen Übersichten von RCTs gesucht, danach nach seit der letzten systematischen Übersicht erschienenen guten RCTs. Wenn gute systematische Übersichten nicht zu finden sind, suchen wir nach einzelnen RCTs. Das Suchdatum ist bei jedem Kapitel angegeben. Von den gefundenen Studien wird nur ein kleiner Teil ausgewählt und zusammengefasst. Die Auswahl wird durch kritische Bewertung der Abstracts der gefundenen Studien vorgenommen; dies geschieht unabhängig durch zwei Spezialisten, die validierte Kriterien ähnlich denen von Sackett et al. (6) und Jadad (7, 8) verwenden. Werden mehr als ein oder zwei gute Reviews oder Studien gefunden, werden diejenigen ausgewählt, die unter Verwendung des gesamten Artikeltextes als die robustesten oder relevantesten angesehen werden. Werden wenige oder gar keine guten Reviews oder Studien gefunden, so werden andere Studien verwendet; ihre Beschränkungen werden genannt. Autoren, die nach ihrer Erfahrung auf dem Gebiet und ihren Kenntnissen auf dem Gebiet der Epidemiologie ausgewählt werden, werden darum gebeten, unsere Studienauswahl durchzusehen und von ihnen gewünschte Ergänzungen oder Ausschlüsse zu begründen.

Unser Suchverfahren und die Beurteilungskriterien sind auf unserer Internetsite einzusehen (www.clinicalevidence.com).

Zusammenfassung der Belege, Korrektur und Bearbeitung
Die Autoren fassen die Belege zu jeder Fragestellung zusammen. Jedes Kapitel wird dann durch Berater für die einzelnen Abschnitte und mindestens drei externe Kliniker mit entsprechender Erfahrung auf dem Gebiet korrigiert. Der revidierte Text wird dann von Bearbeitern mit klinischer und epidemiologischer Vorbildung gründlich bearbeitet, und die Daten werden mit Hilfe der Originalstudien überprüft.

Literatur

1. Enkin M, Keirse M, Renfrew M, et al. A guide to effective care in pregnancy and childbirth. Oxford: Oxford University Press, 1998.
2. Slawson DC, Shaughnessy AF, Bennett JH. Becoming a medical information master: feeling good about not knowing everything. J Fam Pract 1994; 38:505–513.
3. Ely JW, Osheroff JA, Ebell MJ, et al. Analysis of questions asked by family doctors regarding patient care. BMJ 1999; 319:358–361.
4. http://hiru.mcmaster.ca/cochrane/default.htm
5. Smith R. Beyond conflict of interest. BMJ 1998; 317:219–292.
6. Sackett DL, Haynes RB, Guyatt GH, Tugwell P. Clinical Epidemiology: A basic science for clinical medicine. 2nd ed. Boston: Little Brown, 1991.
7. Jadad A. Assessing the quality of RCTs: Why, what, how and by whom? In: Jadad A. Randomised Controlled Trials. London: BMJ Books, 1998:45–60.
8. Jadad AR, Moore RA, Carroll D, Jenkinson C, et al. Assessing the quality of reports of randomized clinical trials: is blinding necessary? Control Clin Trials 1996; 17:1–12.

EbM-Glossar

Regina Kunz

Absolute Risikoreduktion (ARR)

Effektmaß für →dichotome Endpunkte; beschreibt die absolute Differenz der Rate an ungünstigen Ereignissen in der experimentellen Gruppe (E) im Vergleich zur Kontrollgruppe (K), wenn die experimentelle Behandlung wirksam ist (ARR = K – E). Der Kehrwert der ARR ergibt die →Number Needed to Treat (1/ARR = NNT).

Absolute Risikozunahme (ARI, Absolute Risk Increase)

Beschreibt die absolute Differenz der Rate an ungünstigen Ereignissen in der experimentellen Gruppe (E) im Vergleich zur Kontrollgruppe (K), wenn die experimentelle Behandlung schlechter ist (ARI = |K – E|). Der Kehrwert der ARI ergibt die →Number Needed to Harm (1/ARI = NNH).

Bias (systematischer Fehler)

Tendenz der Studienergebnisse, systematisch von den „wahren" Ergebnissen abzuweichen. Bias führt entweder zu einer Über- oder Unterschätzung der wahren Wirkung einer Maßnahme oder Exposition. Die Ursachen dafür liegen vor allem im Design und der Durchführung der Studie und führen zu systematischen Unterschieden zwischen den Vergleichsgruppen, z. B. bei der Auswahl der Teilnehmer (Selektionsbias), der Erhebung der Endpunkte (Measurement Bias oder Messungsbias) oder dem Verlust von Teilnehmern in der Studie (Attrition Bias oder Verschleiß-Bias). Ergebnisse aus Studien mit geringem Risiko für Bias werden als valide angesehen.

Confounding

Confounding liegt vor, wenn ein Faktor (Confounder), der nicht direkt Gegenstand der Untersuchung ist, sowohl mit der Intervention / Exposition als auch mit der Zielgröße assoziiert ist und dadurch bei Aussagen über die Beziehung zwischen Intervention / Exposition und Zielgröße „Verwirrung" stiftet. Häufige Confounder sind z. B. Alter, Geschlecht oder Nikotingenuss. Confounding lässt sich durch ein entsprechendes Studiendesign (z. B. Randomisierung oder Matching) oder durch die Anwendung bestimmter statistischer Verfahren bei der Analyse (Stratifizierung, multivariate Analyse) kontrollieren.

Control Event Rate (CER; Ereignisrate in der Kontrollgruppe)

Anteil der Teilnehmer in der Kontrollgruppe, die in einem definierten Zeitraum ein Ereignis oder einen Endpunkt erleiden. Die Ereignisrate in der Kontrollgruppe wird zur Berechnung der →absoluten Risikoreduktion und →relativen Risikoreduktion benötigt.

Cross-over-Design

Studiendesign, in dem die zu vergleichenden Interventionen in den Vergleichsgruppen in zeitlicher Folge angewandt werden. Dabei erhält z. B. die eine Gruppe zunächst Therapie A, dann Therapie B, die andere Gruppe zuerst Therapie B und dann Therapie A.

Diskrete Variablen

Diskrete Variablen weisen im Gegensatz zu kontinuierlichen Variablen nur eine begrenzte Zahl eindeutig voneinander abgrenzbarer Zuständen auf (z. B. Augenfarbe: blau, grau, braun, grün). Eine Sonderform sind dichotome Variablen, die lediglich zwei Alternativen aufweisen, z. B. Raucher / Nichtraucher, lebend oder tot, Test-positiv oder Test-negativ.

Dichotome Variable

→diskrete Variable

Effektmaß
Maßzahl, um die Stärke eines Effekts zu quantifizieren. Gebräuchliche Effektmaße für →dichotome Endpunkte sind das →relative Risiko (RR) oder die →Odds Ratio (OR), gebräuchliche Effektmaße für →kontinuierliche Endpunkte sind in Einzelstudien die standardisierte mittlere Differenz (SMD) und in Meta-Analysen die gewichtete mittlere Differenz (Weighted Mean Difference, WMD).

Effectiveness (Wirksamkeit unter Alltagsbedingungen)
Beschreibt die Wirksamkeit einer Maßnahme unter Routinebedingungen. Im Gegensatz zur Efficacy („Wirksamkeit unter Idealbedingungen") untersuchen Effectiveness-Studien die Frage: Wirkt die Maßnahme unter den Bedingungen der Routineversorgung?

Efficacy (Wirksamkeit unter Idealbedingungen)
Beschreibt die Wirksamkeit einer Maßnahme unter Idealbedingungen. Efficacy-Studien zeichnen sich durch hohe innere Validität aus, die Ergebnisse sind jedoch möglicherweise nur bedingt auf die Routineversorgung übertragbar.

Evidenz (Evidence)
Der Begriff „Evidenz" im Kontext der evidenzbasierten Medizin leitet sich vom englischen Wort „evidence" = Nach-, Beweis ab und bezieht sich auf die Informationen aus klinischen Studien, die einen Sachverhalt erhärten oder widerlegen.

Evidenzbasierte Medizin (Evidence-Based Medicine, EbM)
Unter evidenzbasierter Medizin (EbM) oder evidenzbasierter Praxis im engeren Sinne versteht man eine Vorgehensweise des medizinischen Handelns, individuelle Patienten auf der Basis der besten zur Verfügung stehenden Daten zu versorgen. Diese Technik umfasst die systematische Suche nach der relevanten Evidenz in der medizinischen Literatur für ein konkretes klinisches Problem, die kritischen Beurteilung der Validität der Evidenz nach klinisch-epidemiologischen Gesichtspunkten; die Bewertung der Größe des beobachteten Effekts sowie die Anwendung dieser Evidenz auf den konkreten Patienten mit Hilfe der klinischen Erfahrung und der Vorstellungen der Patienten. Ein verwandter Begriff ist die evidenzbasierte Gesundheitsversorgung („Evidence-Based Health Care"), bei der die Prinzipien der EbM auf alle Gesundheitsberufe und alle Bereiche der Gesundheitsversorgung, einschließlich Entscheidungen zur Steuerung des Gesundheitssystems, angewandt werden.

Experimental Event Rate (EER; Ereignisrate in der experimentellen Gruppe)
Anteil der Teilnehmer in der experimentellen Gruppe einer klinischen Studie, die in einem definierten Zeitraum ein Ereignis oder einen Endpunkt erleiden. Die Ereignisrate (→Risiko) in der experimentellen Gruppe wird zur Berechnung der →absoluten Risikoreduktion und →relativen Risikoreduktion benötigt.

Externe Validität (Übertragbarkeit, Anwendbarkeit)
Beschreibt die Übertragbarkeit von Studienergebnissen auf die Patienten in der Routineversorgung, d. h. auf Patienten, die nicht an der Studie teilgenommen haben (→Validität).

Fall-Kontroll-Studie
Retrospektive Beobachtungsstudie, bei der eine Gruppe von Personen mit einer Zielerkrankung („Fällen") und eine Gruppe von Personen ohne die Erkrankung („Kontrollen") auf das Vorhandensein von Expositionsfaktoren (Risiko- oder protektive Faktoren) verglichen werden.

Gewichtete mittlere Differenz (Weighted Mean Difference, WMD)

Effektmaß für kontinuierliche Endpunkte (→Effektmaß), die auf derselben Skala gemessen werden (z. B. Größe) zur Beschreibung des Gesamteffekts, wenn Studien in Meta-Analysen gepoolt werden. Dabei erhalten die Einzelstudien ein unterschiedliches Gewicht, um wichtige Studieninformationen, wie z. B. Größe der Studie oder Präzision des Effekts, zu berücksichtigen.

Heterogenität / Homogenität

In systematischen Reviews oder Meta-Analysen bezeichnet Homogenität (Heterogenität), inwieweit die in den eingeschlossenen Studien gefundenen Effekte ähnlich (homogen) oder verschieden (heterogen) sind. Mit statistischen Heterogenitätstests kann festgestellt werden, ob die Unterschiede zwischen den Studien größer sind, als zufallsbedingt zu erwarten wäre. Als Ursachen für Heterogenität kommen Unterschiede in den Patientencharakteristika, Intervention oder Endpunkte zwischen den Studien in Frage, was aus klinischer Sicht beurteilt werden muss. Die Durchführung einer →Meta-Analyse aus heterogenen Studien ist problematisch.

Intention-to-treat-Analyse

Analyse-Technik, bei der die Patienten nach ihrer ursprünglichen Gruppenzuteilung analysiert werden, unabhängig davon, ob sie die zugeordnete (intendierte) Therapieform vollständig, partiell oder gar nicht erhalten haben, oder ob sie in die alternative Behandlungsgruppe übergewechselt sind.

Innere Validität

→Validität

Inzidenz

Die Inzidenz beschreibt die in einem bestimmten Zeitraum neu aufgetretene Anzahl an Krankheitsfällen in einer definierten Population.

Klinische Studie

Unscharf definierter Begriff für eine Studie, in der eine Intervention an einer Gruppe von Patienten untersucht wird. Oberbegriff für unterschiedliche Studientypen, z. B. nicht kontrollierte, kontrollierte und randomisierte klinische Studien.

Kohortenstudie

Vergleichende Beobachtungsstudie, in der Personen (Kohorte) mit bzw. ohne eine Intervention / Exposition (zu der sie nicht von dem Studienarzt zugeteilt wurden) über einen definierten Zeitraum beobachtet werden, um Unterschiede im Auftreten der Zielerkrankung festzustellen. Kohortenstudien können prospektiv oder retrospektiv durchgeführt werden.

Konfidenzintervall (Vertrauensbereich, Confidence Interval – CI)

Bereich, in dem der „wahre" Wert einer Messung (Effektgröße) mit einer bestimmten Wahrscheinlichkeit erwartet werden kann (üblicherweise 95 %: 95 %-Konfidenzintervall). Die Effektgröße kann dabei z. B. ein Therapieeffekt, ein Risiko oder die Sensitivität eines diagnostischen Tests sein. Das Konfidenzintervall beschreibt die Unsicherheit über die Zuverlässigkeit der Aussage zur Effektgröße. Die Breite des Konfidenzintervalls hängt u. a. von der Zahl der in die Studie eingeschlossenen Patienten ab und wird mit zunehmender Patientenzahl enger, d. h. die Effektgröße kann präziser geschätzt werden.

Kontinuierliche / stetige Variablen

Im Gegensatz zu →diskreten Variablen können kontinuierliche Variablen theoretisch eine unendlich große Zahl von Werten entlang eines Kontinuums annehmen. Körpergröße, Gewicht und viele Laborwerte sind kontinuierliche Variablen.

Likelihood Ratio

→Wahrscheinlichkeitsverhältnis

Meta-Analyse

Statistisches Verfahren, um die Ergebnisse mehrerer Studien, die die gleiche Frage bearbeiten, quantitativ zu einem Gesamtergebnis zusammenzufassen und dadurch die Aussagekraft (Genauigkeit der Effektschätzer) gegenüber Einzelstudien zu erhöhen. Meta-Analysen werden mit zunehmender Häufigkeit in systematischen →Reviews eingesetzt. Allerdings beruht nicht jede Meta-Analyse auf einem systematischen Review.

Nachtest-Wahrscheinlichkeit einer Erkrankung (Post-Test Probability)

Beschreibt die Wahrscheinlichkeit über das Vorliegen einer Erkrankung unter Berücksichtigung der Ergebnisse eines diagnostischen Tests. Bei Tests mit hoher Testgenauigkeit ändern sich die geschätzten Nachttest-Wahrscheinlichkeiten beträchtlich gegenüber den Vortest-Schätzungen.

Negativer prädikativer Wert

Anteil der Personen mit negativem Testergebnis, bei denen die gesuchte Krankheit tatsächlich nicht vorliegt. Dieser Wert hängt von der →Prävalenz der Erkrankung in der untersuchten Gruppe ab.

Nullhypothese

Bei der Durchführung statistischer Signifikanztests wird die Hypothese aufgestellt, dass zwischen den verschiedenen Gruppen einer Studie kein Unterschied besteht. Aus statistischer Sicht ist z. B. eine Behandlung wirksam, wenn man durch den statistischen Test die Nullhypothese, dass es zwischen den Ergebnissen der experimentellen und der Kontrollgruppe keinen Unterschied gibt, verwerfen kann (→statistische Signifikanz).

Number Needed to Treat (NNT)

Klinisch intuitives Effektmaß für →dichotome Endpunkte, um die Auswirkung einer Behandlung zu beschreiben. Gibt die Anzahl an Patienten wieder, die behandelt werden müssen, um 1 zusätzliches ungünstiges Ereignis zu verhindern. Die NNT wird als 1/ARR (→absolute Risikoreduktion) berechnet.

Number Needed to Harm (NNH)

Klinisch intuitives Effektmaß für dichotome Endpunkte, um die ungünstigen Auswirkung einer Behandlung zu beschreiben. Gibt die Anzahl an Patienten wieder, bei deren Behandlung mit einem zusätzlichen Fall unerwünschter Ereignisse / einer Komplikation gerechnet werden muss. Die NNT wird als 1/ARI (→absolute Risikozunahme) berechnet.

Odds (Chance)

Beschreibt in einer Gruppe das Verhältnis zwischen der Anzahl von Teilnehmern mit einem Endpunkt und der Anzahl von Teilnehmern ohne diesen Endpunkt. Wenn also 30 von 100 Teilnehmern den Endpunkt entwickeln (und 70 nicht), beträgt die Odds $\frac{30}{70}$ oder 0.42 (→Risiko).

Odds Ratio (OR, Chancenverhältnis)

Effektmaß für →dichotome Daten. Bezeichnet das Verhältnis (Ratio) der Odds, dass ein Ereignis oder Endpunkt in der experimentellen Gruppe eintritt, zu der Odds, dass das Ereignis in der Kontrollgruppe eintritt. Eine OR von 1 bedeutet, dass zwischen den Vergleichsgruppen kein Unterschied besteht. Bei ungünstigen Endpunkten zeigt eine OR < 1, dass die experimentelle Intervention wirksam ist, um die Odds für das Auftreten dieser ungünstigen Endpunkte zu senken (→relatives Risiko).

p-Wert

p-Werte (Probability) beschreiben die Wahrscheinlichkeit, dass der beobachtete (oder ein noch extremerer) Effekt einer Studie aufgetreten sein könnte, wenn die →Nullhypothese richtig und der Effekt auf das Spiel des Zufalls zurückzuführen ist. Je kleiner der Wert, desto deutlicher spricht das beobachtete Ergebnis gegen die Nullhypothese. Es ist eine Konvention, dass ein p-Wert gleich oder kleiner 0.05 als statistisch signifikant angesehen wird. Wenn die Signifikanz von Effekten interpretiert wird, sollten p-Werte immer im Zusammenhang mit →Konfidenzintervallen verwendet werden.

Placebo

In einer pragmatischen Definition ein meist zu Studienzwecken eingesetztes „Schein-Medikament" ohne pharmakologisch aktive Substanz. Das Placebo darf hinsichtlich seiner äußeren Eigenschaften nicht von der aktiven Behandlung (dem Verumpräparat) unterscheidbar sein, wenn es seinen Zweck erfüllen soll.

Positiver prädiktiver Wert

Anteil der Personen mit positivem Testergebnis, bei denen die gesuchte Krankheit auch tatsächlich vorliegt. Dieser Wert hängt von der →Prävalenz der Erkrankung in der untersuchten Gruppe ab.

Power (statistische Trennschärfe)

Die Fähigkeit einer Studie, einen tatsächlich vorhandenen Unterschied statistisch signifikant (→statistische Signifikanz) nachzuweisen und die →Nullhypothese zu verwerfen, wenn sie tatsächlich falsch ist. Der Nachweis bezieht sich auf a priori festgelegte Unterschiede in den Endpunkten („Outcomes") von Therapie- und Kontrollgruppe. Da die Power u. a. entscheidend vom Stichprobenumfang abhängt, kann der allgemein übliche Wert von 80 % nur durch eine ausreichend große Stichproben sichergestellt werden.

Prävalenz

Die Prävalenz beschreibt den Anteil Erkrankter an der Gesamtzahl einer definierten Population zu einem bestimmten Zeitpunkt.

Publikationsbias (Publication Bias)

Systematischer Fehler (→Bias) aufgrund einer selektiven Publikationspraxis, bei der Studien mit positiven und signifikanten Ergebnissen eine größere Chance haben, publiziert zu werden als Studien mit negativen und nicht-signifikanten Resultaten. Ein →systematischer Review oder eine →Meta-Analyse, die sich ausschließlich auf publizierte Studien stützt, läuft Gefahr, den Effekt der untersuchten Intervention zu überschätzen.

Randomisierte kontrollierte Studie (RCT)

Eine experimentelle Studie, bei der die Patienten nach einem Zufallsverfahren (mit →verdeckter Zuordnung) auf die Therapie- bzw. die Kontrollgruppe verteilt (→Randomisierung) und auf das Auftreten der festgelegten Endpunkte in den einzelnen Gruppen nachbeobachtet werden.

Randomisierung

Verfahren, das eine zufällige Verteilung der Patienten auf eine Therapie- und eine Kontrollgruppe bewirkt (→randomisierte kontrollierte Studie). Dies kann durch (computergenerierte) Zufallszahlen oder andere Mechanismen erreicht werden. Damit soll sicher gestellt werden, dass alle Teilnehmer die gleiche Chance haben, der einen oder anderen Gruppe zugeordnet zu werden und es wahrscheinlich ist, dass sich (bei ausreichender Studiengröße) bekannte wie unbekannte Risiko- und Prognosefaktoren ausgeglichen auf die beiden Gruppen verteilen. Wenn sich zwischen den beiden Gruppen in den Endpunkten ein Unterschied zeigt, kann dieser tatsächlich der experimentellen Intervention zugeordnet werden.

Referenzstandard (Goldstandard)

Bei der Erfassung der Testgenauigkeit (Accuracy) von diagnostischen Tests gilt als Referenzstandard das Verfahren, das die derzeit beste zur Verfügung stehende Methode beschreibt und an dem neue bzw. alternative Methoden gemessen werden.

Relative Risikoreduktion (RRR)

Die relative Senkung der Rate an ungünstigen Ereignissen in der experimentellen Gruppe (E) einer Studie im Vergleich zur Kontrollgruppe. Sie wird wie folgt berechnet: $RRR = \frac{(K-E)}{K}$ (→absolute Risikoreduktion). Beispiel: Das Risiko für eine gastro-intestinale Blutung auf einer Intensivstation beträgt ohne Behandlung (Kontrollgruppe) 10 % oder 0.10, bei Prophylaxe mit H2-Blockern (E) 7 % oder 0.07: Die RRR beträgt $\frac{(0.10-0.07)}{0.10} = 0.3$ oder 30 %

Relatives Risiko (RR)

Effektmaß für →dichotome Variablen. Das relative Risiko in einer Therapiestudie bezeichnet das Verhältnis zwischen des Risikos in der experimentellen Gruppe und dem Risiko in der Kontrollgruppe. Ein relatives Risiko von 1 bedeutet, dass zwischen den Vergleichsgruppen kein Unterschied besteht. (→absolute Risikoreduktion, →relative Risikoreduktion, →Odds Ratio). Bei ungünstigen Ereignissen zeigt ein RR < 1, dass die experimentelle Intervention wirksam ist, um das Auftreten von ungünstigen Ereignissen zu senken.

Risiko (Rate, Ereignisrate)

Der Anteil von Personen in einer Gruppe, bei denen ein bestimmter Endpunkt auftritt. Wenn z. B. in einer Gruppe von 100 Personen 30 einen bestimmten Endpunkt entwickeln (und bei 70 Personen das Ereignis nicht auftritt), ist das Risiko (oder die Ereignisrate) $\frac{30}{100}$ oder 0.3 oder 30 % (→Odds).

Sensitivität (richtig positive Rate eines Tests)

Anteil der Test-positiven Personen unter allen Erkrankten einer Stichprobe, d. h. die Wahrscheinlichkeit, mit einem diagnostischen Test die Kranken auch als krank zu identifizieren. Eine hohe Sensitivität wird angestrebt, wenn eine Erkrankung mit hoher Sicherheit ausgeschlossen werden soll.

Spezifität (richtig-negative Rate eines Tests)

Anteil der Test-negativen Personen unter allen Nicht-Erkrankten einer Stichprobe, d. h. die Wahrscheinlichkeit, mit einem diagnostischen Test Nicht-Erkrankte korrekt zu identifizieren. Eine hohe Spezifität wird angestrebt, wenn eine Erkrankung mit großer Sicherheit bestätigt werden soll.

Standardabweichung

Maß für die Streuung von Messwerten um den Durchschnittswert.

Statistische Signifikanz

Ein statistisch signifikantes Ergebnis einer Studie ist ein Ergebnis, das gegen die →Nullhypothese spricht. Die Aussage basiert auf einem statistischen Test, der zur Prüfung einer vorab festgelegten Hypothese mit vorab festgelegter Irrtumswahrscheinlichkeit durchgeführt wird. Statistische Signifikanz darf nicht mit klinischer Relevanz gleich gesetzt werden (→p-Wert).

Surrogatendpunkte (intermediäre Endpunkte)

Endpunkte, die selbst nicht von unmittelbarer Bedeutung für die Patienten sind, aber stellvertretend für wichtige Endpunkte stehen können (z. B. Blutdruck als Risikofaktor für Schlaganfall). Surrogatendpunkte sind oft physiologische oder biochemische Marker, die relativ schnell und einfach gemessen werden können und denen eine Vorhersagefunktion für spätere Ereignisse zugemessen wird. Für viele Surrogatendpunkt ist eine zuverlässige Vorhersage auf ein späteres Ereignis nicht nachgewiesen.

Systematischer Fehler

→Bias

Systematischer Review (Synonym: Systematische Übersicht)

Sekundärforschung, bei der zu einer klar formulierten Frage alle verfügbaren Primärstudien systematisch und nach expliziten Methoden identifiziert, ausgewählt und kritisch bewertet und die Ergebnisse extrahiert und deskriptiv oder mit statistischen Methoden quantitativ (→Meta-Analyse) zusammengefasst werden. Nicht jeder systematische Review führt zu einer Meta-Analyse.

Validität (innere Validität, Glaubwürdigkeit)

Innere Validität bezeichnet das Ausmaß, mit dem die Ergebnisse einer Studie die „wahren" Effekt einer Intervention / Exposition wiedergegeben werden, d. h. frei von systematischen Fehlern (→Bias) sind. Die innere Validität beruht auf der Integrität des Studiendesigns und ist Voraussetzung für die Anwendbarkeit der Studienergebnisse in der Routineversorgung (→externe Validität).

Verblindung

Geheimhaltung der Gruppenzuordnung (Therapie oder Kontrolle) vor Patienten, Studienärzten, Pflegepersonal und Auswertern, die an einer Studie teilnehmen. Damit soll verhindert werden, dass durch das Wissen um die Gruppenzugehörigkeit die Therapieantwort der Patienten, das Verhalten der Ärzte oder die Bewertung der Ergebnisse beeinflusst wird. In einfach-blinden Studien wissen nur die Patienten nicht über ihre Zuordnung Bescheid, in doppel-blinden Studien bleibt die Zuordnung Patient und behandelndem Arzt verborgen. Die Verblindung von Ärzten und Patienten ist nicht immer durchführbar (z. B. beim Vergleich von chirurgischen mit medikamentösen Verfahren), wobei eine Verblindung der Endpunkt-Auswerter in der Regel möglich ist (→Bias).

Verdeckte Zuordnung (Concealment of Allocation)

Methodisches Verfahren zum Schutz vor Selektionsbias. Geheimhaltung der randomisierten Zuteilungsfolge zu Therapie- oder Kontrollgruppe bis zum Zeitpunkt des Studieneinschlusses und der Zuordnung des Patienten zu einer Studiengruppe (→Bias).

Vortest-Wahrscheinlichkeit einer Erkrankung (Pre-Test Probability)

Schätzung der Wahrscheinlichkeit für das Vorhandsein einer Erkrankung vor der Durchführung eines Tests. Sie beruht im Allgemeinen auf der →Prävalenz der Erkrankung in einem bestimmten Umfeld (z. B. Normalbevölkerung, Primär-, Sekundärversorgung, im Krankenhaus, in der eigenen Praxis). Sind diese Informationen nicht verfügbar, müssen sie gegebenenfalls geschätzt werden.

Wahrscheinlichkeitsverhältnis (Likelihood Ratio = LR)

Das Verhältnis der Wahrscheinlichkeit, dass ein positives (oder negatives) Testergebnis bei einer Person mit der Erkrankung auftritt, zur Wahrscheinlichkeit, dass dieses positive (oder negative) Testergebnis bei einer Person ohne diese Erkrankung auftritt. Die LR ermöglicht eine Aussage darüber, wie stark sich durch das Testergebnis die Wahrscheinlichkeit für oder gegen das Vorliegen einer Erkrankung ändert (→Nachtestwahrscheinlichkeit).

Abkürzungen

AR	absolutes Risiko
ARR	absolute Risikoreduktion
ARI	absolute Risikozunahme
CI	Konfidenzintervall
CCT	kontrollierte klinische Studie
HR	Hazard Ratio
NNH	Number needed to harm
NNT	Number needed to treat
NS	nicht signifikant
OR	Odds Ratio
p	p-Wert
RCT	randomisierte kontrollierte Studie
RR	relatives Risiko
RRI	relative Risikozunahme
RRR	relative Risikoreduktion
WMD	gewichteter Mittelwert der Differenz

Berechnung des Risikos

AR	= Zahl der (erwünschten oder unerwünschten) Ereignisse in einer Interventions- oder Kontrollgruppe / Zahl der Mitglieder dieser Gruppe
ARC	= AR in der Kontrollgruppe
ART	= AR in der Interventionsgruppe
ARR	= ARC – ART
RR	= ART/ARC = 1 – RRR
RRR	= (ARC – ART) / ARC = 1 – RR
NNT	= 1 / ARR

- Wenn das RR (oder die OR) 1 ist oder das CI 1 einschließt, gibt es keine signifikante Differenz zwischen Interventions- und Kontrollgruppe.
- Wenn das RR > 1 ist und das CI 1 nicht einschließt, sind Ereignisse in der Interventionsgruppe signifikant wahrscheinlicher als in der Kontrollgruppe.
- Wenn das RR < 1 ist und das CI 1 nicht einschließt, sind Ereignisse in der Interventionsgruppe signifikant unwahrscheinlicher als in der Kontrollgruppe.

Ein RR von 0,8 bedeutet eine RRR von 0,2; d. h. eine Reduktion des Risikos eines unerwünschten Outcomes in der Interventionsgruppe im Vergleich zur Kontrollgruppe um 20 %.

Die RRR ist bei unterschiedlichen absoluten Risiken meist konstant. Bei Personen mit hohem absoluten Risiko ist aber die ARR höher und die NNT niedriger.

Beispiel: Wenn das absolute Risiko einer Person für einen Schlaganfall, geschätzt nach ihrem Alter und anderen Risikofaktoren (s. Anhang 1), bei 25 % liegt und durch eine Behandlung auf 20 % reduziert wird, dann beträgt die absolute Risikoreduktion 25 % – 20 % = 5 % oder 0,05; die relative Risikoreduktion (25 % – 20 %) / 20 % = 20 % oder 0,2; die NNT 1 / 0,05 = 20. Bei einer zweiten Person, deren absolutes Risiko eines Schlaganfalls ohne Behandlung nur 2,5 % beträgt, bewirkt dieselbe Behandlung ebenfalls eine relative Risikoreduktion von 20 %, reduziert aber ihr absolutes Risiko eines Schlaganfalls nur auf 2 %, d. h. die absolute Risikoreduktion liegt nur bei 0,5 % und die NNT bei 200.

Angina pectoris, instabile

Suchdatum: Juli 2001

Madhu Natarajan

Frage **Welche Effekte haben unterschiedliche Behandlungsmethoden?**

Nutzen belegt

Azetylsalizylsäure
Einer systematischen Übersicht zufolge senkt Azetylsalizylsäure im Vergleich zu Placebo signifikant das 6-Monats-Risiko für Tod, Myokardinfarkt und Schlaganfall (NNT 20).

Niedermolekulare Heparine plus Azetylsalizylsäure
Einer systematischen Übersicht zufolge verringern niedermolekulare Heparine in Ergänzung zur Therapie mit Azetylsalizylsäure nach einer Anginaepisode signifikant die 30-Tages-Inzidenz für Tod und Myokardinfarkt.

Nutzen wahrscheinlich

Intravenös verabreichte Glykoprotein-IIb/IIIa-Hemmer
Mehreren RCTs zufolge verringert die Behandlung mit Glykoprotein-IIb/IIIa-Hemmern in Kombination mit „unfraktioniertem Heparin allein" oder „unfraktioniertem Heparin plus Azetylsalizylsäure" – im Zusammenhang mit hohen Raten frühzeitiger perkutaner Angiographie – signifikant Todesfälle und Myokardinfarkte.

Unfraktioniertes Heparin plus Azetylsalizylsäure
Zwei systematische Übersichten haben ergeben, dass unfraktioniertes Heparin in Ergänzung zu Azetylsalizylsäure während der Behandlung Todesfälle und Myokardinfarkte verringert. Allerdings fand sich in einer der beiden Übersichten nach 12 Wochen kein signifikanter Unterschied mehr.

Nutzen und Schaden abzuwägen

Hirudin
Mehreren RCTs zufolge senkt Hirudin bei mit Azetylsalizylsäure behandelten Patienten im Vergleich zu unfraktioniertem Heparin signifikant nach 72-stündiger Behandlung die Todes- bzw. Infarktrate (NNT 112). Der Nutzen von Hirudin nimmt ab, sobald die Infusion endet. Hirudin verstärkt größere transfusionsbedürftige Blutungen signifikant, nicht jedoch lebensbedrohende Blutungen oder hämorrhagische Schlaganfälle.

Ticlopidin
Einer großen RCT zufolge verringert Ticlopidin im Vergleich zur herkömmlichen Behandlung (ohne Azetylsalizylsäure) nach 6 Monaten Todesfälle oder nichttödliche Myokardinfarkte signifikant (NNT 16), allerdings bei Risiko einer reversiblen Neutropenie.

Wirksamkeit unbekannt

Betablocker, Nitrate
Es fanden sich nur unzureichende Wirksamkeitsbelege für diese Interventionen.

Routinemäßige invasive Therapie für alle Patienten mit instabiler Angina

Drei RCTs zufolge hat routinemäßige frühe invasive Behandlung im Vergleich zur frühen konservativen Therapie signifikant positiven Einfluss auf Symptomatik und Entlassung aus der stationären Betreuung, jedoch nicht auf die Mortalität.

Nutzen unwahrscheinlich

Kalziumantagonisten

Einer systematischen Übersicht zufolge existieren keine signifikanten Unterschiede zwischen Kalziumantagonisten und Placebo oder Standardtherapie hinsichtlich Mortalität oder Infarktrate.

Unwirksamkeit oder Schädlichkeit wahrscheinlich

Oral verabreichte Glykoprotein-IIb/IIIa-Hemmer

Einer RCT zufolge existiert kein signifikanter Unterschied zwischen Glykoprotein-IIb/IIIa-Hemmern und Azetylsalizylsäure hinsichtlich Mortalität, Infarkt und rezidivierenden Ischämien nach 90 Tagen. Einer RCT zufolge erhöht zusätzlich zur Azetylsalizylsäure verabreichtes Orbofiban im Vergleich zu Placebo die 30-Tages-Mortalität signifikant.

Definition Die instabile Angina unterscheidet sich von der stabilen Angina, vom akuten Myokardinfarkt und von nicht kardial bedingten Schmerzen durch das Muster an Symptomen (Schmerzen in Ruhe oder bei geringgradiger Aktivität), den Schweregrad der Symptome (kurzfristig zunehmende Intensität, Häufigkeit oder Dauer) und das Fehlen von anhaltenden ST-Hebungen im Ruhe-EKG. Die instabile Angina ist durch verschiedene klinische Muster charakterisiert, wie etwa „Ruheangina bis zu einer Woche Dauer“, „sich bis zu mäßigen oder starken Schmerzen steigernde Angina“, „über 24 Stunden anhaltende Postinfarkt-Angina“.

Inzidenz/ Prävalenz In industrialisierten Ländern beträgt die jährliche Inzidenz der instabilen Angina etwa 6 auf 10 000 Personen der Allgemeinbevölkerung.

Ätiologie/ Risikofaktoren Die Risikofaktoren sind die gleichen wie bei anderen Manifestationen einer ischämischen Herzkrankheit: höheres Alter, vorangehende atheromatöse Herz-Kreislauf-Erkrankung, Diabetes mellitus, Zigarettenrauchen, Hypertonie, Hypercholesterinämie, männliches Geschlecht und ischämische Herzkrankheit in der Familienanamnese. Eine instabile Angina kann auch in Verbindung mit anderen Kreislauferkrankungen auftreten, z. B. mit Herzklappenschäden, Arrhythmien und Kardiomyopathie.

Prognose Bei mit ASS behandelten Patienten beträgt die Inzidenz relevanter unerwünschter Outcomes (z. B. Tod, akuter Myokardinfarkt oder refraktäre Angina mit Indikation zur notfallmäßigen Revaskularisation) 5–10 % innerhalb der ersten 7 Tage und etwa 15 % nach 30 Tagen. Zwischen 5 % und 14 % der Patienten mit instabiler Angina sterben im ersten Jahr nach Diagnose, wobei etwa die Hälfte der Todesfälle innerhalb von 4 Wochen nach der Diagnose eintritt. Es gibt keinen Einzelfaktor, der Patienten mit höherem Risiko für unerwünschte Komplikationen ausweist. Zu den Risikofaktoren gehören der Schweregrad des klinischen Bildes (z. B. Dauer des Schmerzes, Geschwindigkeit des Krankheitsverlaufs, Nachweis einer Herzinsuffizienz), die anamnestische Faktoren (z. B. instabile Angina, akuter Myokardinfarkt oder Linksherzinsuffizienz in der Vorgeschichte), weitere klinische Variablen (z. B. Alter, Diabetes), EKG-Veränderungen (z. B. Ausprägung der ST-Senkung, tiefe T-Wellen-Inversion, passagere ST-Hebung), biochemische Variablen (z. B. Troponinspiegel) und Veränderungen des klinischen Zustands (z. B. rezidivierender Thoraxschmerz, stumme Ischämie, hämodynamische Labilität).

Kommentar

Franz Eberli

Durch mehrere Studien der letzten beiden Jahre hat sich eine risikostratifizierte Behandlung der instabilen Angina pectoris etabliert. In Ergänzung und im Gegensatz zu den vier Studien, welche einen Vorteil für i.v. Glykoprotein-IIb/IIIa-Antagonisten bei der instabilen Angina pectoris zeigten (Tab. 1, S. 4), fand die GUTO-IV ACS Studie bei 7 800 Patienten keinen Nutzen der Glykoprotein-IIb/IIIa-Antagonisten in der *konservativen* Behandlungsstrategie der instabilen Angina pectoris. Ein frühes invasives Vorgehen senkte den kombinierten Endpunkt von Tod und Myokardinfarkt nach sechs Monaten in zwei großen randomisierten Studien (FRISC II und TACTICS-TIMI 18). In beiden Studien haben Patienten mit hohem Risiko, d. h. mit dynamischen EKG-Veränderungen oder positiven Serummarkern, von einem invasiven Vorgehen profitiert. Bei Patienten mit einem niedrigen Risiko, d. h. ohne EKG-Veränderungen und ohne Anstieg der Serummarker, hat ein invasives Vorgehen zwar keinen Vorteil gebracht, aber auch nicht geschadet. In FRISC II war die frühe perkutane Revaskularisation noch mit einer leicht erhöhten Rate an nichttransmuralen Myokardinfarkten verbunden. In der TACTICS-TIMI-18-Studie wurde die perkutane Intervention per Protokoll unter gleichzeitiger Gabe von Glykoprotein-IIb/IIIa-Antagonisten durchgeführt, was in einem sofortigen und anhaltenden Vorteil der frühen Intervention resultierte.

Dementsprechend wird von der AHA/ACC bei Patienten mit einem hohen Risiko eine schnelle invasive Abklärung unter Gabe von Glykoprotein-IIb/IIIa-Antagonisten empfohlen. Bei Patienten mit niedrigem Risiko rechtfertigt sich eine konservative Strategie ohne Einsatz von Glykoprotein-IIb/IIIa-Antagonisten.

Tabelle 1 **Auswirkungen von Glykoprotein IIb/IIIa-Inhibitoren bei instabiler Angina und non-Q-Wellen. Myokardinfarkt: Ergebnisse der wichtigsten RCTs.**

Studie	Patienten insgesamt	Vergleich	Odds-Reduktion für Tod oder MI nach 30 Tagen*	NNT, um einen zusätzlichen Tod oder MI nach 30 Tagen zu verhindern
PRISM-PLUS	1914	Tirofiban und Heparin v Heparin allein	30 % (95 % CI 4 % bis 49 %)	31
PURSUIT	9461	Eptifibatide und Heparin v Heparin allein	11 % (95 % CI 1,3 % bis 20 %)	67
PARAGON	2282	Lamifiban und Heparin v Heparin allein	4 % (95 % CI -32 % bis 30 %)	–
PRISM	3232	Aspirin und Tirofiban v Aspirin und Heparin	20 % (95 % CI -5 % bis 39 %	–

* = 1-OR; entspricht der RRR

Herzinsuffizienz

Suchdatum: Juni 2001

Robert McKelvie

Frage **Welche Effekte haben unterschiedliche Behandlungsmethoden?**

Nutzen belegt

ACE-Hemmer

Systematische Übersichten und RCTs haben ergeben, dass ACE-Hemmer im Vergleich zu Placebo signifikant die Mortalität sowie die Rate der durch Herzinsuffizienz bedingten stationären Einweisungen und von ischämischen Komplikationen senken. Die relativen Vorteile sind bei verschiedenen Patientengruppen ähnlich, absolute Vorteile sind jedoch bei schwerer Herzinsuffizienz größer. RCTs bei Patienten mit asymptomatischer linksventrikulärer systolischer Dysfunktion haben ergeben, dass ACE-Hemmer den Beginn einer symptomatischen Herzinsuffizienz im Vergleich zu Placebo signifikant verzögern (NNT 11) und kardiovaskuläre Komplikationen über einen Zeitraum von 40 Monaten verringern.

Angiotensin-II-Rezeptor-Blocker

RCTs ergaben, dass Angiotensin-II-Rezeptor-Antagonisten im Vergleich zu Placebo signifikant die 12-Wochen-Mortalität senken. Hinsichtlich Mortalität, funktioneller Kapazität und der Symptome fand sich in RCTs kein signifikanter Unterschied zwischen Angiotensin-II-Rezeptor-Blockern und ACE-Hemmern.

Betablocker (nicht bei Menschen afrikanischer Abstammung)

In systematischen Übersichten fanden sich zuverlässige Belege für die signifikante Verringerung von Mortalität bzw. Klinikaufnahmen durch Kombinationstherapie von ACE-Hemmern und Betablockern. Subgruppenanalysen bei Menschen afrikanischer Abstammung zeigten keine signifikante Wirkung auf die Mortalität.

Digoxin (verbessert den Krankheitsschweregrad von Patienten, die bereits Diuretika und ACE-Hemmer erhalten)

Einer großen RCT an mit Diuretika und ACE-Hemmern behandelten Patienten zufolge reduziert Digoxin im Vergleich zu Placebo signifikant die Häufigkeit der stationären Aufnahme wegen Verschlechterung der Herzinsuffizienz 37 Monaten nach Studienbeginn (NNT 13), jedoch nicht die Mortalität.

Nutzen wahrscheinlich

Körperliches Training

Systematischen Übersichten zufolge lassen sich funktionelle Kapazität und Lebensqualität durch die Verordnung von körperlichem Training steigern. Eine nachfolgende RCT hat ergeben, dass körperliches Training im Vergleich zu Kontrollen (kein Training) tödliche und nichttödliche kardiale Komplikationen (NNT 2), die Anzahl erneuter Klinikeinweisungen wegen Herzinsuffizienz (NNT 5) und die Mortalität nach 12 Monaten (NNT 4) signifikant verringert.

Implantierbare Defibrillatoren (bei Patienten mit Herzinsuffizienz und Herzstillstand)

Einer großen RCT an herzinsuffizienten Patienten mit Herzstillstand zufolge senkt die Behandlung mit implantierbaren Defibrillatoren im Vergleich zur Antiarrhythmikatherapie (meist Amiodaron) signifikant die 1- bis 3-Jahres-Mortalität.

Multidisziplinäre Interventionen (Schulung und Beratung)

Einer systematische Übersicht zufolge verringern multidisziplinäre Interventionen bezüglich Ernährungsverhalten, Patientenberatung und -schulung im Vergleich zur üblichen Versorgung die Häufigkeit stationärer Aufnahmen, jedoch nicht signifikant die Mortalität. Die Analyse jeder einzelnen Intervention ergab, dass nur die Nachbetreuung durch multidisziplinäre Teams die Klinikeinweisungen verringerte, während telefonischer Kontakt zum Patienten plus verbesserte Koordination der Primärversorgung keinen signifikanten Effekt hatten.

Spironolacton bei schwerer Herzinsuffizienz

Einer RCT an Patienten mit schwerer Herzinsuffizienz unter Therapie mit Diuretika, ACE-Hemmern und Digoxin zufolge senkt die zusätzliche Gabe von Spironolacton im Vergleich zu Placebo signifikant die 2-Jahres-Mortalität (NNT 9).

Wirksamkeit unbekannt

Amiodaron

Systematische Übersichten zufolge existieren nur Belege von schwacher Aussagekraft dafür, dass Amiodaron im Vergleich zu Placebo die Mortalität senken kann.

Antikoagulation

Es fanden sich keine RCTs über Antikoagulation bei Patienten mit Herzinsuffizienz. In zwei großen, retrospektiven Kohortenstudien fanden sich widersprüchliche Belege.

Thrombozytenaggregationshemmer

Es fanden keine RCTs zum Einsatz von Thrombozytenaggregationshemmern bei Patienten mit Herzinsuffizienz. Mehrere retrospektiver Analysen waren nicht umfassend genug angelegt, um klinisch bedeutsamen Effekte von Thrombozytenaggregationshemmern nachzuweisen oder auszuschließen.

Prophylaktischer Einsatz implantierbarer Defibrillatoren bei Patienten mit Rhythmusstörungen

Zwei RCTs an hochgradig arrhythmiegefährdeten Patienten ergaben im Vergleich zur üblichen konservativen Therapie widersprüchliche Belege für die Effekte einer prophylaktischen Implantation von Defibrillatoren.

Therapie bei diastolischer Herzinsuffizienz

Es fanden sich keine RCTs zur Therapie von Patienten mit diastolischer Herzinsuffizienz.

Nutzen unwahrscheinlich

Kalziumantagonisten

Eine systematische Übersicht hat hinsichtlich der Mortalität keinen signifikanten Unterschied zwischen Dihydropyridin-Kalziumantagonisten der 2. Generation und Placebo ergeben. In RCTs, in denen andere Kalziumantagonisten mit Placebo verglichen wurden, fand sich kein Beleg für einen Nutzen.

Unwirksamkeit oder Schädlichkeit wahrscheinlich

Antiarrhythmika außer Amiodaron

Aus einer systematischen Übersicht zur Behandlung nach Myokardinfarkt ließen sich Belege ableiten, die für die Erhöhung der Mortalität infolge von Antiarrhythmika-Therapie sprechen – mit Ausnahme von Betablockern.

Positiv inotrope Substanzen (Ibopamin, Milrinon, Vesnarinon)
RCTs ergaben, dass positiv inotrope Substanzen mit Ausnahme von Digoxin im Vergleich zu Placebo die Mortalität über 6–11 Monate signifikant erhöhen (NNH ca. 17–25).

Definition

Herzinsuffizienz tritt ein, wenn das Herz infolge von Funktionsstörungen nicht mehr in der Lage ist, eine den Anforderungen des Stoffwechsels entsprechende Menge Blut zu pumpen, oder das Auswurfvolumen nur bei erhöhtem Füllungsdruck aufrechterhält. Zu den klinischen Charakteristika der Herzinsuffizienz gehören Atemnot, Belastungsintoleranz, Flüssigkeitsretention und eine schlechte Überlebensrate. Herzinsuffizienz kann durch systolische oder diastolische Funktionsstörung verursacht werden und geht mit neurohormonalen Veränderungen einher. Die linksventrikuläre systolische Dysfunktion (LVSD) wird als linksventrikuläre Ejektionsfraktion von weniger als 0,40 definiert und kann symptomatisch oder asymptomatisch sein. Definition und Diagnose der diastolischen Herzinsuffizienz können schwierig sein. Kürzlich vorgeschlagene Kriterien umfassen: (1) den klinischen Nachweis einer Herzinsuffizienz, (2) eine normale oder nur leicht anomale LVSD und (3) den Nachweis von anomaler linksventrikulären Relaxation, Füllung, diastolischer Dehnbarkeit oder diastolischer Steifheit. Der klinische Nutzen dieser Beurteilungskriterien ist begrenzt aufgrund der Schwierigkeit, die unter (3) genannten Kriterien standardisiert zu erfassen.

Inzidenz/ Prävalenz

Sowohl Inzidenz als auch Prävalenz der Herzinsuffizienz steigen mit dem Alter an. Studien zur Herzinsuffizienz in den USA und in Europa ergaben, dass die Inzidenz unter 65 Jahren 100/100 000/Jahr für Männer und 40/ 100 000/Jahr für Frauen beträgt. Über 65 Jahre beträgt die Inzidenz jährlich 1100/100 000/Jahr für Männer bzw. 500/100 000/Jahr für Frauen. Unter 65 Jahren beträgt die Prävalenz jeweils 0,1 % für Männer bzw. Frauen, über 65 Jahren liegt sie bei 4 bzw. 3 % für Männern bzw. Frauen. Die Prävalenz der asymptomatischen LVSD beträgt 3 % in der Allgemeinbevölkerung. Das Durchschnittsalter von Personen mit asymptomatischer LVSF ist niedriger als bei Symptomträgern. Sowohl die Herzinsuffizienz als auch die asymptomatische LVSD kommen beim Mann häufiger vor. Die Prävalenz der diastolischen Herzinsuffizienz ist bei nicht hospitalisierten Patienten unbekannt. Die Prävalenz der Herzinsuffizienz bei erhaltener systolischer Funktion unter hospitalisierten Patienten mit klinischer Herzinsuffizienz schwankt zwischen 13 % und 74 %. Weniger als 15 % der herzinsuffizienten Patienten unter 65 Jahren haben eine normale systolische Funktion, während die Prävalenz über 65 Jahre etwa 40 % beträgt.

Ätiologie/ Risikofaktoren

Die häufigste Ursache einer Herzinsuffizienz ist die koronare Herzkrankheit. Weitere häufige Ursachen sind Hypertonie und dilatative dekompensierte Kardiomyopathie. Auch unabhängig von einer Hypertonie bleibt eine Hypertrophie des linken Ventrikels ein Risikofaktor für das Entstehen einer Herzinsuffizienz. Weitere Risikofaktoren sind Zigarettenrauchen, Hyperlipidämie und Diabetes mellitus. Die üblichen Ursachen einer linksventrikulären diastolischen Funktionsstörung sind eine Koronarerkrankung und die systemische Hypertonie. Weitere Ursachen sind die hypertrophe Kardiomyopathie, konstriktive oder infiltrative Kardiomyopathien und Herzklappenerkrankungen.

Prognose

Die Prognose der Herzinsuffizienz ist schlecht, und die Fünf-Jahres-Mortalität schwankt zwischen 26 % und 75 %. Bis zu 16 % der Patienten, die wegen einer Herzinsuffizienz in eine Klinik eingewiesen wurden, werden innerhalb von 6 Monaten abermals stationär aufgenommen. In den USA ist die Herzinsuffizienz die führende Ursache von Klinikeinweisungen bei Personen über 65 Jahre. Bei Patienten mit Herzinsuffizienz erhöht ein erneuter Myokardinfarkt das Sterberisiko (Relatives Risiko 7,8; 95%-CI 6,9–8,8); in 34% aller Todesfälle bei Patienten mit Herzinsuffizienz geht eine größere ischämische Komplikation voraus. Der überwiegend durch ventrikuläre Arrhythmien verursachte plötzliche Herztod ist verantwortlich für 25–50% aller Todesfälle und die häufigste Todesursache bei Herzinsuffizienz. Das Vorliegen einer asymptomatischen LVSD erhöht das Risiko für eine kardiovaskuläre Komplikation. Eine große Präventionsstudie ergab, dass pro 5%iger Senkung der Ejektionsfraktion die relativen Risiken ansteigen, und zwar für die Mortalität auf 1,20 (95%-CI 1,13–1,29), für die stationäre Aufnahme wegen Herzinsuffizienz auf 1,28 (95%-CI 1,18–1,38) und für das Entstehen einer Herzinsuffizienz auf 1,20 (95%-KCI 1,13–1,26). Die jährliche Mortalitätsrate von Patienten mit diastolischer Herzinsuffizienz variiert in Beobachtungsstudien (1,3–17,5%). Zu den Gründen für diese Schwankung gehören das Alter, das Vorliegen einer Koronarerkrankung und Abweichungen im Partitionswert, der zur Definition einer anomalen systolischen Ventrikelfunktion verwandt wurde. Die jährliche Mortalität bei der linksventrikulären diastolischen Funktionsstörung ist niedriger als bei systolischer Funktionsstörung.

Kommentar

Benedict Martina

Herzinsuffizienz äußert sich in Atemnot, Anstrengungsintoleranz, Flüssigkeitsretention, kann aber auch asymptomatisch sein, v.a. bei diastolischer Herzinsuffizienz, und hat eine schlechte Prognose, insbesondere bei systolischer Herzinsuffizienz. Inzidenz und Prävalenz nehmen mit dem Alter und insgesamt zu. Häufigste Ursachen sind koronare Herzkrankheit und arterielle Hypertonie. Herzinsuffizienz-Prävention durch Behandlung von Risikofaktoren und schnelle Wiedereröffnung verschlossener Koronarien bei akutem Herzinfarkt und Behandlung in Frühstadien von Herzinsuffizienz sind wichtig. Zur Diagnose tragen Anamnese, Statusbefunde und Thoraxröntgenbild bei, neuerdings auch neurohumorale Parameter, wie das Plasma-B-Type natriuretische Peptid (BNP). Diagnose-Goldstandard ist die Echokardiographie, vor anderen noch aufwändigeren Untersuchungen.
ACE-Hemmer und Angiotensin II-Antagonisten reduzieren klar und signifikant Morbidität und Mortalität, ebenso Beta-Blocker. Digoxin reduziert signifikant die Hospitalisationshäufigkeit bei gleichzeitiger Behandlung mit Diuretika und ACE-Hemmern, nicht aber die Mortalität. Körperliche Aktivität wirkt sich günstig aus.

Kardiovaskuläres Risiko: Änderung des Verhaltens

Suchdatum: September 2001

Margaret Thorogood, Melvyn Hillsdon und Carolyn Summerbell

Frage **Welche Effekte haben unterschiedliche Behandlungsmethoden?**

Nutzen belegt (bezüglich des Auslösens der beabsichtigten Verhaltensänderung)

Ernährungsberatung bezüglich cholesterinsenkender Ernährung

Systematische Übersichten ergaben, dass der Rat zu einer cholesterinsenkenden Ernährung (mit dem Ziel der Reduktion der Gesamt-Fettaufnahme oder der Steigerung des Verhältnisses von mehrfach ungesättigten zu gesättigten Fettsäuren) langfristig (≥ 6 Monate) zu einer geringfügigen Senkung des Cholesterinspiegels im Blut führt.

Ernährungs- und Bewegungsberatung – unterstützt durch Verhaltenstherapie –, die auf Gewichtsabnahme zielt

Systematische Übersichten und nachfolgende RCTs ergaben, dass eine durch Verhaltenstherapie unterstützte kombinierte Beratung, die auf Änderung des Ernährungsverhaltens und vermehrte körperliche Bewegung zielt, in der Behandlung der Adipositas möglicherweise effektiver ist als Diät oder körperliches Training für sich genommen und zu einem dauerhaften Gewichtsverlust führen könnte.

Raucherberatung durch ÄrztInnen und geschulte BeraterInnen

Systematische Übersichten ergaben, dass der einmalige, einfache ärztliche Rat während einer Routinekonsultation dazu führt, dass 2 % der Raucher mit dem Rauchen aufhören und ein Jahr lang nicht rückfällig werden (NNT 40). Eine Beratung durch geschulte BeraterInnen (keine Ärzte oder Pflegeberufe) erhöht im Vergleich zur Minimalintervention die Entwohnungsraten.

Ernährungsberatung bezüglich Reduktion der Kochsalzaufnahme mit dem Ziel der Blutdrucksenkung

Systematische Übersichten ergaben, dass eine Einschränkung der Kochsalzaufnahme den Blutdruck bei Hypertonikern signifikant senkt. Allerdings fanden sich nur in begrenztem Umfang Belege dafür, dass durch reduzierte Kochsalzzufuhr der Entwicklung einer Hypertonie effektiv vorgebeugt werden kann. Eine RCT ergab in begrenztem Umfang Belege dafür, dass durch Beratungen zur Einschränkung der Kochsalzzufuhr der Entwicklung einer Hypertonie weniger wirksam vorgebeut werden kann als durch Beratungen, die auf Gewichtsreduktion zielen.

Buproprion als Teil eines Raucher-Entwöhnungsprogramms

Eine systematische Übersicht über Antidepressiva als Teil eines Rauchen-Entwöhnungsprogramms ergab, dass Buproprion die 1-Jahres-Entwöhnungsraten erhöht (NNT 8).

Raucherberatung für Menschen mit hohem rauchenassoziierten Erkrankungsrisiko

Systematische Übersichten und nachfolgende RCTs ergaben, dass Raucherberatung bei Menschen mit hohem Risiko für rauchenassoziierte Erkankungen das Einstellen des Rauchens verstärkt.

Raucherberatung für Schwangere
Zwei systematische Übersichten ergaben, dass Rauchenentwöhnungsprogramme bei Schwangeren die Abstinenzraten während der Schwangerschaft erhöhen (NNT ca. 16) und die Gefahr, dass Kinder mit niedrigem Geburtsgewicht zur Welt kommen, verringern. Interventionen ohne Nikotinersatz waren bei gesunden, nicht schwangeren Frauen ebenso wirksam wie solche mit Nikotinersatz.

Bewegungsberatung für Frauen über 80 Jahre
Eine RCT ergab, dass eine von Physiotherapeuten durchgeführte häusliche Bewegungsberatung bei über 80-jährigen Frauen die körperliche Aktivität erhöht und die Sturzgefahr verringert.

Nikotinersatz bei Rauchern, die mindestens 10 Zigaretten täglich rauchen
Eine systematische Übersicht und eine nachfolgende RCT ergaben, dass Nikotinersatz als Bestandteil von Entwöhnungsprogrammen eine wirksame zusätzliche Komponente für Raucher mit einem Zigarettenkonsum von mindestens 10 Zigaretten ist. Es fanden sich keine eindeutigen Belege dafür, dass zwischen den verschiedenen Formen der Nikotinapplikation Wirksamkeitsunterschiede existieren. In drei RCTs mit Nachuntersuchungszeiträumen von 2–6 Jahren fanden sich in begrenztem Umfang Belege dafür, dass der zusätzliche Nutzen von Nikotinsubstitution – gemessen an der Rauchenentwöhnungsrate – mit der Zeit abnimmt.

Nutzen wahrscheinlich (bezüglich des Auslösens der beabsichtigten Verhaltensänderung)

Raucherberatung durch Pflegeberufe
Eine systematische Übersicht belegt, dass nach Raucherberatung die 1-Jahres-Entwöhnungsrate im Vergleich zur Kontrollgruppe ohne Beratung signifikant höher lag.

Bewegungs-Beratung von Menschen mit sitzender Lebensweise
In systematischen Übersichten und nachfolgenden RCTs fanden sich schwache Belege dafür, dass Bewegungs-Beratung die körperliche Aktivität von Menschen mit sitzender Lebensweise im Vergleich zur Kontrollgruppe ohne Beratung erhöht. Begrenzte Belege aus RCTs lassen darauf schließen, dass es eher die Konsultation eines Bewegungstrainers als die eines Arztes ist, die zur 1-Jahres-Zunahme der körperlichen Aktivität führt.

Wirksamkeit unbekannt (bezüglich des Auslösens der beabsichtigten Verhaltensänderung)

Körperliche Betätigung zur Unterstützung der Raucherentwöhnung
Eine systematische Übersicht ergab in sehr begrenztem Umfang Belege dafür, dass körperliche Betätigung die Raucherentwöhnung verstärken könnte.

Unwirksamkeit oder Schädlichkeit wahrscheinlich (bezüglich des Auslösens der beabsichtigten Verhaltensänderung)

Akupunktur zur Raucherentwöhnung
Eine systematische Übersicht ergab keinen signifikanten Unterschied der 1-Jahres-Entwöhnungsrate mit Akupunktur zwischen Interventions- und Kontrollgruppe.

Anxiolytika zur Raucherentwöhnung
Eine systematische Übersicht ergab ergab keinen signifikanten Unterschied der 1-Jahres-Entwöhnungsrate mit Anxiolytika zwischen Interventions- und Kontrollgruppe.

Definition Zigarettenrauchen, Ernährungsverhalten und das Ausmaß an körperlicher Betätigung sind bedeutsame ätiologische Faktoren für viele Erkrankungen. Individuelle Verhaltensänderung kann dazu beitragen, Entstehung und Entwicklung chronischer Erkrankungen – vor allem kardiovaskulärer Erkrankungen – positiv zu beeinflussen. Die vorstehenden Ausführungen fassen den aktuellen Kenntnisstand zur Wirksamkeit spezifischer Verhaltensinterventionen zusammen.

Inzidenz/ Prävalenz In den Industrieländern hat sich der Rückgang der Raucherrate verlangsamt, und die Prävalenz regelmäßigen Rauchens unter jungen Menschen steigt. Eine sitzende Lebensweise wird immer häufiger, und die Prävalenz der Adipositas nimmt rasch zu.

Kommentar

Alain J. Nordmann

Verhaltenstherapeutische Ansätze zur Modifikation kardiovaskulärer Risikofaktoren sind in der Regel effektiv. Einfache Beratungen, Nikotinersatztherapien und Antidepressiva (Bupropion, aber auch Nortryptilin) führen zu einer Nikotinreduktion respektive -abstinenz.

Ärzte können durch einfache Beratungen während einer Routinekonsultation den Anstoß zur Nikotinabstinenz geben. Spezielle Lernprogramme, welche Ärzte anleiten, wie die Motivation ihrer Patienten für eine Nikotinabstinenz gesteigert werden kann, führen zu noch höheren Abstinenzraten (1). Unwirksam sind Akupunktur und Anxiolytika in der Raucherentwöhnung.

Es gibt gute Evidenz dafür, dass Diätberatungen zu einer anhaltenden (> 6 Monate) Reduktion des Totalcholesterins um 0.2–0.3 mmol/l, und die Einschränkung der Salzeinnahme zu einem Blutdruckabfall führen. Während bereits gezeigt wurde, dass die diätetisch erzielte Reduktion des Totalcholesterins auch eine Reduktion kardiovaskulärer Ereignisse bewirkt, wurde dies für eine Einschränkung der Salzaufnahme bisher nicht gezeigt.

In der Behandlung der Adipositas haben sich kombinierte Ansätze (Diät und vermehrte körperliche Aktivität) wirksamer erwiesen als jede Intervention für sich allein. Dies lässt darauf schließen, dass multimodale Ansätze zur Modifikation kardiovaskulärer Risikofaktoren wirksamer sind als Einzelinterventionen.

1. Cornuz J, Humair JP, Sematter L, et al. Efficacy of resident training in smoking cessation: a randomized, controlled trial of a program based on application of behavioral therapy and practice in standardized patients. Ann Intern Med 2002; 136(6) :429–37

Kardiovaskuläres Risiko: Primärprävention

Suchdatum: Juli 2001

Charles Foster, Cindy Mulrow, Michael Murphy, Andy Ness, Julian Nicholas, Michael Pignone und Cathie Sudlow

Frage Welche Effekte haben Interventionen bei Personen ohne Symptome einer Herz-Kreislauf-Erkrankung?

Nutzen wahrscheinlich

Vermehrter Verzehr von Obst und Gemüse

Beobachtungsstudien haben ergeben, dass der Verzehr von Obst und Gemüse das Auftreten von ischämischer Herzkrankheit bzw. Schlaganfall verringert. Art und Ausmaß des wirklichen Effekts sind unsicher.

Körperliche Aktivität

Beobachtungsstudien haben ergeben, dass mäßige bis starke körperliche Aktivität das Auftreten von koronarer Herzkrankheit bzw. Schlaganfall signifikant verringert. Den Studienergebnissen zufolge kommt es nur selten zu akuten Todesfällen im zeitlichen Zusammenhang mit einer anstrengenden Tätigkeit. Das Todesrisiko ist größer bei Menschen mit sitzender Lebensweise, jedoch gleicht es die Vorteile körperlicher Aktivität nicht aus.

Einstellen des Rauchens

Beobachtungsstudien belegen einen engen Zusammenhang zwischen Rauchen, der Gesamtmortalität und der Entstehung ischämischer Gefäßleiden. Mehrere große Kohortenstudien zeigen, dass das erhöhte rauchenassoziierte Krankheitsrisiko nach Einstellen des Rauchens sinkt. Allerdings kann es – vor allem bei starken Rauchern – viele Jahre dauern, bis sich das Risiko dem von Nichtrauchern nähert.

Nutzen und Schaden abzuwägen

Behandlung mit Antikoagulanzien (Warfarin)

Eine RCT ergab, dass sich Vor- und Nachteile einer oralen Antikoagulation bei Personen ohne Symptome einer Herz-Kreislauf-Erkrankung ausgleichen und der wirkliche Nutzen unsicher ist.

Thrombozytenaggregationshemmer (Azetylsalizylsäure)

Aufgrund der Studienlage bleibt unklar, welche Personen ohne Symptome einer Herz-Kreislauf-Erkankung insgesamt von einer regelmäßigen Behandlung mit Azetylsalizylsäure profitieren und welche dadurch Nachteile erleiden.

Wirksamkeit unbekannt

Antioxidanzien (außer β-Karotin)

Beobachtungsstudien ergaben nur unzureichende Belege für die Wirksamkeit von Vitamin C, Vitamin E, Kupfer, Zink, Mangan oder Flavonoiden. Zwei RCTs ergaben nach etwa 6-jähriger Vitamin-E-Substitution im Vergleich zu Placebo keinen signifikanten Unterschied hinsichtlich der Mortalität.

Unwirksamkeit oder Schädlichkeit wahrscheinlich

β-Karotin

RCTs ergaben keine Belege dafür, dass β-Karotin als Nahrungsergänzung wirksam ist. Hingegen fanden sich Hinweise für seine Schädlichkeit.

Frage **Welche Effekte haben Interventionen, die auf eine Senkung des Blutdrucks zielen?**

Nutzen belegt

Betablocker bei Hochrisiko-Patienten

Systematischen Übersichten zufolge senken Betablocker im Vergleich zu Placebo das Risiko tödlicher und nichttödlicher Schlaganfälle sowie kardialer Ereignisse und die Gesamtmortalität signifikant. Der größte Nutzen wird bei Personen mit dem höchsten Ausgangsrisiko beobachtet. Dabei fand sich kein signifikanter Wirkungsunterschied zwischen Betablockern und Diuretika hinsichtlich Mortalität oder Morbidität.

Diuretika bei Hochrisiko-Patienten

Systematischen Übersichten zufolge senken Diuretika im Vergleich zu Placebo signifikant das Risiko tödlicher und nichttödlicher Schlaganfälle sowie kardialer Ereignisse und die Gesamtmortalität. Der größte Nutzen wird bei Personen mit dem höchsten Ausgangsrisiko beobachtet. Dabei fand sich kein signifikanter Wirkungsunterschied zwischen Diuretika und Betablockern hinsichtlich Mortalität oder Morbidität.

Nutzen wahrscheinlich

ACE-Hemmer bei Menschen mit hohem Erkrankungsrisiko

Eine systematische Übersicht und eine unverblindete RCT ergaben für ACE-Hemmer im Vergleich zu Betablockern oder Diuretika keinen signifikanten Unterschied hinsichtlich Mortalität oder Morbidität.

Alphablocker bei Menschen mit hohem Erkrankungsrisiko

Eine RCT zufolge existieren keine signifikanten Unterschied ezwischen Alphablockern und Diuretika bezüglich der Behandlungsergebnisse bei koronarer Herzkrankheit. Hingegen fand man 4 Jahre nach Therapiebeginn, dass es unter Alphablockern signifikant häufiger zu kardiovaskulären Ereignissen, vor allem zur dekompensierten Herzinsuffizienz gekommen war.

Kochsalzrestriktion

Es fanden sich keine RCTs zur Wirksamkeit einer Kochsalzrestriktion auf Mortalität oder Morbidität. Einer systematischen Übersicht zufolge kann salzarme Kost eher als die normale Ernährung den Blutdruck leicht senken. Personen über 45 Jahre profitierten von der Kochsalzrestriktion stärker als jüngere Menschen (Tab. 1, S. 18).

Fischöl als Nahrungsergänzung

Es fanden sich keine RCTs zur Wirkung von Fischöl als Nahrungsergänzung auf die Morbidität oder Mortalität. Einer systematischen Übersicht zufolge kommt es nach Fischöl-Aufnahme als Nahrungsergänzung in hohen Dosen von täglich 3g zur leichten Blutdrucksenkung.

Fettarme sowie obst- und gemüsereiche Ernährung

Es fanden sich weder eine systematische Übersicht noch RCTs zur Wirksamkeit von fettarmer sowie obst- und gemüsereicher Ernährung auf Morbidität oder Mortalität von

Hypertonikern. Allerdings belegt eine RCT, dass diese Kostform – verglichen mit einer Kontrolldiät – mit einer leichten Blutdrucksenkung einhergeht.

Körperliche Aktivität

Es fanden sich keine RCTs, in denen die Wirksamkeit von körperlicher Aktivität auf Morbidität oder Mortalität untersucht wurde. Einer systematischen Übersicht zufolge führt aerobes Bewegungstraining (im Vergleich zu Kontrollen ohne Bewegungstraining) zur Blutdrucksenkung.

Kaliumsubstitution

Es fanden sich keine RCTs zum Einfluss einer Kaliumsubstitution auf Morbidität oder Mortalität. Einer systematischen Übersicht zufolge führt eine tägliche Kaliumzufuhr von 60 mmol (entsprechend 2 g – das ist in etwa der Kaliumgehalt von 5 Bananen) zu geringfügiger Blutdrucksenkung.

Reduktion des Alkoholkonsums

Es fanden sich keine RCTs zum Einfluss einer Verringerung des Alkoholkonsums auf Morbidität oder Mortalität. Einer systematischen Übersicht zur Wirkung mittleren Alkoholkonsums (25–50 Drinks/Woche) existieren keine schlüssigen Belege hinsichtlich einer Blutdrucksenkung infolge einer Einschränkung des Alkoholkonsums.

Einstellen des Rauchens

Beobachtungsstudien zeigen, dass Rauchen ein signifikanter Risikofaktor für Herz-Kreislauf-Erkrankungen ist. Allerdings fand sich kein direkter Beleg dafür, dass das Einstellen des Rauchens bei Hypertonikern zur Blutdrucksenkung führt.

Gewichtsabnahme

Es fanden sich keine RCTs zum Einfluss einer Gewichtsabnahme auf Morbidität und Mortalität. Eine systematische Übersicht und zusätzliche RCTs ergaben, dass bei adipösen Hypertonikern eine leichte Gewichtsabnahme zur leichten Blutdrucksenkung führen kann.

Nutzen und Schaden abzuwägen

Kalziumantagonisten

Es fand sich in begrenztem Ausmaß – in einer systematischen Übersicht – Belege dafür, dass Kalziumantagonisten bei koronarer Herzkrankheit und Herzinsuffizienz weniger wirksam sind als Diuretika oder Betablocker. Beobachtungsstudien lassen darauf schließen, dass Dihydropyridin-Kalziumantagonisten von kurzer und mittlerer Wirkungsdauer, wie etwa Nifedipin und Isradipin, die kardiovaskuläre Morbidität und Letalität erhöhen können.

Medikamentöse Behandlung bei Menschen mit niedrigem Erkrankungsrisiko

Systematischen Übersichten zufolge senkt medikamentöse Behandlung das Risiko, tödliche und nichttödlicher Schlaganfälle bzw. kardiale Ereignisse zu erleiden, sowie die Gesamtmortalität. Dabei profitieren am meisten die Personen mit dem höchsten Ausgangsrisiko. Weniger eindeutig ist die Frage geklärt, ob die medikamentöse Therapie für Patienten mit niedrigem Risiko eher Vor- oder Nachteile bringt.

Wirksamkeit unbekannt

Kalziumsubstitution

Es fanden sich keine RCTs zur Wirksamkeit einer Kalziumsubstitution auf Morbidität und Mortalität. Besonders bezüglich der Wirkung einer Kalziumsubstitution bei Hypertonikern fand sich nur begrenzte Evidenz. Einer systematischen Übersicht zufolge kann Kalziumsubstitution sowohl bei Normotonen als auch bei Hypertonikern den systolischen Blutdruck geringfügig senken.

Magnesiumsubstitution

Es fanden sich keine RCTs zur Wirksamkeit einer Magnesiumsubstitution auf Morbidität oder Mortalität, außerdem nur begrenzte und widersprüchliche Belege zur Blutdruckwirksamkeit einer Magnesiumsubstitution bei Hypertonikern mit normalen Magnesiumspiegeln.

Frage **Welche Effekte haben Interventionen, die auf eine Cholesterinsenkung zielen?**

Nutzen wahrscheinlich

Cholesterinsenkung bei Menschen mit hohem Erkrankungsrisiko

Systematischen Übersichten zufolge vermindert die Reduktion der Cholesterinspiegel bei asymptomatischen Personen die Häufigkeit kardiovaskulärer Ereignisse. RCTs haben ergeben, dass das Ausmaß des Nutzens eher mit dem individuellen Ausgangsrisiko für kardiovaskuläre Ereignisse und dem Grad der Cholesterinsenkung korreliert als mit dem absoluten Cholesterinspiegel einer Person.

Fettarme Ernährung

Systematischen Übersichten und RCTs zufolge lässt sich der Cholesterinspiegel eher durch die Kombination von cholesterinsenkender Ernährung und lipidsenkender Pharmakotherapie senken als durch alleinige Änderung der Lebensweise.

Definition Primärprävention bedeutet im Rahmen der vorliegenden Ausführungen die langfristige Versorgung von Personen mit erhöhtem Erkrankungsrisiko, jedoch ohne Belege für eine Herz-Kreislauf-Erkrankung. Zu den klinisch manifesten ischämischen Gefäßerkrankungen zählen: akuter Myokardinfarkt, Angina pectoris, Schlaganfall und periphere Gefäßerkrankungen. Bei vielen Erwachsenen finden sich auch bei Vorliegen von Atheromen bzw. erhöhtem Gefäßrisiko (einer oder mehrere Risikofaktoren – s.u. Ätiologie) keine Symptome oder offensichtliche Zeichen einer Gefäßerkrankung.

Inzidenz/ Prävalenz In den USA resultieren 42 % aller Todesfälle aus Gefäßerkrankungen. Der akute Myokardinfarkt und seine Folgeerscheinungen sind auch weiterhin die häufigste Einzelursache für Todesfälle.

Ätiologie/ Risikofaktoren Zu den wichtigen Risikofaktoren einer ischämischen Gefäßerkrankung gehören erwiesener Maßen: fortgeschrittenes Alter, männliches Geschlecht, erhöhtes LDL-Cholesterin, reduziertes HDL-Cholesterin, erhöhter Blutdruck, Rauchen, Diabetes mellitus, Herz-Kreislauf-Erkrankungen in der Familienanamnese, Adipositas und sitzende Lebensweise. Für viele dieser Risikofaktoren ist durch Beobachtungsstudien belegt, dass das Risiko einer Herzkreislauf-Erkrankungen ohne einen erkennbaren Schwellenwert mit Zunahme der Risikofaktoren kontinuierlich steigt. Obwohl die Häufigkeit kardiovaskulärer Ereignisse bei Hochrisiko-Individuen per definitionem höher ist, treten die meisten ischämischen Gefäßereignisse bei Menschen mit mittlerem absoluten Erkrankungsrisiko auf, da diese Subpopulation wesentlich umfangreicher ist als die Subpopulation der Hochrisiko-Individuen (siehe Anhang 1 auf CD).

Prognose Einer in Schottland durchgeführten Studie zufolge stirbt etwa die Hälfte der Menschen mit akutem Myokardinfarkt innerhalb von 28 Tagen nach dem Ereignis; und zwei Drittel der akuten Herzinfarkte ereignen sich, bevor der Betreffende eine Klinik erreicht. Die Vorteile einer „Intervention bei unselektierten Personen ohne nachgewiesener Herz-Kreislauf-Erkrankung (Primärprävention)“ sind gering, da in dieser Population auch das Ausgangsrisiko niedrig ist. Allerdings schwankt das absolute Risiko für ischämische Gefäßereignisse selbst bei Personen mit ähnlichen Blutdruckwerten oder Cholesterinspiegeln immens. Zur Schätzung des absoluten Erkrankungsrrisikos können einfache Risikoformeln oder Tabellen genutzt werden (siehe Anhang 1 auf CD).

Kommentar: Hypertonie – Glanz und Grenzen evidenzbasierter Medizin

Norbert Donner-Banzhoff und Petra Thürmann

In kaum einem von *Clinical Evidence* behandelten Bereich ist die Evidenzlage so gut wie bei der Behandlung des Bluthochdrucks. Der Abschnitt über die medikamentöse Therapie (s. S. 13 f.) referiert mehrere systematische Übersichtsarbeiten, die wiederum auf Dutzenden von RCTs basieren; Zehntausende von Probanden wurden in diesem Rahmen auf relevante Zielkriterien (Morbidität, Mortalität) untersucht. Damit sind die Wirkungen blutdrucksenkender Substanzen für Patienten und Ärzte recht präzise bestimmbar.

Die hervorragende Evidenzlage zu den pharmakologischen Aspekten der Blutdruckbehandlung will jedoch nicht zu den weit verbreiteten Klagen über die unzureichende Diagnose und Behandlung des hohen Blutdrucks in der Bevölkerung passen. Um den Widerspruch zu klären, machen wir uns zunächst klar, welch komplexer Ablauf zur erfolgreichen Blutdruckkontrolle führt: Eine Screening-Untersuchung muss überhaupt erst einmal stattfinden, die Messung korrekt durchgeführt und das Ergebnis dem Patienten verständlich mitgeteilt werden; bei erhöhtem Wert müssen Wiederholungs- bzw. Alternativmessungen durchgeführt, das absolute Risiko bestimmt und Organschäden erfasst werden. Über den einzuschlagenden Weg muss mit dem Patienten kommuniziert werden, damit dieser seine Entscheidung zu verhaltensbezogenen und/oder medikamentösen Maßnahmen treffen kann. Nur wenn er dazu langfristig motiviert ist, wird deren physiologische Wirkung greifen und die Zielkriterien Morbidität und Mortalität positiv beeinflussen. Letzteres kann nur geschehen, wenn die vorherigen Schritte lückenlos absolviert werden.

Vor diesem Hintergrund müssen wir eine gravierende Schieflage in der publizierten Evidenz diagnostizieren: der letzte Schritt, die physiologische Wirkung, ist „hyper-dokumentiert“, gerade in Bezug auf Medikamente. Viel zu wenig wissen wir über die kommunikativen und motivationellen Aspekte der Blutdruckbehandlung; die Beratung zu vermehrter körperlicher Aktivität und diätetischen Interventionen ist lediglich in Kurzzeit-Studien mit Surrogat-Endpunkten (z. B. Blutdruck) evaluiert (1).

Gute Langzeitstudien sind extrem teuer; nur das kommerzielle Interesse der pharmazeutischen Industrie – im Verein mit immer kritischeren Ärzten – hat zur Produktion entsprechender Evidenz geführt. Die verhaltensbezogenen Maßnahmen (z. B. Salzrestriktion, Gewichtsabnahme) dagegen müssen vielfach *gegen* kommerzielle Interessen und entsprechende Werbemaschinerien arbeiten – ein für behandelnde Ärzte immer wieder frustrierendes Schwimmen gegen den Strom.

In dem Maße, in dem sich Ärzte zunehmend an der Evidenz klinischer Studien orientieren, richtet sich die Aufmerksamkeit auf die ökonomische Struktur der „Evidenzproduktion“ und die daraus resultierenden Akzente von Forschungspolitik. Aus einer Public-Health-Perspektive von Blutdruckkontrolle und Morbiditäts-Verhütung haben wir es mit einer gewaltigen Fehlleitung von Mitteln für Forschung und Entwicklung zu tun. Es müssen wohl staatliche und sonstige öffentliche Forschungsförderung, Kostenträger (Krankenkassen) und Universitäten vermehrt dafür sorgen, dass in der vorsorgungsnahen klinischen Forschung auch solche Fragestellungen bearbeitet werden, die nicht einem unmittelbaren wirtschaftlichen Verwertungsinteresse dienen.

1. Appel LJ, Moore TJ, Obarzanek E, et al. A Clinical Trial of The Effects of Dietary Patterns on Blood Pressure. *N Engl J Med* 1997;336:1117–24.

Tabelle 1 **Wirksamkeit von Maßnahmen zur Änderung der Lebensführung mit dem Ziel einer Blutdrucksenkung bei Patienten mit primärer Hypertonie: Ergebnisse der RCTs.**

Maßnahme	Durchschnittliche Senkung des syst./diast. Blutdrucks (mm Hg)	Anzahl der RCTs (Probanden)	Teilnehmer	Dauer	Durchschnittliche Veränderung der Zielgröße
Sport	5/3	29 (1533)	80 % männlich, Alter 28–72	4 Wochen	50 Minuten Aerobic dreimal pro Woche
Fettarme vegetarische Diät mit viel Obst und Gemüse	5,5/3*	1 (459)	50 % männlich, durchschnittliches Alter 44	8 Wochen	
Gewichtsabnahme	3/3	18 (2611)	55 % männlich, durchschnittliches Alter 50	2–52 Wochen	3–9 % des Körpergewichts
Verminderte Salzzufuhr	4/2 2/0,5	58 (2161) 28 (1131)	Durchschnittliches Alter 49 Durchschnittliches Alter 47	1–52 Wochen 4 Wochen	118 mmol/Tag 60 mmol/Tag

* Daten von 459 Patienten mit systolischem Blutdruck < 160 mm Hg und diastolischem Blutdruck von 80 bis 95 mm Hg; in der Subgruppe von 133 Patienten mit systolischem RR ≥ 140 mm Hg oder diastolischem RR ≥ 90 mm Hg betrug die durchschnittliche Senkung des Blutdrucks 11,4/5,5 (syst./diast.).

Koronare Herzkrankheit: Sekundärprävention

Suchdatum: Juli 2001

Cathie Sudlow, Eva Lonn, Michael Pignone, Andrew Ness und Chararyit Rihal

Frage **Welche Effekte haben unterschiedliche Behandlungsmethoden?**

Nutzen belegt

ACE-Hemmer bei Patienten mit linksventrikulärer Dysfunktion

Einer systematischen Übersicht zufolge führt die Therapie mit ACE-Hemmern über eine Dauer von 2 Jahren bei Patienten mit linksventrikulärer Dysfunktion nach Myokardinfarkt – verglichen mit Placebo – zu signifikanter Abnahme von Mortalität (NNT 17), Hospitalisation wegen dekompensierter Herzinsuffizienz (NNT 28) und Reinfarkten ohne Todesfolge (NNT 43).

ACE-Hemmer bei Hochrisikopatienten ohne linksventrikuläre Dysfunktion

Einem umfangreichen RCT zufolge senkt Ramipril bei Patienten ohne linksventrikuläre Dysfunktion im Vergleich zu Placebo signifikant die Risiken für „kardiovaskulär bedingter Tod, Schlaganfall und Myokardinfarkt" nach etwa 5 Jahren (NNT 26).

Amiodaron bei ausgewählten Hochrisikopatienten

Zwei systematischen Übersichten zufolge senkt Amiodaron bei Myokardpatienten mit hohem Mortalitätsrisiko im Vergleich zu Placebo signifikant das 1-Jahresrisiko für plötzlichen Herztod (NNT 59) sowie die die Gesamtmortalität (NNT 71).

Antikoagulanzien ohne Thrombozytenaggregationshemmer

Einer systematischen Übersicht zufolge senken Antikoagulanzien in hoher bis mittlerer Dosierung und ohne weitere gerinnungswirksame Therapie bei KHK Patienten signifikant das Risiko ernsthafter Gefäßkomplikationen, allerdings bei gleichzeitig deutlich erhöhtem Blutungsrisiko.

Thrombozytenaggregationshemmer

Einer systematischen Übersicht zufolge senkt die Langzeitherapie mit Thrombozytenaggregationshemmern im Vergleich zu Kontrollen (Placebo bzw. fehlende thrombozytenwirksame Therapie) signifikant das Risiko ernsthafter Gefäßkomplikationen bei Patienten mit hohem Risiko für koronarischämische Komplikationen. Dabei war die Langzeittherapie mit Azetylsalizylsäure in Dosierung zwischen 75–150 mg pro Tag ebenso wirksam wie höhere Dosen. Es fanden sich nur unzureichende Belege dafür, dass Dosen unterhalb von 75 mg/d gleichermaßen wirksam sind. Es fand sich kein klarer Beleg dafür, dass irgendeine alternative antithrombotische Therapie in der langfristigen Sekundärprävention koronarischämischer Komplikationen der Azetylsalizylsäure überlegen ist, jedoch ergab sich, dass Clopidogrel mindestens so sicher und wirksam ist wie Azetylsalizylsäure.

Betablocker

Systematischen Übersichten zufolge vermindern Betablocker nach Myokardinfarkt die Gesamtmortalität (NNT 48), die koronare Mortalität, nichttödliche Reinfarkte (NNT 56) und plötzliche Todesfälle (NNT 63). Dabei leiden etwa 25 % der Patienten unter Nebenwirkungen.

Kardiale Rehabilitation

Einer systematischen Übersicht zufolge senkt kardiale, körperliches Training einschließende Rehabilitation das Risiko größerer Komplikationen der KHK.

Cholesterinsenkende Medikamente

Systematischen Übersichten und anschließenden RCTs zufolge mindert die Reduktion der Cholesterinspiegel bei Patienten nach einem kardiovaskulären Ereignis beträchtlich das Risiko der Gesamtmortalität, der kardiovaskulären Letalität und von nichttödlichen kardiovaskulären Komplikationen.

Körperliches Training ohne weitere Interventionen

Einer systematischen Übersicht zufolge senkt körperliche Betätigung ohne weitere Interventionen im Vergleich zur Kontroll-Intervention („Standard-Versorgung") signifikant die Mortalität.

Perkutane Revaskularisierung bei Patienten mit stabiler Koronarerkrankung

Einer systematischen Übersicht zufolge verbessert die perkutane transluminale Koronarangioplastie bei Patienten mit stabiler KHK im Vergleich zur medikamentösen Therapie signifikant Angina pectoris und Belastungstoleranz. Die Übersicht konnte nicht belegen, dass durch perkutane transluminale Koronarangioplastie Mortalität, Infarkt-Inzidenz oder die Notwendigkeit einer späteren Angioplastie verringert wurde. RCTs zufolge sind die Risiken für notfallmäßige Koronar-Bypass-OP und Myokardinfarkt während und kurz nach einer perkutanen transluminalen Koronarangioplastie erhöht.

Intrakoronare Stentimplantation (besser als PTCA)

Einer systematischen Übersicht zufolge verringert intrakoronare Stentimplantation im Vergleich zur PTCA signifikant die Häufigkeit von angiographisch nachgewiesenen Restenosierungen oder die Notwendigkeit einer erneuten Revaskularisierung. Es fand sich kein signifikanter Unterschied zwischen Stentimplantation und PTCA hinsichtlich Mortalität oder Infarktraten, bei allerdings hohen Crossover-Raten von PTCA zu Stents.

Operative Revaskularisierung

Bis Mitte der 80er Jahre durchgeführte RCTs haben ergeben, dass das Todesrisiko im ersten Jahr nach koronarer Bypass-OP im Vergleich zur konservativen Therapie erhöht ist und die 5- bzw. 10-Jahres-Risiken für Tod infolge KHK erniedrigt sind. Den größten Nutzen haben Patienten mit höherem Krankheitsschweregrad (Mehrgefäßerkrankung, Linksherzinsuffizienz oder Myokardinfarkt). Es fanden sich keine Belege für erhöhten Schutz gegen einen nachfolgenden Myokardinfarkt. Einer neueren, unter Einsatz moderner Techniken und optimaler konservativer Therapie durchgeführten RCT zufolge senkt operative Revaskularisierung im Vergleich zur nichtinvasiven Behandlung die 1- und 2-Jahres-Mortalität.

Nutzen wahrscheinlich

Blutdrucksenkung bei Patienten mit hohem KHK-Risiko

Es fanden sich keine direkten Belege für die Wirksamkeit einer Blutdrucksenkung bei Patienten mit nachgewiesener koronarer Herzkrankheit. Aufgrund von Beobachtungsstudien und der Extrapolation von Studien zur Blutdrucksenkung als Primärprävention empfiehlt sich eine Blutdrucksenkung bei Patienten mit hohem Risiko für koronarischämische Komplikationen. Der Nutzen ist am besten für Betablockern belegt, wenn auch nicht spezifisch durch Studien bei Hypertonikern. Der Zielblutdruck ist bei diesen Patienten unklar. ACE-Hemmer und Betablocker werden an anderer Stelle getrennt besprochen.

Bypass-OP im Vergleich zur PTCA bei Mehrgefäßerkrankung (weniger Bedarf an wiederholten Eingriffen)

Es fanden sich keine speziellen RCTs zu Patienten mit Mehrgefäßerkrankung. Einer systematischen Übersicht über Untersuchungen primär an Patienten mit niedrigem bis mittlerem Risiko zufolge unter scheiden sich perkutane transluminale Angioplastie und koronare Bypass-OP nicht signifikant hinsichtlich Mortalität, Infarktrisikos und Lebensqualität.

Mehreren RCTs zufolge müssen Eingriffe nach koronarer Bypass-OP seltener als nach PTCA wiederholt werden

Verstärkter Verzehr von ölhaltigem Fisch

Mehreren RCTs zufolge kommt es bei KHK-Patienten, denen verstärkter Fischverzehr (insbesondere von ölhaltigem Fisch) empfohlen wurde, zur signifikanten Absenkung der 2-Jahres-Mortalität (NNT ca. 30).

Mediterrane Kost

Einer RCT zufolge kommt es bei KHK-Patienten, denen empfohlen wurde, mehr Brot, Obst, Gemüse und Fisch und weniger Fleisch zu essen sowie Butter und Sahne durch Rapsöl und Rapsölmargarine zu ersetzen, zur signifikanten Senkung der 2-Jahres-Mortalität (NNT ca. 25).

Psychologische Behandlung

Einer systematischen Übersicht über RCTs von überwiegend schlechter Qualität zufolge lassen sich bei KHK-Patienten durch psychologische Behandlungen im Vergleich zur üblichen Behandlung die Raten an Myokardinfarkten und kardial bedingten Todesfällen senken.

Einstellen des Rauchens

Es fanden sich keine RCTs zum Einfluss der Aufgabe des Rauchens auf kardiovaskuläre Komplikationen bei KHK-Patienten. Belege von mäßiger Aussagekraft aus epidemiologischen Studien deuten darauf hin, dass KHK-Patienten, die das Rauchen aufgeben, ihr Risiko für rezidivierende koronare Komplikationen oder Tod rasch senken. Eine Therapie mit Nikotinpflastern scheint bei KHK-Patienten sicher zu sein.

Stress-Management

Einer systematische Übersicht über RCTs von überwiegend schlechter Qualität zufolge kann Stress-Management bei KHK-Patienten die Infarktrate und die kardiale Letalität senken.

Wirksamkeit unbekannt

Antikoagulanzien plus Thrombozytenaggregationshemmer

Eine systematische Übersicht ergab keine Belege dafür, dass die Ergänzung einer Therapie mit Azetylsalizylsäure durch orale Antikoagulation niedriger Intensität (Ziel-INR < 1,5) einen Zusatznutzen bewirkt. Die Effekte einer zusätzlichen intensiveren Antikoagulation (Ziel-INR 2–3) sind ungewiss.

Vitamin C

Eine gepoolte Analyse dreier kleiner RCTs ergab keine Belege dafür, dass Vitamin C im Vergleich zu Placebo irgendeinen substanziellen Nutzen liefert.

Vitamin E

Eine gepoolte Analyse von vier kleinen RCTs ergab keine Belege dafür, dass über 1,3–4,5 Jahre verabreichtes Vitamin E kardiovaskuläre Endpunkte und die Gesamtmortalität verändert.

Hormonsubstitutionstherapie

Es existieren keine eindeutigen RCT-gestützten Belege dafür, dass eine Hormonsubstitutionstherapie im Vergleich zu Placebo relevanter kardiovaskuläre Komplikationen bei postmenopausalen Frauen mit nachgewiesener KHK verringert.

Nutzen unwahrscheinlich

Zu niedrigerem Fettkonsum raten

Es existieren keine RCT-gestützten Belege von hoher Aussagekraft dafür, dass fettarme Ernährungsweise die 2-Jahres-Mortalität senkt.

Sotalol

Eine RCT ergab ein begrenztes Maß an Belegen dafür, dass Sotalol nach einem Jahr die Mortalität gegenüber Placebo signifikant erhöht.

Unwirksamkeit oder Schädlichkeit wahrscheinlich

β-Karotin

Große RCTs ergaben keine Belege für den Nutzen einer β-Karotin-Gabe. Hingegen lassen sich aus einer RCT Belege für einen signifikanten Anstieg der Mortalität ableiten. Vier große RCTs zur β-Karotin-Gabe als Nahrungsergänzungmittel im Rahmen der Primärprävention ergaben keine kardiovaskulären Vorteile. Bedenklich ist, dass in zwei RCTs eine erhöhte Mortalität gefunden wurde.

Klasse-I-Antiarrhythmika

Einer systematischen Übersicht zufolge erhöhen Klasse-I-Antiarrhythmika nach Myokardinfarkt im Vergleich zu Placebo signifikant das Risiko der kardiovaskulären Mortalität und des plötzlichen Todes.

Kurz wirksame Dihydropyridin-Kalziumantagonisten

Eine systematische Übersicht zeigte keinen Nutzen von Kalziumantagonisten bei Patienten nach Myokardinfarkt oder mit chronischer KHK. Diltiazem und Verapamil können bei Infarktpatienten ohne Herzinsuffizienz die Raten an Reinfarkten und refraktärer Angina senken.

Definition Sekundärprävention bedeutet im Rahmen der vorliegenden Ausführungen die langfristige Betreuung von Patienten nach einem akuten Myokardinfarkt oder von mit hochgradiger Gefährdung durch koronarischämische Komplikationen aus anderen Gründen, wie etwa einer anamnestisch bekannten Angina oder Herzoperationen.

Inzidenz/ Prävalenz Koronarerkrankungen sind die führende Todesursache in entwickelten Ländern und entwickeln sich auch in Entwicklungsländern zu einer bedeutenden Ursache für Morbidität- und Mortalität. Es existieren ausgeprägte internationale, regionale und zeitliche Letalitäts-Unterschiede. In den USA nähert sich die Prävalenz der manifesten Koronarerkrankung 4 %.

Ätiologie/ Risikofaktoren Die meisten koronarischämischen Komplikationen hängen mit atheromatösen Plaques zusammen, die eine akute Verlegung von Koronargefäßen auslösen können. Atherome treten mit höherer Wahrscheinlichkeit bei älteren Menschen, bei Patienten mit nachgewiesener Koronarerkrankung sowie bei Personen mit Risikofaktoren, wie Rauchen, Hypertonie, hohen Cholesterinspiegeln und Diabetes mellitus auf.

Prognose Nahezu 50 % der Patienten mit akutem Herzinfarkt sterben, bevor sie stationär aufgenommen werden können. Von den stationär Aufgenommenen sterben 7–15 % in der Klinik und weitere 7–15 % im darauf folgenden Jahr. Patienten, die das akute Infarktstadium überlebten, können auf der Grundlage ihres Ausgangsrisikos eine von drei prognostischen Gruppen zugeordnet werden: hohes (20 % aller Überlebenden), mäßiges (55 %) und niedriges (25 %) Risiko (Tab. 1, S. 24). Die langfristige Prognose hängt ab vom Grad der linksventrikulären Funktionsstörung, vom Vorliegen einer Residualischämie sowie vom Ausmaß einer elektrischen Instabilität. Weitere Verfahren zur Risikostratifizierung beinhalten die Evaluation der linksventrikulären Funktion (durch Echokardiographie oder Radionuklid-Ventrikulographie) sowie der myokardialen Ischämie (durch nichtinvasive Belastungstests). Patienten mit niedrigem linksventrikulärem Auswurfvolumen, Ischämie oder schlechtem Funktionsstatus können durch eine Herzkatheteruntersuchung weiter evaluiert werden.

Kommentar

Heiner C. Bucher

Neue Erkenntnisse haben das Management der chronischen koronaren Herzkrankheit verändert, welche im vorliegenden Kapitel noch nicht berücksichtigt sind. Die wichtigsten sollen kursorisch erwähnt werden. Die prophylaktische Implantation eines Defibrillators bei Patienten nach Myokardinfarkt mit komplexen Rhythmustörungen und eingeschränkter Pumpfuntkion führt zu einer signifikanten Verbesserung der Überlebensprognose (1). Die in der Women's Health Initiative, einer primärpräventiven RCT, gefundene Zunahme der Inzidenz von Herzinfarkt und Mammakarzinom unter kombinierter Östrogen-/Progestin-Therapie macht diese Therapie hinfällig (2). Die Ergebnisse der „Heart Protection Study" – einer großen RCT – zeigt, dass Individuen mit einer koronaren Herzkrankeit und einem LDL Cholesterin unter 3.0 mmol/L (116 mg/dL), oder einem Totalcholesterin unter 5.0 mmol/L (193 mg/dL) unter Simvastatin ein Überlebensvorteil haben (3). Vorläufige Ergebnisse der gleichen Studie legen den Schluss nahe, dass Antioxidantien keinen Nutzen haben. Demgegenüber fand eine Meta-Analyse, dass n-3-Fettsäureneinahme (mittels Diät oder Tabletten) die Mortalität nach Herzinfarkt senkt (4). Neue mit Zytostatika beschichte Stents zeichen sich durch eine massive Abnahme der Restenose Rate nach Koronarangioplastie aus. Eine Abnahme der Infarkt- und Mortalitätsrate muss in Langzeitstudien noch weiter untersucht werden (5).

1. Moss AJ, Zareba W, Hall WJ, Klein H, Wilber DJ, Cannom DS, Daubert JP, Higgins SL, Brown MW, Andrews ML. Prophylactic implantation of a defibrillator in patients with myocardial infarction and reduced ejection fraction. N Engl J Med. 2002 Mar 21;346(12):877–83.
2. Risks and benefits of estrogen plus progestin in healthy postmenopausal women: principal results From the Women's Health Initiative randomized controlled trial. JAMA. 2002 Jul 17;288(3):321–33.
3. MRC/BHF Heart Protection Study of cholesterol lowering with simvastatin in 20,536 high-risk individuals: a randomised placebo-controlled trial. Lancet. 2002;360:7–22.
4. Bucher HC, Hengstler P, Schindler C, Meier G. N-3 polyunsaturated fatty acids in coronary heart disease: a meta-analysis of randomized controlled trials. Am J Med. 2002;112:298–304.
5. Morice MC, Serruys PW, Sousa JE, Fajadet J, Ban Hayashi E, Perin M, Colombo A, Schuler G, Barragan P, Guagliumi G, Molnar F, Falotico R. A randomized comparison of a sirolimus-eluting stent with a standard stent for coronary revascularization. N Engl J Med. 2002; 346:1773–80.

Tabelle 1 **Prognostische Gruppen für Patienten, die das akute Stadium eines MI überstanden haben.**

Ausgangsrisiko	Einjahres-mortalität	Klinische Marker
Hoch	10–50 %	Höheres Alter; Zustand nach MI; verminderte Belastbarkeit (NYHA II–IV) vor der Einweisung; Anzeichen für Herzinsuffizienz in den ersten zwei Tagen (Killip-Klasse IIb, III und IV) oder bleibende Herzinsuffizienz 3–5 Tage nach Infarkt; erhöhte Herzfrequenz; frühe oder bleibende Ruheangina oder bei geringer Anstrengung; mehrfache oder komplexe Arrhythmien während der stationären Überwachung.
Mäßig	10 %	–
Gering	2–5 %	Jüngeres Alter (< 55 Jahre), kein vorheriger MI, komplikationsfreier Verlauf während der ersten fünf Tage nach MI.

Myokardinfarkt

Suchdatum: Oktober 2001

Nicolas Danchin, Edoardo De Benedetti und Philip Urban

Frage **Welche Behandlungen verbessern die Outcomes bei akutem Myokardinfarkt?**

Nutzen belegt

ACE-Hemmer

Einem Überblick sowie einer systematische Übersicht (zum Herzinfarkt-Verlauf innerhalb von 36 Stunden nach dem akuten Ereignis) zufolge senken ACE-Hemmer die 30-Tages-Mortalität im Vergleich zu Placebo signifikant (NNT ca. 200). Die Übersichtsarbeitsarbeit belegt weiterhin, dass ACE-Hemmer eine bestehende Hypotonie und Niereninsuffizienz signifikant verstärken. Die Frage, ob ACE-Hemmer jedem Patienten mit akutem Myokardinfarkt oder nur denjenigen mit Zeichen einer Herzinsuffizienz gegeben werden sollten, bleibt ungelöst.

Azetylsalizylsäure

Einer systematischen Übersicht zufolge senkt Azetylsalizylsäure bei Patienten mit akutem Myokardinfarkt signifikant die 1-Monats-Rate der Mortalität (NNT 40), der Reinfarkte (NNT 100) und der Schlaganfälle (NNT 300).

Betablocker

Zwei systematischen Übersichten und einer anschließenden RCT zufolge werden Mortalität und Reinfarktrate durch die Gabe von Betablockern innerhalb der ersten Stunden nach Infarkt im Vergleich zu Placebo signifikant gesenkt. Eine RCT zufolge senkt die sofortige – im Vergleich zur verzögerten – Metoprolol-Gabe bei Patienten unter Lysetherapie die 6-Tages-Rate von Reinfarkt und rezidivierenden Thoraxschmerzen signifikant, jedoch nicht die kurzfristige oder 1-Jahres-Mortalität. Eine RCT zur Wirkung von kurz nach dem Infarkt verabreichtem Carvedilol bei thrombolytisch behandelten Infarktpatienten mit linksventrikulärem Auswurfvolumen ≤ 40 % ergab im Vergleich zu Placebo keinen signifikanten Unterschied für den kombinierten Endpunkt „Gesamtmortalität und Klinikeinweisung wegen eines beliebigen kardiovaskulären Ereignisses", auch wenn die Mortalität und nicht-tödliche Reinfarkte unter Carvedilol signifikant niedriger bzw. seltener waren.

Perkutane transluminale Koronarangioplastie (PTCA) als Erstbehandlung (in spezialisierten Zentren)

Zwei systematischen Übersichten zufolge werden 30-Tages-Mortalität (NNT ca. 48) und -Reinfarktrate durch PTCA – verglichen mit primärer Thrombolyse – signifikant gesenkt. Allerdings wurden die Studien hauptsächlich in spezialisierten Zentren durchgeführt. Vergleichende Untersuchungen zur Effektivität der primären PTCA versus Thrombolyse in weniger spezialisierten Zentren stehen noch aus.

Thrombolyse

Eine Übersichtsarbeit von RCTs an Patienten mit akutem Myokardinfarkt und ST-Hebung oder Schenkelblock im Aufnahme-EKG ergab, dass eine prompte Thrombolyse (innerhalb von 6 Stunden nach dem Einsetzen der Symptome) die kurzfristige Mortalität im Vergleich zu Placebo signifikant senkt (NNT 56). Dabei waren die Risiken, Schlaganfall (NNH 250) oder größere Blutungen zu erleiden (NNH 143), unter Thrombolyse gegenüber Kontrollen signifikant erhöht. Der Vergleich verschiedener Thrombolyseverfahren erbrachte in mehreren Metaanalysen keinen signifikanten Unterschied hinsichtlich der Mortalität.

Nutzen wahrscheinlich

Nitrate

Einer systematischen, vor Einführung der Thrombolyse durchgeführten Übersicht zufolge senken Nitrate die Mortalität im Vergleich zu Placebo signifikant. Zwei nach Einführung der Thrombolyse durchgeführte RCTs, in denen Nitrate mit Placebo verglichen wurden, ergaben keinen signifikanten Unterschied in der Mortalität.

Unwirksamkeit oder Schädlichkeit wahrscheinlich

Kalziumantagonisten

Eine systematische Übersicht ergab, dass Verapamil im Vergleich zu Placebo keine signifikante Wirkung auf die Mortalität hat, und in einer RCT fand sich, dass Nifedipin verglichen mit Placebo die Mortalität erhöhen kann.

Frage: Welche Behandlungsmethoden verbessern die Outcomes für einen kardiogenen Schock nach akutem Myokardinfarkt?

Nutzen belegt

Frühzeitige invasive kardiale Revaskularisierung

Einer RCT zufolge kann durch frühzeitige invasive kardiale Revaskularisierung die 6- bzw. 12-Monats-Mortalität im Vergleich zur alleinigen konservativen Initialtherapie signifikant gesenkt werden (NNT 8). Eine zweite RCT kam zu ähnlichen Ergebnissen, auch wenn der Unterschied nicht signifikant war.

Wirksamkeit unbekannt

Frühzeitige Herzoperation, positiv inotrope Substanzen und Vasodilatatoren, Pulmonalarterienkatheterisierung, Herzschrittmacher und Herztransplantation

Zu den Effekten dieser Interventionen fanden sich in RCTs keine Belege.

Intraaortale Gegenpulsation

Dem Abstract einer RCT, in der intraaortale Gegenpulsation (Ballonpulsation) plus Thrombolyse mit alleiniger Thrombolyse verglichen wurde, zufolge fand sich nach 6 Monaten hinsichtlich der Mortalität kein signifikanter Unterschied.

Nutzen unwahrscheinlich

Thrombolyse

Die Subgruppenanalyse einer RCT bezüglich des Vergleichs „Thrombolyse gegen Kontrollen" bei kardiogenem Schock nach akutem Myokardinfarkt ergab hinsichtlich der 21-Tages-Mortalität keinen signifikanten Unterschied.

Definition **Akuter Myokardinfarkt:** plötzlicher Verschluss eines Koronargefäßes, der zum Absterben von Myokardzellen führt. **Kardiogener Schock:** klinisch definiert als geringes Herzauswurfvolumen bei nachgewiesener Gewebshypoxie, die durch Korrektur des herabgesetzten intravaskulären Volumens nicht gebessert wird. Bei Verwendung eines Pulmonalarterienkatheters lässt sich der kardiogene Schock definieren als Herzindex von $< 2{,}2$ l/min/m^2 trotz eines erhöhten pulmonalkapillären Wedge-Drucks (≥ 15 mmHg).

Inzidenz/ Prävalenz

Akuter Myokardinfarkt: eine der häufigsten Mortalitätsursachen, sowohl in entwickelten Ländern als auch in Entwicklungsländern. Im Jahre 1990 war die ischämische Herzkrankheit weltweit die führende Todesursache und verantwortlich für etwa 6,3 Mio. Todesfälle. Die altersbezogene Inzidenz variiert zwischen den Ländern und innerhalb derselben. Jedes Jahr erleiden in den USA etwa 900 000 Personen einen akuten Myokardinfarkt, und ca. 225 000 von ihnen sterben daran. Etwa die Hälfte der Betroffenen stirbt innerhalb einer Stunde nach Symptombeginn und vor Beginn der stationären Intensivbehandlung. Die Ereignisraten steigen mit dem Alter bei beiden Geschlechtern an, sie sind bei Männern höher als bei Frauen und bei ärmeren höher als bei wohlhabenderen Menschen aller Altersgruppen. In vielen westlichen Ländern ist die Todesrate bei akutem Myokardinfarkt während der vergangenen 20 Jahre gesunken. **Kardiogener Schock:** Ein kardiogener Schock tritt bei etwa 7 % der Patienten ein, die wegen eines akuten Myokardinfarkts stationär aufgenommen werden. Von diesen hat etwa die Hälfte schon bei der Aufnahme in die Klinik einen kardiogenen Schock, und die meisten anderen entwickeln ihn 24–48 Stunden nach der Aufnahme.

Ätiologie/ Risikofaktoren

Akuter Myokardinfarkt: siehe „Kardiovaskuläre Primärprävention", Ätiologie/Risikofaktoren, S. 15. Der unmittelbare Pathomechanismus eines akuten Myokardinfarkts besteht in der Ruptur eines atheromatösen Plaques, wodurch Thrombosebildung, Verschluss von Koronargefäßen und Absterben von Myokardzellen ausgelöst werden. Die Faktoren, die einen stabilen Plaque in einen instabilen („aktiven") Plaque verwandeln, müssen noch in vollem Umfang geklärt werden; derzeit werden Scherkräfte, Entzündung und Autoimmunprozesse als auslösende Faktoren diskutiert. Die sich verändernden Raten der koronaren Herzkrankheit in verschiedenen Populationen lassen sich nur teilweise durch Veränderungen der Standardrisikofaktoren für die ischämische Herzkrankheit (speziell Blutdrucksenkung und Verzicht auf Rauchen) erklären. **Kardiogener Schock:** Ein kardiogener Schock nach akutem Myokardinfarkt resultiert gewöhnlich aus der Verminderung des funktionellen Ventrikelmyokards und wird eher durch eine links- als durch eine rechtsventrikuläre Infarzierung (79 % versus 3 % der Patienten mit kardiogenem Schock) verursacht. Der kardiogene Schock nach akutem Infarkt kann auch durch strukturelle Herzschäden ausgelöst werden, wie etwa durch akute Mitralinsuffizienz infolge einer Papillarmuskel-Dysfunktion (7 % der Fälle von kardiogenem Schock), durch Ventrikelseptumperforation (4 %) oder durch Herzbeuteltamponade nach Ventrikelwandruptur (1 %). Bedeutende Risikofaktoren für kardiogenen Schocks nach akutem Myokardinfarkt sind ein vorangegangener Myokardinfarkt, Diabetes mellitus, fortgeschrittenes Alter, Hypotonie, Tachykardie oder Bradykardie, dekompensierte Herzinsuffizienz (Killip-Klasse II–III) sowie niedriges rechtsventrikuläres Auswurfvolumen (Ejektionsfraktion < 35 %).

Prognose

Akuter Myokardinfarkt: Akuter Myokardinfarkt kann eine Reihe mechanischer und kardioelektrischer Komplikationen auslösen, insbesondere Tod, Ventrikeldysfunktion, dekompensierte Herzinsuffizienz, tödliche und nichttödliche Arrhythmien, Klappenfehlfunktion, Ruptur des Myokards und kardiogenen Schock. **Kardiogener Schock:** Die Letalität stationärer Patienten infolge kardiogenen Schocks nach akutem Myokardinfarkt schwankt zwischen 50 und 80 %. Die meisten Todesfälle ereignen sich innerhalb von 48 Stunden nach dem Einsetzen des Schocks (Abb. 1, S. 28). Patienten, die bis zur Entlassung aus der Klinik überleben, haben eine eher günstige Langzeitprognose (88 % Überleben nach einem Jahr).

Kommentar

Matthias Pfisterer

Durch die moderne Diagnostik des Myokardzellschadens mit spezifischen Markern wie Troponin-I und -T und entsprechend neuen Definitionen des akuten Myokardinfarktes im Rahmen des „akuten Koronarsyndroms“ (Europäische und Amerikanische Kardiologen-Gesellschaften 2001) haben sich wesentliche Veränderungen im Zugang und der Interpretation des „Infarkt-Bildes“ ergeben. Das vorliegende Kapitel befasst sich mit dem „ST-Hebungs-Infarkt“ („STEMI“), bei dem die rasche Wiedereröffnung des Infarktgefäßes durch Thrombolyse oder Akut-Intervention das erste Ziel darstellt. Die Begleit-Behandlung betrifft die Heparinisierung, die Plättchen-Hemmung zusätzlich zu Aspirin zur Verhinderung des erneuten Gefäßverschlusses, die Ischämie- und Arrhythmie-Prophylaxe mit z. B. Betablockern und die Verhinderung des Remodellings (Umbau und Dilatation) mit ACE-Inhibitoren. Zur Optimierung dieser Kombinations-Behandlung werden zur Zeit in rascher Folge so viele Studien präsentiert, dass jeder Überblick, wie auch der vorliegende, eine Momentaufnahme darstellt. Die Kernaussagen bleiben aber valide. Laufende oder erst als Abstract publizierte Studien befassen sich unter anderem mit der Rolle der akuten Intervention (sollten Patienten dazu transferiert werden? wie spät nach Schmerz noch? Kombination mit Lyse? Begleit-Therapie? Intervention auch für ältere Patienten?), der niedermolekularen Heparine (statt unfraktioniertes Heparin bei Thrombolyse? bei akuter Intervention?), der Glykoprotein – IIb/IIIa – Blocker (zusammen mit Thrombolytika? Dosierung? zusammen mit Intervention?) und der Angiotensin-II-Blocker (anstelle oder zusätzlich zu ACE-Inhibitoren? bei welchen Patienten?).

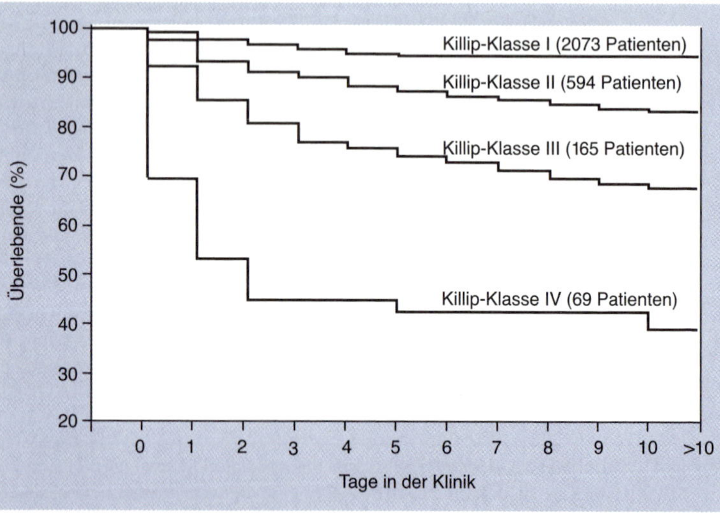

Abbildung 1 **Die Kaplan-Meier-Überlebenskurven des AMIS-Registers als Funktion der Killip-Klasse bei Klinikeinweisung; aufgezeichnet bei 3.138 Patienten aus 50 Schweizer Kliniken, die zwischen 1977 und 1998 aufgenommen wurden.**

Periphere arterielle Verschlusskrankheit (PAVK)

Suchdatum: Mai 2001

Sonia Anand und Mark Creager

Frage **Welche Effekte haben Behandlungsmethoden bei chronischer PAVK?**

Nutzen belegt

Thrombozytenaggregationshemmer

Eine systematische Übersicht und eine anschließende RCT haben in starkem Maße Belege dafür ergeben, dass Thrombozytenaggregationshemmer im Vergleich zu Kontrolltherapien die Rate größerer kardiovaskulärer Komplikationen über durchschnittlich etwa 2 Jahre signifikant senken (NNT ca. 53). Systematischen Übersichten zufolge senken Thrombozytenaggregationshemmer im Vergleich zu Kontrolltherapien das Risiko eines Arterienverschlusses über 19 Monate sowie das Risiko für Revaskularisierungseingriffe signifikant. Die Nutzen-Schaden-Abwägung spricht für die Behandlung der meisten Patienten mit symptomatischer PAVK, da diese Population ein deutliches Risiko für kardiovaskuläre Komplikationen hat.

Körperliches Training

Systematische Übersichten bei Patienten mit chronischer stabiler Claudicatio haben ergeben, dass regelmäßiges körperliches Training – in einem Umfang von 3 Mal wöchentlich für jeweils 30 Minuten – im Vergleich zu Kontrollen (kein körperliches Training) die Gesamtgehstrecke sowie die maximale Übungszeit nach 3–12 Monaten signifikant bessert.

Nutzen wahrscheinlich

Cilostazol

Vier RCTs an Patienten mit Claudicatio intermittens haben ergeben, dass Cilostazol im Vergleich zu Placebo die mittels Laufband gemessene anfängliche und absolute Gehstrecke signifikant verlängert und den Anteil an Patienten ohne Symptombesserung signifikant senkt.

Perkutane transluminale Angioplastie (nur vorübergehender Nutzen)

Zwei kleine RCTs an Patienten mit leichter bis mäßiger Claudicatio intermittens ergaben ein begrenztes Maß an Belegen dafür, dass eine Angioplastie im Vergleich zu keiner Angioplastie die Gehstrecke nach 6 Monaten signifikant verlängerte, nach 2 oder 6 Jahren fand sich jedoch kein signifikanter Unterschied.

Einstellen des Rauchens

Eine systematische Übersicht erwähnt Belege aus Beobachtungsstudien, nach denen fortgesetztes Zigarettenrauchen bei Patienen mit Claudicatio intermittens mit Fortschreiten der Symptome, schlechter Prognose nach Bypass-Operation, Amputation sowie der Notwendigkeit für rekonstruktive chirurgische Eingriffe assoziiert ist. Eine weitere systematische Übersicht enthielt keine Belege von guter Qualität aus kontrollierten Studien über die Wirkung einer Raucherberatung.

Wirksamkeit unbekannt

Bypass-Operation

In kleinen RCTs fanden sich in begrenztem Maße Belege für die Effekte einer Bypass-Operation bei mit arteriellen Durchblutungsstörungen und Behinderungssymptomatik. Es herrscht jedoch Übereinstimmung dahingehend, dass eine Operation wirksam ist.

Pentoxifyllin

Systematische Übersichten kleiner RCTs von unterschiedlicher Qualität an Patienten mit Claudicatio intermittens haben ergeben, dass Pentoxifyllin im Vergleich zu Placebo die Gehstrecke um ein Geringes verlängert. Eine RCT mit hoher Abbruchrate ergab bei Patienten mit Claudicatio intermittens hinsichtlich der Gehstrecke keinen signifikanten Unterschied zwischen Pentoxifyllin im Vergleich zu Placebo.

Definition

Arterielle Durchblutungsstörungen entstehen, wenn es zu einer signifikanten Einengung von Arterien distal des Aortenbogens kommt. Die Einengung kann entstehen durch Atherome, Arteriitis, örtliche Thrombenbildung oder eine Embolisierung aus dem Herz oder stärker zentral gelegenen Arterien. Dieses Thema beinhaltet Therapieoptionen für Patienten mit Symptomen einer reduzierten Durchblutung des Beins, die wahrscheinlich atheromatös bedingt ist. Diese Symptome reichen vom Wadenschmerz unter Belastung (Claudicatio intermittens) über Ruheschmerz bis zu Hautulzera oder ischämischer Nekrose (Gangrän) bei Patienten mit kritischer Ischämie.

Inzidenz/ Prävalenz

Arterielle Durchblutungsstörungen kommen bei Personen über 50 Jahren häufiger vor als unter jungen Menschen und sind beim Mann häufiger als bei der Frau. Die Prävalenz peripherer Durchblutungsstörungen der Beine (beurteilt anhand von nichtinvasiven Tests) beträgt ca. 3 % bei Personen unter 60 Jahren, steigt jedoch bei über 75-Jährigen auf mehr als 20 %. Die jährliche Gesamtinzidenz der Claudicatio intermittens beträgt 1,5–2,6/1000 Männer und 1,2–3,6/1000 Frauen.

Ätiologie/ Risikofaktoren

Zu den Faktoren in Verbindung mit dem Entstehen arterieller Durchblutungsstörungen gehören Alter, Geschlecht, Zigarettenrauchen, Diabetes mellitus, Hypertonie, Hyperlipidämie, Adipositas und körperliche Inaktivität. Der stärkste Zusammenhang besteht zum Rauchen (RR 2,0–4,0) und zu Diabetes (RR 2,0–3,0). Eine akute Extremitätenischämie kann aus einer Thrombose resultieren, die in einer peripheren Arterie oder durch embolischen Verschluss entsteht.

Prognose

Das Symptom der Claudicatio intermittens kann sich spontan auflösen, viele Jahre lang stabil bleiben oder rasch bis zu einer kritischen Extremitätenischämie fortschreiten. Die Inzidenz letzterer betrug 1990 in Dänemark und Italien jährlich 0,25–0,45/1000 Personen. Etwa 15 % der Patienten mit Claudicatio intermittens entwickeln schließlich eine kritische Ischämie des Beins, was das Überleben der Gliedmaße gefährdet. Die koronare Herzkrankheit ist die wichtigste Todesursache bei Patienten mit arteriellen Durchblutungsstörungen der Beine. Im Laufe von 5 Jahren erleiden etwa 20 % der Patienten mit Claudicatio intermittens eine nichttödliche kardiovaskuläre Komplikation, einen Myokardinfarkt oder einen Schlaganfall. Die Mortalitätsrate unter Patienten mit arteriellen Durchblutungsstörungen ist 2–3 Mal höher als die von alters- und geschlechtsbezogenen Kontrollpersonen. Die Gesamtmortalität nach der Diagnose arterieller Durchblutungsstörungen beträgt etwa 30 % nach 5 Jahren und 70 % nach 15 Jahren.

Schlaganfall: Management

Suchdatum: Mai 2001

Gord Gubitz und Peter Sandercock

Frage **Welche Effekte haben medizinische Behandlungsmethoden bei akutem ischämischem Schlaganfall?**

Nutzen belegt

Azetylsalizylsäure

Einer systematische Übersicht zu computertomographisch gesichertem ischämischem Insult zufolge reduziert die innerhalb von 48 Stunden nach dem akuten Ereignis eingeleitete Therapie mit Azetylsalizylsäure im Vergleich zu Placebo signifikant die 6-Monatsrate für Tod oder Pflegebedürftigkeit (NNT 77) bei signifikant erhöhtem Anteil von Patienten ohne neurologisches Defizit (NNT 91). Es fanden sich indirekte Belege dafür, dass auch dann die Gabe von Azetylsalizylsäure nicht hinausgezögert werden sollte, falls eine CT-Untersuchung innerhalb von 48 Std. nicht möglich ist: Die Ergebnisse zweier großer RCTs zeigten bei Patienten, bei denen sich später kein ischämischer, sondern ein hämorrhagischer Schlaganfall herausstellte, unter Azetylsalizylsäure im Vergleich zu Placebo keinen signifikanten Unterschied hinsichtlich Todesfällen oder einer Ausweitung des Schlaganfalls.

Stroke-Units

Einer systematischen Übersicht zufolge verringern Versorgungseinrichtungen, die auf die Rehabilitation von Schlaganfall-Patienten spezialisiert sind, im Vergleich zur konventionellen Versorgung auf allgemein-internistischen Stationen die 1-Jahres-Rate an Todesfällen und schwerer Behinderung (NNT 16).

Nutzen und Schaden abzuwägen

Thrombolyse

Einer systematischen Übersicht zufolge senkt Thrombolyse – im Vergleich zu Placebo signifikant – langfristig das Risiko von Tod und Abhängigkeit (NNT 24). Dabei ist jedoch das kurzfristige Risiko, an den Folgen einer intrakranielle Blutung zu versterben, signifikant erhöht (NNH 23).

Nutzen unwahrscheinlich

Neuroprotektive Substanzen (Kalziumantagonisten, GABA-Agonisten, Lubeluzol, Glyzinantagonisten, N-Methyl-D-Aspartat-Antagonisten)

RCTs haben ergeben, dass Kalziumantagonisten, GABA-Agonisten, Lubeluzol, Glyzinantagonisten, N-Methyl-D-Aspartat-Antagonisten den klinischen Verlauf im Vergleich zu Placebo nicht signifikant bessern.

Unwirksamkeit oder Schädlichkeit wahrscheinlich

Akute Senkung des Blutdrucks

Systematische Übersichten ergaben unzureichende Belege für einen Nutzen von Antihypertonika im Vergleich zu Placebo, zeigten jedoch, dass eine akute Blutdrucksenkung die Mortalität erhöhen und unerwünschte neurologische Krankheitsverläufe verursachen kann.

Sofortige systemische Antikoagulation

Eine systematische Übersicht, in der systemische Antikoagulanzien (unfraktioniertes Heparin, niedermolekulares Heparin, Heparinoide und spezifische Thrombininhibitoren) mit der üblichen Versorgung ohne systemische Antikoagulanzien verglichen wurden, ergab nach 3–6 Monaten keinen signifikanten Unterschied hinsichtlich Tod und Pflegebedürftigkeit. Eine sofortige systemische Antikoagulation senkt das Risiko einer tiefen Venenthrombose (NNT 3) und einer symptomatischen Lungenembolie (NNT 333) signifikant, erhöht jedoch das Risiko einer intrakraniellen (NNH 108) oder extrakraniellen Hämorrhagie (NNH 109) bis zu 14 Tagen. Eine RCT an Patienten mit akutem ischämischem Schlaganfall und Vorhofflimmern ergab innerhalb von 14 Tagen hinsichtlich eines rezidivierenden ischämischen Schlaganfalls keinen signifikanten Unterschied zwischen niedermolekularem Heparin und Azetylsalizylsäure.

Frage **Welche Effekte haben operative Behandlungsmethoden bei intrazerebralen Hämatomen?**

Wirksamkeit unbekannt

Hämatomausräumung

Es fanden sich keine eindeutigen Belege für eine ausgewogenes Verhältnis zwischen Nutzen und Schaden für die Ausräumung supratentorieller Hämatome. Es fanden sich keine RCT-gestützten Belege über die Rolle der Ausräumung oder der temporären Ventrikel-Drainage bei Patienten mit infratentoriellem Hämatom und zunehmendem Bewusstseinsverlust.

Definition	Ein Schlaganfall ist charakterisiert durch sich rasch entwickelnde Symptome und Zeichen eines fokalen und bisweilen globalen Verlustes der Gehirnfunktionen, welche länger als 24 Stunden anhalten oder zum Tode und außer dem vaskulären Ursprung keine weitere erkennbare Ursache hat. Ein ischämischer Schlaganfall wird eher durch eine Gefäßinsuffizienz, wie etwa eine zerebrovaskuläre Thromboembolie, als durch eine Hämorrhagie verursacht.
Inzidenz/ Prävalenz	Der Schlaganfall ist in den meisten entwickelten Ländern die dritthäufigste Todesursache. Er ist ein weltweites Problem: Etwa 4,5 Mio. Menschen sterben jährlich an einem Schlaganfall. Ein Schlaganfall kann in jedem Alter auftreten, die Hälfte aller Fälle ereignet sich jedoch bei Personen über 70 Jahre.
Ätiologie/ Risikofaktoren	Etwa 80 % aller akuten Schlaganfälle werden durch einen Hirninfarkt verursacht, der gewöhnlich durch thrombotischen oder embolischen Verschluss einer Hirnarterie entsteht. Die übrigen werden entweder durch eine intrazerebrale oder eine subarachnoidale Blutung verursacht.
Prognose	Etwa 10 % aller Patienten mit akutem ischämischem Schlaganfall sterben innerhalb von 30 Tagen nach dessen Eintritt. Von denen, die das akute Ereignis überleben, zeigen etwa 50 % nach 6 Monaten einen gewissen Grad an Behinderung.

Kommentar

Philippe A. Lyrer

Der Einsatz von Azetylsalicylsäure (ASS) zur Behandlung des akuten ischämischen Schlaganfalles ist wirksam. Nach Ausschluss einer zerebralen Blutung mittels Computertomographie können 160–250 mg ASS tgl. verabreicht werden.

Die Behandlung in spezialisierten Stroke Units mit Angebot von Rehabilitationsmaßnahmen sind der Behandlung in herkömmlichen medizinischen Stationen überlegen. Um einen Patient vor Tod oder bleibender Behinderung zu bewahren, sind 16 Patienten zu behandeln. Damit ist Behandlung in der Stroke Unit die wirksamste Maßnahme überhaupt.

Die Behandlung mit Thrombolytika vermag signifikant Tod oder Behinderung zu vermindern, erhöht aber das Risiko, an einer Hirnblutung oder anderen Ursache zu versterben. Aufgrund der Datenlage ist rekombinanter Gewebeplasminogenaktivator als Thrombolytikum systemisch einzusetzen.

Um die umittelbare Blutdruckssenkung nach Schlaganfall zu beurteilen, reicht die Datenlage nicht aus.

Die sofortige systemische Antikoagulation verbessert die Prognose nicht. Verhindert werden tiefe Beinvenenthrombose und das Auftreten von Lungenembolien (NNT 333), verbunden mit der Gefahr von zerebralen Hämorrhagien. Auch bei Vorhofflimmern ist die sofortige Antikoagulation nicht von Vorteil.

Die Daten zur Beurteilung der Wirksamkeit chirurgischer Eingriffe bei zerebalen Hämatomen sind zu spärlich, und Daten randomisiert kontrollierter Studien zur Behandlung von Hämatomen der hinteren Schädelgrube liegen nicht vor.

Schlaganfall: Sekundärprävention

Suchdatum: September 2001

Gord Gubitz, Gregory Lip, Cathie Sudlow und Peter Sandercock

Frage **Welche Effekte haben präventive Interventionen nach Schlaganfall oder transitorischer ischämischer Attacke?**

Nutzen belegt

Thrombozytenaggregationshemmer

Eines systematischen Übersicht zufolge reduziert Langzeitbehandlung mit Thrombozytenaggregationshemmern – signifikant im Vergleich zu Kontrollen (Placebo oder keine Thrombozytenaggregationshemmer) – ernsthafte Gefäßkomplikationen, Schlaganfälle oder die Mortalität über 3 Jahre hinweg, sofern nicht eine eindeutige Kontraindikation für diese Behandlung bestand. Dabei zeigte sich, dass 75–150 mg Azetylsalizylsäure (ASS) täglich ebenso wirksam sind wie höhere Dosen. Es fanden sich keine qualitativ guten Belege dafür, dass andere Thrombozytenaggregationshemmer der ASS in der Sekundärprävention von Gefäßkomplikationen überlegen sind. Eine systematische Übersicht ergab, dass Clopidogrel oder die Kombination von ASS mit Dipyridamol sichere und wirksame Alternativen zu ASS in mittleren Dosen darstellen. Eine systematische Übersicht ergab, dass Ticlopidin oder Clopidogrel die Risiken einer Gefäßkomplikation im Vergleich zu ASS senken, zeigte jedoch beträchtliche Unsicherheit hinsichtlich der Größe des Effekts.

Blutdrucksenkung

Einer systematischen Übersicht und anschließenden RCTs zufolge verringert eine Blutdrucksenkung bei Patienten nach Schlaganfall mit und ohne Hypertonie im Vergleich zu Placebo das Risiko eines Reinsults über 2–4 Jahre. Es fanden sich keine klaren Belege für Wirksamkeitsunterschiede zwischen verschiedenen Antihypertonika. RCT-gestützte Belege sprechen jedoch dafür, dass eine intensivere Blutdrucksenkung zur stärkeren Risikoreduktion bezüglich Schlaganfall und anderer vaskulärer Komplikationen bewirkt.

Karotisendarteriektomie bei Patienten mit schwerer symptomatischer Karotisstenose

Einer systematischen Übersicht zufolge senkt eine Karotisendarteriektomie das Risiko eines größeren Schlaganfalls oder des Todes signifikant im Vergleich zu einer Kontrollbehandlung bei Patienten mit vor kurzem eingetretener transitorischer Ischämie im Versorgungsgebiet der A. carotis oder einem nicht zur Behinderung führenden ischämischen Schlaganfall (NNT 15).

Cholesterinsenkung bei Patienten, die auch an koronarer Herzkrankheit leiden

RCTs haben ergeben, dass eine Senkung des Gesamtcholesterins um ca. 21 % durch ein Statin die relativen Odds eines Schlaganfalls um 24 % verringert.

Wirksamkeit unbekannt

Karotisangioplastie

RCTs ergaben ein unzureichendes Maß an Belegen für die Effekte einer Karotisangioplastie im Vergleich zur konservativen Behandlung.

Karotisendarteriektomie bei Patienten mit schwerer asymptomatischer Karotisstenose
Systematische Übersichten an Patienten ohne transitorische Ischämie im Versorgungsgebiet der A. carotis und ohne kleineren Schlaganfall innerhalb der vergangenen Monate ergaben nur ein begrenztes Maß an Belegen, die dafür sprechen, dass eine Karotisendarteriektomie im Vergleich zur konservativen Therapie über 3 Jahre hinweg das Risiko des Todes, eines perioperativen Schlaganfalls oder eines nachfolgenden ipsilateralen Schlaganfalls signifikant senken kann (NNT 37–52). Da jedoch das Risiko, zu sterben, bei asymptomatischen Patienten ohne eine Operation relativ gering ist, bleibt das Verhältnis von Nutzen und Schaden einer Operation unklar.

Cholesterinsenkung bei Personen ohne koronare Herzkrankheit
RCTs ergaben keine schlüssigen Belege für die Effekte einer Cholesterinsenkung bei Patienten ohne anamnestisch bekannte koronare Herzkrankheit.

Unwirksamkeit oder Schädlichkeit wahrscheinlich

Orale Antikoagulation bei Patienten nach zerebrovaskulärer Ischämie und mit normalem Sinusrhythmus
Eine systematische Übersicht ergab bezüglich Letalität oder Pflegebedürftigkeit, Mortalität oder eines erneuten Schlaganfalls nach etwa 2 Jahren keinen signifikanten Unterschied zwischen einer Antikoagulation und Placebo, es zeigte sich jedoch ein signifikant erhöhtes Risiko für tödliche intrakranielle Blutungen (NNH 49).

Frage **Welche Effekte haben präventive Interventionen bei arrhythmischen Patienten (Vorhofflimmern) nach Schlaganfall oder transitorischer ischämischer Attacke?**

Nutzen belegt

Orale Antikoagulation
Systematischen Übersichten zufolge senkt individuell dosiertes Warfarin das Schlaganfall-Risiko im Vergleich zu Placebo signifikant. Systematische Übersichten haben außerdem ergeben, dass Warfarin im Vergleich zu ASS das Reinsultrisiko nach Schlaganfall oder transitorischer ischämischer Attacke signifikant senkt (NNT 7).

Azetylsalizylsäure bei Patienten mit Kontraindikationen für Antikoagulanzien
Systematische Übersichten haben ergeben, dass ASS im Vergleich zu Placebo das Schlaganfall-Risiko senkt; sie zeigten jedoch, dass ASS weniger wirksam ist als Antikoagulanzien. Diese Befunde unterstützen die Anwendung von ASS bei Patienten mit Vorhofflimmern, bei denen Antikoagulanzien kontraindiziert sind.

Frage **Welche Effekte haben präventive Interventionen bei Patienten mit Vorhofflimmern, aber ohne weitere bedeutende Schlaganfallrisiken?**

Nutzen wahrscheinlich

Orale Antikoagulation
Einer systematischen Übersicht zufolge verringert Warfarin im Vergleich zu Placebo signifikant tödliche und nichttödliche Schlaganfälle (NNT 25), vorausgesetzt, es besteht nur geringe Blutungsgefahr und es findet eine sorgfältige Überwachung statt. Die in dieser Übersicht beschriebenen Patienten waren durchschnittlich 69 Jahre alt. Eine Übersichtsarbeit

mit Personen unter 65 Jahren ergab hinsichtlich der jährlichen Schlaganfallrate keinen signifikanten Unterschied zwischen Warfarin und Placebo.

Azetylsalizylsäure bei Patienten mit Kontraindikationen für Antikoagulanzien
Eine systematische Übersicht ergab, dass Azetylsalizylsäure im Vergleich zu Placebo das Risiko eines Schlaganfalls signifikant senkt (NNT 45), in einer anderen Übersicht fand sich jedoch kein signifikanter Unterschied. Diese Befunde unterstützen die Anwendung von ASS bei Patienten mit Vorhofflimmern und Kontraindikationen für Antikoagulanzien.

Definition	Unter Sekundärprävention wird im Zusammenhang mit den vorliegenden Ausführungen die langfristige Betreuung von Patienten nach einem Schlaganfall oder einer transitorischen ischämischen Attacke verstanden sowie von Patienten, die aus anderen Gründen, wie etwa einem Vorhofflimmern, in hohem Maße schlaganfallgefährdet sind. **Schlaganfall:** siehe Definition in „Schlaganfall – Primärbehandlung“, S. 33. **Transitorische ischämische Attacke:** Gleicht einem leichten ischämischen Schlaganfall mit der Ausnahme, dass die Symptome weniger als 24 Stunden anhalten.
Inzidenz/ Prävalenz	Siehe „Inzidenz/Prävalenz“ unter „Schlaganfall – Primärbehandlung“, S. 33.
Ätiologie/ Risikofaktoren	Siehe „Ätiologie“ unter „Schlaganfall – Primärbehandlung“, S. 33. Zu den Risikofaktoren eines Schlaganfalls gehören ein vorangegangener Schlaganfall bzw. eine frühere transitorische ischämische Attacke, zunehmendes Alter, Hypertonie, Diabetes mellitus, Zigarettenrauchen, Embolie in Verbindung mit einem Vorhofflimmern, künstliche Herzklappen oder ein Myokardinfarkt. Die Beziehung zu Cholesterin ist weniger klar: Eine Übersichtsarbeit von prospektiven Studien an gesunden Individuen mittleren Alters ergab keinen Zusammenhang zwischen dem Gesamtcholesterin und dem Gesamtrisiko für einen Schlaganfall. Eine Übersicht von prospektiven Beobachtungsstudien an ostasiatischen Personen ergab jedoch einen positiven Zusammenhang zwischen Cholesterin und ischämischem Schlaganfall und einen negativen Zusammenhang zwischen Cholesterin und hämorrhagischem Schlaganfall.
Prognose	Personen mit anamnestisch bekanntem Schlaganfall oder transitorischer ischämischer Attacke tragen ein höheres Risiko für alle Gefäßkomplikationen, wie etwa einen Myokardinfarkt, sind jedoch durch einen nachfolgenden Schlaganfall besonders gefährdet (ca. 10 % im ersten Jahr und 5 % in jedem folgenden Jahr). Das Schlaganfallrisiko von Patienten mit intermittierendem Vorhofflimmern und solchen mit chronischem ist unter ASS-Therapiein etwa identisch (Rate ischämischer Schlaganfälle, intermittierend vs. anhaltend 3,2 % vs. 3.3 %).

Kommentar

Philippe A. Lyrer

Thrombozytenaggregationshemmer sind wirksam in der Verhinderung erneuter Schlaganfälle. Acetylsalicylsäure (ASS) kann in einer Dosis von 75–150 mg tgl. verordnet werden. Alternativ kann Clopidogrel oder die Kombination von niedrig dosierter ASS mit Dipyradamol eingesetzt werden.
Senken des Blutdruckes nach Schlaganfall reduziert das Risiko eines erneuten Ereignisses über 2–4 Jahre. Es besteht kein eindeutiger Unterschied zwischen den verschiedenen blutdrucksenkenden Substanzen.

Die Karotisendarterektomie ist bei symptomatischer hochgradiger Karotisstenose eine wirksame Maßnahme zur Verhinderung weiterer Schlaganfälle oder Tod. Die Verhältnisse sind bei asymptomatischer Karotisstenose weniger eindeutig, insbesondere bezüglich Senkung der Mortalität.

Orale Antikoagulation (OAK) ist bei Vorhofflimmern nach Schlaganfall indiziert und der Behandlung mit ASS überlegen. Bei Kontraindikationen zur OAK kann ASS eingesetzt werden. Bei Schlaganfall und Sinusrhythmus ist die OAK nicht indiziert. Bei Vorhofflimmern, ohne Schlaganfall, ist die OAK bei Personen, die jünger als 65 Jahre alt sind, gegenüber Placebo nicht überlegen. Bei älteren Menschen ist die OAK gegenüber ASS überlegen. Bei Kontraindikationen für OAK soll ASS eingesetzt werden.

Für Schlaganfallpatienten mit Anamnese einer koronaren Herzkankheit ist der Einsatz von Cholesterinsenkern (Statinen) gerechtfertigt.

Aufgrund mangelnder Daten besteht Unklarheit über einen Nutzen der Karotisangioplastie gegenüber der Thrombendarterektomie.

Es fehlen Daten aus randomisiert kontrollierten Studien über das einzuschlagende Procedere nach Ereignissen, die unter einer bestimmten Sekundärprävention auftraten.

Thromboembolie

Suchdatum: Juli 2001

David Fitzmaurice, F. D. Richard Hobbs und Richard McManus

Frage Welche Effekte haben unterschiedliche Behandlungsmethoden?

Nutzen und Schaden abzuwägen

Orale Antikoagulanzien bei Patienten mit tiefer Venenthrombose

Einer RCT zufolge verringert die Kombination von Warfarin und intravenös verabreichtem unfraktioniertem Heparin im Vergleich zu Warfarin allein als Initialbehandlung das Wiederauftreten einer proximalen tiefen Venenthrombose innerhalb von 6 Monaten signifikant (NNT 8). Eine systematische Übersicht und zwei anschließende RCTs haben hinsichtlich einer rezidivierenden Thromboembolie, einer großen Blutung oder der Mortalität keinen signifikanten Unterschied zwischen langfristig verabreichtem niedermolekularem Heparin und der oralen Antikoagulation ergeben. Systematischen Übersichten zufolge geht eine längere im Vergleich zu einer kürzeren Dauer der Antikoagulation mit signifikant weniger erneut auftretenden tiefen Venenthrombosen einher. Eine nichtsystematische Übersicht ergab begrenzte Evidenz dafür, dass eine längere im Vergleich zu einer kürzeren Gabe von Warfarin mit einem signifikant erhöhten Risiko einer großen Blutung einhergeht, eine andere Übersicht ergab jedoch kein signifikant erhöhtes Risiko einer größeren Blutung. Das absolute Risiko einer rezidivierenden venösen Thromboembolie nimmt mit der Zeit ab, die relative Risikoreduktion unter der Behandlung bleibt jedoch konstant. Behandlungsschäden einschließlich einer größeren Blutung setzen sich auch während einer längeren Behandlung fort. Die einzelnen Betroffenen haben jeweils unterschiedliche Risikoprofile. Wahrscheinlich schwankt die optimale Dauer einer Antikoagulation zwischen den einzelnen Patienten.

Orale Antikoagulanzien bei Patienten mit Lungenembolie

Es fanden sich keine direkten Belege über die optimale Intensität und Dauer einer Antikoagulation bei Patienten mit Lungenembolie. Die besten verfügbaren Belege erfordern eine Extrapolation von Ergebnissen aus Studien an Patienten mit proximaler tiefer Venenthrombose (s.o.).

Unfraktioniertes und niedermolekulares Heparin bei Patienten mit tiefer Venenthrombose

Systematischen Übersichten zufolge ist niedermolekulares Heparin bei der Verringerung rezidivierender Thromboembolien mindestens ebenso wirksam wie unfraktioniertes Heparin. Ferner haben sie ergeben, dass kurzfristig verabreichtes niedermolekulares Heparin im Vergleich zu unfraktioniertem Heparin mit einem signifikant niedrigeren Risiko einer größeren Blutung einhergeht.

Unfraktioniertes und niedermolekulares Heparin bei Patienten mit Lungenembolie

Einer kleine RCT zufolge senkt Heparin plus Warfarin im Vergleich zu keiner Antikoagulation die Mortalität bei Patienten mit Lungenembolie nach einem Jahr signifikant (NNT 4). Die kombinierten Ergebnisse zweier RCTs an Patienten mit Lungenembolie zeigten hinsichtlich der Mortalität oder neuer Thromboembolien keinen signifikanten Unterschied zwischen niedermolekularem und unfraktioniertem Heparin.

Warfarin plus Heparin bei Patienten mit isolierter Unterschenkelvenenthrombose

Einer RCT zufolge senkt Warfarin plus i.v. verabreichtes unfraktioniertes Heparin im Vergleich zu Heparin allein (INR 2,5–4,2) die Rate der proximalen Ausweitung nach einem

Jahr signifikant. Eine unverblindete RCT ergab hinsichtlich rezidivierender Thromboembolien keinen signifikanten Unterschied zwischen kürzeren und längeren Antikoagulationszyklen.

Wirksamkeit unbekannt

Computergestützte Entscheidung beim Management der oralen Antikoagulation
Es fanden sich keine RCTs zu computergestützten Entscheidungshilfen im Vergleich zur üblichen Betreuung einer oralen Antikoagulation, bei denen klinisch bedeutsame Zielkriterien (größere Blutung oder Tod) verwandt wurden. Eine systematische Übersicht und eine anschließende RCT haben ergeben, dass eine computergestützte Entscheidungshilfe die im Ziel-INR-Spektrum verbrachte Zeit verlängert. In einer weiteren anschließenden Studie fand sich hinsichtlich der im Ziel-INR-Spektrum verbrachten Zeit kein signifikanter Unterschied zwischen einer computergestützten Entscheidungshilfe und einer manuellen Unterstützung gemäß Standard. Eine nachfolgende RCT zur Einführung von Warfarin ergab hinsichtlich der Zeit bis zum Erreichen therapeutischer Wirkspiegel keinen signifikanten Unterschied zwischen einer computergestützten Entscheidungshilfe und der üblichen Versorgung.

Definition

Eine **venöse Thromboembolie** ist jedes thromboembolische Ereignis, das im venösen System eintritt, darunter auch die tiefe Venenthrombose und die Lungenembolie. Die **tiefe Venenthrombose** ist ein radiologisch gesicherter, teilweise oder vollständiger thrombotischer Verschluss des tiefen Venensystems der Beine, der hinreicht, um Symptome von Schmerz und Schwellung hervorzurufen. Die **proximale tiefe Venenthrombose** betrifft die Venen oberhalb des Knies (V. poplitea, V. femoris, V. profunda femoris, V. iliaca). Die **isolierte Unterschenkelvenenthrombose** ist auf die tiefen Venen des Unterschenkels beschränkt und betrifft nicht die Venen oberhalb des Knies. Die **Lungenembolie** ist ein radiologisch gesicherter, teilweise oder vollständiger thromboembolischer Verschluss von Lungenarterien, der hinreicht, um Symptome von Atemnot, Thoraxschmerz oder beidem hervorzurufen. Das **postthrombotische Syndrom** besteht in Ödem, Ulzeration und beeinträchtigter Lebensfähigkeit des Subkutangewebes der Haut des Beines nach einer tiefen Venenthrombose. Das **Rezidiv** bezieht sich auf eine symptomatische Verschlechterung infolge einer weiteren (radiologisch gesicherten) Thrombose nach vorangegangener gesicherter Thromboembolie, die sich symptomatisch anfangs teilweise oder vollständig gebessert hatte. **Ausweitung** bezieht sich auf einen radiologisch gesicherten, neuen, dauerhaften, symptomatischen Füllungsdefekt, der von einer bestehenden Thrombose ausgeht.

Inzidenz/ Prävalenz

Es fand sich keine zuverlässige Studie über die Inzidenz bzw. Prävalenz der tiefen Venenthrombose oder der Lungenembolie in Großbritannien. Eine prospektive skandinavische Studie ergab eine jährliche Inzidenz von 1,6–1,8/1000 Personen in der Allgemeinbevölkerung. In einer Postmortemstudie wurde geschätzt, dass in den USA jährlich 600 000 Personen eine Lungenembolie entwickeln, in deren Folge 60 000 Personen sterben.

Ätiologie/ Risikofaktoren

Zu den Risikofaktoren der tiefen Venenthrombose gehören Immobilität, Operation (v.a. in der Orthopädie), Malignome, Rauchen, Schwangerschaft, hohes Alter sowie erbliche oder erworbene Gerinnungsstörungen. Belege für diese Faktoren ergeben sich meist aus Beobachtungen. Orale Kontrazeptiva gehen mit Todesfällen infolge venöser Thromboembolien einher (ARI bei jeglicher kombinierten oralen Kontrazeption: 1–3/Mio. Frauen/Jahr). Die Hauptursache einer Lungenembolie ist eine tiefe Venenthrombose.

Prognose Die jährliche Rezidivrate einer symptomatischen Unterschenkelvenenthrombose bei Personen, die nicht kurz zuvor operiert wurden, beträgt über 25 %. Eine proximale Ausweitung entwickelt sich bei 40–50 % der Patienten mit symptomatischer Unterschenkelvenenthrombose. Eine proximale tiefe Venenthrombose kann tödliche oder nichttödliche Lungenembolien, rezidivierende Venenthrombosen und ein postthrombotisches Syndrom verursachen. Eine 1946 veröffentlichte Beobachtungsstudie ergab bei hospitalisierten Patienten mit unbehandelter tiefer Venenthrombose eine Mortalität durch Lungenembolie von 20 %. Eine nichtsystematische Übersicht von Beobachtungsstudien ergab bei Patienten nach einer Operation, die eine asymptomatische tiefe Unterschenkelvenenthrombose hatten, eine Rate tödlicher Lungenembolien von 13–15 %. Die Inzidenz anderer Komplikationen ohne Behandlung ist unbekannt. Das Risiko rezidivierender Venenthrombosen und Komplikationen wird durch Risikofaktoren einer Thrombose erhöht.

Vorhofflimmern, akutes

Suchdatum: Oktober 2001

Gregory Y. H. Lip, Sridhar Kamath und Bethan Freestone

Frage **Welche Effekte haben Interventionen zur Normalisierung der Herzfrequenz?**

Nutzen wahrscheinlich

Digoxin

Zwei RCTs haben ergeben, dass Digoxin – signifikant im Vergleich zu Placebo – bei Patienten mit Vorhofflimmern die Ventrikelfrequenz kurzfristig senkt.

Diltiazem

Eine RCT an Patienten mit Vorhofflimmern und Vorhofflattern ergab, dass die intravenöse Applikation des Kalziumantagonisten Diltiazem im Vergleich zu Placebo die Herzfrequenz über 15 Minuten signifikant senkt. Eine weitere RCT an Patienten mit akutem Vorhofflimmern und -flattern ergab, dass i.v. verabreichtes Diltiazem im Vergleich zu i.v. verabreichtem Digoxin die Herzfrequenz innerhalb von 5 Minuten signifikant senkt.

Timolol

Eine kleine RCT ergab, dass die intravenöse Applikation des Betablockers Timolol – im Vergleich zu Placebo signifikant – die Ventrikelfrequenz innerhalb von 20 Minuten senkt.

Verapamil

RCTs an Patienten mit Vorhofflimmern oder -flattern haben ergeben, dass die intravenöse Applikation des Kalziumantagonisten Verapamil im Vergleich zu Placebo die Herzfrequenz signifikant senkt. Ein RCT ergab bei Patienten mit Vorhofflimmern oder -flattern keinen signifikanten Unterschied zwischen jeweils i.v. verabreichtem Verapamil und Diltiazem bezüglich Frequenzkontrolle oder Messgrößen der systolischen Funktion. Verapamil verursachte jedoch bei einigen Patienten Hypotonie.

Frage **Welche Effekte haben Interventionen zur Konversion in einen Sinusrhythmus?**

Wirksamkeit unbekannt

EKG-getriggerte Elektrokardioversion

Es fanden sich keine RCTs zur EKG-getriggerten Elektrokardioversion bei akutem Vorhofflimmern. Aus ethischen Gründen können solche RCTs nicht durchgeführt werden.

Timolol

Eine kleine RCT ergab, dass die intravenöse Verabreichung des Betablockers Timolol im Vergleich zu Placebo die Konversion in einen Sinusrhythmus verstärkt. Der Unterschied war jedoch nicht signifikant.

Nutzen unwahrscheinlich

Digoxin

RCTs ergaben hinsichtlich der Konversion in einen Sinusrhythmus keinen signifikanten Unterschied zwischen Digoxin und Placebo.

Frage **Welche Effekte haben Interventionen zur Prävention von Embolien?**

Wirksamkeit unbekannt

Antithrombotische Therapie vor der Kardioversion

Es fanden sich keine RCTs zum Einsatz von Azetylsalizylsäure, Heparin oder Warfarin als Thromboseprophylaxe vor einer Kardioversion bei akutem Vorhofflimmern.

Definition

Als „akutes Vorhofflimmern" wird das plötzliche Einsetzen einer schnellen, unregelmäßigen und chaotischen Vorhofaktivität inklusive der ersten 48 Stunden nach dem ersten Auftreten des Ereignisses definiert. Die Definition umfasst sowohl das erste symptomatische Einsetzen des chronischen/persistierenden Vorhofflimmerns als auch Episoden eines paroxysmalen Vorhofflimmerns. Dabei ist es bisweilen schwierig, Episoden eines erneut einsetzenden von einem neu diagnostizierten Vorhofflimmern zu unterscheiden. Ein bis zu 72 Stunden anhaltendes Vorhofflimmern wird manchmal als „Recent-Onset-Vorhofflimmern" bezeichnet. Im Vergleich dazu handelt es sich bei chronischem Vorhofflimmern um eine eine länger anhaltende Form, die sich wiederum als paroxysmal, persistierend oder chronisch beschreiben lässt. Wenn Vorhofflimmern intermittierend auftritt – mit Sinusrhythmus zwischen den Rezidiven und mit spontanem Auftreten und Aufhören des Flimmerns –, wird es als paroxysmal bezeichnet. Dauerhafteres Vorhofflimmern, das sich erfolgreich wieder in einen Sinusrhythmus umwandeln lässt (Kardioversion), wird als persistierend bezeichnet. Ist eine Kardioversion nicht angebracht, wird das Vorhofflimmern als chronisch (permanent) bezeichnet. In der vorliegenden Studienanalyse wurde Vorhofflimmern infolge von Herzoperationen sowie Studien zur Behandlung des chronischen Vorhofflimmern nicht berücksichtigt.

Inzidenz/ Prävalenz

Es fand sich nur ein begrenztes Maß an Belegen zur Inzidenz oder Prävalenz von akutem Vorhofflimmern. Aus den Ergebnissen der Framingham-Studie kann eine Inzidenz bei Männern von 300 /100 000/Jahr im Alter von 55 Jahren mit Anstieg auf 380/100 000/Jahr im Alter von 94 abgeleitet werden. Bei Frauen beträgt die Inzidenz 200/100 000/Jahr im Alter von 55 Jahren und 325/100 000/Jahr % mit 94 Jahren. Die Prävalenz des Vorhofflimmerns reicht von 0,5 % im Alter von 50–59 Jahren bis 9 % im Alter von 80–89 Jahren. In Großbritannien haben haben 3–6 % der notfallmäßig stationär aufgenommenen Patienten ein Vorhofflimmern, welches in etwa 40 % der Fälle neu diagnostiziert wurde. In Neuseeland hatten 10 % der akut stationär Aufgenommenen (95 %-Konfidenzintervall: 9–12 %) ein nachgewiesenes Vorhofflimmern.

Ätiologie/ Risikofaktoren

Paroxysmales Vorhofflimmern kommt häufiger bei Sportlern vor. Im Alter erhöht sich das Risiko, ein akutes Vorhofflimmern zu entwickeln. Bei Männern ist die Wahrscheinlichkeit für die Entwicklung eines Vorhofflimmerns höher als bei Frauen (38 Jahre Nachuntersuchung aus der Framingham-Studie, relatives Risiko nach Adjustierung bezüglich Alter und bekannter prädisponierender Erkrankungen: 1,5). Vorhofflimmern kann in Verbindung mit einer Grunderkrankung (sowohl kardialer als auch nichtkardialer Natur) oder auch ohne jede weitere Erkrankung oder Vorbedingung auftreten. Epidemiologische Untersuchungen haben folgende Risikofaktoren für das Entstehen von akutem Vorhofflimmerns ergeben: ischämische Herzkrankheit, Hypertonie, Herzinsuffizienz, Herzklappenerkrankung, Diabetes mellitus, Alkoholabusus, Schilddrüsenerkrankungen sowie pulmonale und pleurale Erkrankungen. In einer britischen Untersuchung an Notaufnahmen mit Vorhofflimmern fand sich anamnestisch in 33 % der Fälle eine ischämische Herzkrankheit, in 24 % eine Herzinsuffizienz, in 26 % eine Hypertonie und bei 7 % eine rheumatische Herzerkrankung. In manchen Patientenpopulationen erklärt sich ein großer Teil der Inzidenz des akuten Vorhofflimmerns durch akute alkoholtoxische Wirkung.

Prognose

Es fanden sich keine Belege darüber, wie häufig sich bei Patienten mit akutem Vorhofflimmern chronischere Formen, wie z. B. paroxysmales, persistierendes oder permanentes Vorhofflimmern, entwickeln. Beobachtungsstudien und die Analyse der Placebogruppen in RCTs haben ergeben, dass über 50 % der Fälle von akutem Vorhofflimmern innerhalb von 24–48 Stunden spontan in einen normalen Rhythmus übergehen, vor allem bei Fällen mit identifizierbarem Auslöser wie Alkohol oder Myokardinfarkt. Es fanden sich nur wenige Belege zum Einfluss von Vorhofflimmern ohne Ursachennachweis auf Mortalität und Morbidität. Akutes Vorhofflimmern während Myokardinfarkt ist ein unabhängiger prognostischer Faktor für die kurz- als auch langfristige langfristige Mortalität. Unabhängig von aktuellen Ventrikelfrequenz verringert das Einsetzen von Vorhofflimmern das Herzminutenvolumen um 10–20 % und kann zur Herzinsuffizienz führen. Patienten mit akutem Vorhofflimmern und manifester Herzinsuffizienz haben eine schlechtere Prognose. Akutes Vorhofflimmern ist mit dem Risiko für unmittelbar drohenden Schlaganfall assoziiert. In einer Fallserie mit transösophagealer Sonographie bei akutem Vorhofflimmern innerhalb der letzten 48 Stunden fanden sich Vorhofthromben bei 15 % der Fälle. Ein ischämischer Insult in Verbindung mit Vorhofflimmern hat eine größere Wahrscheinlichkeit für tödlichen Ausgang, Rezidiv bzw. für ein ernstes funktionelles Defizit bei Überlebenden als ein Schlaganfall ohne Vorhofflimmern.

Kommentar

Stefan Osswald

Die moderne Behandlung von Vorhofflimmern zielt darauf ab, entweder medikamentös Sinusrhythmus zu stabilisieren (rhythm control) oder chronisches Vorhofflimmern zu akzeptieren und medikamentös die Ventrikelfrequenz zu kontrollieren (rate control). Wie eine grosse kanadische Studie zeigte (1), stellt Amiodaron im Vergleich zu anderen Antiarrhythmika (Sotalol stellvertretend für Klasse III und Propafenon für Klasse Ic) eine Klasse für sich dar, wenn es darum geht, den Sinusrhythmus zu stabilisieren. Die Wertigkeit der Rhythm-Control-Strategie im Vergleich zur Heart-Rate-Control-Strategie ist trotz zweier großer randomisierter Studien weiterhin nicht vollends geklärt (2–4). Zur Frequenzblockade sind die Betablocker gleichwertig wie das diskutierte Timolol (Klasseneffekt).
Leider deckt das vorliegende Kapitel die wichtigsten Medikamente und modernen Konzepte der Behandlung von Vorhofflimmern nicht ab, währenddessen alte, in der Klinik weitgehend verlassene Strategien wie Digoxin in extenso diskutiert werden.

1. Roy D, Talaji M, Dorian P, Conolly S, Eisenberg MJ, Green M, Kus T, Lambert J, Dubuc M, Gagne P, Nattel S, Thibault B. Amiodarone to prevent recurrence of atrial fibrillation. Canadian Trial of Atrial Fibrillation Investigators. N Engl J Med. 2000 Mar 30;342(13):913–20.
2. Wyse DG for the AFFIRM Investigators. Survival in patients with atrial fibrillation: The Atrial Fibrillation Follow-up Investigation of Rhythm Management (AFFIRM) Study. Late breaking news session of clinical trials, 51st annual scientific session of the American College of Cardiology, Atlanta, USA, 2002.

3. Crijns HJ, Van Gelder IC, Tijssen JG, Hagen VE, Bosker HA, Kamp O, Kingma T, Kingma JH. Rate control versus electrical cardioversion for persistent atrial fibrillation. A randomized comparison of two treatment strategies concerning mortality and morbidity: The RACE study. Late breaking news session of clinical trials, 51st annual scientific session of the American College of Cardiology, Atlanta, USA, 2002.
4. Epstein AE, Vidaillet H, Greene HL, Curtis AB, Ellenbogen KA, Simmons T, Mickel M. Frequency of symptomatic atrial fibrillation in patients enrolled in the Atrial Fibrillation Follow-up Investigation of Rhythm Management (AFFIRM) study. J Cardiovasc Electrophysiol. 2002 Jul;13(7):667–71.

Asthma bronchiale

Suchdatum: Mai 2001

Christopher Cates und J. Mark FitzGerald

Frage **Welche Effekte haben unterschiedliche Behandlungsmethoden bei chronischem und akutem Asthma?**

Nutzen belegt

Lang wirksame β_2-Agonisten zusätzlich zu inhalierten Kortikosteroiden bei schlecht kontrolliertem Asthma (Symptomkontrolle)
Einer systematischen Übersicht und einer zusätzlichen RCT zufolge verbessert die zusätzliche Gabe lang wirksamer β_2-Agonisten die Symptome und die Lungenfunktion im Vergleich zu Placebo signifikant. Es fanden sich keine Belege dafür, dass der regelmäßige Einsatz lang wirksamer β_2-Agonisten zur Verschlechterung der Asthmakontrolle führt.

Kurz wirksame, inhalierbare β_2-Agonisten nach Bedarf zur Linderung der Symptome eines leichten bis mäßigen dauerhaften Asthmas
Eine systematische Übersicht und eine nachfolgende RCT ergaben hinsichtlich des klinischen Nutzens keinen signifikanten Unterschied zwischen der bedarfsweisen und der regelmäßigen Anwendung kurz wirksamer, inhalierbarer β_2-Agonisten.

Ipratropiumbromid zusätzlich zu β_2-Agonisten bei akuten Exazerbationen
Einer systematischen Übersicht und einer nachfolgenden RCT zufolge senken kurz wirksame β_2-Agonisten plus Ipratropiumbromid im Vergleich zu β_2-Agonisten allein die Anzahl der Klinikeinweisungen (NNT 18) und verbessern die Lungenfunktion.

Niedrig dosierte Kortikosteroide zur Inhalation bei leichtem Dauerasthma
Zwei systematischen Übersichten und acht RCTs zufolge verbessern niedrig dosierte Kortikosteroide zur Inhalation im Vergleich zu Placebo oder regulären β_2-Agonisten die Symptome und die Lungenfunktion signifikant.

Kurze Zyklen oraler Kortikosteroide bei akuten Exazerbationen
Einer systematische Übersicht zufolge senken orale Kortikosteroide, die zu Beginn einer Exazerbation eingenommen werden, im Vergleich zu Placebo signifikant die Anzahl der innerhalb der ersten Woche auftretenden Rezidive, die zusätzlicher Versorgung bedürfen (NNT 10), und die Zahl der Klinikeinweisungen. Einer zweiten systematischen Übersicht zufolge senken orale Kortikosteroide im Vergleich zu Placebo die Anzahl der Klinikeinweisungen und Rezidive signifikant.

Spacer zur Verabreichung von Inhalationsmedikamenten aus kalibrierten Druckbehältern bei akutem Asthma (ebenso gut wie Vernebler)
Eine systematische Übersicht bei Patienten mit akuten, aber nicht lebensbedrohenden Exazerbationen eines Asthmas ergaben hinsichtlich der Anzahl der Klinikeinweisungen, der in der Notaufnahme verbrachten Zeit, der maximalen exspiratorischen Atemstromgeschwindigkeit oder der forcierten Einsekundenkapazität (FEV_1) keinen signifikanten Unterschied zwischen einem Spacer bzw. einer Vorschaltkammer und Verneblern.

Nutzen wahrscheinlich

Asthmaschulung bei Patienten mit akutem Asthma

Einer systematischen Übersicht zufolge senkt eine Schulung zur Erleichterung der Selbstbetreuung eines Asthmas im Vergleich zur üblichen Versorgung die Zahl der Klinikeinweisungen, der ungeplanten Besuche beim Arzt sowie der Ausfalltage am Arbeitsplatz signifikant.

Kontinuierliche Verneblung von Bronchodilatatoren bei akutem Asthma (besser als intermittierende Verneblung)

Eine große RCT ergab begrenzte Belege dafür, dass eine kontinuierliche Behandlung mit kurz wirksamen β_2-Agonisten im Vergleich zur bedarfsweisen Behandlung bei Patienten mit schwerem Asthma die maximale exspiratorische Atemstromgeschwindigkeit nach 2 Stunden signifikant verbessert und die Zahl der Klinikeinweisungen verringert.

Leukotrienantagonisten bei Patienten mit leichtem bis mäßigem Dauerasthma

Drei RCTs an Patienten unter kurz wirksamen β_2-Agonisten haben ergeben, dass die zusätzliche Gabe von Leukotrienantagonisten im Vergleich zu Placebo die Asthmasymptome signifikant abschwächt. Eine systematische Übersicht ergab hinsichtlich der Rate der Asthmaexazerbationen keinen signifikanten Unterschied zwischen Leukotrienantagonisten und Inhalationskortikosteroiden, zeigte jedoch, dass inhalierte Kortikosteroide die Lebensqualität, die Lungenfunktion und die Symptomkontrolle signifikant erhöhen.

Magnesiumsulfat bei Patienten mit schwererem akuten Asthma

Die Subgruppenanalyse einer systematischen Übersicht spricht dafür, dass intravenös verabreichtes Magnesiumsulfat im Vergleich zu Placebo die Rate der Klinikeinweisungen senken kann. Einer kleinen nachfolgenden RCT an Patienten mit akuten Exazerbationen eines Asthmas zufolge steigert vernebeltes Magnesiumsulfat im Vergleich zu Kochsalzlösung die maximale exspiratorische Atemstromgeschwindigkeit signifikant.

Mechanische Beatmung bei Patienten mit beinahe tödlichem Asthma

Zur mechanischen Beatmung fanden sich keine RCTs. Klinische Experimente, retrospektive Kohortenstudien und Fallreihen sprechen jedoch dafür, dass sie wahrscheinlich die Sterberaten senkt.

Zusätzlicher Sauerstoff bei akutem Asthma

Es besteht allgemeiner Konsens, dass Sauerstoff eine Schlüsselkomponente der Akuttherapie sein sollte. Es fanden sich keine RCTs über eine Sauerstoffbehandlung bei Patienten mit akuten Asthmaexazerbationen. Klinisches Monitoring und Fallkontrollstudien haben ergeben, dass Patienten mit nahezu tödlichem Asthma an signifikanter Hypoxämie leiden.

Versorgung durch Spezialisten im Vergleich zu allgemeinmedizinischer Versorgung bei akuten Exazerbationen

Einer nichtsystematischen Übersicht nichtrandomisierter Studien zufolge verbessert die Versorgung durch Spezialisten im Vergleich zur allgemeinmedizinischen Versorgung die Outcomes.

Wirksamkeit unbekannt

Kortikosteroide zur Inhalation als Zusatztherapie bei akutem Asthma

Einer systematischen Übersicht zufolge verringern inhalierte und oral verabreichte Kortikosteroide im Vergleich zu oralen Kortikosteroiden allein die Klinikeinweisungen signifikant (NNT 6). Eine zweite systematische Übersicht bei Patienten mit akuten Exazerbationen eines Asthmas, die von der Intensivstation entlassen wurden, zeigte hinsichtlich der

Rezidivraten keinen signifikanten Unterschied zwischen inhalierten plus oralen Kortikosteroiden und oralen Kortikosteroiden allein.

Intravenöse Verabreichung von β_2-Agonisten im Vergleich zur Verneblung bei akutem Asthma

Drei RCTs ergaben widersprüchliche Belege über die Effekte intravenös verabreichter, kurz wirksamer β_2-Agonisten im Vergleich zu deren Verneblung. Die intravenöse Verabreichung war von mehr Nebenwirkungen begleitet.

Unwirksamkeit oder Schädlichkeit wahrscheinlich

Regelmäßige Anwendung kurz wirksamer, inhalierter β_2-Agonisten bei leichtem intermittierenden Asthma

Eine systematische Übersicht und eine nachfolgende RCT ergaben, dass der regelmäßige Einsatz kurz wirksamer, inhalierter β_2-Agonisten im Vergleich zu deren bedarfsweiser Anwendung keinen bedeutenden klinischen Nutzen bietet.

Definition

Asthma ist charakterisiert durch eine variable Einengung des Atemstroms und eine Hyperreaktivität der Atemwege. Zu den Symptomen gehören Dyspnoe, Husten, Engegefühl im Brustraum und Giemen. Die normale zirkadiane Schwankung der maximalen exspiratorischen Atemstromgeschwindigkeit ist bei Patienten mit Asthma erhöht. **Chronisches Asthma** ist hier definiert als Asthma, das einer Erhaltungstherapie bedarf. In den USA und in Großbritannien wird Asthma unterschiedlich klassifiziert (Tab. 1, S. 50): Wo nötig, wird das jeweils angewandte Klassifikationssystem im Text ausgewiesen. **Akutes Asthma** ist hier definiert als Exazerbation eines bestehenden Asthmas, die dringender oder notfallmedizinischer Behandlung bedarf.

Inzidenz/ Prävalenz

Die dokumentierte Prävalenz von Asthma steigt weltweit an. Etwa 10 % der Gesamtbevölkerung haben bereits einen Asthma-Anfall erlitten.

Ätiologie/ Risikofaktoren

Die meisten Asthma-Patienten sind Atopiker. Die Exposition gegenüber gewissen Stimuli setzt eine Entzündung sowie strukturelle Veränderungen der Atemwege in Gang, die zur Hyperreaktivität und zu einer variablen Einengung der Atemwege führen, welche wiederum die meisten Asthmasymptome auslöst. Es gibt viele solcher Stimuli; zu den wichtigen gehören Umweltallergene, sensibilisierende Agenzien im beruflichen Umfeld und Virusinfektionen der Atemwege.

Prognose

Chronisches Asthma: Bei Patienten mit leichtem Asthma ist die Prognose gut, und die Erkrankung schreitet nur selten bis zu einem schweren Stadium fort. Als Gruppe verlieren Asthmatiker jedoch rascher an Lungenfunktion als Personen ohne Asthma, wenn auch langsamer als Asthmatiker, die obendrein rauchen. Unter einer Behandlung kann sich der Zustand von Patienten mit chronischem Asthma bessern. Aus unklaren Gründen erkranken jedoch manche Menschen (möglicherweise bis zu 5 %) schwer und sprechen nur schlecht auf die Behandlung an. Bei diesen Patienten ist das asthmabedingte Morbiditäts- und Mortalitätsrisiko am höchsten. **Akutes Asthma:** Etwa 10–20 % der Patienten, die mit Asthma in die Notaufnahme einer Klinik kommen, werden stationär aufgenommen. Von diesen werden weniger als 10 % mechanisch beatmet, auch wenn eine frühere Beatmung mit einem um das 19-fache erhöhten Risiko der erneuten Beatmung bei einer späteren Episode einhergeht. In aller Regel sterben Patienten nur an einem vor Erreichen der Klinik eingetretenen

Atemstillstand. Eine prospektive Studie an 939 aus der Notfallversorgung entlassenen Patienten ergab, dass 17 % (95 % CI 14–20 %) nach 2 Wochen ein Rezidiv bekamen.

Tabelle 1 **Schweregradeinteilung des chronischen Asthma bronchiale.**

In den USA

Die Schweregradeinteilung des Asthma erfolgt anhand der Symptomatik. Bei der Verwendung dieser Systematik kann es auch bei Personen mit der Klassifikation *leichtes intermittierendes Asthma* durch Exposition gegenüber entsprechenden Stimuli zu schweren Asthmaanfällen kommen.

Leichtes intermittierendes Asthma	Symptome < 1 × pro Woche bei normaler/ nahezu normaler Lungenfunktion
Leichtes persistierendes Asthma	Symptome > 1 × pro Woche, < 1 × pro Tag bei normaler/ nahezu normaler Lungenfunktion
Mittelgradiges persistierendes Asthma	Täglich Symptome bei leichter bis mittelgradiger Atemwegsobstruktion
Schweres persistierendes Asthma	Täglich Symptome und häufige Nachtsymptome bei mittelgradiger bis schwerer Atemwegsobstruktion

In GB

Die Schweregradeinteilung des chronischen Asthma im hausärztlichen Versorgungsbereich erfolgt anhand der zur Symptomkontrolle erforderlichen Medikation. Die Klassifikation der Patienten ist abhängig von der zur Beherrschung der Symptomatik benötigen Medikation:

Stufe 1	Bei Bedarf β-Sympathomimetikum zur symptomatischen Beschwerdelinderung
Stufe 2	Zusätzliche Dauermedikation mit inhalativen Entzündungshemmern (wie inhalative Glukokortikoide, Cromoglicinsäure oder Nedocromil).
Stufe 3	Zusätzlich hochdosierte inhalative Glukokortikoide oder niedrig dosierte Inhalationssteroide plus lang wirksame inhalative β2-Bronchodilatatoren
Stufe 4	Zusätzlich hochdosierte Inhalationssteroide plus Dauermedikation mit Bronchodilatatoren
Stufe 5	Zusätzlich Dauermedikation mit oralen Glukokortikoiden

Atemwegsinfektion, obere

Suchdatum: Oktober 2001

Chris del Mar und Paul Glasziou

Frage **Welche Effekte haben unterschiedliche Behandlungsmethoden?**

Nutzen belegt

Analgetika bzw. Antiphlogistika zur Linderung der Symptome

Einer systematischen Übersicht zufolge bessern Analgetika und Antiphlogistika im Vergleich zu Placebo Halsschmerzen nach 1–5 Tagen signifikant. Nach einer RCT an Patienten mit akuter Sinusitis unter Antibiotika bessert ein Steroidspray im Vergleich zu Placebo die Symptome über 21 Tage hinweg signifikant.

Antibiotika zur Prävention (seltener) Komplikationen einer Pharyngitis durch hämolysierende Streptokokken

Einer systematischen Übersicht zufolge verhindern Antibiotika im Vergleich zur Kontrollgruppe ohne Antibiotikagabe nichtsuppurative Komplikationen einer durch hämolysierende Streptokokken verursachten Pharyngitis. In industrialisierten Ländern sind solche Komplikationen selten.

Nutzen wahrscheinlich

Antibiotika zur Verkürzung der Genesungszeit bei Patienten mit nachgewiesener Infektion durch Hämophilus influenzae, Moraxella catarrhalis oder Streptococcus pneumoniae

Bei einigen wenigen Patienten stellen sich H. influenzae, M. catarrhalis oder Str. pneumoniae als Auslöser eines Infekts der oberen Atemwege heraus. Einer RCT zufolge steigern bei diesen Patienten Antibiotika die Genesung nach 5 Tagen signifikant im Vergleich zu Placebo (NNT 4 für Patienten mit positiver Kultur aus einem Nasen-Rachen-Abstrich bei der Erstkonsultation). Gegenwärtig verfügen wir jedoch über keine Methoden zur einfachen Identifizierung dieser Minderheit innerhalb der Mehrzahl von Patienten mit negativer Kultur aus einem Nasen-Rachen-Abstrich.

Antihistaminika bei Rhinorrhoe und Niesen

Einer systematischen Übersicht zufolge vermindern Antihistaminika im Vergleich zu Placebo nach 2 Tagen Rhinorrhoe und Niesen, der klinische Nutzen ist jedoch gering.

β-Agonisten zur Verkürzung der Dauer des Hustens

Zwei RCTs an Patienten mit akuter Bronchitis haben ergeben, dass Salbutamol im Vergleich zu Erythromycin die Anzahl der nach 7 Tagen hustenfreien Patienten signifikant erhöht (NNT ca. 4), auch wenn eine dritte RCT zeigte, dass dieser Nutzen u. U. auf Personen mit einer Hyperreaktivität der Bronchien, Giemen oder Strömungshindernissen begrenzt ist.

Abschwellende Mittel zur kurzfristigen Linderung kongestiver Symptome

Eine systematische Übersicht ergab begrenzte Belege dafür, dass eine Einzeldosis eines abschwellenden Mittels im Vergleich zu Placebo eine Kongestion kurzfristig verrringern kann.

Vitamin C

Einer systematischen Übersicht zufolge verkürzt Vitamin C im Vergleich zu Placebo die Dauer von Erkältungssymptomen leicht, aber signifikant. Der Nutzen war jedoch gering und lässt sich u. U. durch einen Publication Bias erklären.

Zink als intranasal verabreichtes Gel zur Verkürzung der Symptomdauer

Zwei RCTs haben hinsichtlich einer Verkürzung der Symptomdauer widersprüchliche Belege über die Effekte von Zink als intranasal verabreichtem Gel im Vergleich zu Placebo ergeben.

Nutzen und Schaden abzuwägen

Antibiotika zur Verkürzung der Genesungszeit bei Patienten mit akuter Bronchitis, Pharyngitis und Sinusitis

Systematischen Übersichten zufolge bessern Antibiotika im Vergleich zu Placebo die Symptome leicht, aber signifikant. Nebenwirkungen (Übelkeit, Erbrechen, Kopfschmerzen, Hautausschlag, Vaginitis) waren unter Antibiotika häufig.

Wirksamkeit unbekannt

Echinacea zur Vorbeugung

Eine systematische Übersicht ergab begrenzte Belege dafür, dass Echinacea im Vergleich zur Kontrollgruppe ohne Behandlung die Anzahl der Personen mit einer Infektionsepisode signifikant senkt. Für die Wirksamkeit von Echinacea im Vergleich zu Placebo fanden sich jedoch unzureichende Belege.

Echinacea zur Behandlung

Systematische Übersichten ergaben begrenzte Belege dafür, dass einige Echinacea-Zubereitungen im Vergleich zu Placebo Symptome bessern können; jedoch fanden sich nur in unzureichendem Maße Belege für die Wirksamkeit irgendeines speziellen Produkts.

Dampfinhalation

Eine systematische Übersicht ergab widersprüchliche Belege hinsichtlich der Wirksamkeit einer Dampfinhalation.

Zinkpastillen

Zwei systematische Übersichten ergaben hinsichtlich der Dauer von Symptomen keine schlüssigen Belege für die Wirksamkeit von Zinkglukonat- oder Zinkazetat-Pastillen im Vergleich zu Placebo.

Unwirksamkeit oder Schädlichkeit wahrscheinlich

Antibiotika bei Patienten mit Erkältungen, Husten und Halsschmerzen

Systematische Übersichten ergaben hinsichtlich einer Heilung oder allgemeinen Besserung keinen signifikanten Unterschied zwischen Antibiotika und Placebo.

Abschwellende Mittel zur langfristigen Linderung kongestiver Symptome

Eine systematische Übersicht ergab keine guten Belege für die Wirksamkeit eines wiederholten Einsatzes über mehrere Tage.

Atemwegsinfektion, obere

Definition	Ein Infekt der oberen Atemwege ist eine Entzündung der Schleimhaut der Atemwege von der Nase bis in den unteren Bronchialbaum, nicht jedoch der Alveolen. Außer einem Krankheitsgefühl verursacht er lokale Symptome, die mehrere sich überschneidende Syndrome bilden: Halsschmerzen (Pharyngitis), Rhinorrhoe (gewöhnliche Erkältung), Druckgefühl im Gesicht und Schmerzen (Sinusitis) sowie Husten (Bronchitis).
Inzidenz/ Prävalenz	Infekte der oberen Atemwege, verstopfte Nase, Rachenbeschwerden und Husten sind in Australien für 11 % der Konsultationen in allgemeinmedizinischen Praxen verantwortlich. Jährlich erleiden Kinder etwa fünf und Erwachsene zwei bis drei solcher Infekte.
Ätiologie/ Risikofaktoren	Zu den Eregern gehören über 200 Viren (darunter 100 Rhinoviren) und mehrere Bakterien. Die Übertragung geschieht eher durch gegenseitiges Berühren mit anschließender Passage zur Nase und zu den Augen als – wie allgemein angenommen – durch Tröpfcheninfektion.
Prognose	Infekte der oberen Atemwege sind gewöhnlich selbstlimitierend. Obwohl sie nur geringe Mortalität und kaum ernste Morbidität verursachen, sind sie verantwortlich für beträchtliches Unwohlsein, viel verlorene Arbeit und hohe medizinische Kosten. Klinische Muster variieren zwischen den infektiösen Agenzien und überschneiden sich. Außer den nasalen Symptomen hat die Hälfte der Betroffenen Halsschmerzen, und 40 % haben Husten. Die Symptome erreichen ihren Höhepunkt nach 1–3 Tagen und verschwinden im Allgemeinen nach einer Woche, auch wenn ein Husten oft bestehen bleibt.

Atemwegsinfektion, postoperative

Suchdatum: Juli 2001

Andrew Smith

Frage **Welche Effekte haben Interventionen zur Verringerung postoperativer Atemwegsinfektionen?**

Nutzen belegt

Physiotherapie des Thorax (Vollatmungsübungen und Spirometrie-gesteuerte Atemübungen)
Einer systematischen Übersicht und anschließenden RCTs zufolge reduzieren Vollatmungsübungen postoperative Atemwegsinfekte signifikant. Die Übersicht zeigte auch, dass Spirometrie-gesteuerte Atemübungen im Vergleich zu Kontrollen pulmonale Komplikationen signifikant verringert.

Epiduralanästhesie
Zwei systematischen Übersichten zufolge verringert eine Epiduralanästhesie im Vergleich zur Vollnarkose mit anschließender systemischer Opiatanalgesie signifikant postoperative Atemwegsinfekte. Keine der beiden Übersichten lieferte Informationen über Nebenwirkungen. Zwei anschließende und eine zusätzliche RCT zeigten keine schlüssigen Resultate.

Nutzen wahrscheinlich

Physiotherapie des Thorax (intermittierende Überdruckbeatmung)
Einer RCT zufolge verringert die intermittierende Überdruckbeatmung im Vergleich zu Kontrollen postoperative pulmonale Komplikationen signifikant.

Wirksamkeit unbekannt

Präoperative Raucherberatung
Es fanden sich keine RCTs über die Wirksamkeit des präoperativen Rats, das Zigarettenrauchen einzustellen, auf postoperative pulmonale Komplikationen.

Definition	Die Arbeitsdiagnose „postoperative Atemwegsinfektion“ lässt sich auf der Grundlage von drei oder mehr neuen Befunden stellen: Husten, Auswurf, Kurzatmigkeit, Thoraxschmerz, eine Körpertemperatur über 38° C und eine Pulsfrequenz über 100/min. In diesem Themenabschnitt impliziert die Diagnose „Pneumonie“ die Bestätigung durch eine Röntgen-Aufnahme des Thorax.
Inzidenz/ Prävalenz	Die dokumentierte Morbidität von Thoraxkomplikationen hängt davon ab, wie sorgfältig sie untersucht werden. Eine Studie ergab Anomalien der Blutgaswerte und der Thorax-Röntgenbilder bei etwa 50 % der Patienten nach offener Cholezystektomie. Jedoch waren weniger als 20 % von ihnen klinisch auffällig, und nur 10 % hatten eine klinisch signifikante Infektion im Brustraum. In einer anderen Studie wurde die Inzidenz der Pneumonie auf 20 % geschätzt. In einer weiteren Studie wurde eine ähnlich strikte Definition verwandt, und es fand sich eine Inzidenz von 23 %.
Ätiologie/ Risikofaktoren	Zu den Risikofaktoren gehören ein zunehmendes Alter (> 50 Jahre), Zigarettenrauchen, Übergewicht/Adipositas, Operationen an Thorax und

Oberbauch sowie eine bereits bestehende Lungenerkrankung. Eine multivariate Analyse bestätigte den Zusammenhang mit dem Zigarettenrauchen nicht, sprach jedoch dafür, dass ein längerer Klinikaufenthalt vor der Operation sowie eine höhere Einstufung des Allgemeinzustandes auf der Skala der American Society of Anesthesiologists (> 2) das Risiko postoperativer pulmonaler Komplikationen erhöht. Auch eine Schwächung des Immunsystems kann dazu beitragen.

Prognose

In einer großen systematischen Übersicht (Suchdatum 1997, 141 RCTs, 9559 Patienten) starben 10 % der Patienten mit postoperativer Pneumonie. Wenn eine Sepsis folgt, ist die Mortalität wahrscheinlich beträchtlich. Eine Pneumonie verzögert die Genesung von einer Operation, und eine schlechte Sauerstoffversorgung des Gewebes kann zu einer verzögerten Wundheilung beitragen.

Bronchialkarzinom

Suchdatum: September 2001

Alan Neville

Frage **Welche Effekte haben unterschiedliche Behandlungsmethoden bei nichtkleinzelligem Bronchialkarzinom?**

Nutzen belegt

Palliative Chemotherapie bei nichtkleinzelligem Bronchialkarzinom im Stadium T4 mit Schemata, die Cisplatin oder Docetaxel enthalten

Systematischen Übersichten bei Patienten mit nichtkleinzelligem Bronchialkarzinom im Stadium T4 zufolge erhöhen Chemotherapieschemata mit Cisplatin und eine „beste supportive Versorgung" im Vergleich zur „besten supportiven Versorgung" allein die Überlebensrate nach einem Jahr signifikant. Begrenzte Evidenz aus RCTs spricht dafür, dass Chemotherapie und „beste supportive Versorgung" im Vergleich zur „besten supportiven Versorgung" allein die Lebensqualität verbessern können.

Bestrahlung des Thorax plus Chemotherapie im Vergleich zur alleinigen Bestrahlung bei nichtresezierbarem nichtkleinzelligem Bronchialkarzinom im Stadium T3

Systematischen Übersichten und einer nachfolgenden RCT an Patienten mit nichtresezierbarem nichtkleinzelligem Bronchialkarzinom im Stadium T3 zufolge verbessert eine zusätzlich zur Thoraxbestrahlung durchgeführte Chemotherapie die Überlebensrate nach 2–5 Jahren signifikant. Eine weitere nachfolgende RCT ergab hinsichtlich der durchschnittlichen Überlebensrate keinen signifikanten Unterschied zwischen einer radikalen Strahlentherapie plus Chemotherapie und alleiniger Strahlentherapie.

Wirksamkeit unbekannt

Hyperfraktionierte im Vergleich zur konventionellen Strahlentherapie bei nichtresezierbarem nichtkleinzelligem Bronchialkarzinom im Stadium T3

Eine systematische Übersicht an Patienten mit nichtkleinzelligem Bronchialkarzinom im Stadium T3 ergab hinsichtlich der Überlebensrate nach 2 Jahren keinen signifikanten Unterschied zwischen standardisiert hyperfraktionierter und konventioneller Strahlentherapie. Einer RCT an Patienten mit nichtkleinzelligem Bronchialkarzinom im Stadium T3 zufolge erhöht eine kontinuierliche, hyperfraktionierte, beschleunigte Strahlentherapie im Vergleich zur konventionellen Strahlentherapie die Überlebensrate nach 2 Jahren signifikant.

Neuere medikamentöse Einzel- oder Kombitherapien bei nichtkleinzelligem Bronchialkarzinom im Stadium T4 (nicht eindeutig besser als Schemata auf der Grundlage von Cisplatin und Docetaxel)

Eine systematische Übersicht und anschließende RCTs an Patienten mit nichtkleinzelligem Bronchialkarzinom in den Stadien T3 und T4 ergaben hinsichtlich der Effekte einer Einzeltherapie im Vergleich zur Kombitherapie widersprüchliche Belege. Eine RCT an Patienten mit nichtkleinzelligem Bronchialkarzinom der Stadien T3 und T4 ergab hinsichtlich der Überlebensrate nach einem Jahr keinen signifikanten Unterschied zwischen einer Therapie erster Wahl auf Platinbasis und einer Chemotherapie, die nicht auf Platin beruht.

Präoperative Chemotherapie bei Patienten mit resezierbarem nichtkleinzelligem Bronchialkarzinom im Stadium T3

Einer systematischen Übersicht kleiner RCTs an Patienten mit technisch resezierbarem nichtkleinzelligem Bronchialkarzinom im Stadium T3A zufolge verbessert eine präoperative Chemotherapie im Vergleich zu keiner Chemotherapie die Überlebensrate nach 2 Jahren signifikant (NNT 4).

Nutzen unwahrscheinlich

Postoperative Chemotherapie bei Patienten mit reseziertem nichtkleinzelligem Bronchialkarzinom der Stadien T1 bis T3
Systematische Übersichten und eine anschließende RCT an Patienten mit vollständig reseziertem nichtkleinzelligem Bronchialkarzinom der Stadien T2 und T3 ergaben hinsichtlich der Überlebensrate nach 5 Jahren keinen signifikanten Unterschied zwischen einer auf Cisplatin beruhenden Chemotherapie und der alleinigen Operation.

Frage: Welche Effekte haben unterschiedliche Behandlungsmethoden bei kleinzelligem Bronchialkarzinom?

Nutzen belegt

Chemotherapie plus Thoraxbestrahlung im Vergleich zu alleiniger Chemotherapie bei begrenztem kleinzelligem Bronchialkarzinom
Zwei systematischen Übersichten an Patienten mit begrenztem kleinzelligem Bronchialkarzinom zufolge verbessert eine zusätzlich zur Chemotherapie durchgeführte Strahlentherapie die Überlebensrate nach 3 Jahren signifikant. Eine dieser Übersichten zeigte jedoch, dass eine Chemotherapie plus Strahlentherapie die Anzahl behandlungsbedingter Todesfälle signifikant erhöht.

Nutzen wahrscheinlich

Prophylaktische Bestrahlung des Schädels bei Patienten in Vollremission eines begrenzten bis ausgedehnten kleinzelligen Bronchialkarzinoms
Einer systematischen Übersicht von Patienten mit kleinzelligem Bronchialkarzinom in Vollremission zufolge senkt eine prophylaktische Bestrahlung des Schädels im Vergleich zur Kontrollgruppe ohne Bestrahlung die Überlebensrate nach 3 Jahren und das Risiko von Hirnmetastasen signifikant. Nach einer Bestrahlung des Schädels wurden langfristige kognitive Funktionsstörungen beschrieben, jedoch bedarf es längerer Nachuntersuchungen, um deren Ausprägung und Bedeutung zu beurteilen.

Unwirksamkeit oder Schädlichkeit wahrscheinlich

Hochdosis-Chemotherapie im Vergleich zur Standard-Chemotherapie
Zwei RCTs an Patienten mit begrenztem bis ausgedehntem kleinzelligen Bronchialkarzinom ergaben hinsichtlich des progressionsfreien Überlebens keinen signifikanten Unterschied zwischen Hochdosis-Chemotherapie und Standard-Chemotherapie, zeigten jedoch, dass eine Hochdosis-Chemotherapie die Anzahl toxisch bedingter Todesfälle signifikant erhöht (NNH 14).

Oral verabreichtes Etoposid bei ausgedehntem kleinzelligem Bronchialkarzinom
RCTs an Patienten mit ausgedehntem kleinzelligem Bronchialkarzinom zufolge erhöht Etoposid die Ein-Jahres-Überlebensrate signifikant weniger als eine Kombinationschemotherapie. Einer RCT zufolgte verursacht Etoposid im Vergleich zur Kombinationschemotherapie kurzfristig weniger Übelkeit und Erbrechen; es gab jedoch insgesamt keine Belege für eine Verbesserung der Lebensqualität.

Definition Das Bronchialkarzinom bzw. bronchogene Karzinom ist ein Epithelkarzinom, das aus dem Oberflächenepithel oder den Schleimdrüsen der Bronchien hervorgeht (Tab. 1, S. 58).

Inzidenz/ Prävalenz Das Bronchialkarzinom ist sowohl beim Mann als auch bei der Frau die führende Todesursache und betrifft jährlich in den USA etwa 100 000 Männer und 80 000 Frauen und in Großbritannien etwa 40 000 Männer und Frauen. Etwa 20–25 % aller Bronchialkarzinome sind kleinzellige Bronchialkarzinome, die übrigen sind nichtkleinzellige Bronchialkarzinome, von denen das Adenokarzinom die häufigste Form darstellt.

Ätiologie/ Risikofaktoren Rauchen ist der wichtigste vermeidbare Risikofaktor und für etwa 80–90 % aller Fälle verantwortlich.

Prognose Das Bronchialkarzinom hat eine Fünf-Jahres-Gesamtüberlebensrate von 10–12 %. Zum Zeitpunkt der Diagnose haben 10–15 % der Betroffenen ein lokalisiertes Karzinom. Von diesen ist die Hälfte trotz potenziell kurativer Operation nach 5 Jahren verstorben. Über die Hälfte der Betroffenen hat zum Zeitpunkt der Diagnose bereits Metastasen. Patienten mit nichtkleinzelligem Bronchialkarzinom, die sich einer Operation unterziehen, haben eine Fünf-Jahres-Überlebensrate von 60–80 % im Stadium T1 und von 25–50 % im Stadium T2. Von den Patienten mit kleinzelligem Bronchialkarzinom überleben diejenigen im Stadium der „limited disease“ unter Kombination von Chemotherapie und Bestrahlung des Mediastinums durchschnittlich 14–18 Monate, während Patienten mit ausgedehntem Tumor unter palliativer Chemotherapie durchschnittlich 10–12 Monate überleben. Bei etwa 5–10 % der Patienten mit kleinzelligem Bronchialkarzinom liegt eine ZNS-Beteiligung vor, und etwa die Hälfte entwickelt nach 2 Jahren Hirnmetastasen. Von diesen spricht nur die Hälfte auf eine palliative Bestrahlung an und überlebt durchschnittlich weniger als 3 Monate.

Tabelle 1 Stadieneinteilung der Bronchialkarzinome:

Nichtkleinzelliges Bronchialkarzinom		
Stadium	**Definition***	**Fünfjahres-Überlebensrate in %**
1	T1-T2, N0, M0	55–75
2	T1-T2, N1, M0	25–50
3A	T3, N0-N1, M0; oder T1-T3, N2, M0	20–40
3B	T4, N0-N3, M0; oder T1-T3, N3, M0	≤5
4	alle M1-Tumoren	≤5
Kleinzelliges Bronchialkarzinom		
Stadium	**Definition**	**mediane Überlebensdauer**
limited disease (LD)	Tumorausbreitung auf den initial betroffenen Hemithorax beschränkt, Befall supraklavikulärer Lymphknoten oder beides	18–24 Monate**
extensive disease (ED)	Definiert als Tumorausbreitung über LD hinausgehend	10–12 Monate***

* T = Tumor, N = Lymphknoten, M = Metastasen
** mit kombinierter Chemotherapie und mediastinaler Bestrahlung
*** mit palliativer Chemotherapie

Bronchitis, chronische obstruktive (COPD)

Suchdatum: Juni 2001

Huib Kerstjens und Dirkje Postma

Frage **Welche kurzfristigen Effekte hat eine medikamentöse Erhaltungstherapie?**

Nutzen belegt

Anticholinergika zur Inhalation

RCTs zufolge erhöhen Anticholinergika im Vergleich zu Placebo die forcierte exspiratorische Einsekundenkapazität (FEV_1) kurzfristig (bis zu 3 Monate).

β_2-Agonisten zur Inhalation

Kurzen RCTs zufolge erhöhen kurz und lang wirksame β_2-Agonisten zur Inhalation im Vergleich zu Placebo die FEV_1 signifikant.

Anticholinergika plus β_2-Agonisten zur Inhalation

RCTs zufolge erhöht die Kombination eines β_2-Agonisten mit einem Anticholinergikum, verglichen mit den jeweils einzeln verabreichten Substanzen, die FEV_1 signifikant.

Oral verabreichte Kortikosteroide

Einer systematischen Übersicht zufolge verbessern oral verabreichte Kortikosteroide im Vergleich zu Placebo die Lungenfunktion über 2–4 Wochen signifikant. Systemisch verabreichte Kortikosteroide gehen mit Nebenwirkungen einher, z. B. Osteoporose und Diabetes mellitus.

Nutzen und Schaden abzuwägen

Theophylline

Kleine, kurze RCTs mit Theophyllinen ergaben begrenzte Hinweise auf eine geringe bronchodilatatorische Wirksamkeit, die Nützlichkeit dieser Substanzen wird jedoch eingeschränkt durch Nebenwirkungen sowie durch die Notwendigkeit einer häufigen Überwachungen der Blutspiegel.

Nutzen unwahrscheinlich

Kortikosteroide zur Inhalation

Kurze RCTs (10 Tage bis 10 Wochen) zeigten hinsichtlich der Lungenfunktion keinen signifikanten Unterschied zwischen inhalierten Kortikosteroiden und Placebo.

Frage **Welche langfristigen Effekte hat eine medikamentöse Erhaltungstherapie?**

Nutzen belegt

Mukolytika

Systematischen Übersichten zufolge verringern Mukolytika im Vergleich zu Placebo die Häufigkeit und Dauer von Exazerbationen.

Nutzen wahrscheinlich

Zu Hause verabreichter Sauerstoff (bei Patienten mit Hypoxämie)

Eine systematische Übersicht an Patienten mit COPD und Hypoxämie ergab begrenzte Hinweise dafür, dass in häuslicher Umgebung verabreichter Sauerstoff im Vergleich zu einer Kontrollbehandlung das Überleben nach 3–5 Jahren verbessert. Einer RCT zufolge senkt eine Dauerbehandlung im Vergleich zur nächtlichen Behandlung die Mortalität über 2 Jahre hinweg signifikant.

Wirksamkeit unbekannt

Antibiotika, β_2-Agonisten zur Inhalation, Desoxyribonuklease, orale Kortikosteroide, Theophylline

Über die langfristigen Effekte dieser Interventionen fanden sich keine RCTs.

β_1-Antitrypsin-Substitution

Eine RCT an Patienten mit β_1-Antitrypsin-Mangel und mäßigem Emphysem ergab hinsichtlich der Abnahme der FEV_1 nach einem Jahr keinen signifikanten Unterschied zwischen β_1-Antitrypsin und Placebo.

Nutzen unwahrscheinlich

Anticholinergika zur Inhalation

Einer großen RCT zufolge hatte ein über lange Zeit verabreichtes Anticholinergikum plus ein Raucherentwöhnungsprogramm im Vergleich zu einem alleinigen Raucherentwöhnungsprogramm nach 5 Jahren keine signifikanten Auswirkungen auf die Abnahme der FEV_1.

Kortikosteroide zur Inhalation

Großen RCTs über mindestens 6 Monate zufolge erhöhen Kortikosteroide zur Inhalation im Vergleich zu Placebo die FEV_1 während der ersten 3–6 Anwendungsmonate, jedoch fand sich kein Folgeeffekt hinsichtlich des Rückgangs der Lungenfunktion.

Definition

Die chronische obstruktive Bronchitis ist eine Atemwegsstenose, verursacht durch eine chronische Bronchitis oder ein Emphysem. Das Emphysem ist eine abnorme, permanente Erweiterung der Lufträume distal der Bronchioli terminales, begleitet von einer Zerstörung ihrer Wände und ohne erkennbare Fibrose. Die chronische Bronchitis bedeutet chronischen Husten oder chronische Schleimproduktion für mindestens 3 Monate in mindestens 2 aufeinander folgenden Jahren, nachdem andere Ursachen eines chronischen Hustens ausgeschlossen wurden.

Inzidenz/ Prävalenz

Die chronische obstruktive Bronchitis trifft hauptsächlich Personen mittleren Alters und ältere Menschen. Sie ist weltweit eine der führenden Morbiditäts- und Mortalitätsursachen. In den USA befällt sie etwa 14 Mio. Menschen und ist die vierthäufigste Todesursache. Sowohl die Morbidität als auch die Mortalität steigen an. Die geschätzte Prävalenz in den USA ist seit 1982 um 41 % gestiegen, und die altersbezogenen Sterberaten haben zwischen 1966 und 1985 um 71 % zugenommen. Die altersbezogene Mortalität aller Ursachen sank im gleichen Zeitraum um 22 % und die Mortalität der Herz-Kreislauf-Erkrankungen um 45 %. In Großbritannien betrug die ärztlicherseits diagnostizierte Prävalenz zwischen 1990 und 1997 2 % bei Männern und 1 % bei Frauen.

Bronchitis, chronische obstruktive (COPD)

Ätiologie/ Risikofaktoren Die chronische obstruktive Bronchitis ist weitgehend vermeidbar. Hauptursache ist die Exposition gegenüber Zigarettenrauch. Unter lebenslangen Nichtrauchern ist die chronische obstruktive Bronchitis selten (geschätzte Inzidenz: 5 % in drei großen, repräsentativen US-Studien von 1971 bis 1984). Als weitere Ursachen werden eine Hyperreaktivität der Atemwege, Luftverschmutzung und Allergien vorgeschlagen.

Prognose Eine Einengung der Atemwege ist gewöhnlich progressiv bei denjenigen, die auch weiterhin rauchen, und führt zu frühzeitiger Behinderung und verkürzter Lebenserwartung. Das Aufgeben des Rauchens führt die Rate der Lungenfunktionsabnahme wieder auf die von Nichtrauchern zurück. Viele Menschen benötigen lebenslang Medikamente sowie bei Exazerbationen erhöhte Dosen und Zusatzmedikationen.

Pneumonie, außerhalb der Klinik erworbene

Suchdatum: August 2001

Mark Loeb

Frage **Welche Effekte haben unterschiedliche Behandlungsmethoden?**

Nutzen wahrscheinlich

Sofortige Verabreichung von Antibiotika bei Patienten, die schwer an einer außerhalb der Klinik erworbenen Pneumonie leiden
Retrospektive Studien haben ergeben, dass eine sofortige Verabreichung von Antibiotika das Überleben signifikant verbessert. Möglicherweise wäre es unethisch, eine RCT über eine verzögerte Antibiotikagabe durchzuführen.

Wirksamkeit unbekannt

Atemübungen
Eine unverblindete RCT ergab begrenzte Belege dafür, dass eine Physiotherapie mit Atemübungen plus Frühmobilisation und die Ermutigung, sich regelmäßig aufzusetzen und tief durchzuatmen, die Verweildauer im Krankenhaus im Vergleich zur alleinigen Frühmobilisation signifikant verkürzt.

Richtlinien zur Behandlung der Pneumonie (für klinische Zielkriterien)
Eine systematische Übersicht ergab keinen signifikanten Unterschied hinsichtlich einer Verbesserung klinischer Zielkriterien bei außerhalb der Klinik erworbener Pneumonie zwischen der Anwendung derartiger Richtlinien – z. B. frühzeitiger Umstellung von i.v. verabreichten auf orale Antibiotika und/oder Strategien einer frühzeitigen Entlassung – und der üblichen Versorgung.

Spezielle Antibiotika-Kombinationen in der Intensivversorgung
Es fanden sich keine RCTs zum Vergleich verschiedener Antibiotika-Kombinationen auf Intensivstationen.

Nutzen unwahrscheinlich

I.v. im Vergleich zu p.o. verabreichten Antibiotika bei immunkompetenten Patienten im Krankenhaus ohne lebensbedrohende Erkrankung
RCTs an immunkompetenten Patienten im Krankenhaus ergaben hinsichtlich der Heilung einer außerhalb der Klinik erworbenen Pneumonie keinen signifikanten Unterschied zwischen intravenös und oral verabreichten Antibiotika. Intravenös verabreichte Antibiotika verlängerten die Verweildauer im Krankenhaus.

Neuere im Vergleich zu älteren Antibiotika im Krankenhaus, sofern Erreger nicht gegen ältere Substanzen resistent sind
RCTs ergaben hinsichtlich der Heilung einer außerhalb der Klinik erworbenen Pneumonie bei Patienten im Krankenhaus keinen signifikanten Unterschied zwischen neueren und älteren Antibiotika.

Neuere im Vergleich zu älteren Antibiotika im ambulanten Bereich, sofern Erreger nicht gegen ältere Substanzen resistent sind

Eine systematische Übersicht, in der verschiedene ambulant verordnete orale Antibiotika miteinander verglichen wurden, hat bei über 90 % der Betroffenen Heilung oder Besserung gezeigt.

Frage **Welche Effekte haben unterschiedliche präventive Interventionen?**

Nutzen belegt

Pneumokokkenvakzine bei immunkompetenten Erwachsenen

Einer systematischen Übersicht mit immunkompetenten Personen zufolge verringert eine Pneumokokkenimpfung im Vergleich zur Kontrollgruppe ohne Impfung signifikant die Pneumokokkenpneumonie über eine Wintersaison hinweg.

Nutzen wahrscheinlich

Influenzavakzine bei älteren Menschen

Einer RCT an Personen über 60 Jahre zufolge senken Influenzavakzine im Vergleich zu Placebo die Inzidenz der Influenza nach 5 Monaten deutlich (NNT 64).

Wirksamkeit unbekannt

Pneumokokkenvakzine bei chronisch kranken, immunsupprimierten oder älteren Menschen

Eine systematische Übersicht ergab bei älteren Menschen und bei Personen mit wahrscheinlich beeinträchtigtem Immunsystem keinen signifikanten Unterschied zwischen einer Pneumokokkenimpfung und der Kontrollgruppe.

Definition	Eine „außerhalb der Klinik erworbene Pneumonie" (community acquired pneumonia) wird unter bestimmten Bedingungen im Alltag erworben.
Inzidenz/ Prävalenz	Auf der nördlichen Hemisphäre betrifft die außerhalb der Klinik erworbene Pneumonie etwa 12/1 000 Personen pro Jahr, vor allem im Winter und in den extremen Altersgruppen (Inzidenz < 1 Jahr: 30–50/1 000 Personen/Jahr; 15–45 Jahre: 1–5/1 000 Personen/Jahr; 60–70 Jahre: 10–20/1 000 Personen/Jahr; 71–85 Jahre: 50/1 000 Personen/Jahr).
Ätiologie/ Risikofaktoren	Als Erreger einer außerhalb der Klinik erworbene Pneumonie kommen über 100 Mikroorganismen in Betracht, jedoch werden die meisten Fälle durch *Streptococcus pneumoniae* verursacht (Tab. 1, S. 64). Rauchen ist möglicherweise ein wichtiger Risikofaktor.
Prognose	Der Schweregrad der Erkrankung schwankt innerhalb von Tagen nach dem Einsetzen der Symptome zwischen leicht und lebensbedrohend. Eine systematische Übersicht (Suchdatum 1995, 33.148 Patienten) von Prognosestudien über die außerhalb der Klinik erworbene Pneumonie ergab eine Gesamtmortalität von 13,7 %, die von 5,1 % bei ambulant Behandelten bis zu 36,5 % bei intensivmedizinisch Versorgten reichte. Die folgenden prognostischen Faktoren standen signifikant in Zusammenhang mit der Mortalität: männliches Geschlecht (OR 1,3; 95 % CI 1,2–1,4); pleuritischer Thoraxschmerz (OR 0,5; 95 % CI 0,3–0,8, d. h. niedrigere Mortalität); Hypothermie (OR 5; 95 % CI 2,4–10,4); systolische Hypotonie (OR 4,8; 95 % CI 2,8–8,3); Tachypnoe (OR 2,9; 95 % CI 1,7–4,9); Diabetes mellitus

(OR 1,3; 95 % CI 1,1–1,5); Neoplasie (OR 2,8; 95 % CI 2,4–3,1); neurologische Erkrankung (OR 4,6; 95 % CI 2,3–8,9); Bakteriämie (OR 2,8; 95 % CI 2,3–3,6); Leukopenie (OR 2,5; 95 % CI 1,6–3,7) und multilobäre, radiologisch nachgewiesene Lungeninfiltrate (OR 3,1; 95 % CI 1,9–5,1).

Tabelle 1: Erreger ambulant erworbener Pneumonien.

	USA (% der Patienten)	Großbritannien (% der Patienten)	Sensibilität
Streptococcus pneumoniae	20–60	60–75	25 % penizillinresistent, empfindlich für Chinolone
Haemophilus influenzae	3–10	4–5	30 % ampicillinresistent, empfindlich für Cephalosporine oder Amoxicillin/Clavulansäure
Staphylococcus aureus	3–5	1–5	methicillinresistent. S. aureus ist selten Erreger der ambulant erworbenen P.
Chlamydia pneumoniae	4–6	–	empfindlich für Makrolide, Tetracycline, Chinolone
Mycoplasma pneumoniae	1–6	5–18	empfindlich für Makrolide, Tetracycline, Chinolone
Legionella pneumophila	2–8	2–8	empfindlich für Makrolide, Tetracycline, Chinolone
gramnegative Bakterien	3–10	selten	
Aspiration	6–10	–	
Viren	2–15	8–16	

Schlafapnoe (obstruktives Schlaf-Apnoe-Hypopnoe-Syndrom)

Suchdatum: August 2001

Michael Hensley

Frage **Welche Effekte haben unterschiedliche Behandlungsmethoden?**

Nutzen belegt

Nasale kontinuierliche Überdruckbeatmung (CPAP) bei mittlerem bis schwerem obstruktivem Schlaf-Apnoe-Hypopnoe-Syndrom (OSAHS)

Systematischen Übersichten und RCTs zufolge verringert eine nasale kontinuierliche Überdruckbeatmung (CPAP) im Vergleich zu Kontrollen oder keiner Behandlung nach 1–3 Monaten die Schläfrigkeit über Tag, verbessert die Wachheit und das kognitive Funktionieren und wirkt einer Depression entgegen.

Nutzen wahrscheinlich

Nasale kontinuierliche Überdruckbeatmung (CPAP) bei leichtem obstruktivem OSAHS

Eine systematische Übersicht ergab hinsichtlich der Schläfrigkeit über Tag keinen signifikanten Unterschied zwischen nasaler kontinuierlicher Überdruckbeatmung und einer konservativen Behandlung oder Placebotabletten, zeigte jedoch nach etwa 4 Wochen eine signifikante Verbesserung in einigen Messgrößen der kognitiven Leistung.

Orale Vorrichtungen bei leichtem OSAHS

Eine RCT ergab unter oralen Vorrichtungen eine signifikante Abnahme des Apnoe-Hypopnoe-Index, zeigte jedoch hinsichtlich der Schläfrigkeit über Tag oder der Lebensqualität nach 12 Monaten keinen signifikanten Unterschied zwischen oralen Vorrichtungen, die den Unterkiefer nach vorn schieben, und einer Uvulopalatopharyngoplastik.

Orale Vorrichtungen bei mittlerem bis schwerem OSAHS

RCTs zufolge verringern orale Vorrichtungen, die den Unterkiefer nach vorn schieben, verglichen mit Kontrollgruppe ohne Behandlung oder mit einer anderen oralen Vorrichtung die Schläfrigkeit über Tag und die gestörte Schlafatmung nach 1–2 Wochen signifikant.

Wirksamkeit unbekannt

Gewichtsabnahme bei mäßigem bis schwerem OSAHS

Eine systematische Übersicht fand keine RCTs über die Effekte einer Gewichtsabnahme bei Patienten mit mäßigem bis schwerem OSAHS.

Gewichtsabnahme bei leichtem OSAHS

Eine systematische Übersicht fand keine RCTs über die Effekte einer Gewichtsabnahme bei Patienten mit leichtem OSAHS.

Definition Das obstruktive Schlaf-Apnoe-Hypopnoe-Syndrom (OSAHS) bedeutet eine abnorme Atmung im Schlaf, die zu wiederholtem Erwachen, ständigen Unterbrechungen des Schlafs und nächtlicher Hypoxämie führt. Damit einher gehen Schläfrigkeit über Tag, beeinträchtigte Vigilanz und Störungen der kognitiven Funktionen sowie eine herabgesetzte Lebensqualität. Die Diagnose wird gestellt, wenn eine Person mit tagsüber auftretenden Symptomen eine signifikant gestörte Schlafatmung hat, was sich anhand der Polysomnographie (Untersuchung des Schlafstatus sowie der Atmung und Oxygenierung) oder von Untersuchungen mit stärker begrenzter Aussagekraft zeigt. Kriterien für die Diagnose einer signifikant gestörten Schlafatmung wurden noch nicht rigoros beurteilt, aber durch Konsens und Konvention festgelegt. Die Kriterien beruhen auf dem Befund einer gestörten Schlafatmung, dokumentiert als die Anzahl abnormer Atemereignisse in einer Stunde Schlaf (bei voller Polysomnographie) oder in einer im Bett verbrachten Stunde (bei Heimüberwachungssystemen, die keine EEG-Aufzeichnung beinhalten). Hinsichtlich der Messtechniken und der angewandten Kriterien gibt es Unterschiede: Die Kriterien einer Hypopnoe können eine begleitende Hypoxämie oder ein begleitendes Erwachen einschließen und variieren hinsichtlich eines signifikanten obstruktiven Ereignisses außer Apnoe oder Hypopnoe. Beim OSAHS geht eine Apnoe oder Hypopnoe mit einem trotz normaler oder verstärkter Inspiration fehlenden oder verringerten Luftstrom einher, kann aber auch eine abgeschwächte Atmung beinhalten. Aber auch viele gesunde Personen und vor allem ältere Menschen können häufige Phasen einer Apnoe oder Hypopnoe haben. Diagnostische Tests sind weder vollkommen sensitiv noch spezifisch. So dient beispielsweise ein Apnoe-Hypopnoe-Index von 5–20 Episoden pro Stunde oft zur Definition eines grenzwertigen oder leichten OSAHS, 20–35 Episoden definieren ein mäßiges OSAHS, und durch mehr als 35 Episoden ist ein schweres OSAHS definiert. Patienten mit einem Upper-Airway-Resistance-Syndrom haben jedoch einen Index von weniger als 5 Episoden pro Stunde, und viele ältere Menschen haben einen Index von über 5 Episoden pro Stunde. Im Bemühen um internationalen Konsens wurden einige neue Kriterien vorgeschlagen, die jedoch nicht in größerem Umfang übernommen wurden. Der letztendliche Test bei einem klinisch signifikanten OSAHS besteht darin, nach der therapeutischen Korrektur einer gestörten Schlafatmung eine klinische Besserung der Tagessymptomatik nachzuweisen. Eine klinisch bedeutsame gestörte Schlafatmung kann auch ohne Apnoe- bzw. Hypopnoe-Episoden auftreten (Upper-Airway-Resistance-Syndrom). In diesem Themenabschnitt umfassen die Kriterien eines OSAHS Apnoe- bzw. Hypopnoe-Episoden, die durch Einengung der oberen Atemwege verursacht werden. Eine zentrale Schlafapnoe und schlafassoziierte Hypoventilationssyndrome werden hier nicht behandelt.

Inzidenz/Prävalenz

Die nordamerikanische Wisconsin Sleep Cohort Study an über 1 000 Personen im Durchschnittsalter von 47 Jahren ergab bei 24 % der Männer und 9 % der Frauen eine Prävalenz des Apnoe-Hypopnoe-Index von mehr als 5 Episoden pro Stunde und eine Prävalenz des OSAHS mit einem Index von über 5 und exzessiver Schläfrigkeit bei 4 % der Männer und 2 % der Frauen. Bezüglich des Auftretens eines OSAHS, für das auch Übergewicht bzw. Adipositas als wichtige Determinante gilt, bestehen internationale Unterschiede. Nach Angleichung an andere Risikofaktoren wurden auch ethnische Unterschiede der Prävalenz festgestellt. Über die Krankheitsbelastung in Entwicklungsländern ist wenig bekannt.

Ätiologie/Risikofaktoren

Die Einengung der oberen Atemwege beim OSAHS ist etwa auf der Höhe der Zunge, des weichen Gaumens oder der Epiglottis lokalisiert. Störungen, die entweder zur Verengung der oberen Atemwege oder zur Abnahme ihrer Stabilität führen (z. B. Übergewicht/Adipositas, gewisse kraniofaziale

Anomalien, Stimmbandanomalien und vergrößerte Tonsillen), wurden mit dem erhöhten Risiko eines OSAHS in Verbindung gebracht. Schätzungen zufolge führt ein Anstieg des BMI von 1 kg/m^2 (3,2 kg bei einer 1,8 m hohen Person) im Laufe von 4 Jahren zu einem 30 %igen Anstieg (95 % CI 13–15 %) des relativen Risikos für die Entstehung einer gestörten Schlafatmung (Apnoe-Hypopnoe-Index ≥ 5/h). Ein ausgeprägter Zusammenhang besteht ferner zu steigendem Alter und zum Geschlecht (das Mann/Frau-Verhältnis beträgt 2:1); schwächer ausgeprägte Zusammenhänge bestehen zur Menopause, zur Familienanamnese, zum Rauchen sowie zu einer nächtlichen Verstopfung der Nase.

Prognose

Die langfristige Prognose von Patienten mit unbehandeltem schweren OSAHS ist hinsichtlich der Lebensqualität, der Wahrscheinlichkeit von Verkehrsunfällen, einer Hypertonie sowie einer möglichen Herz-Kreislauf-Erkrankung und des vorzeitigen Todes schlecht. Leider ist sowohl die Prognose des behandelten als auch des unbehandelten OSAHS unklar. Zu den Einschränkungen der Belege gehören ein Bias in der Auswahl der Probanden, eine kurze Nachbetreuungszeit und eine unterschiedliche Messung von Störvariablen (z. B. Rauchen, Alkoholkonsum und andere kardiovaskuläre Risikofaktoren). Die weite Verbreitung von Therapien kompliziert die Belege für die Prognose eines unbehandelten OSAHS. Beobachtungsstudien unterstützen einen Kausalzusammenhang zwischen einem OSAHS und einer systemischen Hypertonie, der mit dem Schweregrad des OSAHS zunimmt (OR 1,21 bei leichtem OSAHS bis zu einer OR von 3,07 für ein schweres OSAHS). Ein OSAHS erhöht das Risiko eines Verkehrsunfalls um das Drei- bis Siebenfache. Es geht ferner einher mit dem erhöhten Risiko eines vorzeitigen Todes, einer Herz-Kreislauf-Erkrankung und einer beeinträchtigten neurokognitiven Funktion.

Spontanpneumothorax

Suchdatum: August 2001

John Cunnington

Frage Welche Effekte haben unterschiedliche Behandlungsmethoden?

Nutzen und Schaden abzuwägen

Bülau-Drainage

Es fanden sich keine hinreichend großen RCTs, in denen eine Bülau-Drainage mit Beobachten verglichen wurde. Zwei kleine RCTs ergaben, dass die Rückbildung unter einer Bülau-Drainage rascher erfolgt als nach einer Nadelaspiration, zeigten jedoch hinsichtlich der Rezidivrate keinen signifikanten Unterschied. Einer der RCTs zufolge verstärkt die Bülau-Drainage die Schmerzen signifikant und verlängert die Verweildauer im Krankenhaus um durchschnittlich 2 Tage.

Bülau-Drainage plus Absaugen

Eine kleine RCT ergab hinsichtlich der Rückbildungsrate keinen signifikanten Unterschied, ob die Bülau-Drainage-Flaschen abgesaugt wurden oder nicht. Die Studie war jedoch zu klein, um einen klinisch bedeutsamen Unterschied auszuschließen.

Nadelaspiration

Eine kleine RCT ergab im Vergleich zwischen der Nadelaspiration und ausschließlichem Beobachten keine guten Belege für eine verbesserte Rückbildungsrate. Zwei kleine RCTs zeigten, dass die Rückbildung nach Nadelaspiration langsamer verläuft als nach Bülau-Drainage, ergaben jedoch hinsichtlich der Rezidivrate keinen Unterschied. Einer der RCTs zufolge hatten Patienten, die durch Nadelaspiration behandelt wurden, signifikant weniger Schmerzen und verbrachten durchschnittlich 2 Tage weniger im Krankenhaus.

Rückschlagventile an den Schlauchverbindungen im Vergleich zu Flaschen mit Wasserschloss

Eine kleine RCT ergab hinsichtlich der Rückbildungsrate keinen signifikanten Unterschied zwischen Rückschlagventilen an den Schlauchverbindungen und Drainageflaschen mit Wasserschloss. Die unter Verwendung von Rückschlagventilen behandelten Patienten benötigten jedoch weniger Analgetika und verbrachten weniger Zeit im Krankenhaus.

Kleine Schlauchverbindungen im Vergleich zu Standard-Schlauchverbindungen

Eine nichtrandomisierte Studie fand hinsichtlich der Dauer der Drainage keinen signifikanten Unterschied zwischen kleinen Schlauchverbindungen und Standard-Schlauchverbindungen. Bei Patienten mit größerem Pneumothorax war eine erfolgreiche Rückbildung jedoch bei größeren Schläuchen wahrscheinlicher.

Frage Welche Effekte haben Interventionen zur Verhinderung eines erneuten Auftretens?

Nutzen und Schaden abzuwägen

Chemische Pleurodese

Zwei RCTs zufolge senkt eine chemische Pleurodese im Vergleich zur Kontrollgruppe die Rezidivrate innerhalb von 2,5–5 Jahren signifikant, jedoch zeigte eine der RCTs, dass eine chemische Pleurodese zu schweren Thoraxschmerzen führt. Eine RCT und eine nichtrandomisierte Studie ergaben hinsichtlich der Verweildauer im Krankenhaus widersprüchliche Belege für die Effekte einer chemischen Pleurodese im Vergleich zur Kontrollgruppe.

Operative Pleurodese

Eine nichtrandomisierte prospektive Studie ergab hinsichtlich der Rezidivrate keinen signifikanten Unterschied zwischen chemischer und operativer Pleurodese. Einer kleinen RCT zufolge verkürzt ein videounterstützter thorakoskopischer Eingriff im Vergleich zur Thorakotomie die Verweildauer im Krankenhaus signifikant. Die Rezidivraten unterschieden sich nicht signifikant, jedoch kann ein klinisch bedeutsamer Unterschied anhand der begrenzten Belege nicht ausgeschlossen werden.

Wirksamkeit unbekannt

Optimales Timing einer Pleurodese (nach dem ersten, zweiten oder dritten Pneumothorax)

Es fanden sich nur unzureichende Belege, ob die Pleurodese nach dem ersten, zweiten oder dritten Pneumothorax durchgeführt werden sollte.

Definition Pneumothorax bedeutet Luft im Pleuraspalt. Ein Spontanpneumothorax tritt ohne einen auslösenden Faktor auf – wie etwa ein Trauma, eine Operation oder eine diagnostische Maßnahme. Er impliziert ein Austreten von Luft aus dem Lungenparenchym durch die Pleura visceralis in den Pleuraspalt.

Inzidenz/ Prävalenz In einer Untersuchung in Minnesota (USA) betrug die Inzidenz des Spontanpneumothorax 7/100 000 bei Männern und 1/100 000 bei Frauen. Rauchen erhöht die Wahrscheinlichkeit eines Spontanpneumothorax um das 22-fache bei Männern und um das 8-fache bei Frauen. Es wurde eine Dosis-Wirkungs-Beziehung beobachtet.

Ätiologie/ Risikofaktoren Ein Spontanpneumothorax kann primär auftreten, typischerweise bei jungen, leistungsfähigen Personen. Als Ursache wird eine kongenitale Anomalie der Pleura angenommen. Er kann auch sekundär vorkommen, verursacht durch eine Grunderkrankung der Lunge und typischerweise bei älteren Menschen mit Emphysem oder Lungenfibrose.

Prognose Der Tod durch Spontanpneumothorax ist selten und in manchen Fällen Folge eines Spannungspneumothorax. Schmerzen und Kurzatmigkeit sind häufig. Veröffentlichte Rezidivraten schwanken: Eine dänische Kohortenstudie zeigte, dass 23 % der Patienten nach einem ersten primären Spontanpneumothorax innerhalb von 5 Jahren ein Rezidiv erlitten, davon die meisten schon innerhalb eines Jahres. Ursprünglich ging man davon aus, dass die Rezidivraten nach dem ersten erneuten Spontanpneumothorax beträchtlich steigen, jedoch zeigte eine Fallkontrollstudie an Militärpersonal, dass 28 % der Männer nach einem ersten Spontanpneumothorax ein Rezidiv hatten; von diesen 28 % hatten 23 % ein zweites Rezidiv, und nur 14 % von diesen 23 % hatten ein drittes Rezidiv, was eine Gesamtrezidivrate von 35 % ergibt.

Analfissur

Suchdatum: Mai 2001

Marion Jonas und John Scholefield

Frage **Welche Effekte haben unterschiedliche Behandlungsmethoden bei chronischer Analfissur?**

Nutzen belegt

Botulinumtoxin-A-Hämagglutinin-Komplex (Botulinumtoxin A Hc)
RCTs zufolge verbessert eine Injektion mit Botulinumtoxin A Hc im Vergleich zu einer Placeboinjektion oder topisch verabreichtem Glyceryltrinitrat die Heilung von Fissuren nach 2 Monaten signifikant.

Botulinumtoxin A Hc plus topisch verabreichtes Isosorbidtrinitrat
Einer RCT zufolge verbessert eine Injektion mit Botulinumtoxin A Hc und topisch verabreichtes Isosorbidtrinitrat im Vergleich zu allein verabreichtem Botulinumtoxin A Hc die Heilung nach 6 Wochen signifikant (NNT 3).

Laterale Sphinkterotomie
Einer systematischen Übersicht zufolge heilen laterale Sphinkterotomie und Analdehnung 70–95 % der Fissuren. Sechs RCTs in der Übersicht ergaben hinsichtlich einer ausbleibenden Heilung keinen signifikanten Unterschied zwischen der lateralen Sphinkterotomie und der Analdehnung.

Nutzen wahrscheinlich

Anale Verschiebelappenplastik
Eine RCT ergab hinsichtlich der Fissurheilung oder der Patientenzufriedenheit keinen signifikanten Unterschied zwischen einer analen Verschiebelappenplastik und der Sphinkterotomie.

Topisch verabreichtes Glyceryltrinitrat
RCTs zufolge verbessert topisch als Salbe verabreichtes Glyceryltrinitrat im Vergleich zu Placebo die Fissurheilung. Nach Absetzen der topischen Behandlung mit Glyceryltrinitrat kann es erneut zu Fissuren kommen.

Nutzen und Schaden abzuwägen

Analdehnung
Einer systematischen Übersicht von RCTs und Beobachtungsstudien zufolge heilen laterale Sphinkterotomie und Analdehnung 70–95 % der Fissuren. Sechs RCTs in der Übersicht ergaben hinsichtlich eines Persistierens der Fissur keinen signifikanten Unterschied zwischen der Analdehnung und der lateralen Sphinkterotomie. Vier Beobachtungsstudien in der Übersicht zeigten jedoch, dass die Analdehnung die Fissurheilung signifikant reduziert. Im Vergleich zur lateralen Sphinkterotomie wurde eine Blähungsinkontinenz durch die Analdehnung signifikant verstärkt.

Definition Die Analfissur ist eine Spaltung oder ein Riss der inneren Epithelauskleidung des distalen Analkanals. Es handelt sich um einen sehr schmerzhaften Zustand, der oft mit dem Abgang von frischem Blut aus dem Anus und mit perianalem Juckreiz einhergeht. „Akute“ Fissuren sprechen gewöhnlich innerhalb von 6 Wochen auf eine erhöhte Aufnahme von Wasser und Ballaststoffen an. Länger als 6 Wochen bestehende Fissuren werden gewöhnlich als chronisch eingestuft. Akute Analfissuren haben scharf umrissene, frische Schleimhautränder, oft mit Granulationsgewebe an der Basis. Die Ränder einer chronischen Fissur sind verhärtet, es gibt weniger Granulationsgewebe, und an der Basis können die Muskelfasern des inneren Sphinkters zu erkennen sein.

Inzidenz/ Prävalenz Analfissuren sind in jeder Altersgruppe üblich, wir fanden jedoch keine Belege für eine Quantifizierung der Inzidenz.

Ätiologie/ Risikofaktoren Eine geringe Zufuhr von Ballaststoffen mit der Nahrung kann ein Risikofaktor für das Entstehen akuter Analfissuren sein. Menschen mit Analfissuren haben oft einen erhöhten Ruhedruck im Analkanal sowie Analspasmen. Männer und Frauen sind gleichermaßen betroffen. Bis zu 11 % der Frauen entwickeln nach der Geburt eines Kindes Analfissuren.

Prognose Placebokontrollierte Studien ergaben, dass 70–90 % der unbehandelten „chronischen“ Analfissuren im Laufe der Studie nicht heilten.

Appendizitis

Suchdatum: November 2001

John Simpson und William Speake

Frage Welche Effekte haben unterschiedliche Behandlungsmethoden?

Nutzen belegt

Adjuvante Therapie mit Antibiotika (bei Erwachsenen)
Einer systematischen Übersicht und einer nachfolgenden RCT bei Patienten mit einfacher oder komplizierter Appendizitis, die sich einer Appendektomie unterziehen, zufolge verringern prophylaktisch verabreichte Antibiotika im Vergleich zu keinen Antibiotika Wundinfektionen und intraabdominelle Abszesse.

Adjuvante Therapie mit Antibiotika (bei Kindern mit komplizierter Appendizitis)
Der Subgruppenanalyse einer systematischen Übersicht zufolge verringern Antibiotika im Vergleich zur Kontrollgruppe die Anzahl der Wundinfektionen signifikant.

Nutzen wahrscheinlich

Laparoskopischer Eingriff im Vergleich zur offenen Operation (bei Kindern)
Einer systematischen Übersicht zufolge senkt ein laparoskopischer Eingriff im Vergleich zur offenen Operation die Anzahl der Wundinfektionen und die Verweildauer im Krankenhaus signifikant. Jedoch fand sich kein signifikanter Unterschied in Bezug auf postoperative Schmerzen, die Zeit bis zur Mobilisierung oder die Anzahl intraabdomineller Abszesse. Eine anschließende RCT bei Kindern ergab hinsichtlich der Verweildauer im Krankenhaus, der Zeit bis zur Rückkehr zur normalen Aktivität und der Anzahl intraabdomineller Abszesse keinen signifikanten Unterschied zwischen einem laparoskopischen Eingriff und der offenen Operation.

Nutzen und Schaden abzuwägen

Antibiotika im Vergleich zur Operation
Einer RCT zufolge reduziert die konservative Behandlung mit Antibiotika im Vergleich zur Appendektomie sowohl die postinterventionellen Schmerzen als auch den postinterventionellen Morphinverbrauch signifikant. Es zeigte sich jedoch, dass 35 % der Patienten nach einer konservativen Behandlung nach einem Jahr erneut mit akuter Appendizitis eingewiesen und anschließend appendektomiert werden.

Laparoskopischer Eingriff im Vergleich zur offenen Operation (bei Erwachsenen)
Einer systematischen Übersicht zufolge verringert ein laparoskopischer Eingriff im Vergleich zur offenen Operation signifikant die Anzahl der Wundinfektionen, den Schmerz am ersten Tag nach der Operation, die Verweildauer im Krankenhaus und die Zeit bis zur Rückkehr an den Arbeitsplatz, erhöht jedoch die Anzahl postoperativer intraabdomineller Abszesse signifikant.

Wirksamkeit unbekannt

Adjuvante Therapie mit Antibiotika (bei Kindern mit unkomplizierter Appendizitis)
Die Subgruppenanalyse einer systematischen Übersicht hat hinsichtlich der Anzahl an Wundinfektionen keinen signifikanten Unterschied zwischen einer Behandlung mit Antibiotika und der Kontrollgruppe ergeben. Eine nachfolgende RCT an Kindern ergab hin-

sichtlich der Wundinfektionen keinen signifikanten Unterschied zwischen einer Antibiotikaprophylaxe und der Kontrollgruppe, jedoch war die RCT u. U. zu klein, um einen klinisch bedeutsamen Unterschied auszuschließen.

Operation im Vergleich zu keiner Operation

Über den Vergleich zwischen einer Operation und einer Kontrollgruppe ohne Operation fanden sich keine RCTs.

Definition	Die akute Appendizitis ist eine Entzündung des Wurmfortsatzes.
Inzidenz/ Prävalenz	Die Inzidenz der akuten Appendizitis sinkt, auch wenn die Gründe dafür unklar sind. Das in den USA angegebene Lebenszeitrisiko einer Appendizitis beträgt 8,7 % beim Mann und 6,7 % bei der Frau, und in England und Wales werden jährlich 60 000 Fälle dokumentiert. Die Appendizitis ist der häufigste chirurgische Notfall, der einer Operation bedarf.
Ätiologie/ Risikofaktoren	Die Ätiologie der Appendizitis ist trotz verschiedener bestehender Theorien ungewiss. Die meisten Theorien beziehen sich auf eine Verlegung des Lumens, die den Sekretabfluss verhindert und unausweichlich zu einem intraluminalen Druckanstieg in der Appendix führt. Dies wiederum kann anschließend zur Ischämie der Mukosa führen, und die Stase liefert ein ideales Milieu für ein bakterielles Überwachstum. Mögliche Ursachen der Verlegung sind Kotsteine (oft infolge einer Obstipation), eine Hyperplasie des lymphatischen Gewebes oder ein Zökumkarzinom.
Prognose	Die Prognose einer unbehandelten Appendizitis ist nicht bekannt, eine spontane Auflösung wurde bei mindestens einer von 13 Episoden dokumentiert. Das erneute Auftreten einer Appendizitis im Anschluss an eine konservative Behandlung sowie rezidivierende Abdominalsymptome bei gewissen Patienten sprechen dafür, dass es u. U. auch eine chronische sowie eine rezidivierende akute bzw. subakute Appendizitis gibt. Die Standardtherapie bei akuter Appendizitis ist die Appendektomie. Die Mortalität der Appendizitis beträgt weniger als 0,3 % und steigt nach einer Perforation auf 1,7 %. Die häufigste Komplikation einer Appendizitis ist die in 5–33 % der Fälle eintretende Wundinfektion. Die Bildung eines intraabdominellen Abszesses ist seltener und tritt bei 2 % der Appendektomien auf. Eine in der Kindheit perforierte Appendix scheint bei der Frau keine negativen Spätfolgen für die Fertilität zu haben.

Helicobacter-pylori-Infektion

Suchdatum: August 2001

Brendan Delaney, Paul Moayyedi und David Forman

Frage **Welche Effekte haben unterschiedliche Behandlungsmethoden?**

Nutzen belegt

H.-pylori-Eradikation zur Heilung und Prävention eines Duodenalulkusrezidivs

Systematische Übersichten und einer nachfolgenden RCT zufolge erhöht eine H.-pylori-Eradikation die 6-Wochen-Rate an geheilten Ulzera und senkt die 1-Jahres- Rezidivrate. Einer Metaanalyse von drei RCTs zufolge verringert die Eradikation im Vergleich zur Nichteradikation bei Patienten mit anamnestisch bekannten blutenden Duodenalulzera das 1-Jahres-Risiko für eine erneute Blutung (NNT 6).

H.-pylori-Eradikation zur Heilung und Prävention eines Magenulkusrezidivs

Einer systematische Übersicht zufolge heilen innerhalb von 6 Wochen nach Beginn einer H. pylori-Eradikation 83 % der Ulzera ab bei gleichzeitiger Senkung des 1-Jahres-Rezidivrisikos (NNT 3).

Nutzen wahrscheinlich

H.-pylori-Eradikation bei nichtulzeröser Dyspepsie

Einer systematischen Übersicht zufolge lassen sich durch Eradikation von H. pylori im Vergleich zu Placebo dyspeptische Symptome nach 3–12 Monaten signifikant verringeren (NNT 15).

H.-pylori-Eradikation statt Endoskopie bei Patienten mit ungeklärter Dyspepsie ohne Malignomrisiko

Einer systematischen Übersicht zufolge existieren keinen signifikanten Unterschiede hinsichtlich der Linderung dyspeptischer Symptome zwischen Eradikation nach H.-pylori-Testung ohne Endoskopie und der endoskopiegeleiteten Behandlung.

Einwöchige Dreifachkombination (ebenso gut wie eine zweiwöchige Behandlung)

Eine systematische Übersicht ergab anhand indirekter Vergleiche der H.-pylori-Eradikationstherapie nur unzureichende Belege dafür, dass zweiwöchige Therapieschemata hinsichtlich einer Verstärkung der H.-pylori-Eradikation nicht wirksamer sind als einwöchige.

Dreitägige Vierfachkombination (so gut wie eine einwöchige Dreifachkombination mit weniger Nebenwirkungen)

Eine RCT ergab beim Vergleich zwischen einer dreitägigen Vierfachkombination und einer einwöchigen Dreifachkombination keinen signifikanten Unterschied hinsichtlich der H.-pylori-Eradikation, zeigte aber, dass Patienten unter der dreitägigen Vierfachkombination signifikant weniger Nebenwirkungen hatten.

Dreifachkombination (im Vergleich zur dualen Therapie mehr E.-pylori-Eradikationen)

Über die Wirksamkeit verschiedener Eradikationsschemata in Bezug auf klinische Outcomes fanden sich weder eine systematische Übersicht noch RCTs. Einer systematischen Übersicht zufolge führen Dreifachkombinationsschemata im Vergleich zu dualen Therapieschemata bei mehr Patienten zur H.-pylori-Eradikation.

Wirksamkeit unbekannt

H.-pylori-Eradikation bei B-Zell-Lymphom des Magens

Es fanden sich keine RCTs über eine H.-pylori-Eradikation bei Patienten mit B-Zell-Lymphom des Magens. Beobachtungsstudien ergaben begrenzte Evidenz dafür, dass 60–93 % der Patienten mit lokalem, niedrigmalignem B-Zell-Lymphom auf eine H.-pylori-Eradikation ansprechen und dass dadurch eine Radikaloperation, Strahlentherapie oder Chemotherapie entbehrlich werden.

H.-pylori-Eradikation zur Prävention eines Magenkarzinoms (Adenokarzinom)

In Beobachtungsstudien fanden sich schlüssige Belege für einen Zusammenhang zwischen einer H.-pylori-Infektion und einem erhöhten Risiko für ein distales Adenokarzinom des Magens. Über die Effekte einer H.-pylori-Eradikation bei der Prävention eines Magenkarzinoms fanden sich keine RCTs. Eine RCT an Patienten mit Magenatrophie oder intestinaler Metaplasie ergab, dass eine H.-pylori-Eradikation im Vergleich zur Nichteradikation die Rückbildung von Hochrisikoläsionen nicht signifikant verstärkt.

H.-pylori-Eradikation statt Säuresuppression bei ungeklärter Dyspepsie

Es fanden sich keine RCTs einer initialen H.-pylori-Eradikation im Vergleich zur empirischen Säuresuppression.

Vergleich der Dreifachkombinationen untereinander

Über die Wirksamkeit verschiedener Eradikationsschemata in Bezug auf klinische Outcomes fanden sich weder eine systematische Übersicht noch RCTs. Einer systematischen Übersicht zufolge verbessert Clarithromycin (2 × 500 mg/d) im Vergleich zu Clarithromycin (2 × 250 mg/d) in Kombination mit einem Protonenpumpenhemmer und Amoxicillin die H.-pylori-Eradikation signifikant (NNT 11). Dieselbe Übersicht zeigte jedoch keinen signifikanten Unterschied zwischen Clarithromycin (2 × 500 mg/d) und Clarithromycin (2 × 250 mg/d) in Kombination mit einem Protonenpumpenhemmer und Metronidazol. Einer andere systematische Übersicht zufolge verbesserte eine Dreifachkombinationen mit Ranitidin plus Clarithromycin plus Metronidazol und Wismuthsubsalizylat im Vergleich zu einer Dreifachkombination mit Ranitidin plus Clarithromycin plus Amoxicillin und Wismuthsubsalizylat die Eradikation nach 5–7 Tagen signifikant. Zwei systematische Übersichten ergaben anhand indirekter Vergleiche zwischen RCTs begrenzte Evidenz dafür, dass Dreifachschemata mit Omeprazol und zwei Antibiotika regelmäßig hohe Eradikationsraten bewirken.

Nutzen unwahrscheinlich

H.-pylori-Eradikation bei Patienten mit gastroösophagealer Refluxkrankheit

Eine RCT bei Patienten mit gastroösophagealer Refluxkrankheit ergab hinsichtlich eines symptomatischen Rezidivs keinen signifikanten Unterschied zwischen einer H.-pylori-Eradikation und Placebo.

Definition H. pylori ist ein gramnegativer, begeißelter, spiralförmiger Organismus, der im Magen zu finden ist und überwiegend in der Kindheit erworben wird. Der Erreger geht mit einer lebenslangen chronischen Gastritis einher und kann noch weitere Magen-Darm-Störungen verursachen.

Inzidenz/ Prävalenz Die Prävalenzraten variieren in der entwickelten Welt je nach Geburtskohorte und sozialer Klasse. Die Prävalenzraten der Infektion sind unter den vor 1950 Geborenen in den am höchsten entwickelten Ländern tendenziell viel höher (50–80 %) als bei den in jüngerer Zeit Geborenen (< 20 %). In vielen Entwicklungsländern hat die Infektion unabhängig vom Geburtsjahrgang eine hohe Prävalenz (80–95 %). Man ist der Ansicht, dass die Prävalenz unter Erwachsenen eher das Fortbestehen einer historisch höheren Rate an Infektionen in der Kindheit als einen verstärkten Erwerb im Laufe des Lebens darstellt.

Ätiologie/ Risikofaktoren Beengte Wohnverhältnisse in Verbindung mit Kinderarmut führen zur erhöhten Übertragung und zu höheren Prävalenzraten. Die Reinfektionsraten unter Erwachsenen sind niedrig und betragen weniger als 1 % pro Jahr.

Prognose Es wird davon ausgegangen, dass eine H.-pylori-Infektion ursächlich mit der Entstehung von Magen- und Duodenalulzera, eines B-Zell-Lymphoms des Magens sowie eines distalen Magenkarzinoms zusammenhängt. Etwa 15 % der H.-pylori-Infizierten entwickeln ein peptisches Ulkus, und 1 % der Betroffenen entwickelt im Laufe des Lebens ein Magenkarzinom. Die H.-pylori-Infektion geht nicht mit einer speziellen Form dyspeptischer Symptome einher.

Kolondivertikulose

Suchdatum: Juni 2001

John Simpson und Robin Spiller

Frage **Welche Effekte haben unterschiedliche Behandlungsmethoden?**

Nutzen wahrscheinlich

Rifaximin (bei unkomplizierter Divertikulose)
Einer RCT zufolge erhöht oral verabreichtes Rifaximin plus Glucomannan-Polysaccharide im Vergleich zu Glucomannan plus Placebo signifikant die Anzahl von Patienten mit unkomplizierter Divertikulose, welche nach zwölfmonatiger Behandlung symptomfrei sind.

Wirksamkeit unbekannt

Kleie und Plantago ovata (Psyllium, Ispaghula) (bei unkomplizierter Divertikulose)
Zwei kleine RCTs ergaben hinsichtlich der Symptomlinderung bei unkomplizierter Divertikulose keine eindeutige Wirksamkeit von Kleie und den Schalen von *Plantago ovata* (Psyllium, Ispaghula) im Vergleich zu Placebo.

Nahrungsergänzungen in Form von Ballaststoffen (zur Verhinderung von Komplikationen einer Divertikulose)
Es fanden sich keine RCTs über den Rat zu einer ballaststoffreichen Ernährung oder zu Nahrungsergänzungen in Form von Ballaststoffen, um bei Patienten mit Divertikulose Komplikationen zu verhindern.

Elektive Operation (bei unkomplizierter Divertikulose)
An Patienten mit unkomplizierter Divertikulose durchgeführte RCTs fanden sich nicht.

Laktulose (bei unkomplizierter Divertikulose)
Eine RCT ergab hinsichtlich der Anzahl von Patienten, die ihren Zustand nach 12 Wochen als „stark gebessert" (nicht definiert) bezeichneten, keinen signifikanten Unterschied zwischen Laktulose und einer ballaststoffreichen Ernährung.

Medikamentöse Behandlung (bei akuter Divertikulitis)
Es fanden sich keine RCTs zum Vergleich medikamentöser Behandlung mit Placebo. Eine RCT, in der verschiedene Antibiotika miteinander verglichen wurden, ergab hinsichtlich der klinischen Heilung bei Patienten mit klinisch gesicherter, nicht operationsbedürftiger akuter Divertikulitis keine signifikanten Unterschiede.

Methylzellulose (bei unkomplizierter Divertikulose)
Eine kleine RCT ergab nach 3 Monaten hinsichtlich des durchschnittlichen Symptomenscores keinen signifikanten Unterschied zwischen Methylzellulose und Placebo.

Operation (bei akuter Divertikulitis)
Es fand sich keine RCT zum Vergleich von Operation mit Kontrollgruppen ohne Operation oder konservativer Behandlung. Eine RCT, in der die akute Resektion des Sigmoids mit Transversostomie ohne akute Resektion verglichen wurde, ergab hinsichtlich der Mortalitätsraten keinen signifikanten Unterschied zwischen den Behandlungsformen. Eine zweite RCT, in der die primäre mit der sekundären Resektion des Sigmoids verglichen wurde, ergab hinsichtlich der Mortalitätsraten keinen signifikanten Unterschied, auch

wenn die primäre Resektion mit signifikant niedrigeren Raten einer postoperativen Peritonitis und notfallmäßigen Reoperation einherging.

Definition Kolondivertikel sind Schleimhautausstülpungen durch die Dickdarmwand hindurch. Oft werden sie von Strukturveränderungen begleitet (Elastose der Taenia coli, Verdickung der Muskulatur und Faltungen der Mukosa). Gewöhnlich handelt es sich um multiple Divertikel, die meist im Colon sigmoideum gelegen sind.

Inzidenz/ Prävalenz In Großbritannien steigt die Inzidenz der Divertikulose mit dem Alter an: Etwa 5 % der Menschen sind in ihrem 5. und etwa 50 % im 9. Lebensjahrzehnt betroffen. Die Divertikulose kommt in entwickelten Ländern häufig vor, auch wenn ihre Prävalenz unter westlichen Vegetariern bei ballaststoffreicher Ernährung niedriger ist. Im ländlichen Afrika und Asien ist die Divertikulose nahezu unbekannt.

Ätiologie/ Risikofaktoren Zwischen ballaststoffarmen Ernährungsweisen und Kolondivertikulose besteht ein Zusammenhang. Prospektive Beobachtungsstudien haben ergeben, dass sowohl körperliche Aktivität als auch eine ballaststoffreiche Ernährung mit einem niedrigeren Divertikuloserisiko einhergehen. Eine Fallkontrollstudie zeigte einen Zusammenhang zwischen der Einnahme nichtsteroidaler Antiphlogistika und der Entstehung schwerer, divertikelbedingter Komplikationen wie perikolischer Abszess, generalisierte Peritonitis, Blutung und Fistelbildung. Menschen in Japan, Singapur und Thailand entwickeln Divertikel überwiegend auf der rechten Seite des Kolons.

Prognose Bei 10–20 % der Personen mit Divertikeln kommt es irgendwann im Leben zu Symptomen. Unklar ist, warum manche Menschen Symptome entwickeln und andere nicht. Selbst nach erfolgreicher konservativer Behandlung einer akuten Divertikulitis leiden nahezu zwei Drittel der Betroffenen unter wiederkehrenden Schmerzen im Unterleib. Eine rezidivierende Divertikulitis wird bei 7–35 % der Patienten mit Divertikulose beobachtet, und nach der Erholung von der ersten Attacke beträgt das kalkulierte jährliche Risiko einer weiteren Attacke 3 %. Etwa die Hälfte der Rezidive tritt innerhalb eines Jahres nach der Erstepisode und 90 % der Rezidive treten innerhalb von 5 Jahren auf. Komplikationen einer Divertikulose (Perforation, Stenosierung, Blutung und Fistelbildung) sind bei jeweils 5 % der Patienten mit Kolondivertikeln zu beobachten, die über Zeiträume zwischen 10 und 30 Jahren nachuntersucht werden. Es kann auch zur intraabdominellen Abszessbildung kommen.

Kolorektale Karzinome

Suchdatum: August 2001

Charles Maxwell-Armstrong und John Scholefield

Frage **Welche Effekte haben unterschiedliche Behandlungsmethoden?**

Nutzen belegt

Adjuvante Chemotherapie

Zwei systematischen Übersichten an Patienten mit Kolonkarzinom zufolge reduziert eine adjuvante Chemotherapie die Mortalität nach 5 Jahren signifikant. Nachfolgende RCTs haben gezeigt, dass dieser Effekt auf die Untergruppe der Patienten mit einem Kolonkarzinom im Dukes-Stadium C begrenzt ist. Einer nachfolgenden RCT an Patienten mit Kolonkarzinom im Dukes-Stadium B zufolge hat eine adjuvante Chemotherapie mit hoch dosierter Folsäure im Vergleich zu niedrig dosierter Folsäure nach 3 Jahren weder auf die Mortalität noch auf die Anzahl der Tumorrezidive eine signifikante Wirkung.

Nutzen und Schaden abzuwägen

Präoperative Strahlentherapie

Einer systematischen Übersicht an Patienten mit Rektumkarzinom zufolge senkt eine präoperative Strahlentherapie im Vergleich zur alleinigen Operation das Risiko von Lokalrezidiven und die Mortalität nach 5 Jahren signifikant. Eine Studie an Patienten mit einem Rektumkarzinom in den Dukes-Stadien B und C, in der ein kurzer Zyklus einer präoperativen Strahlentherapie mit einem längeren Zyklus einer postoperativen Strahlentherapie verglichen wurde, ergab hinsichtlich des Überlebens keinen signifikanten Unterschied zwischen beiden Therapieformen, zeigte jedoch, dass die präoperative Strahlentherapie die Anzahl lokaler Tumorrezidive nach 5 Jahren signifikant verringerte (NNT 11). Einer systematischen Übersicht zufolge erhöht eine präoperative Strahlentherapie die postoperative Morbidität signifikant.

Wirksamkeit unbekannt

Routine-Nachsorge

Eine systematische Übersicht und eine nachfolgende RCT an Patienten mit kolorektalem Karzinom haben hinsichtlich der Wirksamkeit einer Routine-Nachsorge widersprüchliche Belege ergeben.

Mesorektumexzision

Zur Mesorektumexzision bei Patienten mit Rektumkarzinom fanden sich keine RCTs. Beobachtungsstudien sprechen dafür, dass die Mesorektumexzision im Vergleich zur Kontrollgruppe die Rate der Lokalrezidive nach einem Jahr senken kann.

Definition

Das kolorektale Karzinom ist eine maligne Neoplasie, die aus der inneren Epithelauskleidung (Mukosa) des Dickdarms (Kolon und Rektum) hervorgeht. Nahezu zwei Drittel der kolorektalen Karzinome treten im Rektum oder im Sigmoid auf. Ein kolorektales Karzinom lässt sich nach den Stadien Dukes A, B und C klassifizieren.

Inzidenz/ Prävalenz

Kolorektale Karzinome sind die dritthäufigsten Malignome in den entwickelten Ländern. Jährlich sind sie für 20 000 Todesfälle in Großbritannien und für 60 000 Todesfälle in den USA verantwortlich. Auch wenn sich die

Inzidenz und die Mortalität kolorektaler Karzinome in den vergangenen 40 Jahren kaum verändert haben, so ist die Inzidenz der Erkrankung dennoch sowohl in Großbritannien als auch in den USA in letzter Zeit gesunken. In Großbritannien gelangt über ein Viertel der Patienten mit kolorektalem Karzinom notfallmäßig entweder mit einem Ileus oder mit einer Perforation zur Aufnahme.

Ätiologie/ Risikofaktoren Das Kolonkarzinom betrifft Mann und Frau nahezu gleich häufig, meist im Alter zwischen 60 und 80 Jahren. Das Rektumkarzinom kommt häufiger beim Mann vor. Die Pathogenese kolorektaler Karzinome umfasst genetische ebenso wie umweltbedingte Faktoren. Der wichtigste umweltbedingte Faktor ist möglicherweise die Ernährung.

Prognose Die Fünf-Jahres-Überlebensrate beträgt insgesamt 50 % und hat sich in den vergangenen 40 Jahren nicht verändert. Die krankheitsspezifische Mortalität nimmt in den Krebsregistern sowohl der USA als auch Großbritanniens ab, jedoch sind die Gründe dafür unklar. Bei über 80 % der Betroffenen wird in kurativer Absicht eine Operation durchgeführt, jedoch kommt es in der Hälfte der Fälle zum Rezidiv.

Magenkarzinom

Suchdatum: September 2001

Peter McCulloch

Frage **Welche Effekte haben unterschiedliche Behandlungsmethoden?**

Nutzen wahrscheinlich

Vollständige Resektion
Es ist unwahrscheinlich, dass RCTs zu einer vollständigen chirurgischen Exzision durchgeführt werden. Beobachtungsstudien und eine multivariate Analyse von RCTs haben einen engen Zusammenhang zwischen dem Überleben und der vollständigen chirurgischen Exzision des Primärtumors ergeben.

Subtotale Gastrektomie (so effektiv wie eine totale Gastrektomie) bei resezierbaren distalen Tumoren
RCTs an Patienten mit Primärtumoren im distalen Magen haben hinsichtlich der Fünf-Jahres-Überlebensrate oder der postoperativen Mortalität keinen signifikanten Unterschied zwischen der totalen und der subtotalen Gastrektomie ergeben.

Wirksamkeit unbekannt

Adjuvante Chemotherapie
Systematische Übersichten und nachfolgende RCTs haben begrenzte Evidenz dafür ergeben, dass eine adjuvante Chemotherapie im Vergleich zur alleinigen Operation das Überleben verlängert. Eine systematische Übersicht und eine anschließende RCT an Japanern führten hinsichtlich der Effekte einer adjuvanten Chemotherapie im Vergleich zur alleinigen Operation auf das Überleben zu widersprüchlichen Resultaten. Einer RCT zufolge steigert eine adjuvante Chemotherapie im Vergleich zur alleinigen Operation postoperative Komplikationen signifikant. Das Ausmaß eines Nutzens bleibt unklar, und viele Schemata einer adjuvanten Chemotherapie wurden nicht in vollem Umfang in RCTs ausgewertet.

Konservative Lymphadenektomie (ebenso effektiv wie die radikale Lymphadenektomie)
Zwei RCTs, in denen die konservative mit der radikalen Lymphadenektomie verglichen wurde, ergaben hinsichtlich der Fünf-Jahres-Überlebensraten keinen signifikanten Unterschied. Einer RCT zufolge erhöht die radikale im Vergleich zur konservativen Lymphadenektomie die perioperative Mortalität signifikant.

Unwirksamkeit oder Schädlichkeit wahrscheinlich

Entfernen angrenzender Organe
Retrospektiven Analysen von Beobachtungsstudien und RCTs an Patienten mit Magenkarzinom zufolge erhöht das Entfernen zusätzlicher Organe (Milz und distales Pankreas) im Vergleich zur Kontrollgruppe Morbidität und Mortalität.

Definition Ein Magenkarzinom ist gewöhnlich ein Adenokarzinom, das im Magen entsteht und Tumoren umfasst, die aus der Übergangszone zwischen Ösophagus und Magen oder dem Bereich knapp darunter hervorgehen (Typ II und III). Das Staging der Tumoren erfolgt anhand ihres Invasions- und Ausbreitungsgrades (Tab. 1, S. 84).

Inzidenz/ Prävalenz

Die Inzidenz des Magenkarzinoms variiert zwischen den einzelnen Ländern und nach Geschlecht (Inzidenz auf 100 000 Einwohner pro Jahr bei japanischen Männern ca. 80, bei japanischen Frauen 30, unter britischen Männern 10, bei weißen amerikanischen Männern 11 und unter weißen amerikanischen Frauen 7). Die Inzidenz ist in Nordamerika, Australien und Neuseeland seit 1930 dramatisch gesunken, in Europa verlief der Rückgang hingegen langsamer. In den USA ist das Magenkarzinom bei bestimmten ethnischen Gruppen noch immer recht häufig, vor allem bei Amerikanern japanischer Abstammung und bei verschiedenen hispanischen Gruppen. Die Inzidenz eines Karzinoms des proximalen Magens und der gastroösophagealen Übergangszone steigt in den meisten westlichen Ländern rasch an, die Gründe dafür sind jedoch recht unklar.

Ätiologie/ Risikofaktoren

Das distale Magenkarzinom steht in engem Zusammenhang mit einer lebenslangen Infektion mit *Helicobacter pylori* sowie mit einer unzureichenden Aufnahme antioxidativer Vitamine (A, C und E). In Westeuropa und Nordamerika hängt das Magenkarzinom mit sozioökonomisch beengten Verhältnissen zusammen. Das proximale Magenkarzinom steht in engem Zusammenhang mit dem Rauchen (OR ca. 7) und hängt vielleicht mit einem gastroösophagealen Reflux, Übergewicht/Adipositas, hoher Fettaufnahme und einem mittleren bis hohen sozioökonomischen Status zusammen.

Prognose

Das invasive Magenkarzinom (Stadium T_2 bis T_4) verläuft ohne Operation letal. Ab dem Zeitpunkt der Diagnose beträgt die durchschnittliche Überlebenszeit ohne Behandlung 6 Monate. Ein in oder unterhalb der Mukosa gelegener Tumor (Stadium T_1) kann über mehrere Jahre hinweg langsam zum invasiven Karzinom fortschreiten. In den USA zeigen 50 % der Patienten, bei denen kürzlich ein Magenkarzinom diagnostiziert wurde, Lymphknotenmetastasen oder eine Beteiligung benachbarter Organe. Nach makro- und mikroskopisch vollständiger Resektion (R0) hängt die Prognose stark vom Erkrankungsstadium und besonders von einem Eindringen in die Serosa (Stadium T_3) sowie von einer Lymphknotenbeteiligung ab. Die Fünf-Jahres-Überlebensraten reichen von über 90 % bei einem innerhalb der Mukosa gelegenen Tumor bis zu etwa 20 % bei Patienten mit einem Tumor im Stadium T_3N_2 (Tab. 1). In Japan wird bei Patienten mit fortgeschrittener Erkrankung über ein Fünf-Jahres-Überleben von ca. 50 % berichtet, jedoch bleibt die Erklärung für den Unterschied unklar. Vergleiche zwischen der japanischen und westlichen Praxis werden durch Faktoren wie Alter, Fitness und Krankheitsstadium sowie die Tumorlokalisation gestört, da viele westliche Reihen auch Adenokarzinome der gastroösophagealen Übergangszone beinhalten, bei denen die Überlebensrate postoperativ viel niedriger liegt.

Kommentar

Hans-Joachim Schmoll

Das Kapitel zum Magenkarzinom enthält relevante Informationen über die möglichen Behandlungsverfahren zum Magenkarzinom im Früh- und Spätstadium. Berücksichtigt wurden chirurgische Verfahren und perioperative Behandlung, z. B. adjuvante Chemotherapie, kombinierte Chemo- und Strahlentherapie, Umfang der operativen Eingriffe usw. Aufgrund der detaillierten Analyse aller relevanten Veröffentlichungen, insbesondere von

RCTs, stützen die Schlussfolgerungen und Empfehlungen das aktuelle Vorgehen auf der Grundlage wissenschaftlicher Erkenntnisse. Die Darstellung eignet sich hervorragend als Leitfaden für die klinische Entscheidungsfindung, insbesondere auch für die Definition von Kontrollgruppen für RCTs und die Festlegung der Standardbehandlung auf der Grundlage klinischer Studien. Die Literaturliste ist sehr umfassend und hat alle relevanten themenbezogenen Studien identifiziert. Insgesamt kann dieses Kapitel als überaus hilfreiche, aktuelle Quelle über die Diagnostik und Behandlung bei Magenkrebs angesehen werden.
Spezielle Kommentare: Die Autoren stellen fest, dass die Datenlage zur adjuvanten Chemotherapie sowie zur adjuvanten kombinierten Chemo- und Strahlentherapue nach kompletter Resektion nicht ausreichen, um eine dieser Behandlungsmaßnahmen als Standardtherapie zu empfehlen. Allerdings steht dies im Widerspruch zur Interpretation der Ergebnisse der American Intergroup Study (AIS) durch verschiedene US-amerikanische und wahrscheinlich auch europäische Arbeitsgruppen. Trotz der qualitativen Schwächen der AIS konnte hier ein hochsignifikanter und klinisch relevanter Benefit für das Überleben von Patienten mit Stadium T1B-T4 infolge postoperativer Behandlung mit 5FU plus Strahlentherapie im Bereich der ehemaligen Tumorlokalisation in voller Dosis nachgewiesen werden. Die Ergebnisse der AIS sollten höher bewertet werden und einer möglichen neuen Standardbehandlung zugrunde gelegt werden.

Tabelle 1 **Stadieneinteilung des Magenkarzinoms.**

Stadium	Beschreibung / histologischer Befund
T1	Beschränkung auf Mukosa +/– Submukosa
T2	Befall der Muskularis propria
T3	Tumor durchbricht Serosa ohne Infiltration der Nachbarorgane
T4	Tumorbefall auch der Nachbarorgane
N0	Keine Lymphknotenmetastasen
N1	Lokale (perigastrische) Lymphknotenmetastasen
N2	Regionale Lymphknotenmetastasen
N3	Disseminierter intraabdominaler Lymphknotenbefall
M0	Keine Fernmetastasen
M1	Fernmetastasen

Diabetes mellitus: Blutzucker-Kontrolle

Suchdatum: September 2001

William Herman

Frage **Welche Effekte hat eine intensivierte im Vergleich zur herkömmlichen Blutzucker-Kontrolle?**

Nutzen belegt

Intensivierte Kontrolle einer Hyperglykämie bei Patienten im Alter von 13–75 Jahren

Eine systematische Übersicht und große nachfolgende RCTs an Patienten mit Typ-1- und Typ-2-Diabetes ergaben sehr aussagekräftige Belege dafür, dass eine intensivierte im Vergleich zur herkömmlichen Blutzucker-Kontrolle die Entwicklung und das Fortschreiten mikrovaskulärer und neuropathischer Komplikationen signifikant verringert. Einer zweiten systematischen Übersicht zufolge geht eine intensivierte im Vergleich zur herkömmlichen Behandlung mit einer geringen Senkung des kardiovaskulären Risikos einher.
RCTs zufolge erhöht eine intensivierte Behandlung die Inzidenz der Hypoglykämie und der Gewichtszunahme, ohne negative Auswirkungen auf die neuropsychologische Funktion und die Lebensqualität zu haben.
Großen RCTs zufolge nehmen diabetische Komplikationen mit einem Anstieg der HbA_{1c} Konzentrationen über den nichtdiabetischen Bereich hinaus zu.
Der Nutzen einer intensivierten Behandlung wird eingeschränkt durch die Komplikationen eines fortgeschrittenen Diabetes (z. B. Blindheit, Endstadium einer Nierenerkrankung oder eine Herz-Kreislauf-Erkrankung), eine bedeutende Begleiterkrankung sowie eine herabgesetzte Lebenserwartung.

Nutzen und Schaden abzuwägen

Intensivierte Kontrolle der Hyperglykämie bei häufiger schwerer Hypoglykämie

Die Vorteile einer intensivierten Therapie der Hyperglykämie werden oben beschrieben. Es ist schwierig, den Nutzen geringerer Komplikationen gegen den Schaden eines erhöhten Hypoglykämierisikos abzuwägen. Das Risiko einer intensivierten Behandlung wird erhöht durch eine anamnestisch bekannte schwere Hypoglykämie oder unbemerkte Hypoglykämien, durch eine fortgeschrittene autonome Neuropathie oder Herz-Kreislauf-Erkrankung sowie durch eine beeinträchtigte Fähigkeit, eine Hypoglykämie zu entdecken und zu behandeln (etwa auf Grund eines veränderten Geisteszustandes, von Immobilität oder mangelnder sozialer Unterstützung). Bei Patienten, bei denen die Wahrscheinlichkeit besteht, dass sie aus einer intensivierten Therapie nur begrenzten Nutzen ziehen oder gar einem höheren Risiko ausgesetzt sind, kann es besser sein, weniger hoch gesteckte Ziele der Blutzucker-Überwachung auszuhandeln, die die selbstbestimmten Versorgungsziele der Person und deren Bereitschaft zu Veränderungen der Lebensweise widerspiegeln.

Definition Diabetes mellitus bildet eine Gruppe von Erkrankungen, die durch Hyperglykämie charakterisiert sind. Die Definitionen variieren leicht; eine aktuelle US-amerikanische Definition lautet: Nüchternplasmaglukose ≥ 7,0 mmol/l oder ≥ 11,1 mmol/l nach einer Glukosebelastung von 75 g bei zwei oder mehr Gelegenheiten. Die intensivierte Behandlung ist ausgelegt, um Blutzucker-Werte zu erreichen, die dem nichtdiabetischen Niveau möglichst nahe kommen. Die Komponenten einer solchen Behandlung sind Schulung, Beratung, Überwachung, Selbst-Management sowie pharmakologische Behandlung mit Insulin oder oralen Antidiabetika, um spezifische Blutzucker-Zielwerte zu erreichen.

Inzidenz/ Prävalenz Diabetes wird in den USA bei etwa 5 % der Erwachsenen im Alter von 20 Jahren oder darüber diagnostiziert. Weitere 2,7 % haben einen undiagnostizierten Diabetes auf der Grundlage des Nüchternblutzuckers. Die Prävalenz ist bei Mann und Frau ähnlich, wobei Diabetes jedoch bei manchen ethnischen Gruppen häufiger vorkommt. Die Prävalenz bei Personen im Alter von 40–74 Jahren ist im vergangenen Jahrzehnt gestiegen.

Ätiologie/ Risikofaktoren Diabetes entsteht durch unzureichende Insulinsekretion, durch eine verminderte Wirkung von Insulin oder beides. Viele Prozesse können daran beteiligt sein, angefangen von einer autoimmun bedingten Zerstörung der Betazellen des Pankreas bis hin zu noch immer unklaren Anomalien, die zur Resistenz gegen die Wirkung des Insulins führen. An beiden Mechanismen sind genetische Faktoren beteiligt. Beim Typ-1-Diabetes besteht absoluter Insulinmangel. Am Typ-2-Diabetes sind Insulinresistenz und die Unfähigkeit des Pankreas zur Kompensation beteiligt. Schon viele Jahre vor der Diagnose kann eine Hyperglykämie bestehen, die ohne Symptome bleibt, aber ausreicht, um Gewebsschäden zu verursachen.

Prognose Eine schwere Hyperglykämie verursacht zahlreiche Symptome, darunter Polyurie, Polydipsie, Gewichtsabnahme und verschwommenes Sehen. Akute, lebensbedrohende Folgen eines Diabetes sind eine Hyperglykämie mit Ketoazidose oder das nichtketotische hyperosmolare Syndrom. Es besteht erhöhte Anfälligkeit für bestimmte Infektionen. Zu den langfristigen Komplikationen eines Diabetes gehören eine Retinopathie (mit potenziellem Sehverlust), Nephropathie (die zum Nierenversagen führt), periphere Neuropathie (mit erhöhtem Risiko für Fußgeschwüre, Amputationen und Charcot-Gelenken), autonome Neuropathie (mit kardiovaskulären, gastrointestinalen und urogenitalen Funktionsstörungen) sowie ein stark erhöhtes Risiko von Atheromen der großen Gefäße (mit Schlaganfall, Myokardinfarkt oder peripherer Gefäßerkrankung als makrovaskuläre Komplikationen). Auch die physischen, emotionalen und sozialen Auswirkungen eines Diabetes sowie die Anforderungen einer intensivierten Behandlung können für Betroffene und ihre Familie Probleme schaffen. Eine systematische Übersicht (Suchdatum 1998) von Beobachtungsstudien an Patienten mit Typ-2-Diabetes ergab einen positiven Zusammenhang zwischen erhöhtem Blutzucker und Mortalität. Ein minimaler Schwellenbereich zeigte sich nicht.

Diabetes mellitus: Fußgeschwüre und Amputationen

Suchdatum: September 2001

Hertzel Gerstein und Dereck Hunt

Frage Welche Effekte haben präventive Interventionen?

Nutzen belegt

Screening und Überweisung an Spezialsprechstunden für Fußpflege (verringert größere Amputationen bei gefährdeten Personen)
Einer anhand einer systematischen Übersicht aufgefundene RCT zufolge senkt ein Screening- und Schutzprogramm gegen Diabetes (welches auch die Überweisung in eine Spezialsprechstunde für Fußpflege beinhaltete) im Vergleich zur üblichen Versorgung das Risiko einer größeren Amputation nach 2 Jahren signifikant (NNT 91).

Wirksamkeit unbekannt

Schulung (Ulkusrezidiv und größere Amputation)
Zur Wirksamkeit einer Schulung für die Prävention diabetischer Fußkomplikationen fanden sich keine RCTs. Einer nichtrandomisierten Studie zufolge führt eine spezielle Schulung in Fußpflege im Vergleich zur Routineschulung in Diabetesversorgung nach 2 Jahren zu einer signifikanten Abnahme von Ulkusrezidiven (NNT 10) und größeren Amputationen (NNT 14).

Orthopädisches Schuhwerk (Ulkusrezidiv)
Über orthopädisches Schuhwerk fanden sich keine RCTs. Eine anhand einer systematischen Übersicht aufgefundene, nichtrandomisierte, kontrollierte RCT zeigte, dass (nach den Towley-Richtlinien angefertigtes) orthopädisches Schuhwerk im Vergleich zu gewöhnlichen Schuhen das erneute Auftreten eines Ulkus nach einem Jahr signifikant verringerte (NNT 4).

Frage Welche Effekte haben unterschiedliche Behandlungsmethoden?

Nutzen belegt

Druckentlastung durch nichtentfernbare Schiene (Heilung eines nichtinfizierten Fußgeschwürs)
Einer RCT zufolge verbessert eine Druckentlastung mittels Vollkontaktschiene im Vergleich zu herkömmlichen Verbandwechseln die Heilung eines nichtinfizierten Fußgeschwürs signifikant. RCTs zufolge verbessert eine Druckentlastung entweder mittels Vollkontaktschiene oder durch nichtentfernbare Fiberglasschienen im Vergleich zu abnehmbaren Schienen oder Schuhen die Heilung eines nichtinfizierten Fußgeschwürs nach 12 Wochen signifikant (NNT 4).

Nutzen wahrscheinlich

Menschliche Haut aus Hautzellkulturen (Heilung eines nichtinfizierten Fußgeschwürs)

Eine systematische Übersicht ergab bei Patienten mit nichtinfiziertem Fußgeschwür im Vergleich zu Kontrollen eine nichtsignifikante Zunahme der Ulkusheilung unter menschlicher Haut aus Hautzellkulturen (Dermagraft, wöchentlich über 8 Wochen).

Systemischer hyperbarer Sauerstoff (infizierte Geschwüre)

Einer RCT an Patienten mit schwer infizierten Fußgeschwüren zufolge senkt systemischer hyperbarer Sauerstoff bei üblicher Versorgung im Vergleich zur üblichen Versorgung allein das Risiko einer Fußamputation nach 10 Wochen signifikant (NNT 5). Eine weitere kleine und kurze RCT ergab hinsichtlich des Risikos einer größeren Amputation nach 2 Wochen keinen signifikanten Unterschied.

Topisch verabreichte Wachstumsfaktoren (Heilung eines nichtinfizierten Fußgeschwürs)

Eine systematische Übersicht ergab bei Patienten mit nichtinfizierten Fußgeschwüren im Vergleich zu Placebo unzureichende Belege für die Wirksamkeit von vier verschiedenen topischen Wachstumsfaktoren hinsichtlich der Ulkusheilungsrate.

Definition	Ein diabetisches Fußgeschwür bedeutet, dass die Dermis des Fußes einer Person mit Diabetes in ihrer vollen Dicke durchbrochen wird. Der Schweregrad eines Ulkus wird oft nach dem Wagner-System klassifiziert: Als Ulkus 1. Grades werden oberflächliche Geschwüre bezeichnet, die die Haut in all ihren Schichten, nicht jedoch darunter liegendes Gewebe betreffen. Als Ulkus 2. Grades gelten tiefere Geschwüre, die bis zu den Ligamenten und Muskeln dringen, den Knochen jedoch nicht einbeziehen und keine Abszessbildung zeigen. Als Ulkus 3. Grades werden tiefe Geschwüre mit nachgewiesener Phlegmone und Abszessbildung bezeichnet, die oft durch eine Osteomyelitis kompliziert werden. Geschwüre mit nachgewiesener Gangrän werden als Ulkus 4. Grades eingeordnet, und Ulzera 5. Grades zeigen eine ausgedehnte Gangrän unter Beteiligung des gesamten Fußes.
Inzidenz/ Prävalenz	In australischen, finnischen, britischen und US-amerikanischen Studien wurde die jährliche Inzidenz von Fußgeschwüren bei Diabetikern mit 2,5–10,7 % und die jährliche Inzidenz von Amputationen mit 0,25–1,8 % dokumentiert.
Ätiologie/ Risikofaktoren	Zu den langfristige Risikofaktoren für Komplikationen am Fuß, wie Fußgeschwüren und Amputationen, gehören die Dauer eines Diabetes, ein schlecht gesteuerter Blutzucker und mikrovaskuläre Komplikationen (Retinopathie, Nephropathie und Neuropathie). Die aussagekräftigsten Prädiktoren für das Entstehen von Fußkomplikationen sind jedoch eine veränderte Sensibilität am Fuß sowie frühere Fußgeschwüre.
Prognose	Patienten mit Diabetes sind dem Risiko von Komplikationen an den unteren Extremitäten ausgesetzt. Dazu gehören Fußgeschwüre, Infektionen und Gefäßinsuffizienz. Die Amputation einer unteren Extremität ist indiziert, wenn die Komplikationen schwer sind und sich unter angemessener Behandlung nicht bessern. Neben der Beeinträchtigung der Lebensqualität bilden diese Komplikationen einen großen Teil der Kosten bei der Gesundheitsversorgung von Diabetikern. Die kumulative Fünf-Jahres-Rate bei Patienten mit geheilten Fußgeschwüren beträgt für ein Ulkusrezidiv 66 % und für eine Amputation 12 %.

Diabetes mellitus: kardiovaskuläre Erkrankungen

Suchdatum: August 2001

Ronald Sigal, Hilary Meggison und Janine Malcolm

Frage **Welche Effekte haben unterschiedliche Behandlungsmethoden?**

Nutzen belegt

Therapie einer Hypertonie (besser als Placebo)

Einer RCT an Patienten über 55 Jahre mit Diabetes und Hypertonie zufolge reduziert Nitrendipin oder Enalapril (mit oder ohne Hydrochlorothiazid) im Vergleich zu Placebo das Risiko eines kardiovaskulären Erstereignisses innerhalb von 2 Jahren signifikant (NNT 13), senkt jedoch die Gesamtmortalität nicht signifikant. Einer weiteren RCT an Diabetikern im Alter über 55 Jahre mit zusätzlichen kardialen Risikofaktoren und/oder einer kürzlich diagnostizierten Herz-Kreislauf-Erkrankung zufolge verringert der ACE-Hemmer Ramipril im Vergleich zu Placebo bedeutende kardiovaskuläre Komplikationen (NNT 22) und die Gesamtmortalität (NNT 32) innerhalb von 4,5 Jahren signifikant.

Thrombozytenaggregationshemmer

Einer RCT zufolge senkt Azetylsalizylsäure im Vergleich zu Placebo das Risiko eines ersten akuten Myokardinfarkts innerhalb von 5 Jahren signifikant (NNT 16). Eine weitere RCT an Patienten mit Diabetes und früherer Herz-Kreislauf-Erkrankung ergab innerhalb von 5 Jahren hinsichtlich des Risikos eines akuten Myokardinfarkts und der Gesamtmortalität keinen signifikanten Unterschied zwischen Azetylsalizylsäure und Placebo. Die Subgruppenanalyse einer RCT an Patienten mit instabiler Angina oder akutem Myokardinfarkt ohne ST-Hebung ergab, dass die Verabreichung eines Glykoprotein-IIb/IIIa-Hemmers (Tirofiban) zusätzlich zu Heparin das Risiko des Todes oder eines Myokardinfarkts nach 180 Tagen signifikant senkt (NNT 13).

Koronarbypass (CABG) im Vergleich zur perkutanen, transluminalen Koronarangioplastie (PTCA)

Einer großen RCT an Patienten mit Diabetes und koronarer Mehrgefäßerkrankung zufolge senkt ein Koronarbypass (CABG) im Vergleich zur perkutanen, transluminalen Koronarangioplastie (PTCA) die Mortalität oder die Myokardinfarktrate innerhalb von 8 Jahren signifikant (NNT 7). Eine andere RCT zeigte bei CABG im Vergleich zur PTCA nach 4 Jahren eine nichtsignifikante Senkung der Mortalität.

Lipidregulatoren (Statine und Fibrate)

RCTs an Patienten mit Diabetes und Dyslipidämie mit und ohne frühere Herz-Kreislauf-Erkrankung zufolge senken Statine oder Fibrate im Vergleich zu Placebo das Risiko eines akuten Myokardinfarkts signifikant.

Niedrigere Werte für den angestrebten Blutdruck

Großen RCTs an Patienten mit Diabetes und Hypertonie zufolge senkt eine engermaschige Kontrolle des Blutdrucks mit angestrebten diastolischen Blutdruckwerten ≤ 80 mmHg das Risiko bedeutender kardiovaskulärer Komplikationen.

Stent plus Glykoprotein-IIb/IIIa-Hemmer bei Patienten, die sich einer PTCA unterziehen

RCTs an Patienten mit Diabetes, die sich einer PTCA unterziehen, zufolge senkt die Kombination eines Stents mit einem Glykoprotein-IIb/IIIa-Hemmer (Abciximab) die Restenose-Raten und die schwere Morbidität signifikant.

Nutzen wahrscheinlich

ACE-Hemmer im Vergleich zu Kalziumantagonisten (als Initialbehandlung bei Hypertonie)

Einer systematischen Übersicht bei Patienten mit Typ-2-Diabetes zufolge verringern ACE-Hemmer im Vergleich zu Kalziumantagonisten als Initialbehandlung bei Hypertonie kardiovaskuläre Komplikationen signifikant (NNT 13).

Blutzuckerkontrolle

RCTs zufolge verringert eine Senkung des Blutzuckers durch Insulin, Sulfonylharnstoffe oder Metformin das Risiko eines erstmaligen akuten Myokardinfarkts. Einer großen RCT an Patienten mit früherem Myokardinfarkt zufolge senkt eine intensivierte Insulintherapie im Vergleich zur Standardbehandlung die Mortalität nach 3,4 Jahren signifikant (NNT 9).

Einstellen des Rauchens

Zur Raucherberatung fanden sich keine RCTs. Belege aus Beobachtungen und die Extrapolation anhand von Patienten ohne Diabetes sprechen dafür, dass eine Raucherberatung kardiovaskuläre Komplikationen wahrscheinlich verringert.

Wirksamkeit unbekannt

ACE-Hemmer im Vergleich zu Betablockern (als Initialbehandlung bei Hypertonie)

Eine große RCT ergab hinsichtlich der Anzahl kardiovaskulärer Ereignisse über 8 Jahre hinweg keinen signifikanten Unterschied zwischen dem ACE-Hemmer Captopril und dem Betablocker Atenolol.

PTCA im Vergleich zur Thrombolyse

Einer RCT an Patienten mit Diabetes und früherem akutem Myokardinfarkt zufolge senkt die PTCA im Vergleich zur Thrombolyse nach 30 Tagen Mortalität und kardiovaskuläre Komplikationen. Der Unterschied war jedoch nicht signifikant.

Screening auf ein hohes kardiovaskuläres Risiko

Zum Screening von Diabetikern auf ein hohes kardiovaskuläres Risiko fanden sich keine RCTs über das.

Definition

Diabetes mellitus: siehe die Definition im Abschnitt „Blutzucker-Kontrolle bei Diabetes“, S. 85. **Herz-Kreislauf-Erkrankung:** atherosklerotische Erkrankung des Herzens und/oder der Koronargefäße, der Hirngefäße oder peripherer Gefäße, welche zu klinischen Komplikationen wie akutem Myokardinfarkt, dekompensierter Herzinsuffizienz, plötzlichem Herztod, Schlaganfall bzw. Gangrän führt und/oder Revaskularisierungen erforderlich macht.

Inzidenz/ Prävalenz

Ein bedeutender Risikofaktor für eine Herz-Kreislauf-Erkrankung ist der Diabetes mellitus. In den USA sterben 60–75 % der Diabetikern an kardiovaskulären Ursachen. Die jährliche Inzidenz von Herz-Kreislauf-Erkrankungen ist bei Diabetikern erhöht (Männer: RR 2–3; Frauen: RR 3–4 adaptiert nach Alter und anderen kardiovaskulären Risikofaktoren). Bei etwa 45 % der weißen Diabetiker mittleren oder höheren Alters lässt sich eine Koronargefäßerkrankung nachweisen – verglichen mit etwa 25 % der Personen ohne Diabetes in denselben Populationen. In einer finnischen populationsbasierten Kohortenstudie (1059 Personen mit und 1373 Personen ohne Diabetes im Alter von 45–64 Jahren) war das Sieben-Jahres-Risiko eines akuten Myokardinfarkts bei Erwachsenen mit Diabetes und ohne frühere Herzerkrankung (20,2/100 Personenjahre) ebenso hoch wie bei Erwachsenen ohne Diabetes mit früherer Herzerkrankung (18,8/100 Personenjahre).

Ätiologie/ Risikofaktoren

Die üblichen Risikofaktoren einer Herz-Kreislauf-Erkrankung erhöhen das relative Risiko bei Diabetikern etwa im selben Ausmaß wie bei Nichtdiabetikern (siehe „Primärprävention", Abschnitt „Ätiologie/Risikofaktoren", S. 15). Eine prospektive Kohortenstudie (164 Frauen und 235 Männer mit Diabetes im Durchschnittsalter von 65 Jahren; 437 Frauen und 1 099 Männer ohne Diabetes im Durchschnittsalter von 61 Jahren, die nach akutem Myokardinfarkt durchschnittlich 3,7 Jahre nachbetreut wurden) ergab, dass verglichen mit Personen ohne Diabetes mehr Diabetiker starben (116/399 [29 %] vs. 204/1 536 [13 %]; RR 2,2; 95 % CI 1,8–2,7). Die Studie zeigte auch, dass das Mortalitätsrisiko nach einem Myokardinfarkt in Verbindung mit einem Diabetes bei Frauen höher war als bei Männern (HR adaptiert 2,7; 95 % CI 1,8–2,4 für Frauen vs. 1,3; 95 % CI 1–1,8 für Männer). Körperliche Inaktivität ist sowohl bei Männern als auch bei Frauen ein signifikanter Risikofaktor für Herz-Kreislauf-Komplikationen. Eine Kohortenstudie an Diabetikerinnen ergab, dass die Teilnahme an geringfügiger (< 1 h/Woche) körperlicher Aktivität oder keine Aktivität im Vergleich zu körperlicher Aktivität über mindestens 7 h/Woche mit einer Verdoppelung des Risikos einer kardiovaskulären Komplikation einhergeht. Eine weitere Kohortenstudie (1263 Diabetiker, durchschnittliche Nachuntersuchungszeit 12 Jahre) zeigte, dass niedrige Ausgangswerte der kardiorespiratorischen Fitness im Vergleich zu mäßiger bis hoher Fitness die Gesamtmortalität erhöhen (RR 2,9; 95 % CI 2,1–3,6). Darüber hinaus war die Gesamtmortalität bei Patienten ohne Freizeitaktivitäten in den vorangegangenen 3 Monaten höher als bei denen, die über eine körperliche Freizeitaktivität im selben Zeitraum berichteten (1,8; 95 % CI 1,3–2,5). Das absolute Risiko einer Herz-Kreislauf-Erkrankung ist bei Männern und Frauen mit Diabetes etwa gleich hoch. Zu den diabetesspezifischen kardiovaskulären Risikofaktoren gehören: die Dauer eines Diabetes im Erwachsenenalter (die Jahre eines Diabetes vor dem Alter von 20 Jahren tragen wenig zum Risiko einer Herz-Kreislauf-Erkrankung bei), erhöhte Blutzuckerspiegel (wiedergegeben durch den Nüchternblutzucker oder durch HbA_{1c}) sowie jeglicher Grad an Mikroalbuminurie (Albuminurie 30–299 mg/24 h). Patienten mit Diabetes tragen ein höheres Risiko koronarer Morbidität und Mortalität als Personen mit normalen Albuminkonzentrationen im Urin und vergleichbarer Dauer des Diabetes (RR 2–3). Eine klinische Proteinurie erhöht das Risiko größerer kardialer Komplikationen bei Typ-2- (RR 3) und Typ-1-Diabetes (RR 9) im Vergleich zu Patienten mit demselben Diabetestyp, aber normaler Albuminausscheidung. Eine epidemiologische Analyse von Diabetikern, die an der klinischen Heart-Outcomes-Prevention-Evaluation-Studie (HOPE) teilnahmen (3498 Patienten im Alter über 55 Jahre mit Diabetes und mindestens einem weiteren kardiovaskulären Risikofaktor, von denen 1140 [32 %] schon zu Beginn und bei der Nachuntersuchung nach 5 Jahren eine Mikroalbuminurie hatten) zeigte bei Patienten mit Mikroalbuminurie (Albumin/Kreatinin-Verhältnis ≥ 2,0 mg/mmol) im Vergleich zu Patienten ohne Mikroalbuminurie (RR adaptiert 1,97; 95 % CI 1,68–2,31) ein höheres Risiko sowohl für größere kardiovaskuläre Komplikationen als auch für die Gesamtmortalität (RR 2,15; 95 % CI 1,78–2,60). Die Studie zeigte auch eine Verbindung zwischen dem Albumin/Kreatinin-Verhältnis (ACR) und dem Risiko größerer kardiovaskulärer Komplikationen (ACR 0,22–0,57 mg/mmol: RR 0,85, 95 % CI 0,63–

1,14; ACR 0,58–1,62 mg/mmol: RR 1,11, 95 % CI 0,86–1,43; ACR 1,62–1,99 mg/mmol: RR 1,89, 95 % CI 1,52–2,36).

Prognose

Diabetes mellitus erhöht das Risiko der Mortalität und schweren Morbidität nach einem Koronarereignis (RR 1,5–3). Für dieses exzessive Risiko ist bei Diabetikern teilweise die erhöhte Prävalenz anderer kardiovaskulärer Risikofaktoren verantwortlich. Eine systematische Übersicht zeigte, dass eine „Stresshyperglykämie" bei Diabetikern, die wegen eines akuten Myokardinfarkts stationär aufgenommen wurden, im Vergleich zu niedrigeren Blutzuckerspiegeln mit erhöhter Klinikmortalität einherging (RR 1,7; 95 % CI 1,2–1,4). Eine große Kohortenstudie (91285 Männer im Alter von 40–84 Jahren, Fünf-Jahres-Nachuntersuchung) ergab eine jeweils höhere Gesamt- und KHK-spezifische Mortalität bei Diabetikern im Vergleich zu Männern, die weder eine KHK noch Diabetes hatten (RR altersbezogen 3,3; 95 % CI 2,6–4,1 bei Männern mit Diabetes, aber ohne KHK im Vergleich zu RR 2,3; 95 % CI 2,0–2,6 bei gesunden Personen – RR 5,6; 95 % CI 4,9–6,3 bei Männern mit KHK, aber ohne Diabetes im Vergleich zu RR 2,2; 95 % CI 2,0–2,4 bei gesunden Personen – RR 12,0, 95 % CI 9,9–14,6 bei Männern mit beiden Risikofaktoren im Vergleich zu RR 4,7; 95 % CI 4,0–5,4 bei gesunden Personen). Eine multivariate Analyse änderte diese Zusammenhänge nicht wesentlich. Diese Befunde stützen frühere Studien. Im Vergleich zu Personen ohne einen Risikofaktor geht allein Diabetes mellitus mit einem doppelten Anstieg des Risikos eines Todes durch alle Ursachen, einem dreifachen Anstieg des Risikos eines KHK-bedingten Todes sowie – bei Patienten mit bereits bestehender KHK – mit einem zwölffachen Anstieg des Risikos eines KHK-bedingten Todes einher.

Schilddrüsenunterfunktion, primäre

Suchdatum: Dezember 2001

Lars Kristensen und Birte Nygaard

Frage **Welche Effekte haben unterschiedliche Behandlungsmethoden bei klinischer (erkennbarer) Schilddrüsenunterfunktion?**

Nutzen belegt

Levothyroxin (L-Thyroxin)
Es fanden sich keine RCTs über die Effekte von Levothyroxin (L-Thyroxin) im Vergleich zu Placebo, jedoch herrscht Übereinstimmung dahingehend, dass eine Behandlung von Nutzen ist. Die Behandlung einer klinischen (erkennbaren) Schilddrüsenunterfunktion bzw. Hypothyreose mit Schilddrüsenhormon (Levothyroxin; L-Thyroxin) kann zur Hyperthyreose führen (herabgesetzte TSH-Spiegel).

Wirksamkeit unbekannt

Levothyroxin (L-Thyroxin) plus Liothyronin
Einer kleinen RCT zufolge bessert Levothyroxin plus Liothyronin im Vergleich zu Levothyroxin allein einige Teilmessgrößen der Stimmung und körperlicher Symptome. Eine weitere RCT ergab unzureichende Belege für die Effekte einer Kombinationsbehandlung mit Levothyroxin plus Liothyronin.

Frage **Welche Effekte haben unterschiedliche Behandlungsmethoden bei subklinischer Schilddrüsenunterfunktion?**

Wirksamkeit unbekannt

Levothyroxin (L-Thyroxin)
Einer RCT an Frauen mit biochemisch bestimmter subklinischer Hypothyreose zufolge bessert Levothyroxin (L-Thyroxin) im Vergleich zu Placebo Hauttrockenheit, Kälteempfindlichkeit und Obstipation nach einem Jahr, jedoch war die RCT nur klein und der Unterschied nicht signifikant. Zwei RCTs zeigten im Vergleich zu Placebo keine schlüssigen Ergebnisse hinsichtlich der Wirkung von Levothyroxin auf die kognitive Funktion. Die Behandlung einer subklinischen Hypothyreose mit Schilddrüsenhormon (Levothyroxin; L-Thyroxin) kann zur Hyperthyreose führen (herabgesetzte TSH-Spiegel).

Definition Die Schilddrüsenunterfunktion bzw. Hypothyreose ist charakterisiert durch niedrige Konzentrationen von Schilddrüsenhormon im Blut. Eine **klinische (erkennbare) Hypothyreose** wird diagnostiziert auf der Grundlage charakteristischer Merkmale: mentale Verlangsamung, Depression, Demenz, Gewichtszunahme, trockene Haut, Haarausfall, Kälteempfindlichkeit, raue Stimme, unregelmäßige Menstruation, Infertilität, Muskelsteifigkeit und -schmerzen sowie Hypercholesterinämie, kombiniert mit erhöhten Blutwerten für TSH (Serum-TSH-Spiegel > 12 mU/l) und einem niedrigen Serum-Thyroxin (T_4) (Serum-T_4 < 60 nmol/l). Eine **subklinische Hypothyreose** wird diagnostiziert, wenn das Serum-TSH erhöht (> 4 mU/l), das Serum-Thyroxin (T_4) jedoch normal ist und keine oder nur geringfügige Zeichen und Symptome einer Funktionsstörung der Schilddrüse (siehe obige Definition) vorliegen. Eine **primäre Hypothyreose** wird nach einer Zerstörungen der Schilddrüse durch autoimmune Auslöser (die Mehrzahl der Fälle) oder durch iatrogene Ursachen, wie eine Operation, Radio-Jod und Bestrahlung (die Minderheit der Fälle) beobachtet. Eine **sekundäre Hypothyreose** entsteht durch Schäden der Hypophyse oder der Funktion des Hypothalamus, die zu einer ungenügenden TSH-Produktion führen. Die sekundäre Hypothyreose wird in dieser Übersicht nicht abgedeckt.

Inzidenz/ Prävalenz

Die Hypothyreose tritt bei Frauen häufiger auf als bei Männern, in Großbritannien beträgt das entsprechende Verhältnis zwischen Männern und Frauen 1:6. Eine britische Studie (2.779 Personen im Durchschnittsalter von 58 Jahren) ergab für die klinische (erkennbare) Hypothyreose eine jährliche Inzidenz von 40/10 000 Frauen und 6/10 000 Männer. Die Prävalenz betrug 9,3 % bei Frauen und 1,3 % bei Männern. In Gebieten mit hoher Jodaufnahme ist die Inzidenz der Hypothyreose höher als in Gebieten mit normaler oder subnormaler Jodaufnahme. In Dänemark, wo eine leichte Unterversorgung mit Jod herrscht, kann die Gesamtinzidenz der Hypothyreose jährlich 1,4/10 000 betragen und bei Personen über 70 Jahre auf 8/10 000 ansteigen. Die Inzidenz einer subklinischen Hypothyreose nimmt mit dem Alter zu; nach Auswertungen von Daten aus den Niederlanden und den USA haben bis zu 10 % der Frauen über 60 Jahre eine subklinische Hypothyreose.

Ätiologie/ Risikofaktoren

Eine primäre Insuffizienz der Schilddrüse kann entstehen durch eine chronische Autoimmunthyreoiditis, nach Radiojod-Therapie oder durch eine Thyreoidektomie. Weitere Ursachen sind Nebenwirkungen von Medikamenten (z. B. Amiodaron und Lithium), eine vorübergehende Hypothyreose infolge einer stummen Thyreoiditis sowie eine subakute oder eine postpartale Thyreoiditis.

Prognose

Eine Hypothyreose führt zu mentaler Verlangsamung, Depression, Demenz, Gewichtszunahme, trockener Haut, Haarausfall, Kälteempfindlichkeit, rauer Stimme, unregelmäßiger Menstruation, Infertilität, Muskelsteifigkeit und -schmerzen sowie Hypercholesterinämie. Das Risiko einer erkennbaren Hypothyreose bei Personen mit subklinischer Hypothyreose wird für Großbritannien in der Whickham-Untersuchung dargestellt (25 Jahre Nachuntersuchung; Frauen: OR 8, 95 % CI 3–20; Männer: OR 44, 95 % CI 19–104); bei sowohl erhöhtem TSH als auch positivem Test auf Antischilddrüsen-Antikörper (Frauen: OR 38, 95 % CI 22–65; Männer: OR 173, 95 % CI 81–370). Bei Frauen fand sich ein jährliches Risiko von 4,3 % bei sowohl erhöhtem TSH als auch positivem Test auf Antischilddrüsen-Antikörper und von 2,6 % pro Jahr, wenn lediglich das TSH erhöht war. Die Mindestanzahl von Patienten mit erhöhtem TSH und positivem Test auf Antischilddrüsen-Antikörper, die behandelt werden müssten, um dieses Fortschreiten zur klinischen (erkennbaren) Hypothyreose bei einer Person über 5 Jahre zu verhindern, beträgt 8. **Herz-Kreislauf-Erkrankung:** Eine große Querschnittsstudie (25862 Teilnehmer mit einem Serum-TSH zwischen 5,1 und 10 mU/l) ergab bei hypothyreoten im Vergleich zu euthyreoten Personen signifikant höhere Durchschnittswerte für das Gesamtcholesterin (5,8 vs. 5,6 mmol/l). Eine andere Studie (124 ältere Frauen mit subklinischer Hypothyreose, 931 euthyreote Frauen) zeigte für Frauen mit subklinischer Hypothyreose ein signifikant erhöhtes Risiko für einen Myokardinfarkt (OR 2,3; 95 % CI 1,3–4,0) und für eine Aortensklerose (OR 1,7; 95 % CI 1,1–2,6). **Geistige Gesundheit:** Eine subklinische Hypothyreose geht mit Depression einher. Personen mit subklinischer Hypothyreose können eine Depression haben, die sowohl unter Antidepressiva und Schilddrüsenhormon als auch unter Schilddrüsenhormon allein therapierefraktär ist. Bei Personen mit subklinischer Hypothyreose wurden Gedächtnisstörungen, Hysterie, Angst, somatische Beschwerden und depressive Merkmale ohne Depression beschrieben.

Kommentar

Otto-Albrecht Müller

Es besteht kein Zweifel, dass eine Schilddrüsenhormon-Substitution bei einer Schilddrüsenunterfunktion von Nutzen ist. Üblicherweise wird mit einem Thyroxin-Präparat substituiert, da der menschliche Organismus das Prohormon Thyroxin überall in der Peripherie zu dem biologisch aktiven Trijodthyronin umwandelt, d. h. dass bei einem athyreoten Patienten, z. B. nach totaler Thyreoidektomie wegen einer Struma maligna, unter einer Thyroxin-Therapie ein völlig normales Verhältnis zwischen T4 und T3 herrscht wie bei Gesunden.

Auch eine subklinische Hypothyreose sollte unbedingt substituiert werden. Hierfür sind die o. g. klinischen Symptome eine genügende Begründung, auch wird der Cholesterin-Spiegel bei subklinischer Hypothyreose durch die Substitutionstherapie abgesenkt. Der TSH-Spiegel sollte grundsätzlich in den Normbereich durch die Substitutionstherapie abgesenkt werden, d. h. deutlich unter 3 µE/ml, eine TSH-suppressive Therapie ist nur noch in der Nachbehandlung der Struma maligna indiziert.

Es gibt nur sehr wenige Therapien, die so ausgezeichnet kontrolliert werden können wie die Substitutionstherapie einer primären Hypothyreose, die durch die Dokumentation der normalisierten TSH-Spiegel glänzend überwacht werden kann.

Übergewicht

Suchdatum: September 2001

David Arterbum

Frage **Welche Effekte haben unterschiedliche medikamentöse Behandlungen bei Erwachsenen?**

Nutzen und Schaden abzuwägen

Mazindol

Einer RCT zufolge bewirkt Mazindol im Vergleich zu Placebo bei Erwachsenen mit Übergewicht von mehr als 15 % nach 3 Monaten einen leichten Gewichtsverlust. Dieser bleibt nach dem Absetzen der Therapie nicht erhalten. Ein Fallbericht schildert einen Lungenhochdruck, der ein Jahr nach dem Absetzen der Therapie entstand.

Orlistat

Systematischen Übersichten und nachfolgenden RCTs zufolge verstärkt Orlistat im Vergleich zu Placebo zusätzlich zu einer kalorienarmen Diät die Gewichtsabnahme bei übergewichtigen Erwachsenen leicht. Nebenwirkungen, wie unbeabsichtigte Ausscheidungen aus dem Rektum, Abgang von Winden und Stuhldrang, traten bei bis zu 27 % der Patienten unter Orlistat auf. Für eine erneute Gewichtszunahme nach dem Absetzen der Therapie und für den Langzeitverlauf fanden sich keine Belege.

Phentermin

Einer RCT zufolge bewirkt Phentermin im Vergleich zu Placebo bei Erwachsenen mit mehr als 15 % Übergewicht nach 9 Monaten eine mäßige Gewichtsabnahme. Für ernsthafte Nebenwirkungen unter Phentermin allein fanden sich keine Belege, Phentermin plus Fenfluramin wird hingegen mit Herzklappen-Erkrankung und Lungenhochdruck in Verbindung gebracht. Hinsichtlich einer erneuten Gewichtszunahme und der langfristigen Sicherheit fanden sich nur unzureichende Belege.

Sibutramin

Systematischen Übersichten und nachfolgenden RCTs zufolge verstärkt Sibutramin im Vergleich zu Placebo bei gesunden, übergewichtigen Erwachsenen und bei übergewichtigen Erwachsenen mit kompensierter Hypertonie oder kontrolliertem Diabetes (BMI 25–40 kg/m^2) eine mäßige Gewichtsabnahme. Nach dem Absetzen der Therapie kommt es erneut zur Gewichtszunahme. Nebenwirkungen, wie Kopfschmerzen, Mundtrockenheit, Anorexie, Obstipation, Schlaflosigkeit, Rhinitis und Pharyngitis, treten bei bis zu 30 % der Patienten unter Sibutramin auf. Hinsichtlich der Sicherheit fanden sich keine Belege, die über 2 Behandlungsjahre hinausreichten.

Wirksamkeit unbekannt

Diethylproprion

Zwei kleine RCTs ergaben hinsichtlich der Gewichtsabnahme widersprüchliche Belege über die Wirksamkeit von Diethylproprion im Vergleich zu Placebo.

Fluoxetin

Zwei kleine RCTs ergaben hinsichtlich der Gewichtsabnahme widersprüchliche Belege über die Wirksamkeit von Fluoxetin im Vergleich zu Placebo.

Sibutramin plus Orlistat

Eine RCT ergab für Sibutramin plus Orlistat im Vergleich zu Orlistat allein keinen Nutzen.

Unwirksamkeit oder Schädlichkeit wahrscheinlich

Dexfenfluramin, Fenfluramin, Fenfluramin plus Phentermin

Diese Substanzen wurden mit Herzklappen-Erkrankungen und Lungenhochdruck in Verbindung gebracht und werden nicht mehr vertrieben.

Phenylpropanolamin

Einer Fallkontrollstudie zufolge erhöht Phenylpropanolamin das Risiko eines hämorrhagischen Schlaganfalls in den ersten 3 Tagen der Einnahme signifikant.

Definition	Übergewicht (Adipositas) ist ein chronischer Zustand, charakterisiert durch einen Überschuss an Körperfett. Meist wird er durch den Body Mass Index (BMI) definiert, der gut mit der Körperfettmasse korreliert. Der BMI ist der Quotient aus dem Körpergewicht (kg) und dem Quadrat der Körpergröße (m^2). In den USA und in Großbritannien werden Personen mit einem BMI von 25–30 kg/m^2 als leicht übergewichtig und mit einem BMI von über 30 kg/m^2 als adipös eingestuft.
Inzidenz/ Prävalenz	Seit 1900 hat die Adipositas in vielen Ländern stetig zugenommen. In Großbritannien waren 1994 schätzungsweise 13 % der Männer und 16 % der Frauen übergewichtig. Allein im vergangenen Jahrzehnt stieg die Prävalenz der Adipositas in den USA von 12,1 % im Jahre 1991 auf 17,9 % im Jahre 1998.
Ätiologie/ Risikofaktoren	Die Ätiologie des Übergewichts bzw. der Adipositas umfasst sowohl genetische Faktoren als auch Umweltfaktoren. Übergewicht kann auch medikamenteninduziert sein (z. B. durch hohe Dosen an Kortikosteroiden) oder als Folge einer Vielfalt neuroendokriner Erkrankungen, wie etwa eines Cushing-Syndroms oder eines polyzystischen Ovarialsyndroms, auftreten.
Prognose	Übergewicht bzw. Adipositas ist ein Risikofaktor für mehrere chronische Krankheiten einschließlich Hypertonie, Dyslipidämie, Diabetes, Herz-Kreislauf-Erkrankung, Schlaf-Apnoe und Osteoarthritis sowie einiger Tumorarten. Die Relation zwischen zunehmendem Körpergewicht und Mortalitätsrate ist kurvilinear, wobei die Mortalitätsrate mit niedrigem Körpergewicht wiederum ansteigt. Unklar ist, ob dies durch ein erhöhtes Mortalitätsrisiko bei niedrigem Körpergewicht oder durch einen unbeabsichtigten Gewichtsverlust verursacht wird. Ergebnisse aus fünf prospektiven Kohortenstudien und den nationalen Statistiken des Jahres 1991 sprechen dafür, dass die Anzahl jährlicher Todesfälle, die einem Übergewicht zuzuordnen sind, unter US-amerikanischen Erwachsenen bei etwa 280 000 liegt.

Nierenversagen, akutes

Suchdatum: August 2001

John A. Kellum, Martine Leblanc und Ramesh Venkataraman

Frage **Welche Effekte haben Interventionen zur Verhinderung eines akuten Nierenversagens bei Hochrisikopatienten?**

Nutzen belegt

Niederosmolare Kontrastmittel (besser als Standardpräparate)
Einer systematischen Übersicht, in der niederosmolare Kontrastmittel mit Standard-Kontrastmitteln verglichen wurden, zufolge kommt es nur selten zum akuten Nierenversagen oder zur Dialysepflicht. Eine Nephrotoxizität (beurteilt anhand des Serumkreatinins) ist jedoch bei niederosmolaren Kontrastmitteln weniger wahrscheinlich, vor allem bei Patienten mit eingeschränkter Nierenfunktion.

Nutzen wahrscheinlich

Volumensubstitution
Es fanden sich keine RCTs über Volumensubstitution zur Verhinderung eines akuten Nierenversagens. Dehydratation ist jedoch ein wichtiger Risikofaktor für ein akutes Nierenversagen, und empfohlene Volumina haben nur geringes Schädigungspotenzial.

Aminoglykoside als Einmaldosis (besser als Mehrfachdosierung)
Einer RCT zufolge reduziert eine tägliche Einzeldosis die Nephrotoxizität gegenüber der Standarddosierung von Aminoglykosiden signifikant (NNT 5).

Wirksamkeit unbekannt

Acetylcystein
Eine kleine RCT ergab begrenzte Evidenz dafür, dass Acetylcystein im Vergleich zu Placebo die Inzidenz eines kontrastmittelinduzierten akuten Nierenversagens signifikant verringert (NNT 6).

Lipidzubereitungen von Amphotericin (besser als Standardzubereitungen)
Eine RCT ergab begrenzte Evidenz dafür, dass Lipidzubereitungen im Vergleich zu Standardzubereitungen von Amphotericin unter Umständen weniger nephrotoxisch sind. Für die Langzeitsicherheit von Amphotericin-Lipidzubereitungen fanden sich keine Belege.

Nutzen unwahrscheinlich

Theophyllin bei kontrastmittelinduziertem akutem Nierenversagen
RCTs über Theophyllin im Vergleich zu Placebo zufolge verhindert Theophyllin ein kontrastmittelinduziertes akutes Nierenversagen bei adäquat hydrierten Patienten nicht.

Mannitol
Kleinen RCTs an Patienten mit traumatisch bedingter Rhabdomyolyse oder an Patienten, die sich einer Koronarbypass-, Gefäß- oder Gallengangsoperation unterzogen, zufolge tritt ein akutes Nierenversagen unter Mannitol im Vergleich zu alleiniger Hydrierung nicht seltener auf. Einer RCT zufolge erhöht Mannitol im Vergleich zu isotonischer Kochsalzlösung die Gefahr eines akuten Nierenversagens, wobei der Unterschied jedoch nicht signifikant ist.

Unwirksamkeit oder Schädlichkeit wahrscheinlich

Kalziumantagonisten bei frühzeitiger Abstoßungsreaktion
Eine große RCT ergab keinen signifikanten Unterschied zwischen Kalziumantagonisten und Placebo beim Eindämmen eines Transplantatversagens nach Nierentransplantation. RCTs über die Effekte von Kalziumantagonisten bei anderen Formen des akuten Nierenversagens fanden sich nicht.

Dopamin
Einer systematischen Übersicht und einer anschließenden RCT zufolge verhindert Dopamin weder das Einsetzen eines akuten Nierenversagens noch die Notwendigkeit einer Dialyse noch Todesfälle.

Schleifendiuretika
Einer systematischen Übersicht zufolge verhindern Schleifendiuretika verglichen mit bloßer Volumensubstitution ein akutes Nierenversagen nicht. Einer RCT an Patienten mit akuter kontrastmittelinduzierter Tubulusnekrose zufolge verstärken Diuretika verglichen mit isotonischer Kochsalzlösung ein akutes Nierenversagen signifikant (NNH 4). Einer weiteren RCT zufolge verstärken Diuretika verglichen mit isotonischer Kochsalzlösung ein akutes Nierenversagen nach einer Herzoperation signifikant (NNH 6).

Atrialer natriuretischer Faktor (ANF)
Eine große RCT ergab in der Prävention eines akuten, kontrastmittelinduzierten Nierenversagens keinen signifikanten Unterschied zwischen ANF und Placebo. Der Untergruppenanalyse einer anderen RCT zufolge verkürzt ANF das dialysefreie Überleben nichtoligurischer Patienten im Vergleich zu Placebo (NNH 8).

Frage: Welche Effekte haben Behandlungsmethoden bei kritisch erkrankten Patienten mit akutem Nierenversagen?

Nutzen wahrscheinlich

Biokompatible Dialysemembranen (besser als nichtbiokompatible Dialysemembranen)
Belege von begrenzter Aussagekraft aus RCTs deuten darauf hin, dass biokompatible Membranen im Vergleich zu nichtbiokompatiblen Membranen die Mortalität senken.

Hoch dosierte kontinuierliche Nierenersatztherapie (besser als niedrig dosierte)
Eine RCT ergab Belege von guter Aussagekraft dafür, dass eine hoch dosierte im Vergleich zur niedrig dosierten kontinuierlichen Nierenersatztherapie (Hämofiltration) die Mortalität signifikant senkt (NNT 7).

Wirksamkeit unbekannt

Kontinuierliche im Vergleich zu intermittierenden Nierenersatztherapie
Eine systematische Übersicht von Beobachtungsstudien ergab Belege von unzureichender Aussagekraft für die Effekte einer kontinuierlichen im Vergleich zur intermittierenden Nierenersatztherapie. In einer nachfolgenden RCT von schlechter Qualität fanden sich Belege mit begrenzter Aussagekraft dafür, dass die kontinuierliche im Vergleich zur intermittierenden Nierenersatztherapie die Mortalität auf Intensivstationen und in Kliniken erhöhte.

Kombination von Diuretika und Albumin; Dauerinfusion vs. Bolusinjektion von Diuretika; Dopamin, Schleifendiuretika

Für die Effekte dieser Interventionen fanden sich nur Belege von unzureichender Aussagekraft.

Unwirksamkeit oder Schädlichkeit wahrscheinlich

Atrialer natriuretischer Faktor (ANF)

Hinsichtlich des dialysefreien Überlebens ergaben RCTs mit oligurischen und nichtoligurischen Patienten keinen signifikanten Unterschied zwischen ANF oder Ularitid (Urodilantin) und Placebo. Einer der RCTs zufolge kann ANF das Überleben nichtoligurischer Patienten verkürzen.

Definition

Akutes Nierenversagen ist charakterisiert durch einen plötzlichen und anhaltenden Rückgang der glomerulären Filtrationsrate, der im Blut zu einem Konzentrationsanstieg von Harnstoff und anderen Substanzen führt. Hinsichtlich einer biochemischen Definition gibt es keinen klaren Konsens, in den meisten Studien wird es jedoch definiert als ein Serumkreatinin von 2–3 mg/dl (200–250 µmol/l), eine Erhöhung von mehr als 0,5 mg/dl (45 µmol/l) über ein Basis-Kreatinin unter 2 mg/dl (170 µmmol/l) oder einen Anstieg um das Doppelte des Basis-Kreatinins. „Schweres" akutes Nierenversagen wurde definiert als ein Serumkreatininspiegel oberhalb von 5,5 mg/dl (500 µmol/l) oder als nierenersatztherapiebedürftig. Gewöhnlich wird das akute Nierenversagen entsprechend der Lokalisation des vorherrschenden primären pathologischen Befundes (prä-, intra- und postrenal) klassifiziert. Kritisch erkrankte Patienten sind diejenigen, deren Zustand instabil ist und denen unmittelbar der Tod droht, was gewöhnlich impliziert, dass es sich dabei um Patienten handelt, die auf die Intensivstation verlegt werden müssen oder sich bereits dort befinden.

Inzidenz/ Prävalenz

Zwei prospektive Beobachtungsstudien (n = 2 576) ergaben, dass ein diagnostisch gesichertes akutes Nierenversagen – abhängig von der verwendeten Definition – nahezu 5 % der hospitalisierten und immerhin 15 % der kritisch erkrankten Patienten trifft.

Ätiologie/ Risikofaktoren

Für die Prävention des akuten Nierenversagens: Zu den Risikofaktoren eines akuten Nierenversagens, die bei mehreren Auslösern übereinstimmen, gehören Hypovolämie, Hypotonie, Sepsis, eine bestehende Funktionsstörung der Nieren, der Leber oder des Herzens, Diabetes mellitus und nephrotoxische Substanzen (z. B. Aminoglykoside, Amphotericin, Immunsuppressiva, nichtsteroidale Antiphlogistika, ACE-Hemmer, i.v. verabreichte Kontrastmittel, vgl. Tab. 1, S. 102).

Bei kritisch erkrankten Patienten finden sich nur selten isoliert Episoden eines akuten Nierenversagens. Diese sind vielmehr gewöhnlich Bestandteil eines Multiorganversagens. Ein dialysepflichtiges akutes Nierenversagen wird nur selten isoliert beobachtet (< 5 %), vielmehr versagen die Nieren oft als erstes Organ. Zu den Risikofaktoren eines akuten Nierenversagens im perioperativen Setting gehören eine längere Aortenabklemmung, Notfalloperationen eher als elektive Eingriffe und der Einsatz größerer Mengen (> 100 ml) an i.v. verabreichten Kontrastmitteln. In einer Studie (n = 3 695) wurden durch multiple logistische Regression die folgenden unabhängigen Risikofaktoren herausgearbeitet: Basis-Kreatinin-Clearance unter 47 ml/min (OR 1,20; 95 % CI 1,12 bis 1,30), Diabetes (OR 5,5; 95 % CI 1,4 bis 21) sowie ein marginaler Effekt für Kontrastmitteldosen über 100 ml

(OR 1,01; 95 % CI 1,00 bis 1,01). Die Mortalitätsrate von Patienten mit akutem Nierenversagen, die der Dialyse bedurften, betrug während der Hospitalisierung 36 %. **Für akutes Nierenversagen bei kritisch Erkrankten:** Ein prärenales akutes Nierenversagen wird verursacht durch einen verringerten Blutstrom zu den Nieren infolge einer Erkrankung der Nierenarterie(n), systematische Hypotonie oder eine Fehlverteilung des Blutstroms. Ein intrarenales akutes Nierenversagen wird verursacht durch eine Parenchymschädigung (akute Tubulusnekrose, interstitielle Nephritis, Embolie, Glomerulonephritis, Vaskulitis oder Erkrankung der kleinen Gefäße („small vessel disease"). Ein postrenales akutes Nierenversagen wird verursacht durch eine Verlegung der Harnwege. Beobachtungsstudien an mehreren Hundert Patienten mit akutem Nierenversagen aus Europa, Nordamerika und Westafrika ergaben eine prärenale Ursache bei 40–80 %, eine intrarenale Ursache bei 10–50 % und eine postrenale Ursache bei den verbleibenden 10 %. Das prärenale akute Nierenversagen ist das häufigste akute Nierenversagen bei kritisch Erkrankten, in diesem Kontext jedoch gewöhnlich nur Teil eines Multisystemversagens und meist auf eine akute Tubulusnekrose infolge einer ischämischen und/oder nephrotoxischen Schädigung zurückzuführen.

Prognose

Eine retrospektive Studie (n = 1347 Patienten mit akutem Nierenversagen) ergab bei Patienten mit isoliertem akutem Nierenversagen eine Mortalität von weniger als 15 %. In einer prospektiven Studie (n > 700) aus jüngerer Zeit fand sich, dass die Gesamtmortalität und die Notwendigkeit einer Dialyse bei Patienten mit akutem Nierenversagen auf einer Intensivstation höher war als in einem nicht intensivmedizinischen Setting, obwohl hinsichtlich des durchschnittlichen maximalen Serumkreatinins kein signifikanter Unterschied zwischen den Gruppen bestand (Notwendigkeit einer Dialyse: 71 % auf der Intensivstation vs. 18 %; p < 0,001; Mortalität auf der Intensivstation: 72 % vs. 32 %; p < 0,001).

Tabelle 1 **Ausgewählte Risikofaktoren für das akute Nierenversagen (ANV).**

Risikofaktor	Inzidenz des ANV	Kommentar
Sepsis	unbekannt	In 43 % der Fälle von ANV scheint eine Sepsis pathogenetisch beteiligt zu sein
Aortenclamping	Fast 100 %, wenn > 60 Minuten	Bezieht sich auf ein „cross-clamping" (Totalblockade) oberhalb der Nierenarterien
Rhabdomyolyse	16,5 %	
Aminoglykoside	8–26 %	
Amphotericin	88 % bei Gesamtdosen > 5g	60 % Gesamtinzidenz der Nephrotoxizität

Antirheumatika, nichtsteroidale

Suchdatum: Mai 2001

Peter Gøtzsche

Frage **Existieren bedeutsame Unterschiede in den Effekten verschiedener handelsüblicher nichtsteroidaler Antirheumatika?**

Nutzen belegt

NSAIDs zur Therapie der rheumatoiden Arthritis

Systematische Übersichten ergaben hinsichtlich ihres Nutzens keine wesentlichen Unterschiede zwischen verschiedenen Typen oder Dosierungen von nichtsteroidalen Antirheumatika. Bezüglich ihrer Nebenwirkungen zeigten sich jedoch dosis- und typabhängige Unterschiede zwischen den einzelnen Antirheumatika.

Nutzen und Schaden abzuwägen

NSAIDs zur Therapie der Osteoarthrose

In systematischen Übersichten zeigten sich keine wesentlichen Unterschiede bezüglich des Nutzens von verschiedenen Typen oder Dosierungen nichtsteroidaler Antirheumatika. Bezüglich ihrer Nebenwirkungen zeigten sich jedoch dosis- und typabhängige Unterschiede.

Nutzen unbekannt

NSAIDs versus einfache Analgetika zur Therapie akuter Erkrankungen des Haltungs- oder Bewegungsapparates

Es fanden sich keine RCTs zur Wirksamkeit von NSAIDs im Vergleich zu einfachen Analgetika wie Paracetamol bei der Therapie von akuten Muskel-Skelett-Erkrankungen.

Therapiewechsel zwischen verschiedenen NSAIDs

Belege aus Beobachtungsstudien weisen darauf hin, dass der Wechsel zu einem anderen nichtsteroidalen Antirheumatika bei unbefriedigendem Therapieerfolg keinen Nutzen bringt.

Nutzen unwahrscheinlich

Hochdosierte NSAIDs-Therapie

Systematischen Übersichten zufolge erreicht der Nutzen einer NSAIDs-Therapie bei hohen Dosen einen Maximalwert. Die Therapieempfehlungen liegen sehr nahe am Nutzenoptimum. Im Gegensatz dazu zeigte sich in drei systematischen Übersichten keine Obergrenze für die Nebenwirkungsrate, die ungefähr proportional zur Dosis zunimmt.

Frage **Welche Effekte haben Begleittherapien auf die Reduktion von gastrointestinalen Nebenwirkungen?**

Nutzen belegt

Misoprostol bei Hochrisikopatienten, bei denen nicht auf NSAIDs verzichtet werden kann

Einer systematischen Übersicht bei Personen mit einer mindestens dreimonatigen NSAIDs-Therapie zufolge senkt Misoprostol gegenüber Placebo die Entwicklung von peptischen Ulzera signifikant. Einer zusätzlichen RCT bei Patienten mit NSAIDs-Therapie wegen rheumatoider Arthritis zufolge verringert Misoprostol die Inzidenz von schweren gastrointestinalen Nebenwirkungen – wie Magenperforation, Magenausgangsstenose oder Blutung – über einen Beobachtungszeitraum von 6 Monaten gegenüber Placebo signifikant (NNT 263). In RCTs zeigte sich jedoch für Misoprostol eine gegenüber Placebo signifikante Häufung von leichten gastrointestinalen Nebenwirkungen, wie Durchfall oder Bauchschmerzen.

H2-Blocker bei Hochrisikopatienten, bei denen nicht auf NSAIDs verzichtet werden kann

Einer systematischen Übersicht bei Patienten mit einer mindestens dreimonatigen NSAIDs-Therapie zufolge senken H2-Blocker gegenüber Placebo die Entwicklung von peptischen Ulzera signifikant.

Omeprazol bei Hochrisikopatienten, bei denen nicht auf NSAIDs verzichtet werden kann

Einer systematischen Übersicht bei Patienten mit einer mindestens dreimonatigen NSAIDs-Therapie zufolge senkt Omeprazol gegenüber Placebo die Inzidenz von endoskopisch gesicherten Ulzera signifikant.

Frage — Welche Effekte haben topische NSAIDs?

Nutzen belegt

Topische NSAIDs bei akuten und chronischen Schmerzzuständen

Einer systematischen Übersicht bei Patienten mit akuten oder chronischen Schmerzzuständen zufolge senken topische NSAIDs die Schmerzen gegenüber Placebo signifikant (NNT 5 bei akuten Schmerzen, NNT 3 bei chronischen Schmerzen; ein Zeitrahmen wurde nicht angegeben).

Nutzen unbekannt

Topische versus systemische NSAIDs-Therapie oder Analgetika

Eine systematische Übersicht konnte keine qualitativ hochwertigen RCTs finden, die die topische Applikation eines nichtsteroidalen Antirheumatikums mit seiner systemischen Applikation oder mit einer Paracetamoltherapie verglichen hätten.

Definition NSAIDs besitzen antiphlogistische, analgetische und antipyretische Wirkungen und hemmen die Thrombozytenaggregation. Die Medikamente haben keine belegten Effekte auf den Verlauf von Muskel-Skelett-Erkrankungen.

Inzidenz/ Prävalenz NSAIDs werden vielfach verwendet. Fast 10 % der Niederländer nahmen 1987 ein nichtsteroidales Antirheumatikum ein (Acetylsalicylsäure nicht berücksichtigt). Der Gesamtverbrauch lag täglich bei 11 definierten Tagesdosen pro 1 000 Personen. In Australien lag der Verbrauch täglich bei 35 definierten Tagesdosen pro 1 000 Personen. 36 % der betroffenen Patienten litten an Osteoarthrose, 42 % an Zerrungen oder Lumbalgien und 4 % an rheumatoide Arthritis. 35 % waren älter als 60 Jahre.

Erschöpfungssyndrom, chronisches (chronisches Fatigue-Syndrom)

Suchdatum: November 2001

Steven Reid, Trudie Chalder, Anthony Cleare, Matthew Hotopf und Simon Wessely

Frage **Welche Effekte haben unterschiedliche Behandlungsmethoden?**

Nutzen belegt

Kognitive Verhaltenstherapie

Eine systematische Übersicht kam zu dem Ergebnis, dass eine kognitive Verhaltenstherapie durch gut ausgebildete Therapeuten in Spezialzentren zu einer Verbesserung der Lebensqualität und der physischen Funktionen führt. Einer zusätzlichen randomisiert-kontrollierten Multicenter-Studie zufolge kann eine kognitive Verhaltenstherapie auch dann hilfreich sein, wenn sie von weniger erfahrenen Therapeuten durchgeführt wird.

Angepasstes aerobes Ausdauertraining

In RCTs zeigte sich, dass ein allmählich gesteigertes Ausdauertraining gegenüber Dehnungs- und Entspannungsübungen oder allgemeiner Beratung den Erschöpfungsgrad und die körperliche Funktionsfähigkeit nach 12 Wochen signifikant verbessern kann (NNT 9). Einer RCT zufolge bringt ein speziell ausgearbeitetes Lehrprogramm mit Anregung zum Ausdauertraining gegenüber einer rein schriftlichen Information nach 1 Jahr – gemessen an der körperlichen Funktionsfähigkeit, der Erschöpfung, der Stimmung und der Schlafqualität – eine signifikante Verbesserung.

Nutzen unbekannt

Antidepressiva; Glukortikoide; Nicotinamid-Adenin-Dinucleotid

In den RCTs fanden sich unzureichende Belege zu den Effekten dieser therapeutischen Maßnahmen.

Nachtkerzenöl

In einer kleinen RCT zeigte sich in Bezug auf den Depressions-Score nach 3 Monaten kein signifikanter Unterschied zwischen einer Behandlung mit Nachtkerzenöl und Placebo.

Magnesium intramuskulär

Einer kleinen RCT zufolge verbessern Magnesiuminjektionen die Symptome nach 6 Wochen gegenüber Placebo signifikant (NNT 2).

Nutzen unwahrscheinlich

Immuntherapie

Kleinen RCTs zufolge führt Immunglobulin G gegenüber Placebo nach 3- bis 6-monatiger Nachbeobachtung zu einer leichten Verbesserung der körperlichen Funktionsfähigkeit und der Erschöpfung, es ist aber mit betächtlichen Nebenwirkungen belastet. In kleinen RCTs fand man jedoch unzureichende Belege hinsichtlich der Wirksamkeit von α-Interferon gegenüber Placebo.

Langzeitschonung

Zu diesem Thema fanden sich keine RCTs. Indirekte Evidenz aus Beobachtungsstudien an freiwilligen Versuchspersonen und bei Menschen in der Rekonvaleszenzphase nach Virusinfektionen liefert jedoch Hinweise darauf, dass eine zu lange Schonung Müdigkeit und andere Symptome eher verschlimmert.

Definition

Das chronische Erschöpfungssyndrom (chronisches Fatigue-Syndrom, CFS) ist gekennzeichnet durch eine schwere, die Arbeitsfähigkeit und Lebensqualität beeinträchtigende Erschöpfung und andere Symptome, wie Muskel-, Knochen- und Gelenkschmerzen, Schlaf- und Konzentrationsstörungen und Kopfschmerzen. Zwei weithin akzeptierte Definitionen des CFS vom US-amerikanischen CDC und aus Oxford (GB) waren als Arbeitskriterien zu Forschungszwecken entwickelt worden. Die britischen Kriterien legen das Hauptgewicht auf das Vorhandensein der geistigen Erschöpfung, während die US-Kriterien mehrere körperliche Symptome fordern, was die Vorstellung einer immunologischen oder infektiösen Genese widerspiegelt (Tab. 1).

Inzidenz/ Prävalenz

Bevölkerungsstudien und Studien aus dem hausärztlichen Bereich berichten von einer Prävalenz für das CFS von 0–3 %, abhängig von den zugrunde gelegten diagnostischen Kriterien. Systematische Bevölkerungsbefragungen haben in Bevölkerungsgruppen mit unterschiedlichem sozioökonomischen Status und in allen ethnischen Gruppen vergleichbare Prävalenzwerte gefunden.

Ätiologie/ Risikofaktoren

Über die Ursachen des CFS weiß man bisher noch sehr wenig. Frauen tragen ein höheres Erkrankungsrisiko als Männer (RR 1,3–1,7 abhängig von den verwendeten diagnostischen Kriterien).

Prognose

Die Studien haben sich bisher auf Patienten in Spezialkliniken konzentriert. Einer systematischen Übersicht von Studien zur Prognose der Erkrankung (Suchdatum 1996) zufolge sind die Aussichten für Kinder besser als für Erwachsene. 54–94 % der Kinder zeigten eine dauerhafte Besserung (nach einer Nachbeobachtungsdauer von bis zu 6 Jahren), während nur 20–50 % der Erwachsenen eine leichte mittelfristige Besserung und nur 6 % eine vollständige Remission auf das vor der Krankheit bestandene Aktivitätsniveau erreichten. Trotz des beachtlichen Krankheitswertes der CFS fanden sich keine Belege für eine erhöhte Mortalität. In der systematischen Übersicht zeigte sich, dass die Prognose von gleichzeitig auftretenden psychiatrischen Störungen (Depression und Angst) und von den Vorstellungen über kausale Zusammenhänge und Behandlung beeinflusst werden.

Tabelle 1 **Diagnosekriterien für das chronische Erschöpfungssyndrom.**

CDC 1994	Oxford
klinisch beurteilte, medizinisch unklare Müdigkeit von mindestens sechsmonatiger Dauer: • bei Erstmanifestation • kein Ergebnis einer übermäßigen Anstrengung • keine wesentliche Linderung durch Ruhe • eine wesentliche Reduktion des früheren Aktivitätsniveaus	eine schwere, arbeitsunfähig machende Erschöpfung von mindestens sechsmonatiger Dauer: • mit Auswirkungen auf die körperliche und geistige Funktionsfähigkeit • mit einer Präsenz von mehr als 50 % der Zeit
Das Vorkommen von vier oder mehr der folgenden Symptome: • subjektive Gedächtnisstörungen • empfindliche Lymphknoten • Muskelschmerzen • Gelenkschmerzen • Kopfschmerzen • nichterholsamer Schlaf • Erschöpfung nach Anstrengung (> 24 Stunden)	Andere Symptome, vor allem Myalgien, Schlaf und Stimmungsschwankungen können vorkommen
Ausschlusskriterien	
• Aktive, unklare, oder verdächtige Erkrankungen, die moglicherweise die Ursache der Erschöpfung sind • Psychogene, melancholische oder bipolare Depression (aber nicht die unkomplizierte endogene Depression) • Psychotische Störungen • Demenz • Anorexia oder Bulimia nervosa • Alkohol- oder anderer Substanzmissbrauch • Schwere Adipositas	Die gleichen wie bei der amerikanischen CDC, ausgenommen des Substanzmissbrauchs und der Adipositas

Fersenschmerz, plantarer (einschließlich Fasziitis plantaris)

Suchdatum: September 2001

Fay Crawford

Frage Welche Effekte haben unterschiedliche Behandlungsmethoden?

Nutzen und Schaden abzuwägen

Steroidinjektionen plus Lokalanästhetikum versus Lokalanästhetikum allein (Kurzzeiteffekt)

Eine RCT lieferte begrenzte Evidenz dafür, dass nach einmonatiger Beobachtungszeit Prednisolon- plus Lidocaininjektionen gegenüber alleinigen Lidocaininjektionen die Schmerzen signifikant besser lindern. In Beobachtungsstudien zeigten sich jedoch hohe Raten an Plantarfaszienrupturen und anderen steroidassoziierten Komplikationen, die in manchen Fällen zu chronischer Behinderung führen können.

Nutzen unbekannt

Orthopädische Einlagen

Es fanden sich keine RCTs über die Wirksamkeit von orthopädischen Einlagen im Vergleich zu Placebo oder Nichtbehandlung. Eine systematische Studie und eine nachfolgend durchgeführte RCT lieferten begrenzte und außerdem widersprüchliche Belege hinsichtlich der Effekte von Einlagen gegenüber Fersenpolstern und anderen Entlastungsmaßnahmen.

Alleinige Injektionstherapie mit Steroiden oder Kombinationstherapie mit Lokalanästhetika versus Placebo (Kurzzeiteffekt)

In einer kleinen RCT fand sich zwischen Steroidinjektionen und Placebo kein signifikanter Unterschied in Bezug auf die Schmerzlinderung. Eine systematische Übersicht konnte keine RCT identifizieren, welche die Effekte einer kombinierten Steroid-Anästhetika-Therapie im Vergleich zu Placebo untersucht hätten.

Extrakorporale Stoßwellentherapie

Eine systematische Übersicht und eine große nachfolgend durchgeführte RCT lieferten begrenzte Evidenz dafür, dass eine extrakorporale Stoßwellentherapie die Schmerzen gegenüber Placebo bis zu 12 Wochen lang verringern kann.

Fersenkissen

Zur Wirksamkeit von Fersenkissen gegenüber Placebo oder Nichtbehandlung fanden sich keine RCTs. Eine systematische Übersicht und nachfolgend durchgeführte RCTs lieferten begrenzte und widersprüchliche Belege hinsichtlich der Effekte von Fersenpolstern gegenüber Injektionstherapien mit Glukokortikoiden, Glukokortikoiden plus Lokalanästhetikum oder anderen Entlastungsmaßnahmen.

Lasertherapie

Eine im Rahmen einer systematischen Übersicht identifizierte RCT ergab hinsichtlich der schmerzlindernden Wirkung keinen signifikanten Unterschied zwischen einer Lasertherapie und Placebo.

Injektionstherapie mit Lokalanästhetika

Einer RCT zufolge reduziert eine Injektionstherapie mit Lokalanästhetika die Schmerzen nach einmonatiger Nachbeobachtung zwar weniger als eine kombinierte Injektionstherapie mit Steroiden und Lokalanästhetika, nach einem Beobachtungszeitraum von 3 Monaten ist jedoch kein signifikanter Unterschied mehr festzustellen.

Nachtschienen

Eine qualitativ schlechte RCT erbrachte in Hinsicht auf die Schmerzen nach dreimonatiger Beobachtungszeit keinen signifikanten Unterschied zwischen einer Therapie mit NSARD, Übungsbehandlung und Nachtschiene und der gleichen Therapie ohne Schiene.

Operative Therapie

Eine systematische Übersicht konnte keine RCT zu einer operativen Therapie bei plantaren Fersenschmerzen auffinden.

Ultraschalltherapie

In einer kleinen RCT zeigte sich zwischen Ultraschalltherapie und Scheinbehandlung kein signifikanter Unterschied bezüglich der Schmerzen.

Unwirksamkeit oder Schädlichkeit wahrscheinlich

Alleinige Injektionstherapie mit Steroiden oder Kombinationstherapie mit Lokalanästhetika versus Placebo (Mittel- oder Langzeiteffekt)

In systematischen Übersichten von RCT im Vergleich mit Placebo oder anderen Behandlungsansätzen fanden sich keine Belege für einen mittel- oder langfristigen Nutzen von Steroidinjektionen sei es in Kombination mit oder ohne Lokalanästhetika. Beobachtungsstudien berichten von Rupturen der Plantarfaszie (in 10–30 % der Fälle) und von anderen steroidassoziierten Komplikationen, die in Einzelfällen zu chronischen Behinderungen führen können.

Steroidinjektionen plus Lokalanästhetikum versus Lokalanästhetikum allein (Mittel- oder Langzeiteffekt)

In einer RCT zeigte sich hinsichtlich der Schmerzen nach einer dreimonatigen Nachbeobachtungszeit kein signifikanter Unterschied zwischen der kombinierten Therapie aus Prednisolon und Lidocain und der alleinigen Lidocaintherapie. Beobachtungsstudien berichten bei der kombinierten Therapie jedoch von Rupturen der Plantarfaszie (in 10–30 % der Fälle) und von anderen steroidassoziierten Komplikationen, die in Einzelfällen zu chronischen Behinderungen führen können.

Steroidinjektionen plus Lokalanästhetikum versus Fersenkissen (Mittel- oder Langzeiteffekt)

In einer RCT fand sich in Bezug auf die Schmerzen nach 6 Monaten kein signifikanter Unterschied zwischen Injektionstherapie und Fersenpolster. Eine zweite Studie ergab nach 3 Monaten ebenfalls keine signifikante Differenz hinsichtlich der Wirkung.

Definition Unter plantarem Fersenschmerz (Kalkaneodynie) versteht man Druck- und Belastungsschmerzen sowie eine Berührungsempfindlichkeit im Sohlenbereich der Fersen. Die Schmerzen strahlen häufig kreisförmig von der Fersenmitte oder dem Processus medialis des Fersenbeinhöckers aus, können sich jedoch entlang der Plantarfaszie bis in das mittlere Längsgewölbe des Fußes ausbreiten. Die Schwere der Beschwerden reicht von einer leichten Reizung an der Ansatzstelle der Plantarfaszie, die nur beim Aufstehen spürbar ist, bis zu Schmerzen, die ein Gehen unmöglich machen. Diese Übersicht berücksichtigt nicht die klinisch manifesten Schmerzursachen wie z. B. Infektion, Fersenbeinfraktur und Nerveneinklemmung im Bereich der Kalkaneusrinne, die aufgrund ihrer charakteristischen Anamnese und klinischen Zeichen differenziert werden können. (Eine Kalkaneusfraktur ist Folge eines Unfalls, während sich eine Nervenreizung durch einschießende Schmerzen und Parästhesien im Bereich der medialen Fußsohle äußert.)

Inzidenz/ Prävalenz Inzidenz und Prävalenz der plantaren Fersenschmerzen sind bislang unklar. Sie treten bevorzugt im mittleren und höheren Lebensalter auf.

Ätiologie/ Risikofaktoren Unbekannt.

Prognose Eine systematische Übersicht (Suchdatum 1998) kam zu dem Ergebnis, dass nahezu alle eingeschlossenen Studien von einer von der Behandlungsstrategie unabhängigen Besserung der Beschwerden berichten, was darauf hinweist, dass die Erkrankung zumindest teilweise spontan abheilt. Eine telefonische Befragungsaktion bei 100 Patienten mit konservativer Behandlung (durchschnittliche Nachbeobachtungsdauer 47 Monate) ergab in 82 Fällen ein Sistieren der Beschwerden, in 15 Fällen persistierende Beschwerden ohne daraus resultierende Einschränkungen der Aktivitätsmöglichkeiten und der Arbeitsfähigkeit und in 3 Fällen persistierende Beschwerden, die körperliche Aktivitäten und Arbeitsfähigkeit einschränkten. 31 der Betroffenen gaben an, sie hätten zum Zeitpunkt ihres ersten Arztbesuchs eine operative Therapie ernsthaft in Erwägung gezogen. Die 3 Patienten mit beeinträchtigenden persistierenden Beschwerden litten unter beidseitigen Symptomen, wiesen jedoch keine anderen eindeutigen Risikofaktoren auf.

Frakturen in der Postmenopause: Prävention

Suchdatum: Mai 2001

Olivier Bruyere und Jean-Yves Reginster

Frage **Welche Effekte haben unterschiedliche Behandlungsmethoden zur Prävention von Frakturen in der Postmenopause?**

Nutzen unbekannt

Hormonersatztherapie (HRT)

In drei RCT zeigte sich kein signifikanter Unterschied zwischen HRT und Placebo bezüglich der Zahl der Wirbelfrakturen bei Frauen in der Postmenopause.

HRT zur allgemeinen Reduktion des Frakturrisikos unter Ausschluss von Wirbelfrakturen

In verschiedenen RCT zeigten sich widersprüchliche Belege darüber, welche Wirksamkeit eine Hormonersatztherapie gegenüber Placebo hinsichtlich des allgemeinen Frakturrisikos unter Ausschluss von Wirbelfrakturen hat.

Definition Unter Fraktur versteht man eine Spaltbildung oder einen Zusammenbruch im Bereich von Knochen oder Knorpel. Klinische Symptome sind: Funktionsausfall, Schmerz, Berührungsempfindlichkeit, Sensibilitätsverlust, Hämatombildung, Fehlstellung, Schwellung und Extremitätenverkürzung. Die Diagnosestellung basiert in der Regel auf der Kombination aus klinischem Befund und den Ergebnissen geeigneter bildgebender Verfahren.

Inzidenz/ Prävalenz Das Lebenszeitrisiko, eine Fraktur zu erleiden, liegt für eine weiße Frau in Bezug auf Wirbelfrakturen bei 20 %, für Handgelenksfrakturen bei 15 % und für Schenkelhalsfrakturen bei 18 %.

Ätiologie/ Risikofaktoren Frakturen sind in der Regel Folge eines Traumas. Risikofaktoren teilen sich in solche mit erhöhtem Sturzrisiko, wie Ataxie, Drogen-, Alkoholgenuss oder rutschende Teppiche und solche mit erhöhter Knochenbrüchigkeit wie Alter, Osteoporose, Knochenmetastasen und andere Knochenerkrankungen.

Prognose Frakturen können zu Schmerzen, vorübergehender oder dauerhafter Behinderung, hohem Blutverlust, thromboembolischen Komplikationen (siehe Thromboembolie, Seite 39) Schock und Tod führen. Wirbelfrakturen verursachen Schmerzen, körperliche Behinderung, Muskelatrophie, Änderung der Körperform, Verlust körperlicher Funktionen und eine Verschlechterung der Lebensqualität. Etwa 20 % der Betroffenen sterben innerhalb des ersten Jahres nach einer Schenkelhalsfraktur, was einer Erhöhung der Mortalitätsrate um 12–20 % gegenüber Frauen der gleichen Altersgruppe ohne Schenkelhalsfraktur entspricht. Die Hälfte der älteren Frauen, die vor der Schenkelhalsfraktur selbständig waren ist anschließend teilweise pflegebedürftig. Ein Drittel wird sogar voll pflegebedürftig.

Hallux valgus

Suchdatum: September 2001

Jill Ferrari

Frage **Welche Effekte haben unterschiedliche therapeutische Maßnahmen/Therapieformen?**

Nutzen wahrscheinlich

Fixierung mit resorbierbarem Nagel (weitgehend gleich wie Standardfixierung)
Zwei RCT, die eine Standardfixierung durch Nähte oder Kirschner-Draht mit absorbierbaren Nägeln nach einer Mitchell-Osteotomie verglichen, kamen zu dem Ergebnis, dass hinsichtlich der klinischen oder radiologischen Ergebnisse nach durchschnittlich einem Jahr keine signifikanten Unterschiede bestehen.

Chevron-Akin-Osteotomie
Einer RCT zufolge führt eine Kombination aus Chevron- und Akin-Osteotomie gegenüber einer distalen Weichteilrekonstruktion plus Akin-Osteotomie zu einer signifikanten Verbesserung des Hallux valgus und der Intermetatarsalwinkel.

Chevron-Osteotomie (verglichen mit Nichtbehandlung und Orthese)
Einer RCT zufolge bessert eine Chevron-Osteotomie gegenüber Nichtbehandlung oder im Vergleich zu einer Orthese nach 12 Monaten die Schmerzen und die allgemeine Einschätzung der Zufriedenheit signifikant (NNT 2).

Postoperativer Kreppverband
Eine RCT, die einen postoperativen Kreppverband mit einem Gipsschuh nach Wilson-Osteotomie verglich, ergab für keinen Outcomeparameter einen signifikanten Unterschied. Die Studie war jedoch zu klein, um einen medizinisch bedeutsamen Effekt auszuschließen.

Frühbelastung
Eine systematische Übersicht kam zu dem Ergebnis, dass die Inzidenz für eine Pseudarthrosenbildung im Arthrodesebereich bei Frühbelastung nahezu der bei später postoperativer Gewichtsbelastung entspricht.

Nutzen unbekannt

Chevron-Osteotomie (verglichen mit proximaler Osteotomie)
RCT lieferten nur begrenzte Belegen dafür, dass es bei einer Chevron-Osteotomie eher zu schlechten Ergebnissen kommt als bei der proximalen Osteotomie.

Chevron-Osteotomie mit zusätzlicher Tenotomie
Eine RCT ergab hinsichtlich des Abduktionswinkels der Großzehe, der Schmerzen oder der Beweglichkeit keinen signifikanten Unterschied zwischen einer Chevron-Osteotomie mit zusätzlicher Tenotomie und einer alleinigen Chevron-Osteotomie.

Kontinuierliche passive Bewegung
Einer systematischen Übersicht zufolge besteht zwischen kontinuierlicher passiver Bewegung und konventioneller Rehabilitation kein signifikanter Unterschied hinsichtlich der Gelenkbeweglichkeit oder der Möglichkeit normale Schuhe zu tragen. Die Übersicht war jedoch zu klein, um einen medizinisch bedeutsamen Effekt auszuschließen.

Keller-Arthroplastik (verglichen mit proximaler Osteotomie und Arthrodese)

In einer systematischen Übersicht fanden sich nur wenig gute Belege für die Effekte einer Keller-Arthroplastik gegenüber anderen Operationsformen.

Orthesen zur Behandlung eines Hallux valgus im Erwachsenenalter

Eine RCT kam zu dem Ergebnis, dass Orthesen – verglichen mit Nichtbehandlung – nach 6-monatiger Beobachtungszeit zu einer signifikanten Besserung der Schmerzintensität führen, während sich bei einer Nachbeobachtungszeit von 12 Monaten kein signifikanter Schmerzunterschied mehr finden lässt.

Nutzen unwahrscheinlich

Nachtschienen

In einer RCT zeigte sich zwischen Nachtschiene und Nichtbehandlung nach (einem Beobachtungszeitraum von) 6 Monaten kein signifikanter Unterschied in Bezug auf Fehlstellung und Schmerzen.

Orthesen zur Prävention eines Hallux valgus bei Hochrisikopatienten

Einer RCT bei Männern mit rheumatoider Arthritis zufolge besteht bezüglich des Risikos für die Entwicklung eines Hallux valgus kein signifikanter Unterschied zwischen einer Orthesetherapie und Nichtbehandlung.

Unwirksamkeit oder Schädlichkeit wahrscheinlich

Antipronationsorthesen im Kindesalter

In einer RCT fand man bezüglich der Großzehenabduktionswinkel bei Kindern mit bilateraler Fehlstellung nach 3 Jahren keinen signifikanten Unterschied zwischen einer Orthesetherapie und Nichtbehandlung. Bei Kindern mit unilateraler Fehlstellung kam es unter Orthesetherapie dagegen sogar zu einer Verschlechterung der Gelenkstellung.

Definition

Bei einem Hallux valgus handelt es sich um eine Fehlstellung des großen Zehs, die charakterisiert ist durch eine Achsenabweichung der Großzehe nach lateral (Abduktion) mit Valgusrotation sowie eine Adduktion und Varusrotation des Metatarsale I. Die radiologischen Kriterien variieren; ein allgemein akzeptiertes Kriterium ist jedoch eine Achsenabweichung im Großzehengrundgelenk von mehr als 14,5°. Mit dem Begriff „Überbein" bezeichnet man in der Umgangssprache den oft entzündlich veränderten Bereich über dem prominenten Köpfchen des Metatarsale I und dem darüberliegenden Schleimbeutel. Symptome sind Schmerzen sowie Schwierigkeiten beim Gehen und beim Tragen normaler Schuhe.

Inzidenz/ Prävalenz

Die Prävalenz für Hallux valgus unterscheidet sich zwischen verschiedenen Bevölkerungsgruppen (Populationen). In einer kürzlich in Großbritannien durchgeführten Studie mit 6000 Schulkindern im Alter von 9–10 Jahren wiesen 2,5 % klinische Zeichen eines Hallux valgus und 2 % sowohl klinische als auch radiologische Kriterien für die Erkrankung auf. Eine früher durchgeführte Studie ergab bei Erwachsenen eine Hallux valgus-Häufigkeit von 48 %. Unterschiede in der Prävalenz können aus unterschiedlichen Messmethoden, Altersgruppen oder diagnostischen Kriterien (z. B. Winkel im Großzehengrundgelenk >10° oder >15°) resultieren.

Ätiologie/ Risikofaktoren

Nahezu alle Bevölkerungsstudien zeigten, dass ein Hallux valgus bei Frauen häufiger auftritt. Ungeeignetes Schuhwerk könnte zu dieser Fehlstellung beitragen. Allerdings kamen Studien über Unterschiede zwischen Menschen, die Schuhe tragen und solchen, die immer barfuß gehen, zu gegenteiligen Ergebnissen.

Eine übermäßig große Beweglichkeit des ersten Strahls und extreme Pronation des Fußes führen ebenfalls häufig zu einem Hallux valgus.

Prognose

Zur Progression eines Hallux valgus fanden sich keine Studien. Bei manchen Menschen verschlechtern sich Fehlstellung und Symptome rasch; andere bleiben symptomlos. Eine Studie kam zu dem Ergebnis, dass die Erkrankung anfangs unilateral auftritt, sich im Laufe der Zeit aber zu einer beidseitigen Fehlstellung entwickelt.

Karpaltunnelsyndrom

Suchdatum: Mai 2001

Shawn Marshall

Frage **Welche Effekte haben unterschiedliche Behandlungsmethoden?**

Nutzen belegt

Lokale Steroidinjektionen (Kurzzeittherapie)

Einer systematischen Übersicht zufolge führen lokale Steroidinjektionen gegenüber Placebo nach einem Monat zu einer signifikanten Besserung der Symptome (NNT 3). In einer nachfolgend durchgeführten RCT zeigte sich, dass Hydrocortisoninjektionen die Symptome nach 6 Wochen gegenüber Nichtbehandlung signifikant bessern (NNT 2).

Orale Glukokortikoide (Kurzzeittherapie)

Zwei RCTs zufolge führen orale Glukokortikoide (Prednison oder Prednisolon) gegenüber Placebo nach 2 Wochen zu einer signifikanten Besserung der Symptome.

Nutzen und Schaden abzuwägen

Endoskopische Spaltung des Karpaltunnels versus offene Operation

In einer nichtsystematischen Übersicht und zusätzlichen RCTs zeigte sich kein signifikanter Unterschied zwischen den Resultaten der endoskopischen gegenüber der konventionellen Spaltung des Karpaltunnels hinsichtlich einer Verminderung der Symptome und der postoperativen Griffstärke. Hinsichtlich der operationsbedingten Schäden bei endoskopischer versus offener Operation unterscheiden sich die Ergebnisse der verschiedenen RCTs.

Nutzen unbekannt

Lokale Steroidinjektionen (Langzeittherapie); krankengymnastische Übungsbehandlung; orale Glucocorticoide (Langzeittherapie); Operation versus nichtoperative Behandlung

Zur Wirksamkeit dieser therapeutischen Maßnahmen fanden sich keine RCTS.

Pyridoxin; Ultraschalltherapie

RCTs kamen zu widersprüchlichen Ergebnissen hinsichtlich der Wirksamkeit dieser Therapieformen.

Handgelenkschienen

Es fanden sich keine RCTs zum Verleich von Handgelenkschienen mit Nichtbehandlung. Hinsichtlich der Schwere der Symptome ergaben die RCTs keinen signifikanten Unterschied zwischen einer Schienung in Neutralstellung gegenüber einer 20°-Dorsalflexion. Auch für den Vergleich Dauerschienung in Neutralstellung gegenüber einer gleichartigen Nachtschiene zeigte sich kein signifikanter Unterschied im Ergebnis.

Nutzen unwahrscheinlich

Diuretika

In einer RCT zeigte sich hinsichtlich des medianen Global-Symptom-Score (GSS) kein signifikanter Unterschied zwischen Diuretika und Placebo.

Neurolyse bei offener Karpaltunneloperation

In drei RCT zeigten sich hinsichtlich einer Besserung der Symptome nach 6–12 Monaten keine signifikanten Unterschiede zwischen einer offenen Karpaltunnelspaltung allein und einer Karpaltunnelspaltung mit Neurolyse.

Nichtsteroidale Antirheumatika

In einer RCT zeigte sich in nach 6 Wochen hinsichtlich des medianen Global-Symptom-Score (GSS) kein signifikanter Unterschied zwischen nichtsteroidalen Antirheumatika und Placebo.

Unwirksamkeit oder Schädlichkeit wahrscheinlich

Handgelenkschiene nach operativer Karpaltunnelspaltung

In zwei RCT über die Ergebnisse nach Karpaltunnelspaltung zeigte sich hinsichtlich der medianen Griffstärke und der Zahl subjektiver Heilungen kein signifikanter Unterschied zwischen Handgelenkschienung und einer Nachbehandlung ohne Schiene. Einer anderen RCT zufolge erhöht eine Schienung die Schmerzintensität und die Zahl der krankheitsbedingten Fehltage gegenüber einer Nachbehandlung ohne Handgelenkschiene signifikant.

Definition

Das Karpaltunnelsyndrom ist eine Nervenerkrankung (Neuropathie), die durch eine Kompression des Nervus medianus im Bereich des Karpaltunnels verursacht wird. Zu den klassischen Symptomen eines Karpaltunnelsyndroms gehören Taubheitsgefühl, Parästhesien und Schmerzen in mindestens zwei der drei (Daumen, Zeigefinger, Mittelfinger) vom Nervus medianus innervierten Finger. Die Americam Academy of Neurologie hat eine Liste von diagnostischen Kriterien aufgestellt, die auf einer Kombination von Symptomen und Ergebnissen der körperlichen Untersuchung beruhen. Andere diagnostische Kriterien liefern die Ergebnisse elektrophysiologischer Untersuchungen (ENG und EMG).

Inzidenz/ Prävalenz

Eine allgemeine Bevölkerungsbefragung in Rochester, Minnesota kam auf eine alterskorrigierte jährliche Inzidenz für das Karpaltunnelsyndrom von 105/100 000 (95 % CI 99 bis 112). Die altersadjustierten Inzidenzraten lagen für Männer bei 52 (95 % CI 45–59) und für Frauen bei 149 (95 % CI 138–159) pro 100 000 und Jahr. Die Studie kam zu dem Ergebnis, dass die Inzidenzraten von 88/100 000 (95 % CI 75–101) in den Jahren 1961–1965 auf 125/100 000 (95 % CI 112–138) in den Jahren 1976–1980 angestiegen ist. Die Inzidenzraten für Männer erhöhten sich mit zunehmendem Alter, während die Inzidenzraten für Frauen einen Gipfel in der Altersgruppe der 45- bis 54-Jährigen haben. Eine allgemeine Bevölkerungsbefragung in den Niederlanden ergab eine Prävalenz von 1 % für Männer und 7 % für Frauen. Eine umfassendere Studie in Südschweden zeigte eine allgemeine Prävalenz für Karpaltunnelsyndrom in der Bevölkerung von 3 % (95 % CI 2–3 %). Wie auch in anderen Studien lag die Prävalenz für Frauen höher als für Männer (Verhältnis Männer zu Frauen 1:1,4). Unter älteren Menschen war die Prävalenz für Frauen sogar 4mal höher als die für Männer. Im Alter von 65–74 Jahren lag sie für Männer bei 1 % (95 % CI 0–4 %) für Frauen bei 5 % (95 % CI 3–8 %).

Ätiologie/ Risikofaktoren

In den meisten Fällen ist die Ursache nur schwer zu eruieren (idiopatisches Karpaltunnelsyndrom). Eine unspezifische Tendovaginitis scheint zu der Kompression des Nervus medianus im Karpaltunnel beizutragen. Zu den sekundären Ursachen eines Karpaltunnelsyndroms gehören raumfordernde Prozesse (Tumore, hypertrophische Synovialis, Kallusbildung,

Osteophyten), Stoffwechselstörungen (Hypothyreose, rheumatoide Arthritis) oder Schwangerschaft, Infektionen, Neuropathien bei Diabetes mellitus und chronischem Alkoholismus und familiäre Störungen. Eine Fall-Kontrollstudie identifizierte folgende Risikofaktoren in der Normalbevölkerung: wiederholte Tätigkeiten mit Dauerextension oder Flexion des Handgelenks, Übergewicht, sehr schnell verlaufende Abmagerungskuren, geringere Körperlänge, Hysterektomie ohne Oophorektomie und kürzlich eingetretene Menopause.

Prognose

Dazu fanden sich nur wenig gute Belege. In einer Beobachtungsstudie, in der die Diagnose Karpaltunnelsyndrom über Symptome und elektrophysiologische Untersuchungsergebnisse definiert wurde, zeigte sich, dass es in 34 % der Fälle mit idiopatischem Karpaltunnelsyndrom ohne Therapie innerhalb von 6 Monaten nach Diagnosestellung zu einer Spontanremission ohne Therapie kommt. Die Remissionsraten waren vergleichsweise höher in jüngeren Altersgruppen, bei Frauen (gegenüber Männern) und bei Schwangeren (gegenüber Nichtschwangeren).

Lumbalgie und Ischialgie, akut

Suchdatum: Oktober 2001

Maurits van Tulder und Bart Koes

Frage **Welche Effekte haben unterschiedliche Behandlungsmethoden?**

Nutzen belegt

Empfehlung, körperlich aktiv zu bleiben
Zwei systematischen Übersichten und einer später durchgeführten RCT zufolge erhöht die Empfehlung, körperlich aktiv zu bleiben, im Vergleich zur fehlenden Beratung die Rekonvaleszenzrate signifikant und verringert neben Schmerz und Bewegungseinschränkung und auch die Zahl der krankheitsbedingten Fehltage.

Nichtsteroidale Antirheumatika
Systematischen Übersichten und einer zusätzlichen RCT zufolge führen nichtsteroidale Antirheumatika gegenüber Placebo nach 1 Woche bei einer signifikant höheren Zahl von Patienten zu einer allgemeinen Besserung und reduzieren die Zahl der Patienten, die eine zusätzliche Schmerzmedikation benötigen, signifikant. Weder in den systematischen Übersichten noch in der RCT zeigten sich jedoch signifikante Unterschiede im Ausmaß der Schmerzlinderung zwischen verschiedenen nichtsteroidalen Antirheumatika oder im Vergleich zu Paracetamol, Opioiden, Muskelrelaxantien und nichtmedikamentösen Therapien.

Nutzen wahrscheinlich

Verhaltenstherapie
Zwei RCTs zufolge reduziert eine Verhaltenstherapie verglichen mit üblicher Versorgung oder EMG-Biofeedback Schmerzen und Bewegungseinschränkung.

Multidisziplinäre Behandlungsprogramme
In einer systematischen Übersicht bei Patienten mit subakuten Kreuzschmerzen fanden sich begrenzte Evidenz dafür, dass Behandlung durch ein multidisziplinäres Team (bestehend z. B. aus Arzt, Physiotherapeut, Psychologe, Sozialarbeiter, Beschäftigungstherapeut) unter Einschluss einer Arbeitsplatzinspektion, den Krankenstand – verglichen mit üblicher Versorgung – reduziert.

Nutzen und Schaden abzuwägen

Muskelrelaxanzien
Systematischen Übersichten zufolge reduzieren Muskelrelaxanzien gegenüber Placebo Schmerzen und Muskelverspannung und erhöhen die Beweglichkeit. Im Vergleich der Muskelrelaxanzien untereinander zeigten sich jedoch keine signifikanten Ergebnisunterschiede. Unerwünschte Nebenwirkungen wie Abhängigkeitsentwicklung, Benommenheit und Schwindel sind häufig.

Nutzen unbekannt

Akupunktur
Es fanden sich keine systematischen Übersichten und keine RCTs über Akupunktur speziell bei Patienten mit akuten Kreuzschmerzen.

Analgetika (Paracetamol, Opioide)
In systematischen Übersichten zeigte sich bezüglich der Schmerzlinderung kein konsistenter Unterschied zwischen Analgetika und nichtsteroidalen Antirheumatika. Es zeigte sich jedoch für Elektroakupunktur oder Ultraschall gegenüber Analgetika nach 4–6 Monaten eine signifikant bessere Schmerzlinderung.

Rückenschulen
In einer systematischen Übersicht fand sich begrenzte Evidenz dafür, dass Rückenschulen gegenüber Placebo die Rekonvaleszenzraten erhöhen und auf kurze Sicht den Krankenstand reduzieren. In der Übersicht zeigte sich hinsichtlich der Ergebnisse kein signifikanter Unterschied zwischen Rückenschulen und Physiotherapie. Im Vergleich mit McKenzie-Extensionsübungen ergaben sich für die Rückenschulen stärkere Schmerzen und ein höherer Krankenstand.

Colchicin, EMG-Biofeedback, Temperaturbehandlungen (Kurzwellendiathermie, Ultraschall, Eis, Wärme); transkutane elektrische Nervenstimulation (TENS)
Zur Wirksamkeit dieser therapeutischen Maßnahmen fanden sich keine ausreichenden Belege.

Epidurale Steroidinjektionen
Einer RCT zufolge erhöhen epidurale Steroidinjektionen gegenüber subkutanen Lidocaininjektionen die Zahl der Patienten, die nach 3 Monaten schmerzfrei sind. In einer zweiten RCT zeigten sich jedoch keine signifikanten Unterschiede bezüglich Heilungs- oder Besserungsrate zwischen der epiduralen Injektion von Steroiden oder Kochsalzlösung oder Bupivacain oder Punktion ohne Flüssigkeitsinjektion.

Lumbalorthesen
Zur Wirksamkeit von Lumbalorthesen fanden sich keine Belege.

Massage
In systematischen Übersichten zeigten sich zwischen Massage, spinaler Manipulation oder Elektrostimulation keine signifikanten Unterschiede in Bezug auf Schmerzen, funktionellen Status oder Beweglichkeit.

Spinale Manipulation
In systematischen Übersichten fanden sich widersprüchliche Belege über die Wirksamkeit einer spinalen Manipulation.

Extensionsbehandlung
In RCTs fanden sich widersprüchliche Belege über die Wirksamkeit einer Extensionsbehandlung.

Nutzen unwahrscheinlich

Rückenübungen
In systematischen Übersichten und zusätzlichen RCTs zeigten sich in Bezug auf Schmerzen und Bewegungseinschränkung entweder keine signifikanten Unterschiede zwischen Rückenübungen und konservativer Behandlung bzw. passiven Behandlungsformen, oder es fand sich sogar eine Verschlimmerung von Schmerzen und Bewegungseinschränkung.

Unwirksamkeit oder Schädlichkeit wahrscheinlich

Bettruhe
In systematischen Übersichten fanden sich keine Belege für Vorteile von Bettruhe. Es fanden sich aber Belege, dass Bettruhe schlechter sein könnte als Nichtbehandlung, der Emp-

fehlung aktiv zu bleiben, Rückenübungen, Physiotherapie, spinaler Manipulation oder Therapie mit nichtsteroidalen Antirheumatika. In einer systematischen Übersicht zeigten sich als unerwünschte Wirkungen der Bettruhe Gelenkversteifung, Muskelabbau, Verminderung der Knochendichte, Dekubitus und venöse Thromboembolien.

Definition Unter Lumbalgie („Kreuzschmerzen") versteht man Schmerz, Muskelverspannung und Steifigkeit im Bereich zwischen Rippenbogen und unterer Glutealfalte mit oder ohne Beinschmerzen (Ischialgie). Sie wird als akut bezeichnet, wenn die Schmerzen weniger als 12 Wochen andauern (siehe Definition der chronischen Lumbalgie, Seite 123). Als unspezifisch werden Schmerzen ohne erkennbare pathologische Ursache (Infektion, Tumor, Osteoporose, rheumatoide Arthritis, Fraktur oder Entzündung) bezeichnet. In der vorstehenden Darstellung wurden keine Lumbalgien oder Ischialgien berücksichtigt, deren Symptomen oder Befunde bei der Erstuntersuchung das Vorliegen einer spezifischen Grunderkrankung wahrscheinlich machen.

Inzidenz/ Prävalenz Über 70 % der Menschen in den Industrienationen leiden irgendwann in ihrem Leben einmal an Kreuzschmerzen. Jährlich sind 15–45 % der Erwachsenen betroffen. 1/20 davon stellt sich mit einer neuen Schmerzepisode in einer Klinik vor. Lumbalgien und Ischialgien haben ihren Häufigskeitsgipfel in der Altersgruppe der 35- bis 55-Jährigen.

Ätiologie/ Risikofaktoren Symptome, Pathologie und radiologische Veränderungen korrelieren nur wenig miteinander. Die Schmerzen sind in 85 % der Fälle unspezifisch. Bei 4 % der Patienten, die wegen ihrer Beschwerden eine hausärztliche Praxis aufsuchen ist die Ursache eine Wirbelkompressionsfraktur, bei 1 % ein Tumor. Die Prävalenz eines Bandscheibenvorfalls liegt bei 1–3 %. Eine ankylosierende Spondylitis (M. Bechterew) oder spinale Infektionen sind seltener. Risikofaktoren für die Entwicklung von „Rückenschmerzen" sind schwere körperliche Arbeit, häufiges Bücken, Drehen, Heben und lang dauernde statische Haltungen. Psychosoziale Risikofaktoren sind Angst, Depression und psychische Belastungen.

Prognose Akute „Rückenschmerzen" heilen in der Regel spontan (90 % der Betroffenen erholen sich innerhalb von 6 Wochen). In 2–7 % der Fälle entwickeln sich jedoch chronische Schmerzen. Eine Studie kam zu dem Ergebnis, dass rezidivierende Lumbalgien die Ursache von 75–85 % aller Krankmeldungen darstellen.

Lumbalgie und Ischialgie, chronisch

Suchdatum: Oktober 2001

Maurits van Tulder und Bart Koes

Frage **Welche Effekte haben unterschiedliche Behandlungsmethoden?**

Nutzen belegt

Körperliches Training / Gymnastik (versus andere Behandlungsansätze)

Systematischen Übersichten und zusätzlichen RCTs zufolge verbessert körperliche Bewegung / Gymnastik im Vergleich zu anderen Behandlungsansätzen (einschließlich der üblichen Versorgung) Schmerzen und funktionellen Status. In Bezug auf die Wirksamkeit einer Übungsbehandlung im Vergleich zu passiven Formen der physikalischen Therapie (wie z. B. Thermo-, Elektro- oder Ultraschalltherapie) sind die Belege widersprüchlich.

Multidisziplinäre Behandlungsprogramme (versus nicht-multidisziplinäre Therapieformen)

Systematischen Übersichten zufolge führt eine intensive multidisziplinäre biopsychosoziale Rehabilitation mit Wiederherstellung der körperlichen Funktion – im Vergleich zu stationären oder ambulanten nicht-multidisziplinären Behandlungsansätzen und zur üblichen Versorgung – zu Schmerzminderung und Funktionsverbesserung. In den Übersichten zeigten sich jedoch in Bezug auf Schmerz und funktionellen Status keine signifikanten Unterschiede zwischen einer weniger intensiven multidisziplinären Rehabilitation und den beiden anderen oben genannten Behandlungsansätzen.

Nutzen wahrscheinlich

Analgetika

Einer RCT zufolge wirkt Tramadol gegenüber Placebo schmerzlindernd und funktionsverbessernd. Eine zweite RCT kam zu dem Ergebnis, dass eine Therapie mit Paracetamol im Vergleich zu Diflunisal von einer größeren Patientenzahl als „gut“ oder „ausgezeichnet“ gewertet wird.

Rückenschulen am Arbeitsplatz (versus Nichtbehandlung)

Einer systematischen Übersicht zufolge führen Rückenschulen am Arbeitsplatz im Vergleich zu Nichtbehandlung zu einer Besserung der Schmerzen und der Bewegungseinschränkung. Insgesamt lieferten jedoch Übersichten und eine später durchgeführte RCT, insbesondere beim Vergleich mit anderen Therapien und hinsichtlich des Langzeitnutzens, widersprüchliche Belege über die Wirksamkeit von Rückenschulen.

Verhaltenstherapie

Systematischen Übersichten zufolge führt Verhaltenstherapie gegenüber Nichtbehandlung, Placebo oder Wartelisten-Kontrollgruppen zu Schmerzreduktion und Verbesserung des funktionellen Status und der Verhaltenskriterien. Es zeigte sich bezüglich der oben genannten Größen (Schmerz, funktioneller Status, Verhalten) jedoch kein signifikanter Unterschied zwischen verschiedenen Formen der Verhaltenstherapie und widersprüchliche Ergebnisse im Vergleich zu anderen Behandlungsansätzen.

Massage (versus andere Behandlungsansätze)

Systematischen Übersichten und einer nachfolgend durchgeführten RCT zufolge führt Massage im Vergleich zu anderen Behandlungsansätzen zu Schmerzlinderung und Funktionsverbesserung.

Nichtsteroidale Antirheumatika

In einer RCT zeigte sich verstärkte Schmerzlinderung durch Naproxen gegenüber Placebo. In systematischen Übersichten und zusätzlichen RCTs fanden sich allerdings keine signifikanten Unterschiede zwischen verschiedenen nichtsteroidalen Antirheumatika. In zwei RCTs zeigten sich widersprüchliche Belege in Bezug auf die Wirksamkeit von nichtsteroidalen Antirheumatika im Vergleich zu anderen Analgetika.

Triggerpunkt- und Ligamentinjektionen

Einer systematische Übersicht mit begrenzten Beleglage zufolge kommt es zu verstärkter Schmerzlinderung durch kombinierte Triggerpunktinjektion mit Steroiden und Lokalanästhetika im Vergleich zur alleinigen Anästhetikainjektion nach 3 Monaten sowie durch Injektion einer Glucose-Glycerin-Phenol-Lösung in das lumbaleLigamentum interspinale im Vegleich zu Kochsalzinjektion nach 6 Monaten.

Nutzen unbekannt

Akupunktur

In zwei systematischen Übersichten zeigten sich keine signifikanten Ergebnisunterschiede zwischen Akupunktur und Placebo oder Nichtbehandlung. Einer systematischen Übersicht und einer nachfolgend durchgeführten RCT zufolge reduziert Akupunktur gegenüber transkutaner elektromyographischer Nervenstimulation (TENS) die Schmerzintensität signifikant und bessert den Gesamtzustand signifikant stärker.

Antidepressiva

Systematischen Übersichten und zusätzlichen RCTs zufolge führen Antidepressiva gegenüber Placebo zu einer signifikant stärkeren Schmerzlinderung. Es fanden sich jedoch keine signifikanten Unterschiede in Bezug auf die Kriterien funktioneller Status und depressive Verstimmung. Weitere RCTs lieferten, in Bezug auf die Schmerzlinderung, widersprüchliche Ergebnisse über die Wirksamkeit von Antidepressiva im Vergleich untereinander oder zu anderen Schmerzmitteln.

Elektromyographisches (EMG-) Biofeedback

In einer systematischen Übersicht fand sich kein signifikanter Unterschied in Bezug auf Schmerzlinderung oder funktionellen Status zwischen EMG-Biofeedback und Placebo oder Wartelisten-Kontrollgruppe. Im Vergleich von EMG-Biofeedback zu anderen Behandlungsansätzen fanden sich jedoch widersprüchliche Ergebnisse.

Epidurale Steroidinjektionen

In systematischen Übersichten, die die Wirkung von epiduralen Steroidinjektionen gegenüber Placebo, Lokalanästhetika, Lokalanästhetika plus Opioid oder Benzodiazepinen (Midazolam) untersuchten, fanden sich keine ausreichenden Belege in Bezug auf die Behandlungsergebnisse. In einer systematischen Übersicht zeigte sich zwischen epidural applizierten Steroiden und Placebo nach 6 Wochen bzw. 6 Monaten kein Unterschied in Bezug auf die Schmerzlinderung. Einer anderen systematischen Übersicht zufolge verbessern epidural injizierte Steroide die Schmerzen gegenüber anderen Behandlungsansätzen kurzfristig signifikant.

Lumbalorthesen

Über die Wirksamkeit von Lumbalorthesen fanden sich keine ausreichenden Belege.

Muskelrelaxanzien

Über die Wirksamkeit von Muskelrelaxanzien fanden sich keine ausreichenden Belege. Systematischen Übersichten zufolge treten unerwünschte Nebenwirkungen wie Abhängigkeitsentwicklung, Benommenheit und Schwindelgefühl bei bis zu 70 % der behandelten Patienten auf.

Spinale Manipulation

Einer systematischen Übersicht zufolge führt eine spinale Manipulation gegenüber Placebo zu besseren Resultaten. In drei anderen Übersichten fanden sich widersprüchliche Ergebnisse in Bezug auf die Wirkung von spinaler Manipulation gegenüber Placebo oder konservativer Behandlung.

Transkutane elektrische Nervenstimulation (TENS)

In einer systematischen Übersicht fanden sich in Bezug auf die Schmerzlinderung keine signifikanten Unterschiede zwischen einer mit TENS therapierten und einer Kontrollgruppe. In zwei systematischen Übersichten fand man widersprüchliche Belege über die Wirksamkeit der transkutanen elektrischen Nervenstimulation.

Unwirksamkeit oder Schädlichkeit wahrscheinlich

Facettengelenk-Injektionen

In zwei systematischen Übersichten fanden sich zwischen Facettengelenk-Injektionen und Placebo oder Facettengelenk-Nervenblockaden keine signifikanten Unterschiede in Bezug auf die Schmerzlinderung

Extensionstherapie

In einer systematischen Übersicht und zwei zusätzlichen RCTs zeigte sich zwischen Extensionstherapie und Placebo beziehungsweise zwischen Extensionstherapie plus Massage und Interferenzstromtherapie (Elektrotherapie) kein signifikanter Unterschied in Bezug auf Schmerzlinderung oder funktionellen Status.

Definition	Unter Lumbalgie („Kreuzschmerzen“) versteht man Schmerzen, Muskelverspannung bzw. Steifheit in dem Bereich zwischen Rippenbogen und unteren Glutealfalten mit oder ohne ausstrahlenden Beinschmerzen (Ischialgie). Man spricht von chronischer Lumbalgie, wenn die Schmerzen länger als 12 Wochen andauern (siehe Definition der akuten Lumbalgie, Seite 120). Als unspezifisch werden Lumbalgien ohne erkennbare pathologische Ursache (Infektion, Tumor, Osteoporose, rheumatoide Arthritis, Fraktur oder Entzündung) bezeichnet. Diese Übersicht gilt nicht für Lumbalgien oder Ischialgien mit Symptomen einer oder Hinweisen auf eine spezifische Grunderkrankung.
Inzidenz/ Prävalenz	Siehe Inzidenz der akuten Lumbalgie, Seite 120.
Ätiologie/ Risikofaktoren	Siehe Ätiologie der akuten Lumbalgie, Seite 120.
Prognose	Siehe Prognose der akuten Lumbalgie, Seite 120.

Kommentar: Chronischer Rückenschmerz und Ischias – ein noch immer ungelöstes Problem in Deutschland

Jan Hildebrandt

Während bei der Behandlung akuter Rückenschmerzen inzwischen ein zunehmender Konsens auf der Basis evidenzbasierter Ergebnisse besteht und sich dieser auch in den Leitlinien unterschiedlicher Fachgebiete niederschlägt, fehlen Leitlinien für chronische Rückenschmerzen weitgehend – bzw. werden wie im Falle der Leitlinien der Arzneimittelkommission der Deutschen Ärzteschaft in der Praxis nicht umgesetzt.

Bis Ende der achtziger Jahre gab es kaum kontrollierte Studie über die Effektivität von Therapien bei chronischen Rückenschmerzen, seither hat sich die Evidenzlage erheblich verbessert. Trotzdem bleibt aufgrund der Komplexität des Krankheitsbildes im Einzelfall oft genug unklar, wie therapeutisch vorgegangen werden soll.

Das Kapitel in „Clinical Evidence" macht deutlich, dass nur wenige Therapien überhaupt eindeutig wirkungsvoll sind: nämlich Übungsbehandlung i w. S. („Exercises" = Körperliches Training / Gymnastik) und multidisziplinäre Behandlungsprogramme.

Bei Ersteren ist eine Vielzahl von Möglichkeiten u. a. unterschiedliche krankengymnastische Verfahren und „Schulen" inbegriffen, von der uneinheitlichen Qualität der Aus- und Weiterbildung der einzelnen Krankengymnastinnen ganz abgesehen. Allerdings gibt eine kürzlich publizierte Studie von Mannion et al. hier einen wichtigen Hinweis: Patienten mit chronischen Rückenschmerzen wurden einer der drei Behandlungsformen: (qualifizierte) Krankengymnastik, Training der Rumpfmuskulatur mit speziellen Geräten und Aerobic zugeteilt. Das kurzfristige Ergebnis war gleich, das längerfristige in den Gruppe mit Training und Aerobic besser, letztere beiden Gruppen unterschieden sich aber nicht. Spätestens hier weiß der Leser, dass die Behandlung von chronischen Rückenschmerzen sich nicht nur auf die Verordnung von (noch so qualifizierter) Krankengymnastik beschränken kann, sondern dass das Verhalten und die Einstellung der Patienten selber eine ganz wesentliche Rolle spielt. Und diese lässt sich sicherlich weder durch Medikamente noch durch physikalische Maßnahmen wie Akupunktur oder Massage verändern, auch wenn sich diese in einzelnen Studien als kurzfristig schmerzlindernd erwiesen haben.

Auch die Tatsache, dass Rückenschmerz eine Krankheit sozial schwächerer Schichten ist, weist in die gleiche Richtung.

Prinzipiell kann man sagen, dass unter gegebenen Umständen (der biologischen „Ausstattung" des Individuums) mit zunehmender Fitness Rückenscherzen weniger stark sind.

Hinzu kommt aber noch eine andere wesentliche Komponente: die psychologische (oder besser psychosoziale). Für diese Hypothese spricht die Wirksamkeit von Verhaltenstherapie, die aber allein angewandt nur mäßig ist, und vor allem die deutliche Wirksamkeit sog. multidisziplinärer Behandlungen. Was ist darunter zu verstehen? Diese Behandlungen beinhalten nicht nur verhaltenstherapeutische Elemente (die aber in diesen Programmen immer integriert sind), sondern „Übungen" (ohne und meisten mit Kraftgeräten), Ausdauertraining, Arbeitstraining (sog. Work Hardening), Edukation und Unterstützung bei der Reintegration in das Arbeitsleben, was angesichts des jungen Alters der Betroffenen in den zahlreichen Studie (Durchschnittsalter ca. 42 Jahre) sehr wichtig zu sein scheint.

Aber: Es gibt auch Studien, die zeigen, dass nicht alle Patienten mit chronischen Rückenschmerzen diese (aufwendigen) Therapien brauchen. Unlängst wies eine norwegische Studie nach, dass es den meisten Patienten besser geht, wenn die Botschaft „aktiv sein ist wesentlich besser für den Rücken als sich schonen" überzeugend den Patienten vermittelt wird. Dennoch profitiert eine Minderheit von Patienten nicht von dieser Maßnahme. Und gerade diese sind für das soziale System sehr teuer und für die behandelnden Ärzte frustrierend. Der beschriebene multidisziplinäre Ansatz ist für diese Menschen in unserem Gesundheits- bzw. Rehabilitationssystem allerdings kaum zu realisieren. Vor einer Umsetzung der Evidenz sind hier also noch politische Weichenstellungen nötig.

Nackenschmerzen / Zervikalsyndrom

Suchdatum: September 2001

Allan Binder

Frage **Welche Effekte haben unterschiedliche Behandlungsmethoden bei unkomplizierten Nackenschmerzen ohne neurologische Ausfälle?**

Nutzen belegt

Manuelle Therapie (Mobilisation und Manipulation)
Systematischen Übersichten zufolge bessert eine Manipulations- oder Mobilisationsbehandlung im Vergleich zu anderen Behandlungsmethoden die Symptome. In einer zusätzlichen und einer nachfolgend durchgeführten RCT zeigten sich hinsichtlich der Auswirkungen auf die Schmerzen keine signifikanten Unterschiede zwischen Mobilisation und Manipulation. Es gibt Berichte über seltene, aber schwerwiegende Nebenwirkungen einer spinalen Mobilisation der Halswirbelsäule.

Physikalische Therapien (Physiotherapie, Reizstrommassage, Bewegungstherapie)
Systematische Übersichten und nachfolgend durchgeführte RCTs ergaben eine signifikante Schmerzlinderung für Reizstromtherapie im Vergleich zu Scheinbehandlung, krankengymnastischer Übungsbehandlung im Vergleich zu Stressmanagement und aktive Physiotherapie im Vergleich zu passiven Behandlungsformen.

Nutzen unbekannt

Medikamentöse Therapie (Analgetika, nichtsteroidale Antirheumatika, Antidepressiva, Muskelrelaxantien)
Für die Wirksamkeit von Analgetika, nichtsteroidalen Antirheumatika, Antidepressiva oder Muskelrelaxantien bei Nackenschmerzen fanden sich keine ausreichenden Belege, obwohl sie als Therapie der 1. Wahl weithin eingesetzt werden. Einige der genannten Medikamente haben gut dokumentierte Nebenwirkungen.

Interdisziplinäre (multimodale) Therapie
Eine systematische Übersicht und zwei nachfolgend durchgeführte RCTs ergaben über einen Beobachtungszeitraum von 18 Monaten hinsichtlich der Wirkung auf die Schmerzen oder der Zahl der krankheitsbedingten Fehltage keine signifikanten Unterschiede zwischen einer multimodalen kognitiven Verhaltenstherapie und anderen Behandlungsansätzen.

Patientenschulung
In zwei systematischen Übersichten und einer nachfolgend durchgeführten RCT fanden sich keine ausreichenden Belege über die Effekte einer Patientenschulung (Einzelberatung oder Gruppenschulung)

Physikalische Therapie (Akupunktur, EMG-Biofeedback, Kryo- oder Wärmetherapie, Laser, Kältespray und Dehnung, Extension)
In systematischen Übersichten zeigten sich keine ausreichenden Belege über die Wirksamkeit dieser Formen der physikalischen Therapie.

Halskrawatten oder Spezialkissen
Für die Wirksamkeit von Halskrawatten fanden sich keine Belege. Eine RCT ergab begrenzte Evidenz dafür, dass Wasserkissen die morgendlichen Schmerzen gegenüber Standardkissen und Nackenrollen signifikant reduzieren und die Schlafqualität verbessern.

Frage **Welche Effekte haben unterschiedliche Behandlungsmethoden bei akutem Schleudertrauma?**

Nutzen wahrscheinlich

Frühmobilisierung

Systematische Übersichten und nachfolgend durchgeführte RCTs lieferten begrenzte Evidenz dafür, dass eine Frühmobilisierung gegenüber Immobilisierung bzw. gegenüber Ruhe plus Halskrawatte zu einer signifikanten Reduktion der Schmerzen führt.

Frühzeitige Wiederaufnahme der normalen Aktivität

Systematische Übersichten und nachfolgend durchgeführte RCTs lieferten begrenzte Evidenz dafür, dass eine Kombination aus dem Rat, sich normal zu verhalten, und der Gabe von Entzündungshemmern gegenüber einer Ruhigstellung mit 14-tägiger Krankschreibung zu einer Besserung leichter subjektiver Beschwerden führt.

Elektrotherapie

Eine RCT lieferte begrenzte Evidenz dafür, dass eine Reizstromtherapie die Schmerzen gegenüber Placebo über einen Beobachtungszeitraum von 4 Wochen bessern kann. Nach 3 Monaten ließ sich dieser Effekt jedoch nicht mehr nachweisen.

Multimodale Therapie

Einer RCT zufolge reduziert eine multimodale Therapie die Schmerzen zu Therapieende und bei Kontrolle nach 6 Monaten gegenüber einer physikalischen Therapie signifikant.

Frage **Welche Effekte haben unterschiedliche Behandlungsmethoden bei chronischem Schleudertrauma?**

Nutzen wahrscheinlich

Perkutane Neurotomie mittels Radiofrequenzverfahren zur Behandlung des zervikalen Facettensyndroms bei Patienten mit chronischem Schleudertrauma

Eine RCT lieferte begrenzte Evidenz dafür, dass eine perkutane Neurotomie mittels Radiofrequenzverfahren die Zahl der Patienten, die nach 27 Wochen schmerzfrei waren, gegenüber Scheinbehandlung signifikant erhöht (NNT 2).

Frage **Welche Effekte haben unterschiedliche Behandlungsmethoden bei Nackenschmerzen mit Radikulopathie?**

Nutzen unbekannt

Medikamentöse Therapie (epidurale Steroidinjektionen, Analgetika, nichtsteroidale Antirheumatika, Muskelrelaxanzien)

Es fanden sich keine RCTs über die Wirksamkeit von epiduralen Steroidinjektionen, Analgetika, nichtsteroidalen Antirheumatika oder Muskelrelaxanzien.

Operation versus konservative Therapie

Eine RCT ergab hinsichtlich der Symptomatik nach 1 Jahr keinen signifikanten Unterschied zwischen Operation und konservativer Therapie.

Nackenschmerzen / Zervikalsyndrom

Definition

Nackenschmerzen können unterteilt werden in unkomplizierte Schmerzen, Schleudertrauma und Schmerzen mit Radikulopathie. Nackenschmerzen sind häufig assoziiert mit eingeschränkter Beweglichkeit und unspezifischen neurologischen Symptomen an den oberen Extremitäten. Die Schmerzen sind zum Teil sehr stark und kaum zu therapieren. In manchen Fällen sind sie begleitet von Radikulopathien oder Myelopathien.

Inzidenz/ Prävalenz

Etwa 2/3 aller Menschen leiden irgendwann einmal an Nackenschmerzen. Die Prävalenz ist im mittleren Lebensalter am höchsten. 15 % der stationären Physiotherapie in Großbritannien und 30 % aller in Kanada ausgestellten Überweisungen zum Chiropraktiker dienen zur Therapie von Nackenschmerzen. In den Niederlanden sind Nackenschmerzen die Ursache von 2 % aller Hausarztkonsultationen.

Ätiologie/ Risikofaktoren

Unkomplizierte Nackenschmerzen werden meistens durch schlechte Haltung, Depressionen, Zerrungen, berufsbedingte Verletzungen oder Sportverletzungen verursacht. Bei chronischen Schmerzen treten mechanische und degenerative Faktoren (zervikale Spondylose) in den Vordergrund. Ein Teil der Nackenschmerzen beruht auf Weichteilverletzungen, wie sie im typischsten Fall bei einem Schleudertrauma auftreten. In seltenen Fällen ist die Ursache ein Bandscheibenvorfall oder eine entzündliche, infektiöse oder maligne Erkrankung der Halswirbelsäule, zu Nackenschmerzen mit oder ohne Merkmalen einer neurologische Affektion führt.

Prognose

Nackenschmerzen verschwinden in der Regel innerhalb von Tagen oder Wochen von alleine. Sie können jedoch wiederkehren oder chronisch werden. In bestimmten Industriesparten ist der Krankenstand durch Erkrankungen im Bereich des Nackens so hoch wie der durch Lumbalgien bedingte (siehe Lumbalgie und Ischialgie S. 120). Der Prozentsatz, bis zu dem Nackenschmerzen chronisch werden, ist abhängig von der auslösenden Ursache. Man nimmt aber an, dass er – ähnlich wie bei der Lumbalgie – bei etwa 10 % liegt. Bei 5 % der Betroffenen führen die Nackenschmerzen zu einer schweren Behinderung. Eine systematische Übersicht über den klinischen Verlauf und die prognostischen Faktoren unspezifischer Nackenschmerzen identifizierte 6 Beobachtungsstudien und 17 RCTs. Bei einer Schmerzdauer von mindestens 6 Monaten profitierten im Mittel 46 % (22–79 %) der Betroffenen von einer Therapie. Bei einem Schleudertrauma liegt die Wahrscheinlichkeit für eine bleibende Behinderung höher. Bis zu 40 % der Betroffenen berichteten sogar noch nach 15jähriger Nachbeobachtung von Beschwerden. Die ursächlichen Faktoren für ein schlechtes Ergebnis nach Schleudertrauma sind bisher nicht gut geklärt. Die Inzidenz für eine chronische Beeinträchtigung nach Schleudertrauma variiert zwischen verschiedenen Ländern aus bisher ebenfalls unbekannten Gründen.

Osteoarthrose (Synonyme: Arthrose, Osteoarthritis)

Suchdatum: Juni 2001

Paul Dieppe, Jiri Chard, Stefan Lohmander und Claire Smith

Frage Welche Effekte haben unterschiedliche Behandlungsmethoden?

Nutzen belegt

Hüftarthroplastik

Einer systematischen Übersicht von Beobachtungsstudien zufolge beträgt die Lebensdauer eines endoprothetischen Hüftgelenkersatzes mindestens 10 Jahre.

Kniearthroplastik

Systematische Übersichten kamen zu dem Ergebnis, dass Knieendoprothesen hinsichtlich Schmerzlinderung und Funktionsverbesserung ein gutes Ergebnis aufweisen. Eine RCT erbrachte begrenzte Evidenz dafür, dass unikompartimentale Operationen effektiver sind als trikompartimentale. Es fand sich begrenzte Evidenz dafür, dass unikompartimentale Operationen auch effektiver sind als bikompartimentale.

Systemische Analgetika (kurzfristige Schmerzlinderung und Funktionsverbesserung)

Systematische Übersichten bei Patienten mit Hüft- oder Kniearthrosen lieferten begrenzte Evidenz dafür, dass einfache Analgetika wie Paracetamol gegenüber Placebo zu einer Schmerzlinderung führen.

Systemische nichtsteroidale Antirheumatika (kurzfristige Schmerzlinderung)

Systematische Übersichten bei Patienten mit Hüftarthrose ergaben eine Schmerzlinderung durch nichtsteroidale Antirheumatika. Jedoch fanden sich keine guten Belege dafür, dass NSAIDs einfachen Analgetika wie Paracetamol überlegen sind bzw. dass zwischen einzelnen NSAIDs Unterschiede in Bezug auf ihre schmerzlindernde Wirkung zu beobachten sind.

Topische Therapie

Eine systematische Übersicht und eine zusätzliche RCT kamen zu dem Ergebnis, dass NSAID-haltige Externa gegenüber Placebo zu einer signifikanten Schmerzlinderung führen. RCTs ergaben auch für Capsicain im Vergleich zu Placebo eine signifikante Schmerzreduktion.

Nutzen wahrscheinlich

Übungsbehandlung (Schmerzlinderung und Funktionsverbesserung)

In RCTs zeigte sich, dass eine krankengymnastische Übungsbehandlung und physikalische Therapien zu einer Reduktion der Schmerzen und der körperlichen Behinderung führen. Allerdings waren viele der Studien in ihrer Aussagekraft durch Schwächen in der Methodik oder der Dokumentation begrenzt.

Hüftarthroplastik bei älteren Menschen (schlechtere Ergebnisse als bei den 45–75jährigen)

Eine systematische Übersicht von Beobachtungsstudien ergab für Patienten über 75 Jahre tendenziell schlechtere Ergebnisse hinsichtlich Schmerzlinderung und Funktionsfähigkeit.

Intraartikuläre Glukokortikoid-Injektionen am Knie (kurzfristige Schmerzreduktion)
Eine systematische Übersicht lieferte begrenzte Evidenz dafür, dass intraartikuläre Glukokortikoidinjektionen gegenüber Placebo innerhalb eines Beobachtungszeitraums von 1–4 Wochen zu einer Schmerzreduktion führen.

Intraartikuläre Hyaluronsäure-Injektionen am Knie
Eine systematische Übersicht und nachfolgend durchgeführte unsystematische (narrative) Studien und RCTs lieferten begrenzte Evidenz dafür, dass Hyaluronsäure gegenüber Placebo für 1–6 Monate zu einer Schmerzlinderung führt.

Kniearthroplastik bei älteren Menschen
Es fand sich begrenzte Evidenz in Beobachtungsstudien, die darauf hinweisen, dass eine Kniearthroplastik bei älteren Menschen wirkungsvoller ist.

Entlastungsmaßnahmen
RCT bei Patienten mit Kniearthrose lieferten begrenzte Evidenz dafür, dass Entlastungsmaßahmen durch Gelenkschienen, Gelenkbandagen oder Tapeverbände die krankheitsspezifische Lebensqualität verbessern können.

Nutzen und Schaden abzuwägen

Hüftarthroplastik bei Übergewicht/Fettleibigkeit (erhöhtes Revisionsrisiko)
Eine systematische Übersicht von Beobachtungsstudien legt nahe, dass Menschen mit einem Körpergewicht über 70 kg in Hinsicht auf Schmerzlinderung und Funktionsfähigkeit schlechtere postoperative Ergebnisse aufweisen. In einer Studie zeigte sich bei Übergewichtigen eine geringere Lebensdauer der Implantate.

Hüftarthroplastik bei jüngeren Menschen (erhöhtes Revisionsrisiko)
Einer systematischen Übersicht von Beobachtungsstudien zufolge sind die postoperativen Ergebnisse in Hinblick auf Schmerzlinderung und Funktionsfähigkeit bei Patienten unter 45 schlechter. Eine Kohortenstudie kam zu dem Ergebnis, dass bei jungen Menschen das Risiko für eine Revisionsoperation erhöht ist.

Nutzen unbekannt

Analgetika versus nichtsteroidale Antirheumatika
In RCTs fanden sich keine guten Belege dafür, dass sich einfache Analgetika wie Paracetamol hinsichtlich ihrer schmerzlindernden Wirkung signifikant von nichtsteroidalen Antirheumatika unterscheiden.

Chondroitin
Eine systematische Übersicht zeigte gegenüber einer Placebobehandlung keine eindeutigen Belege für eine Verbesserung der Symptome durch Chondroitin.

Patientenschulung, Diätberatung, Bestärkung und Unterstützung
Es fanden sich keine ausreichenden Belege, um die Effekte einer Patientenschulung oder von Verhaltensänderungen bei Patienten mit Hüft- oder Kniearthrose zu beurteilen.

Glucosamin
In systematischen Übersichten und nachfolgend durchgeführten RCT fand sich begrenzte Evidenz dafür, dass Glucosamin gegenüber Placebo zu einer Besserung der Symptome führt.

Glucosamin plus Chondroitin

Es fanden sich keine RCTs, die nur Glucosamin plus Chondroitin untersucht hätte. Bei Patienten mit leichter oder moderater Osteoarthrose fand sich jedoch begrenzte Evidenz dafür, dass Glucosamin plus Chondroitin plus Manganascorbat den Schweregrad-Score der Erkrankung im Vergleich zu Placebo signifikant senken kann.

Kniearthroplastik bei Übergewicht/Fettleibigkeit

In Beobachtungsstudien zu den Effekten von Übergewicht auf die postoperativen Ergebnisse nach Kniearthroplastik fanden sich begrenzte und widersprüchliche Belege.

Andere intraartikuläre Injektionsbehandlungen am Knie

Es fand sich begrenzte Evidenz über die Effekte von anderen intraartikulären Injektionstherapien, wie Radionuklidtherapie, Glycosaminoglycan, Orgotein und Morphin.

Unwirksamkeit oder Schädlichkeit wahrscheinlich

Systemische Analgetikatherapie bei Patienten mit vorgeschädigter Leber

Belege aus Beobachtungsstudien weisen darauf hin, dass bei Patienten mit Lebererkrankungen bereits niedrige Dosen von Paracetamol zu Leberschäden führen können.

Systemische Therapie mit nichtsteroidalen Antirheumatika bei älteren Patienten und Patienten mit erhöhtem Risiko für Nierenerkrankungen oder Magen-Darm-Geschwüre

Einer RCT zufolge erhöhen NSAIDs das Risiko für Nierenschäden oder gastrointestinale Komplikationen insbesondere bei älteren multimorbiden Patienten. Fall-Kontrollstudien weisen darauf hin, dass die Odds Ratio für gastrointestinale Blutungen unabhängig von der Art des eingenommenen NSAIDs bei 4–5 liegt.

Definition

Die Osteoarthrose ist eine heterogene Erkrankung, deren Prävalenz, Risikofaktoren, klinische Manifestation und Prognose in Abhängig von den betroffenen Gelenken zum Teil erheblich variiert. Am häufigsten betroffen sind die Gelenke der Hände, die Knie, die Hüften und die kleinen Zwischenwirbelgelenke. Definiert wird die Erkrankung hauptsächlich durch pathologische und radiologische Kriterien, weniger durch klinische Symptome. Charakteristisch sind herdförmige Knorpelschäden mit reaktiven Knochenneubildungen und einer leichten Synovitis. In schweren Fällen kommt es zu einer typischen Verschmälerung des Gelenkspalts und einer Osteophytenbildung, sowie radiologisch sichtbaren subchondralen Knochenveränderungen.

Inzidenz/ Prävalenz

Osteoarthrose ist eine häufige Erkrankung und eine wesentliche Ursache für Schmerzen und körperlicher Behinderung im höheren Lebensalter. Die radiologischen Merkmale lassen sich praktisch bei jedem über 60jährigen zumindest in einigen Gelenken nachweisen. Klinisch signifikante Erkrankungen treten jedoch nur bei 10–20 % der Menschen auf. Kniearthrosen sind bei den über 60jährigen etwa doppelt so häufig wie Hüftarthrosen (ungefähr 10 % zu 5 %).

Ätiologie/ Risikofaktoren

Hauptauslöser für den arthrotischen Prozess sind Formanomalien der Gelenke und Verletzungen. Genetische Faktoren sind wahrscheinlich ebenfalls von Bedeutung.

Prognose Über den natürlichen Verlauf der Osteoarthrose ist noch wenig bekannt. Nur ein kleinerer Teil der symptomatischen Erkrankungen schreitet allerdings bis zu einem operationsbedürftigen Stadium fort.

Kommentar

Bernd Swoboda

In dem von *Clinical Evidence* behandelten Thema der Arthrose (Synonym: Osteoarthrose, Osteoarthritis) sind die verschiedenen Therapieoptionen entsprechend ihrer Evidenzkategorie ohne Zweifel korrekt aufgeführt. Ebenfalls findet sich eine Definition der Erkrankung.

Es fehlen jedoch Angaben zur Diagnose und zum klinischen Bild der Arthrose, das entscheidend die Therapie bestimmt. Als chronische, lebensbegleitende Erkrankung erfordert die Arthrose nicht nur eine frühzeitige Diagnose, sondern insbesondere langfristige, multimodale Therapiekonzepte, die sowohl nichtmedikamentöse, medikamentöse und operative Maßnahmen umfassen und sich nicht nur an den individuellen Bedürfnissen des Patienten, sondern insbesondere auch an dem Arthrosestadium (klinisch stumm – aktiviert – dekompensiert) zu orientieren haben. Von Bedeutung sind hierbei die individuelle Anspruchshaltung bezüglich der eigenen körperlichen Leistungsfähigkeit, sportliche Aktivitäten, berufliche Situation sowie die mit zunehmendem Alter häufig verbundene Komorbidität.

Bei den latenten, klinisch stummen Arthrosen sind morphologische Zeichen der Arthrose nachweisbar, es bestehen jedoch keine Beschwerden. Derartige Arthrosen erfordern unter präventiven Gesichtspunkten eine Beratung bezüglich der Lebensführung, um unnötige, unphysiologisch hohe Gelenkbelastungen, wie z. B. bei Sport oder Freizeit, zu vermeiden, da diese Form der Arthrose in eine klinisch symptomatische (auch dekompensierte) oder aktivierte Arthroseform einmünden kann. Die aktivierte Arthrose ist durch einen synovialen Reizzustand mit Ergussbildung, Schwellung und Überwärmung bei gleichzeitig starker Schmerzhaftigkeit gekennzeichnet. Therapeutisches Ziel ist es, das betroffene Gelenk in einen Zustand der latenten Arthrose zurückzuführen, so dass medikamentös antiphlogistische Maßnahmen, z. B. in Form von nichtsteroidalen Antirheumatika, indiziert sind. Gleichzeitige physikalische Therapiemaßnahmen (Kryo-Therapie, Ent-/Teilbelastung) sollen dies unterstützen. Die Therapie der dekompensierten Arthrose ist überwiegend symptomorientiert. Das Leitsymptom der Arthrose ist hierbei der Schmerz, wobei nicht jede schmerzhafte Arthrose eine antiphlogistische Therapie erfordert und – wie ausgeführt – Paracetamol als Analgetikum seine Rechtfertigung finden kann.

In den evidenzbasierten Ausführungen zur Arthrosetherapie finden sich keine Angaben zur arthroskopischen, minimalinvasiven operativen Maßnahmen, die z. B. im Sinne einer Gelenklavage oder der Behandlung intraartikulärer Begleitläsionen, wie z. B. degenerativen Meniskusschäden, ihre Berechtigung finden.

Während als operative Maßnahme der künstliche Gelenkersatz dargestellt wird, finden sich keine Angaben zu offenen, gelenkerhaltenden Maßnahmen, wie gelenknahen Osteotomien zur Korrektur von Achsdeformitäten. Hierbei geht es beispielsweise um kniegelenknahe Osteotomien zur Achskorrektur bei dem häufigen Genu varum und dem selteneren Genu valgum. Die Kenntnis dieser operativen Maßnahmen ist von besonderer Relevanz, um nicht den idealen Zeitpunkt für einen derartigen Eingriff zu versäumen, bevor der Arthroseprozess in ein Stadium fortschreitet, in dem als Ultima Ratio nur der künstliche Gelenkersatz bleibt.

Rheumatoide Arthritis

Suchdatum: November 2001

Paul Emery, Wednesday Foster und Maria Suarez-Almazor

Frage **Welche Effekte haben unterschiedliche Behandlungsmethoden?**

Nutzen belegt

Antimalariamittel

Einer systematischen Übersicht zufolge reduziert Hydroxychloroquin gegenüber Placebo die Krankheitsaktivität und die Gelenkentzündung nach 6–12 Monaten signifikant. Zwei RCTs ergaben keine Belege für eine Verbesserung des Funktionsstatus oder eine verlangsamte radiologische Progression. In einer systematischen Übersicht zeigten sich keine konsistenten Wirkungsunterschiede zwischen Antimalariamitteln und anderen Basistherapeutika. Einer anderen systematischen Übersicht aus Beobachtungsstudien und RCTs zufolge liegt über einen Beobachtungszeitraum von 2 Jahren die Abbruchrate bei einer Therapie mit Antimalariamitteln höher als bei einer Methotrexattherapie, auf der anderen Seite ist sie aber geringer als bei einer parenteralen Gold- oder einer Sulfasalazintherapie. In einer RCT waren nach 5-jähriger Beobachtungsdauer die Abbruchraten zwischen Hydroxychloroquin und oralen oder parenteralen Goldtherapien gleich, gegenüber einer Penicillamintherapie jedoch signifikant höher.

Frühbehandlung mit Basistherapeutika (DMARDs = Disease Modifying Antirheumatic Drugs)

RCTs erbrachten ein begrenztes Maß an Belegen dafür, dass eine frühzeitige Behandlung mit Basistherapeutika gegenüber einer Spättherapie oder Placebo Schmerzen, Gelenkentzündung, Krankheitsaktivität und Bewegungseinschränkung reduzieren kann. Es fanden sich jeoch keine ausreichenden Belege hinsichtlich der Auswirkungen der Frühbehandlung der radiologischen Progression mit Basistherapeutika.

Methotrexat

Einer systematischen Übersicht zufolge reduziert Methotrexat gegenüber Placebo nach 12–18 Wochen das Auftreten einer Gelenkentzündung und die radiologische Progression signifikant und verbessert den Funktionsstatus. Eine systematische Übersicht zeigte keine konsistenten Unterschiede zwischen Methotrexat und anderen Basistherapeutika, aber einer anderen systematische Übersicht aus Beobachtungsstudien und RCTs zufolge wird eine Methotrexattherapie eher fortgeführt als andere Therapien mit Basistherapeutika.

Minocyclin

RCTs kamen zu dem Ergebnis, dass Minocyclin die Krankheitsaktivität gegenüber Placebo reduziert. Es fanden sich keine RCTs, die Minocyclin mit anderen Basistherapeutika vergleichen.

Kurzzeittherapie mit niedrig dosierten oralen Glukokortikoiden

Einer systematischen Übersicht zufolge senkt eine mehrwöchige niedrig dosierte orale Glukokortikoidtherapie die Krankheitsaktivität und die Gelenkentzündung gegenüber Placebo signifikant.

Sulfasalazin

Systematische Übersichten kamen zu dem Ergebnis, dass eine 6-monatige Sulfasalazintherapie die Krankheitsaktivität und die Gelenkentzündung gegenüber Placebo signifikant reduziert. Zur Wirksamkeit auf die radiologische Progression und den Funktionsstatus fanden sich unzureichende Belege. In einer systematischen Übersicht ergaben sich keine konsistenten Unterschiede hinsichtlich der Wirkung von Sulfasalazin und anderen Basistherapeutika. In einer anderen systematischen Übersicht aus Beobachtungsstudien und RCT fand man jedoch über einen Beobachtungszeitraum von 5 Jahren bei Sulfasalazin eine höhere Wahrscheinlichkeit für Therapieabbrüche als bei Methotrexat.

Nutzen wahrscheinlich

Auranofin (weniger wirksam als andere Basistherapeutika)

Einer systematischen Übersicht zufolge reduziert Auranofin (orales Gold) die Krankheitsaktivität und die Gelenkentzündung gegenüber Placebo. Es fanden sich jedoch keine Belege hinsichtlich der Wirkung auf die radiologische Progression oder der Langzeiteffekte auf den Funktionsstatus. Ein begrenztes Maß an Belegen aus RCT weist darauf hin, dass Auranofin weniger wirksam als Basistherapeutika ist.

Leflunomid (negative Langzeitfolgen unklar)

Einer systematischen Übersicht zufolge führt Leflunomid gegenüber Placebo zu einer Reduktion der Krankheitsaktivität und der Gelenkentzündung, verbessert den Funktionsstatus und die Lebensqualität und verlangsamt die radiologische Progression. Es fanden sich jedoch keine guten Belege hinsichtlich unerwünschter Langzeitwirkungen.

Langzeittherapie mit Basistherapeutika

Eine RCT ergab nach Unterbrechung der bestehenden Therapie mit Basistherapeutika eine signifikante Häufung von Entzündungsschüben bei Patienten im Remissionsstadium.

Kombinationstherapie aus verschiedenen Basistherapeutika

Einer systematischen Übersicht und einer nachfolgend durchgeführten RCT zufolge ist eine Kombination verschiedener Basistherapeutika wirksamer als eine Einzeltherapie. Das Nutzen-Risiko-Verhältnis verschiedener Kombinationen ist jedoch unterschiedlich.

Tumornekrosefaktor-Antagonisten (Negative Langzeitfolgen unklar)

RCT kamen zu dem Ergebnis, dass Tumornekrosefaktor-Antikörper (Etanercept und Infliximab) gegenüber Placebo zu einer signifikanten Besserung der Symptome führen und langfristig die Krankheitsaktivität und die Gelenkentzündung reduzieren. Die Kurzzeittoxizität ist relativ gering, hinsichtlich negativer Langzeitfolgen ist die Situation weniger klar. Es wurden einige Fallstudien über die Reaktivierung von Entmarkungskrankheiten und Tuberkulose veröffentlicht.

Nutzen und Schaden abzuwägen

Azathioprin

Einer systematischen Übersicht zufolge führt Azathioprin gegenüber Placebo zu einer kurzfristigen Reduktion der Krankheitsaktivität. Es fanden sich keine Belege hinsichtlich der Wirkungen auf die radiologische Progression und die Langzeiteffekte auf den Funktionsstatus. Die hohe Toxizität schränkt den Nutzen ein.

Ciclosporin

Eine systematische Übersicht kam zu dem Ergebnis, dass Ciclosporin (Cyclosporin) nach einer Mindesteinnahmezeit von 4 Monaten gegenüber Methotrexat zu einer Reduktion der Krankheitsaktivität und der Gelenkentzündung führt, den Funktionsstatus verbessert und die radiologische Progression verringern kann. Das sehr häufige Auftreten schwerer Nebenwirkungen schränkt den Nutzen ein.

Cyclophosphamid
Einer systematischen Übersicht zufolge führt Cyclophosphamid nach 6 Monaten gegenüber Placebo zu einer signifikanten Reduktion der Krankheitsaktivität und der Gelenkentzündung. Möglicherweise reduziert es auch die radiologische Progression. Allerdings gibt es dafür nur ein begrenztes Maß an Belegen. Es fanden sich keine Belege hinsichtlich der Langzeiteffekte auf den Funktionsstatus. Die schwere Toxizität schränkt den Nutzen ein.

Langzeittherapie mit niedrig dosierten oralen Glukokortikoiden
Einer systematischen Übersicht zufolge führt die orale Gabe von niedrig dosierten Glukokortikoiden über einen Zeitraum von mindestens 3 Monaten gegenüber Placebo zu einer signifikanten Reduktion von Schmerzen und Gelenkentzündung und einer Besserung des Funktionsstatus. In einer RCT zeigte sich nach einer 2-jährigen Prednisolongabe gegenüber Placebo eine Reduktion der radiologischen Progression. Eine Langzeittherapie ist jedoch mit erheblichen Nebenwirkungen verbunden.

Parenterale Goldtherapie
Eine systematische Übersicht kam zu dem Ergebnis, dass eine intramuskuläre Goldtherapie gegenüber Placebo zu einer signifikanten Reduktion der Krankheitsaktivität und der Gelenkentzündung führt und im Laufe von 6 Monaten die radiologische Progression verlangsamt. Es fanden sich keine Belege hinsichtlich der Langzeiteffekte auf den funktionellen Status. In einer systematischen Übersicht und einer nachfolgend durchgeführten RCT zeigten sich erhöhte Raten von toxizitätsbedingten Therapieabbrüchen.

Penicillamin
Einer systematischen Übersicht zufolge führt Penicillamin gegenüber Placebo zu einer Reduktion der Krankheitsaktivität und der Gelenkentzündung. Es fanden sich keine Belege hinsichtlich seiner Wirkungen auf die radiologische Progression und der Langzeiteffekte auf den Funktionsstatus. Häufige und potenziell schwere Nebenwirkungen schränken den Nutzen ein.

Definition	Unter rheumatoider Arthritis versteht man eine chronisch entzündliche Erkrankung, mit charakteristischer chronischer Polyarthritis, die bevorzugt die peripheren Gelenke und das umgebende periartikuläre Gewebes befällt. Sie beginnt normalerweise schleichend als symmetrische Polyarthritis oft begleitet von unspezifischen Allgemeinsymptomen. Diagnostische Kriterien sind eine über 6 Wochen anhaltende Arthritis (auch wenn Studien darauf hinweisen, dass 12 Wochen spezifischer sind), ein positiver Rheumafaktor und radiologisch sichtbare Veränderungen.
Inzidenz/ Prävalenz	In den Industrienationen liegt die Prävalenz bei 0,5–1,5 % der Bevölkerung, wobei Frauen im Verhältnis 2,5:1 häufiger betroffen sind als Männer Die jährliche Inzidenz wurde kürzlich für Frauen auf 36/100 000 und für Männer auf 14/100 000 geschätzt.
Ätiologie/ Risikofaktoren	Studien legen eine multifaktorielle Genese bei genetisch prädisponierten Menschen nahe.
Prognose	Der Verlauf einer rheumatoiden Arthritis ist variabel und nicht vorhersagbar. Neben Formen mit einem Wechsel von Entzündungsschüben (Exazerbationen) und Remissionen gibt es andere mit einer progressiven Verschlechterung. Im Laufe der Jahre kommt es zu strukturellen Schäden, die zu Gelenkdeformierungen und funktioneller Beeinträchtigung führen. Etwa in der Hälfte aller Fälle kommt es innerhalb von 10 Jahren zur Arbeitsunfähigkeit. Rheumatoide Arthritis reduziert die Lebenserwartung.

Kommentar

Siegfried Wassenberg

Der Beitrag von Emery, Foster und Suarez-Almador erweckt den Eindruck einer sehr schlechten Evidenzlage für langfristige Therapieeffekte bei der chronischen Polyarthritis. Für diese Aussage gibt es zwei Erklärungen. Einerseits ist es erst in den letzten Jahren gelungen, international standardisierte Outcome-Kriterien zu entwickeln, wodurch die Ergebnisse verschiedener Studien besser miteinander verglichen und leichter zusammengefasst werden können. Andererseits sind bei einer in der Regel über Jahrzehnte dauernden Erkrankung wie der chronischen Polyarthritis, bei der Endpunkte wesentlich schwieriger zu definieren sind als z. B. bei der Arteriosklerose, wirklich langfristige prospektive Studien, die über lange Zeiträume von vielen Jahren fortgeführt werden müssen, kaum zu realisieren. Die forschende Pharmaindustrie hat wenig Interesse an solchen Studien, die erst mit vielen Jahren Verzögerung zu kommerziell verwertbaren Ergebnissen führen, und auch der moderne Wissenschaftsbetrieb fordert zur Karriereförderung schneller publizierbare Ergebnisse.

So erklärt sich auch der krasse Widerspruch zwischen der Feststellung, dass es nur begrenzte Evidenz dafür gebe, dass der frühe Einsatz von Basistherapeutika (DMARDs) eine bessere Wirkung auf die Krankheitsaktivität und den Funktionserhalt habe, und dass es nur ungenügende Beweise für eine Hemmung der röntgenologisch messbaren Gelenkzerstörung bei frühzeitigem Einsatz dieser Medikamente gebe, einerseits und andererseits der Tatsache, dass Paul Emery in Übereinstimmung mit fast allen anderen internationalen Meinungsführern in allen seinen Vorträgen der letzten Jahre zu diesem Thema gefordert hat, man müsse ganz frühzeitig sofort nach Diagnosestellung eine DMARD-Therapie beginnen.

Dieser internationale Konsens, dass durch frühzeitige Intervention irreversible Schäden verhindert werden können, hat inzwischen dazu geführt, dass es heute als ethisch nicht vertretbar angesehen wird, über längere Zeiträume placebokontrollierte Studien bei der cP durchzuführen. In vielen placebokontrollierten DMARD-Studien werden die Patienten deshalb bei ungenügender Besserung schon nach wenigen Wochen in einen „Rescue-Arm" mit garantierter Verum-Gabe übernommen oder es wird von vorneherein nicht gegen Placebo, sondern gegen eine etablierte Standardtherapie getestet. Dadurch wird die Beweiskraft der Studien automatisch vermindert, da ein Vorteil einer neuen Therapiestrategie gegenüber anderen wirksamen Therapeutika wesentlich schwerer zu belegen ist als gegenüber Placebo.

Auch wenn die Evidenzlage besser sein könnte, so haben ältere Studien doch übereinstimmend gezeigt, dass auch konventionelle DMARDs wie z. B. parenterales Gold, Methotrexat und Sulfasalazin bei der frühen cP zu einer deutlichen Verlangsamung der Röntgendestruktion führen. Mehrere Arbeiten belegen auch, dass eine erfolgreiche Therapie auch bei fortgeschrittener Erkrankung die erhöhte Sterblichkeit der Patienten mit cP deutlich vermindert. Ob diese teilweise schon mehr als 20 Jahre alten Arbeiten in die hier vorgelegte Bewertung der Evidenzlage eingeschlossen wurden, wird leider nicht mitgeteilt. Auch hier kommt leider das Problem zum Tragen, dass die oben geschilderten Gründe für das mangelnde Interesse an wirklich langfristigen Studien auch dafür gilt, dass alte und bewährte Therapien wie z. B. die parenterale Goldtherapie mit den heute üblichen Studienstandards gar nicht mehr untersucht werden.

Zusammengefasst besteht trotz der eingangs dargestellten begrenzten Evidenzlage kein Anlass für therapeutischen Nihilismus.

Schenkelhalsfraktur

Suchdatum: August 2001

William Gillespie

Frage Welche Effekte haben unterschiedliche Behandlungsmethoden?

Nutzen belegt

Operation auf Spezialmatratze versus Standardmatratze zur Dekubitusprävention
Einer systematischen Übersicht zufolge reduziert die Verwendung von hochspezifischen Schaum- und Druckminderungsmatratzen auf dem Operationstisch die Zahl der Druckgeschwüre (Dekubitus) gegenüber der Verwendung von Standardmatratzen signifikant.

Perioperative Antibiotikaprophylaxe
In einer systematischen Übersicht zeigte sich, dass sowohl eine in mehreren Dosen verabreichte perioperative Antibiotikaprophylaxe als auch eine aus einer Einzeldosis bestehende präoperative Prophylaxe gegenüber einer nicht mit Antibiotika behandelten Kontrollgruppe die Infektionsrate nach Schenkelhalsoperationen signifikant senken.

Dynamische Hüftschraube (DHS) zur inneren Fixierung extrakapsulärer Frakturen
In einer systematischen Übersicht zeigte sich hinsichtlich Mortalität, Schmerzen bei der Nachbeobachtung und Beweglichkeitseinschränkung kein signifikanter Unterschied zwischen der dynamischen Hüftschraube und Plattenosteosynthese. Die DHS reduzierte jedoch signifikant das Risiko für einen Fehlschlag der operativen Fixierung. Es fand sich ein begrenztes Maß an Belegen dafür, dass eine Hüftschraube gegenüber einer Plattenosteosynthese das Risiko einer Beinverkürzung signifikant verkleinert.

Nutzen wahrscheinlich

Zyklische Kompression von Fuß oder Wade zur Reduktion des Thromboserisikos
Einer systematischen Übersicht zufolge reduzieren eine intermittierende pneumatische Kompression durch automatische Fuß- oder Wadenmanschetten die Häufigkeit tiefer Beinvenenthrombosen signifikant. Sie haben jedoch den Nachteil von Hautabschürfungen und einer schlechten Compliance.

Geriatrische Spezialprogramme für Schenkelhalsfrakturen in orthopädischen Akutstationen
Eine systematische Übersicht aus RCTs und Beobachtungsstudien und eine nachfolgend durchgeführte RCT bei älteren Patienten mit Schenkelhalsbruch kamen zu dem Ergebnis, dass geriatrische Spezialprogramme für Schenkelhalsfrakturen – im Vergleich zu Kontrollprogrammen – die Zahl der Betroffenen, die wieder in ihre ursprüngliche Umgebung zurückkehren können, signifikant erhöhen und die Krankenhausmorbidität verringern. Sie haben jedoch keinen signifikanten Einfluss auf die Mortalitätsrate. Die Verweildauer im Krankenhaus kann durch die Spezialprogramme ebenfalls reduziert werden. In zwei zusätzlichen RCT zeigte sich, dass durch geriatrisch geleitete Spezialprogramme die Inzidenz schwere Delirien signifikant gesenkt wird.

Postoperative orale Zusatzernährung
Eine systematische Übersicht bei Patienten, die wegen einer Schenkelhalsfraktur operiert worden waren, ergab begrenzte Evidenz dafür, dass eine orale Zusatzernährung (Eiweiß und Energiepräparate) die postoperativen Komplikationen gegenüber einer Kontrollgruppe signifikant senkt.

Perioperative Prophylaxe mit Thrombozytenaggregationshemmern

Eine systematische Übersicht kam zu dem Ergebnis, dass eine perioperative Thromboseprophylaxe mit Thrombozytenaggregationshemmern gegenüber Placebo oder Nichtbehandlung die Inzidenz von Lungenembolien signifikant reduziert (NNT 25), jedoch keinen Effekt auf die Inzidenz tiefer Beinvenenthrombosen hat. In einer nachfolgend durchgeführten RCT zeigte sich, dass Acetylsalicylsäure gegenüber Placebo zu einer signifikanten Reduktion der Inzidenz von tiefen Beinvenenthrombosen und Lungenembolien führt. Sowohl in der systematischen Übersicht als auch in der nachfolgend durchgeführten RCT fand man jedoch bei einer Therapie mit Thrombozytenaggregationshemmern ein gegenüber der Kontrollgruppe signifikant erhöhtes Risiko für Blutungskomplikationen.

Perioperative Prophylaxe mit Heparin zur Reduktion des Thromboserisikos

Einer systematischen Übersicht zufolge reduziert eine perioperative Prophylaxe mit unfraktioniertem oder mit niedermolekularem Heparin gegenüber Placebo oder Nichtbehandlung die Inzidenz von tiefen Beinvenenthrombosen durch bildgebende Verfahren verifizierbar (NNT 7). In der systematischen Übersicht zeigte sich außerdem beim Vergleich der beiden Heparinarten hinsichtlich der Reduktion des Thromboserisikos ein signifikanter durch bildgebende Verfahren bestätigter Wirkungsunterschied zugunsten des niedermolekularen Heparins (NNT 11).

Operation in Regional- versus Allgemeinanästhesie

In einer systematischen Übersicht über Patienten nach Schenkelhalsoperation zeigte sich ein begrenztes Maß an Belegen dafür, dass eine Regionalanästhesie das Risiko von tiefen Beinvenenthrombosen gegenüber einer Vollnarkose signifikant reduziert (NNT 6), ohne jedoch einen entsprechenden Effekt auf die Kurzzeitmortalität zu haben.

Nutzen und Schaden abzuwägen

Arthroplastik bei intrakapsulärer Fraktur

In einer systematischen Übersicht aus randomisierten Studien und Beobachtungsstudien und fünf nachfolgend durchgeführten RCTs bei Patienten mit dislozierter intrakapsulärer Fraktur fand sich ein begrenztes Maß an Belegen dafür, dass eine Arthroplastik das Risiko einer Reoperation im Zeitraum von 12–15 oder 24 Monaten gegenüber einer medullären Fixierung signifikant reduziert, die Zahl tiefer Infektionen und den operativen Blutverlust aber erhöht. In zwei der nachfolgend durchgeführten RCTs zeigte sich eine bei Arthroplastik gegenüber der medullären Fixierung höhere Mortalität.

Programme zur betreuten Frühentlassung

Eine systematische Übersicht aus RCTs und Beobachtungsstudien kam zu dem Ergebnis, dass eine Programme zur betreuten Frühentlassung („Early supported discharge – „EAS") gegenüber Kontrollen die Zahl der Patienten, die in ihre gewohnte Umgebung zurückkehren, erhöht und die Verweildauer im Krankenhaus reduziert, gleichzeitig jedoch die Zahl der Wiedereinweisungen erhöht.

Intramedulläre Fixierung mit einem Marknagel bei extrakapsulärer Fraktur

Einer systematischen Übersicht zufolge reduzieren Marknägel gegenüber einer extramedullären Fixierung die Operationsdauer, die Inzidenz einer tiefen Wundsepsis und den operativen Blutverlust signifikant. Die Übersicht zeigte aber auch, dass eine Marknagelung die Reoperationsraten und die Inzidenz einer Beinverkürzung und einer Rotationsfehlstellung deutlich erhöht.

Nutzen unbekannt

Arthroplastik bei extrakapsulärer Fraktur

In einer systematischen Übersicht über instabile extrakapsuläre Schenkelhalsfrakturen zeigte sich ein begrenztes Maß an Belegen dafür, dass eine Arthroplastik gegenüber einer inneren Fixierung mittels einer dynamischen Hüftschraube (DHS) Operationszeit, Ausmaß der lokalen Wundkomplikationen, Mortalität und Morbidität nicht wesentlich beeinflusst. Eine Arthroplastik erhöht jedoch signifikant die Zahl der Patienten, die eine Bluttransfusion benötigen (NNT 4).

Unterschiedliche Implantattypen bei intrakapsulärer Fraktur

In einer systematischen Übersicht fanden sich keine ausreichenden Belege, um zu entscheiden, welches Implantat für eine intramedulläre Fixierung einer intrakapsulären Fraktur am geeignetsten ist.

Nervenblockaden zur Schmerzlinderung bei Schenkelhalsfraktur

Einer systematischen Übersicht aus kleinen RCTs und systematischen Studien ohne Randomisierung zufolge reduzieren Nervenblockaden den Gesamtbedarf an Analgetika gegenüber einer Kontrollgruppe signifikant.

Spezialisierte orthopädische Rehabilitationseinrichtungen für ältere Menschen

Eine systematische Übersicht und eine nachfolgend durchgeführte RCT kamen zu dem Ergebnis, dass eine Rehabilitation in einer ambulanten geriatrischen Rehabilitationseinrichtung die Zahl der Betroffenen, die wieder in ihr gewohntes Umfeld zurückkehren können, gegenüber Kontrollen signifikant erhöht, auch wenn sie widersprüchliche Resultate hinsichtlich der Verweildauer im Krankenhaus aufweisen. Der systematischen Übersicht zufolge reduzieren ambulante geriatrische Rehabilitationseinrichtungen die Zahl der Wiedereinweisungen deutlich. Mortalität und Lebensqualität-Score können sie jedoch nicht signifikant beeinflussen.

Systematische häusliche Rehabilitation

Eine RCT, die ein systematisches häusliches Rehabilitationsprogramm mit bestehenden Angeboten verglich, ergab nach 12 Monaten keine signifikanten Unterschiede hinsichtlich der Rekonvaleszenz (verglichen mit dem Zustand vor der Fraktur) in Bezug auf die Fähigkeit zu selbständiger Versorgung, Haushaltsführung und sozialen Aktivitäten oder in Bezug auf Gleichgewicht und Beinmuskelkraft.

Einsatz von Kompressionsstrümpfen zur Vermeidung von Beinvenenthrombosen

Es fand sich keine RCT bei älteren Patienten mit Schenkelhalsfraktur, die den Einsatz von Kompressionsstrümpfen zur Vermeidung von thromboembolischen Komplikationen untersucht hat. Einer systematischne Übersicht über die Rekonvaleszenz nach elektiver Totalendoprothese zufolge reduzieren jedoch Kompressionsstrümpfe das Risiko einer tiefen Beinvenenthrombose signifikant.

Nutzen unwahrscheinlich

Konservative (nichtoperative) Behandlung extrakapsulärer Frakturen

In einer systematischen Übersicht über extrakapsuläre Schenkelhalsfrakturen, die konservative mit operativer Behandlung verglich, zeigte sich ein begrenztes Maß an Belegen dafür, dass eine operative Therapie die Zahl der Patienten, die länger als 12 Wochen im Krankenhaus liegen, deutlich reduziert. Außerdem zeigte sich, dass es bei konservativer Therapie in höherem Maße zu Beinverkürzungen und Varusfehlstellungen kommt (NNH 2). Es fanden sich jedoch keine ausreichenden Belege für eine Entscheidung, ob zwischen den beiden Therapieformen hinsichtlich internistischer Komplikationen, Mortalität oder Dauerschmerzen irgendein signifikanter Unterschied besteht.

Intramedulläre Fixierung mit Marknagel bei extrakapsulärer Fraktur (weniger wirksam/schädlicher als die dynamische Hüftschraube)
In einer systematischen Übersicht und einer nachfolgend durchgeführten RCT zeigte sich hinsichtlich Schmerz bei Nachuntersuchung, Rückkehrmöglichkeit in die gewohnte Umgebung und Gehfähigkeit nach 3–12 Monaten kein signifikanter Unterschied zwischen Marknagelung und extramedullärer Fixierung. Auch bezüglich Mortalität, Wundinfektion und Blutverlust ergaben sich keine Unterschiede. Bei der Marknagelung kommt es jedoch signifikant häufiger zu intraoperativen Femurfrakturen und erhöhten Reoperationsraten.

Präoperative Extensionstherapie
Einer systematischen Übersicht zufolge besteht zwischen präoperativer Routineextension und Kontrollgruppe kein signifikanter Unterschied in Bezug auf Schmerzmittelbedarf oder Erleichterung der Frakturreposition. Eine in der Übersicht identifizierte RCT ergab, dass eine ossäre Extension den Schmerzmittelbedarf gegenüber einem Extensionsverband signifikant reduziert.

Definition	Unter Schenkelhalsfraktur versteht man eine Femurfraktur in der Region, die proximal 5 cm unterhalb des distalen Teils des Trochanter minor liegt. Intrakapsuläre Frakturen liegen proximal vom Ansatzpunkt der Hüftgelenkkapsel am Femur und werden in dislozierte und nichtdislozierte Frakturen unterteilt. Zu den nichtdislozierten Frakturen gehören impaktierte oder Adduktionsfrakturen. Bei dislozierten intrakapsulären Frakturen kann es zu einer Unterbrechung der Blutzufuhr zum Femurkopf kommen. Es existieren zahlreiche Unterteilungs- und Klassifizierungsschemata für diese Frakturart. Bei Frakturen im distalsten Teil Teil des proximalen Femursegmentes (unterhalb des Trochanter minor) spricht man von subtrochanterer Femurfraktur. Als extrakapsuläre Frakturen (laterale Schenkelhalsfrakturen) werden Brüche bezeichnet, die distal der Hüftgelenkkapsel liegen.
Inzidenz/ Prävalenz	Schenkelhalsfrakturen können in allen Altersstufen auftreten, sind aber bei älteren Menschen besonders häufig. In den Industrieländern liegt das Lebenszeitrisiko für eine Schenkelhalsfraktur bei etwa 18 % für Frauen und 6 % für Männer. Eine aktuelle Studie berichtet über einen Anstieg der Prävalenz für Frauen von 3/100 im Alter von 65–74 Jahren auf 12,6/100 oberhalb von 85 Jahren. Auch die altersstratifizierte Inzidenz ist in manchen Ländern in den letzten 25 Jahren gestiegen. Unabhängig von der Tatsache, dass die Menschen länger leben, scheint auch die Frakturhäufigkeit in allen Altersgruppen gestiegen zu sein.
Ätiologie/ Risikofaktoren	Schenkelhalsfrakturen sind in der Regel die Folge eines Sturzes aus geringer Höhe. Die zwei wesentlichsten, jeweils altersabhängigen Risikofaktoren (erhöhtes Sturzrisiko und verringerte Knochenfestigkeit durch Osteoporose) stimmen mit dem Inzidenzmuster überein.
Prognose	20 % der Betroffenen sterben innerhalb des ersten Jahres nach der Fraktur und 25 % der alten Menschen benötigen nach der Fraktur langfristig eine intensivierte Pflege. Auch diejenigen, die wieder in ihr soziales Umfeld eingegliedert werden können, haben bei der Bewältigung der Alltagsanforderungen im Vergleich zu alters- und geschlechtsgleichen Kontrollgruppen größere Schwierigkeiten.

Schulterschmerzen

Suchdatum: Juni 2001

Cathy Speed und Brian Hazelman

Frage **Welche Effekte haben unterschiedliche Behandlungsmethoden?**

Nutzen wahrscheinlich

Extrakorporale Stoßwellentherapie (bei kalzifizierender Tendinitis)
Eine RCT lieferte begrenzte Belege dafür, dass eine extrakorporale Stoßwellentherapie die Schmerzen bei kalzifierender Tendinitis nach zwei Sitzungen im Abstand von 1 Woche gegenüber Placebo signifikant verringert (NNT 2).

Hydrodistension und intraartikuläre Steroidinjektion (bei Frozen Shoulder)
Eine kleine RCT bei Patienten mit schmerzhafter Schultersteife lieferte begrenzte Belege dafür, dass eine Dehnung der Schultergelenkskapsel in Ergänzung zu einer Steroidinjektion die Schwere der Symptomatik und den Bewegungsumfang nach 12 Wochen gegenüber einer alleinigen Injektionsbehandlung mit Glukokortikoiden signifikant reduziert.

Nutzen unbekannt

Arthroskopische subakromiale Dekompression mittels Lasertherapie
In einer systematischen Übersicht fanden sich keine RCTs über die arthroskopische Lasertherapie bei Schulterschmerzen.

Elektrische Stimulation
Eine RCT erbrachte beim Vergleich von elektrischer mit Scheinstimulation keine Belege für einen signifikanten schmerzlindernden Effekt. Bei Patienten mit Schulterschmerzen nach Schlaganfall zeigten sich in einer systematischen Studie keine klaren Belege für eine Schmerzreduktion durch elektrische Stimulation gegenüber Nichtbehandlung. Sie lieferte jedoch begrenzte Belege dafür, dass die Stimulation den Umfang der passiven Auswärtsrotation vergrößern kann.

Eis; einfache Analgetika (Paracetamol und Opiate); topische nichtsteroidale Antirheumatika
Zu diese Therapieformen fanden sich keine RCTs.

Intraartikuläre Injektionstherapie mit Glukokortikoiden
Systematische Übersichten erbrachten im Vergleich mit einer Kontrollbehandlung keine eindeutigen Belege für einen Nutzen der intraartikulären Steroidinjektionen.

Intraartikuläre Injektionstherapie mit Guanethidin
Einer kleinen RCT zufolge reduziert eine intraartikuläre Guanethidininjektion die Schmerzen im Vergleich zu Placebo 8 Wochen nach der Behandlung signifikant. Sie erbrachte jedoch keine Belege über eine Veränderung des Abduktionsradius.

Intraartikuläre Injektionstherapie mit nichtsteroidalen Antirheumatika
In einer RCT fanden sich keine ausreichenden Belege hinsichtlich der Wirksamkeit von intraartikulären nichtsteroidale Antirheumatika-Injektionen gegenüber einer Placebotherapie.

Lasertherapie

In vier kleinen RCTs fanden sich beim Vergleich mit Placebo widersprüchliche Belege über die Wirksamkeit einer Lasertherapie bei Schulterschmerzen.

Multidisziplinäre biopsychosoziale Rehabilitation

Eine systematische Übersicht aus qualitativ schlechten RCTs erbrachte für den Vergleich einer multidisziplinären biopsychosozialen Rehabilitation mit einer konventionellen Versorgung hinsichtlich der Behandlungsresultate keinen signifikanten Unterschied.

Orale Therapie mit nichtsteroidalen Antirheumatika

In RCTs zeigten sich nur schwache Belege dafür, dass die orale Gabe von Antirheumatika gegenüber Placebo zu einer Schmerzlinderung nach 2–4 Wochen führt.

Phonophorese

In einer kleinen RCT fand man keine Belege dafür, dass eine Phonophorese mit topischem Dexamethason, Lidocain und indifferentem Gel gegenüber einer Scheinphonophorese mit wässrigem Gel allein nach 5–10 Tagen eine positive Wirkung hat.

Physiotherapie (Übungsbehandlung und Manuelle Therapien)

Systematische Übersichten einer kleinen RCT ergaben hinsichtlich der Schmerzen keinen signifikanten Unterschied zwischen manueller Therapie plus Übungsbehandlung und Nichtbehandlung.

Subakromiale Steroidinjektionen

Einer systematischen Übersicht zufolge verbessern Steroidinjektionen in die Bursa subacromialis zwar die Abduktionsfähigkeit gegenüber Injektionen ohne Glukokortikoiden signifikant, zeigen jedoch nach einem Zeitraum von 4 Wochen keinen schmerzlindernden Effekt. In einer weiteren RCT fand sich für eine kombinierte subakromiale Injektionstherapie mit Glukokortikoiden und Lokalanästhetika gegenüber einer alleinigen Lokalanästhetika-Therapie nach 12 Wochen weder eine signifikante Schmerzlinderung noch eine verbesserte Abduktionsfähigkeit.

Operativer Eingriff

Zu den meisten operativen Maßnahmen fanden sich keine RCTs. Einer kleinen RCT bei PAS adhaesiva (Frozen Shoulder) zufolge erhöht eine forcierte Mobilisation die Zahl der Betroffenen, die nach 3 Monaten vollständig geheilt waren, gegenüber einer intraartikulären Injektionstherapie mit Glukokortikoiden signifikant.

Transdermale Therapie mit Glyceryltrinitrat (Nitroglycerin)

Eine kleine RCT bei Patienten mit Supraspinatustendinitis erbrachte keine ausreichenden Belege über die schmerzlindernden Effekte einer transdermalen Therapie mit „Nitroglycerin“ im Vergleich zu Placebo.

Nutzen unwahrscheinlich

Orale Therapie mit Glukokortikoiden

In zwei kleinen RCTs fanden sich nach 4–9 Wochen im Vergleich zu Placebo oder Nichtbehandlung keine Belege für eine Schmerzlinderung oder eine verbesserte Abduktionsfähigkeit durch eine orale Glukokortikoidtherapie.

Ultraschalltherapie

In einer systematischen Übersicht und zwei nachfolgend durchgeführten RCTs zeigte sich hinsichtlich Schmerzintensität und Abduktionsfähigkeit kein signifikanter Unterschied zwischen einer Ultraschalltherapie und Nichtbehandlung.

Schulterschmerzen

Definition

Schulterschmerzen entstehen durch krankhafte Veränderungen im Bereich des Glenohumeralgelenks, des Akromioklavikulargelenks, des Sternoklavikulargelenks, subakromialer und skapulothorakaler Verbindungen und der periartikulären Weichteile. Die resultierenden Schmerzen sind unabhängig von der auslösenden Ursache der wichtigste Grund für den Arztbesuch. Bei der PAS adhaesiva (Frozen Shoulder) sind die Schmerzen verbunden mit einer ausgeprägten Bewegungseinschränkung. In der Regel stützt sich die Diagnose auf dem klinischen Befund. Nur in einigen Fällen spielen bildgebende Verfahren eine Rolle.

Inzidenz/ Prävalenz

Jedes Jahr stellen sich in Großbritannien im hausärztlichen Versorgungsbereich etwa 1 % aller Erwachsenen mit einer neuen Episode vor. Wie hoch die Prävalenz liegt ist nicht sicher. Man schätzt sie auf 4–20 %. Eine Bevölkerungsumfrage (392 Teilnehmer) ergab eine Einmonatsprävalenz für Schulterschmerzen von 34 %. Eine andere Bevölkerungsbefragung (644 Teilnehmer über 70 Jahre) zeigte eine Punktprävalenz von 21 % mit einer höheren Erkrankungshäufigkeit bei Frauen (25 %) als bei Männern (17 %). In 70 % der Fälle war die Rotatorenmanschette mitbetroffen. Eine Befragung von 134 Patienten in einer rheumatologischen Ambulanz kam zu dem Ergebnis, dass 65 % der Fälle auf eine Verletzung der Rotatorenmanschette zurück zu führen sind. Bei 11 % handelte es sich um eine lokalisierte Druckschmerzhaftigkeit der periartikulären Muskulatur, bei 10 % um Schmerzen im Akromioklavikulargelenk, bei 3 % um eine Arthritis des Schultergelenks und bei 5 % der Beschwerden handelte es sich um ausstrahlende Nackenschmerzen. Eine Umfrage kam zu dem Ergebnis, dass die jährliche Inzidenz für schmerzhafte Schultersteife im Erwachsenenalter bei etwa 2 % liegt, wobei die 40- bis 70-Jährigen am häufigsten betroffen sind. Die Altersverteilung der spezifischen Ursachen von Schulterschmerzen in der Allgemeinbevölkerung ist nicht bekannt.

Ätiologie/ Risikofaktoren

Krankhafte Veränderungen der Rotatorenmanschette werden verursacht durch Überlastung, Instabilitäten im Bereich des Glenohumeral- oder des Akromioklavikulargelenks, muskuläres Ungleichgewicht, ungünstige anatomische Verhältnisse (enger Arcus coracoacromialis, hakenförmiges Akromion), Degeneration infolge von Alter, Ischämie und zu Atrophie führenden Erkrankungen. Zu den Risikofaktoren gehören weibliches Geschlecht, höheres Lebensalter, Schulterverletzungen, Schulteroperationen, Diabetes mellitus, Herz- oder Lungenkrankheiten, zerebrovaskuläre Ereignisse, Schilddrüsenerkrankungen und Hemiplegie. Eine Arthrose des Schultergelenks kann in verschiedenen Formen, wie primäre oder sekundäre Osteoarthrose, rheumatoide Arthritis oder Kristallarthritis auftreten.

Prognose

Eine Umfrage unter älteren Menschen zeigte, dass die Schulterschmerzen in den meisten Fällen auch drei Jahre nach erst Erstbefragung fortbestanden. In einer prospektiven Kohortenstudie mit 112 Teilnehmern aus dem hausärztlichen Bereich gaben 25 % der Betroffenen frühere Schmerzepisoden an. 49 % waren nach eigenen Angaben nach 18 Monaten beschwerdefrei.

Kommentar

Michael Haake

Das Symptom „Schulterschmerz“ wird durch unterschiedliche Erkrankungen der Schulterregion hervorgerufen. Im klinischen Alltag überwiegen die degenerativen Veränderungen der Rotatorenmanschette gegenüber den arthrosebedingten, posttraumatischen oder rheumatoiden Schmerzen.

Um ein nach den Gesichtpunkten der evidenzbasierten Medizin ausreichend belegtes Therapieregime beim Patienten anwenden zu können, muss bei diesem zunächst eine korrekte Diagnose der Schulterschmerzen gestellt werden. Der behandelnde Arzt ist hierbei fast ausschließlich auf die Qualität seiner Anamnese und der klinischen Untersuchung angewiesen. Röntgen, Sonographie und Magnetresonanztomographie helfen oft nur bei der Diagnostik einer Rotatorenmanschettenruptur weiter, zeigen sonst aber in der Regel unspezifische degenerative Veränderungen, die nicht für die schmerzauslösende Pathologie verantwortlich sein müssen.

Eine Diskrepanz besteht zwischen der Häufigkeit der Erkrankungen des Schultergürtels im klinischen Alltag und den wenigen klinischen Studien, die aufgrund ihrer methodischen Schwächen keine ausreichende Evidenz für irgendeines der konservativen oder operativen Therapiekonzepte erbringen können.

Keine der medikamentösen, physiotherapeutischen oder physikalischen Maßnahmen sind durch große qualitativ gute RCTs ausreichend belegt. Dies ist – mit leicht unterschiedlichen Akzenten – auch die Aussage des entsprechenden Cochrane Reviews (1, 2). Die hochenergetische röntgenologisch gesteuerte extrakorporale Stoßwellentherapie (ESWT) scheint bei der Tendinitis calcarea laut einem einzelnen noch unpublizierten RCT mit ausreichender methodischer Qualität (3) eine Alternative zur Operation werden zu können, wenn weitere hochwertige Studien das Ergebnis reproduzieren.

Die in der Praxis dominierenden Krankheitsbilder des Supraspinatussehnensyndroms (Impingementsyndrom) und der Tendinitis calcarea werden von den meisten Autoren als selbstlimitierend angesehen. Angesichts des meist guten Prognose der häufigsten Erkrankungen der Schulter scheint eine abwartende Haltung des behandelnden Arztes gerechtfertigt. Mit subakromialen Corticoid-Injektionen kann die Bewegungseinschränkung und möglicherweise die Schmerzhaftigkeit der Akutphase unterdrückt werden, der Krankheitsverlauf selbst aber wohl nicht beeinflusst werden (2). Die Indikation zur Operation sollte angesichts der guten Prognose der meisten Schultererkrankungen und der mangelnden Evidenzlage für die operativen Interventionen sehr zurückhaltend gestellt werden. Eine strukturelle, daher kapsuläre Schultersteife sowie eine (Teil-) Ruptur der Rotatorenmanschette sollte jedoch schon nach kurzem Krankheitsverlauf ausgeschlossen werden, da hier die Prognose schlechter ist und man sich früher zur Operation entschließen sollte. Auch dieses Vorgehen ist allerdings (noch) nicht durch Belege aus systematischen Studien abgesichert.

1. Green S, Buchbinder R, Glazier R, Forbes A (1998) Systematic review of randomised controlled trials of interventions for painful shoulder: selection criteria, outcome assessment, and efficacy. BMJ 316:354–360
2. Green S, Buchbinder R, Glazier R, Forbes A. Interventions for shoulder pain (Cochrane Review). In: The Cochrane Library, Issue 2 2002. Oxford: Update Software.
3. Gerdesmeyer L, Pries, Träger, Gassel, Seil, Hammer, Kusnierczak, Beutel, Kukla, Handle, Henne, Wagenpfeil, Bunte, Heine. Einfluss der Extrakorporale Stosswellentherapie auf die Tendinitis calcarea- Ergebnisse der prospektiven placebokontrollierten Multicenterstudie. 2. Joint Meeting of the Austrian, Swiss and German Societies for Orthopaedic Shockwave Therapy, 19th – 20th April 2002 Linz, Austria

Sprunggelenk: Bandverletzungen

Suchdatum: Juli 2001

Peter Struijs und Gino Kerkhoffs

Frage **Welche Effekte haben unterschiedliche Behandlungsmethoden bei akuten Bänderrissen am Sprunggelenk?**

Nutzen wahrscheinlich

Funktionelle Behandlung

Eine systematische Übersicht und eine nachfolgend durchgeführte RCT lieferten begrenzte Evidenz dafür, dass eine funktionelle Behandlung gegenüber einer Minimalbehandlung das Risiko für eine dauerhafte Instabilität im oberen Sprunggelenk (Schlottergelenk) signifikant reduziert. Systematische Übersichten, die die Resultate der Operation mit denen der funktionellen Therapie verglichen, ergaben widersprüchliche Belege. Für einen Vergleich unterschiedlicher funktioneller Behandlungsansätze fanden sich keine ausreichenden Belege.

Ruhigstellung

In einer systematischen Übersicht und einer nachfolgend durchgeführten RCT zeigten sich in Bezug auf Schmerzen und persistierende subjektive Instabilität keine eindeutigen Unterschiede zwischen funktioneller Behandlung und Ruhigstellung. Eine systematische Übersicht ergab hinsichtlich der Schmerzen keinen signifikanten Unterschied zwischen Operation und Ruhigstellung.

Operation

Eine systematische Übersicht ergab hinsichtlich der Schmerzen keinen signifikanten Unterschied zwischen Operation und Ruhigstellung. Systematische Übersichten, die die Resultate der Operation mit denen der funktionellen Therapie verglichen, ergaben widersprüchliche Belege.

Nutzen unbekannt

Diathermie

In einer systematischen Übersicht fanden sich im Vergleich zu Placebo widersprüchliche Belege hinsichtlich der Effekte einer Diathermiebehandlung auf die Gehfähigkeit und den Abbau der Knöchelschwellung.

Homöopathie

Einer systematischen Übersicht mit einer RCT zufolge verbessern homöopathische Salben die Schmerz-Scores nach 10 Tagen gegenüber einer Placebotherapie signifikant.

Nutzen unwahrscheinlich

Kryotherapie mit Kältepackung

In einer systematischen Übersicht zeigten sich in Bezug auf die Symptome keine signifikanten Unterschiede zwischen der Applikation von Kältepackungen, Nichtbehandlung, Wärmetherapie oder Wechselbädern.

Ultraschalltherapie

In RCT fanden sich hinsichtlich einer Verbesserung der Symptome, dem klinischen Gesamt-Score oder der Fähigkeit ohne Hinken zu Gehen keine signifikanter Unterschied zwischen Ultraschall, Elektrotherapie oder Ruhigstellung.

Sprunggelenk: Bandverletzungen

Definition

Bei den hier behandelten Bandverletzungen am Sprunggelenk handelt es sich um Verletzungen des lateralen Bandapparates am oberen Sprunggelenk. Diese Verletzungen reichen klassifiziert nach ihrem Schweregrad von einer leichten Überdehnung des Bandapparates ohne Gelenkinstabilität (Grad 1), über eine Teilruptur der Außenbänder, wie z. B. eine isolierte Ruptur des Lig. fibulotalare anterius (Grad 2) bis zu einer Totalruptur aller drei Außenbänder mit deutlicher Gelenkinstabilität (Grad 3).

Inzidenz/ Prävalenz

Bandverletzungen am Sprunggelenk sind mit einer täglichen Inzidenz von 1/10 000 ein häufiges Problem in der medizinischen Akutversorgung. Außenbandverletzungen am Sprunggelenk machen ein Viertel aller Sportverletzungen aus.

Ätiologie/ Risikofaktoren

Die üblichen Verletzungsmechanismen sind eine forcierte Inversion und Adduktion (normalerweise als Supination bezeichnet) des plantar flektierten Fußes. Prädisponierende Faktoren sind vorausgegangene Distorsionen und spezifische knöcherne Fehlstellungen wie Crus varum und Pes cavovarus.

Prognose

Einige Sportarten, wie Basketball, Fußball und Volleyball beinhalten ein besonders Risiko für Kapsel-Band-Verletzungen am Sprunggelenk. Schmerzen, oft auf der Knöchelinnenseite sind das häufigste Dauerproblem. Andere bleibende Beschwerden sind eine chronische Gelenkinstabilität, rezidivierende Schwellungen und Versteifung. Je stärker der traumatische Knorpelschaden ist, umso höher ist das Risiko für bleibende Beschwerden. Dauerhafte Knorpelschäden begünstigen degenerative Veränderungen im Gelenk, insbesondere wenn auch eine anhaltende oder rezidivierende Instabilität vorhanden ist. Jede neuerliche Verletzung kann den Schaden am Gelenk erhöhen.

Wadenkrämpfe

Suchdatum: Juni 2001

Gavin Young

Frage **Welche Effekte haben unterschiedliche Behandlungsmethoden bei idiopathischen Wadenkrämpfen?**

Nutzen belegt

Chinin
Einer systematischen Übersicht zufolge kann Chinin über 4 Wochen die Häufigkeit von nächtlichen Wadenkrämpfen gegenüber Placebo signifikant reduzieren.

Nutzen unbekannt

Analgetika; Antiepileptika; Kompressionsstrümpfe
Es fanden sich keine RCTs über die Effekte der oben genannten Therapieformen.

Chinin plus Theophyllin
Einer methodisch unzureichenden RCT zufolge senkte eine kombinierte Gabe von Chinin und Theophyllin die gegenüber einer alleinigen Chiningabe signifikant die Anzahl der Nächte mit Wadenkrämpfen über 2 Wochen.

Vitamin E
Eine kleine RCT, die Vitamin E mit Placebo verglich, zeigte, dass kein signifikanter Unterschied hinsichtlich der Zahl der durch Krämpfe gestörten Nächte besteht.

Definition Wadenkrämpfe sind unwillkürliche, lokalisierte und normalerweise schmerzhafte Kontraktionen der Wadenmuskulatur. Wadenkrämpfe treten für gewöhnlich nachts auf und dauern nur wenige Sekunden oder Minuten. Man unterscheidet idiopathische Wadenkrämpfe von den durch spezifische krankhafte Ursachen wie Dialysebehandlung, Schwangerschaft oder venöse Insuffizienz hervorgerufenen Krämpfen.

Inzidenz/ Prävalenz Wadenkrämpfe sind eine häufige Störung, deren Inzidenz mit dem Alter zunimmt. Etwa die Hälfte der Patienten in einer allgemeininternistischen Ambulanz hatte innerhalb des letzten Monats Wadenkrämpfe erlitten; bei den über 50-Jährigen waren es sogar mehr als Drittel.

Ätiologie/ Risikofaktoren Über die Ursachen von Wadenkrämpfen ist sehr wenig bekannt. Zu den Risikofaktoren gehören: körperliches Training, Schwangerschaft Salzmangel, Dialysetherapie, Störungen im Elektrolythaushalt, periphere Gefäßkrankheiten (sowohl venöser als auch arterieller Art), periphere Nervenverletzungen, Polyneuropathien, amyotrophische Lateralsklerose (ALS), Muskelerkrankungen und bestimmte Medikamente. Andere mögliche Ursachen für Wadenkrämpfe sind: Verletzungen, tiefe Beinvenenthrombose (siehe Thromboembolie Seite 39) und eine rupturierte Bakerzyste.

Prognose Wadenkrämpfe können die Lebensqualität durch starke Schmerzen und Schlafstörungen deutlich einschränken.

Kommentar

Markus Gulich

Das Kapitel „Wadenkrämpfe" in Clinical Evidence ist ein beeindruckendes Beispiel dafür, wie schwierig die Anwendung der Prinzipien der evidenzbasierten Medizin auf sogenannte banale Erkrankungen sein kann.

Wadenkrämpfe sind ein häufiges Phänomen in der Grauzone zwischen (Symptom einer) Krankheit und einer Befindlichkeitsstörung ohne Krankheitswert. Das Beschwerdebild ist nicht leicht standardisiert zu erfassen und zu dokumentieren. Der Grad der Gesundheitsbeeinträchtigung ist variabel, aber nur selten so groß, dass die Betroffenen bereit wären, invasive oder beeinträchtigende diagnostische oder therapeutische Maßnahmen über sich ergehen zu lassen.

Therapeutisch wird eine breite Palette von medikamentösen und nicht-medikamentösen Maßnahmen angewandt (1), die nur zu einem geringen Teil auf ihre Wirksamkeit untersucht sind. Studien über tatsächlich von Patienten angewandte Therapien (2, 3) weichen erheblich von der Liste der Therapieoptionen in *Clinical Evidence* ab. Hier spielt sicher auch ein mediko-kultureller Hintergrund eine Rolle, da Chinin in den angelsächsischen Ländern ein fester klinischer Standard zu sein scheint, während in anderen Ländern weitere Maßnahmen favorisiert werden. Tatsächlich ist Chinin (bzw. Chinin plus Theophyllin) die einzige Intervention mit nachgewiesener Wirksamkeit. Allerdings ist die Number needed to treat aus den zitierten Studien nicht zu berechnen, die Number needed to harm beträgt für unerwünschte Wirkungen, die schwerwiegender sind als die Wadenkrämpfe selbst, weniger als 50.

In Deutschland scheint die häufigste medikamentöse Therapie Magnesium zu sein (3). Eine bisher veröffentlichte randomisierte Therapiestudie erbrachte im primären Studienendpunkt keinen nachweisbaren Vorteil für Magnesium gegenüber Placebo (4). Subgruppenanalysen dieser Studie (4), kontrollierte Therapiestudien in anderen Patientenkollektiven (5), Surrogatparameter-Studien und theoretische Überlegungen (6) lassen einen positiven, therapeutischen Effekt von Magnesium zumindest für einen Teil der Betroffenen vermuten, ein definitives Urteil aber nicht zu. Weitere Therapiestudien mit Magnesium werden zur Zeit durchgeführt, Ergebnisse stehen aus.

Verapamil (7) und Naftidrofuryl (9) zeigten in kleinen, methodisch angreifbaren Studien eine Wirksamkeit gegenüber Placebo; bestätigende Untersuchungen sind aber (bisher?) nicht publiziert worden.

Kontrollierte Therapiestudien zu nicht-medikamentösen Therapieformen, etwa der Empfehlung, aufzustehen (10) und umherzugehen (11), das untere Bettende höher zu stellen (12) oder die Waden zu massieren (13), fehlen völlig. Diese können bisher lediglich mit unsystematischen Beobachtungen bzw. Expertenempfehlungen begründet werden.

Die fehlenden Bestätigungen für in Einzelstudien als wirksam beschriebene medikamentöse Therapieformen oder die primär fehlenden Studien zu nicht-medikamentösen Therapien können natürlich mehrere Gründe haben: vom Publication Bias, der verhindert, dass negative Studienergebnisse veröffentlicht werden, über die methodischen Schwierigkeiten bei der systematischen Untersuchung bis hin zum fehlenden ökonomischen Interesse der pharmazeutischen Industrie.

1. Del Mar CB, Glasziou PP, Spinks AB, Sanders SL, Hilton DJ. Treatment alternatives for nocturnal leg cramps. Med J Aust 2001; 174(10):540.
2. Naylor JR, young JB. A general population survey of rest cramps. Age Ageing 1994; 23:418–420.
3. Gulich M, Heil P, Zeitler H-P. Epidemiology and Determinants of nocturnal calf cramps. Eur J Gen Pract 1998; 4(3):109–113.
4. Frusso R, Zarate M, Augustovski F, Rubinstein A. Magnesium for the treatment of nocturnal leg cramps: a crossover randomized trial. J Fam Pract 1999; 48(11):868–871.
5. Dahle LO, Berg G, Hammar M, Hurtig M, Larsson L. The effect of oral magnesium substitution on pregnancy-induced leg cramps. Am J Obstet Gynecol 1995; 173:(1):175–80.

6. Worwag M, Classen HG, Schumacher E. Prevalence of magnesium and zinc deficiencies in nursing home residents in Germany. Magnes Res 1999; 12(3):181–189.
7. Baltodano N, Gallo BV, Weidler DJ. Verapamil vs quinine in recumbent nocturnal leg cramps in the elderly. Arch Intern Med 1988; 148:(9):1969–70.
8. Farber HI. Verapamil vs quinine in recumbent nocturnal leg cramps in the elderly. Arch Intern Med 1990; 150:920.
9. Young JB, Connolly, MJ. Naftidrofuryl treatment for rest cramp. Postgrad.Med.J. 1993;69:624–626
10. Davison S. Standing: a good remedy. JAMA 1984; 252:(24):3367.
11. Daniell HW. Simple cure for nocturnal leg cramps. N Engl J Med 1979; 301:216.
12. Rivlin S, Weller M, Conchubhair SU. Nocturnal calf cramp. Lancet 1973; 1:203–204.
13. Riley JD, Antony SJ. Leg cramps: differential diagnosis and management. Am Fam Physician 1995; 52(6):1794–1798.

Diarrhoe

Suchdatum: Mai 2001

Guy de Bruyn

Frage **Welche Effekte haben unterschiedliche Behandlungsmethoden?**

Nutzen wahrscheinlich

Aminosäurehaltige orale Rehydrierungslösung (verglichen mit standardisierter oraler Rehydrierungslösung „Standard ORS")
Kleinen RCTs zufolge vermindert eine aminosäurehaltige orale Rehydrierungslösung im Vergleich zu Standard ORS (Standard ORS hat eine Osmololarität von 311 mmol/l und enthält 10 mmol/l Citrat sowie 111 mmol/l Glukose) das Gesamtvolumen und die Dauer einer Diarrhoe.

Orale Rehydrierungslösung auf Reisbasis (verglichen mit „Standard ORS")
Einer systematischen Übersicht zufolge verringert eine orale Rehydrierungslösung auf Reisbasis im Vergleich zu Standard ORS das 24–Stunden-Stuhlvolumen signifikant.

Motilitätshemmer
RCTs zufolge verkürzen Loperamid und Loperamidoxid im Vergleich zu Placebo die Zeit bis zur Linderung der Symptome signifikant, lösen jedoch häufig Obstipation aus. Über die Effekte anderer Motilitätshemmer fanden sich nur unzureichende Belege.

Nutzen und Schaden abzuwägen

Empirische Antibiotikatherapie bei Reisediarrhoe
Einer systematischen Übersicht und einer zusätzlichen RCT zufolge erhöht der empirische Einsatz von Antibiotika die Heilungsrate nach 3–6 Tagen im Vergleich zu Placebo signifikant. Nebenwirkungen waren abhängig vom jeweiligen Antibiotikum und traten bei 2–18 % der Betroffenen auf.

Wirksamkeit unbekannt

Empirische Antibiotikatherapie bei außerhalb der Klinik erworbener Diarrhoe
RCTs zufolge verkürzt Ciprofloxacin im Vergleich zu Placebo die Dauer einer außerhalb der Klinik erworbenen Diarrhoe um 1–2 Tage. RCTs, in denen eine empirische Behandlung mit anderen Antibiotika mit Placebo verglichen wurde, führten zu widersprüchlichen Resultaten. In einer RCT kam es im Vergleich zu Placebo bei signifikant mehr Patienten unter Lomefloxacin zu Nebenwirkungen (33 % vs. 3 %), und bei 2 von 44 Patienten (5 %) kam es unter der Einnahme von Lomefloxacin zur Anaphylaxie.

Nutzen unwahrscheinlich

Bikarbonatfreie orale Rehydrierungslösung zur oralen Rehydrierung (verglichen mit „Standard ORS")
Eine RCT ergab weder hinsichtlich des Gesamtstuhlvolumens noch bezüglich der Dauer der Diarrhoe einen signifikanten Unterschied zwischen einer Standard ORS plus Bikarbonat und einer ansonsten identischen ORS, bei der Bikarbonat durch Chlorid ersetzt worden war. Drei RCTs zeigten hinsichtlich der Dauer oder des Volumens einer Diarrhoe keinen signifikanten Unterschied zwischen einer Standard ORS plus Bikarbonat und einer ansonsten identischen ORS, bei der Bikarbonat durch Zitrat ersetzt worden war.

Unwirksamkeit oder Schädlichkeit wahrscheinlich

ORS mit reduzierter Osmolarität (verglichen mit „Standard ORS")
Drei RCTs, in denen ORS mit reduzierter Osmolarität mit Standard OLS verglichen wurde, ergaben hinsichtlich des Gesamtstuhlvolumens und der Dauer der Diarrhoe einen geringen, nicht schlüssigen Effekt.

Definition	Diarrhoe bedeutet wässrigen oder flüssigen Stuhl, gewöhnlich mit einem Anstieg des Stuhlgewichtes auf über 200 g/d und häufigerem Stuhlgang.
Inzidenz/ Prävalenz	Im Jahre 1996 kam es zu schätzungsweise 4 Milliarden Fällen von Diarrhoe, die zu 2,5 Mio. Todesfällen führten. In den USA beträgt die geschätzte Inzidenz einer infektiösen Darmerkrankung 0,44 Episoden pro Person und Jahr oder eine Episode pro Person alle 2,3 Jahre, was zu etwa einer Konsultation beim Arzt auf 28 Jahre führt. In einer jüngeren kommunalen Studie in Großbritannien wurde eine Inzidenz von 19 Fällen auf 100 Personenjahre dokumentiert, von denen 3,3 Fälle auf 100 Personenjahre zur primärärztlichen Konsultation führten. Die Epidemiologie der Reisediarrhoe bei Personen, die eine Landesgrenze überschritten haben, ist nicht geklärt. Die Inzidenz ist höher bei Personen, die in Entwicklungsländer reisen, schwankt abhängig vom Ort und von der Reisesaison jedoch stark.
Ätiologie/ Risikofaktoren	Die Ursache einer Diarrhoe hängt ab von der geographischen Lage, den Standards der Nahrungsmittelhygiene, den sanitären Verhältnissen, der Wasserversorgung und der Jahreszeit. Häufige Auslöser einer sporadischen Diarrhoe bei Erwachsenen in entwickelten Ländern sind Campylobacter, Salmonellen, Shigellen, Escherichia coli, Yersinien, Protozoen und Viren. Bei mehr als der Hälfte der Patienten mit Diarrhoe ist kein pathogenes Agens zu finden. Bei zurückkehrenden Reisenden werden etwa 80 % der Episoden durch Bakterien wie enterotoxische E. coli, Salmonellen, Shigellen, Campylobacter, Vibrionen, enteroadhärente E. coli, Yersinien und Aeromonas verursacht.
Prognose	Berichten zufolge verursacht die Diarrhoe in Entwicklungsländern bei Kindern unter 5 Jahren mehr Todesfälle als jede andere Erkrankung. Nur in wenigen Studien wurde untersucht, welche Faktoren bei Erwachsenen einen schlechten Endpunkt vorhersagen lassen. In entwickelten Ländern ist der Tod durch eine infektiöse Diarrhoe selten, auch wenn es zu ernsthaften Komplikationen, wie schwerer Dehydrierung und Nierenversagen, kommen kann, die eine stationäre Einweisung erforderlich machen. Ältere Menschen und Personen in Langzeitpflege sind einem erhöhten Sterberisiko ausgesetzt.

Kommentar

Niklaus Gyr

Die bisher weltweit gebräuchliche Rehydratationslösung (ORS) mit einem Natriumgehalt von 90 mEq/l und einer totalen Osmolarität von 311 mmol/l hat zur dramatischen globalen Reduktion der Mortalität an infektiöser Diarrhoe beigetragen. Da diese von der WHO propagierte ORS wohl die Rehydratation ermöglichte, jedoch das Stuhlvolumen nicht verringern konnte, wurde nach neuen Rehydratationslösungen gesucht. Keine der Aminosäuren oder Maltodextrin enthaltenden ORS erwiesen sich als genügend effektiv, um die klassische ORS zu ersetzen. Dagegen zeigt es sich, dass ORS-Lösungen mit Reis sehr effektiv waren in Bezug auf Rehydratation und Reduktion des Stuhlvolumens bei Erwachsenen

und Kindern mit Cholera. Bei Kindern mit nicht cholerabedingter akuter Diarrhoe war die Reis-ORS allerdings nicht überlegen. Eine ORS mit verminderter Osmolarität schien bei Kindern eine ähnlich reduzierende Wirkung auf das Stuhlvolumen auszuüben. Ob diese ORS bei Erwachsenen mit Cholera genügt, ist nicht geklärt.
An einer kürzlich durch die WHO organisierten Konsensuskonferenz (2001) wurde eine neue ORS mit reduzierter Osmolarität empfohlen: Glukose 75 mmol/l, Natrium 75, Chlorid 65 mEq/l; Osmolarität 245.

1. Victora CG, Bryce J, Fontaine O et al.: Reducing deaths from diarrhoea through oral rehydration therapy. Bulletin of the World Health Organization 2000;78:1246–55.
2. Bhan MK, Mahalanabis D, Fontaine O et al.: Clinical trials of improved oral rehydration salt formulation: a review. Bulletin of the World Health Organization 1994;72:945–55.

Herpes-zoster-Neuralgie

Suchdatum: Januar 2002

Tim Lancaster, David Wareham und John Yaphe

Frage **Welche Effekte haben Interventionen zur Prävention einer Herpes-zoster-Neuralgie?**

Nutzen belegt

Orale Virustatika (Aciclovir, Famciclovir, Valaciclovir, Netivudin)
Systematischen Übersichten zufolge senkt täglich verabreichtes Aciclovir im Vergleich zu Placebo die Prävalenz der Herpes-zoster-Neuralgie nach 6 Monaten um etwa 50 % (NNT 7). Einer RCT zufolge verkürzt Famciclovir im Vergleich zu Placebo die Dauer der Schmerzen nach akutem Herpes zoster signifikant. Der systematischen Übersicht einer RCT zufolge senkt Valaciclovir im Vergleich zu Aciclovir die Prävalenz einer Herpes-zoster-Neuralgie nach 6 Monaten signifikant (NNT 16). Eine RCT ergab hinsichtlich der Outcomes keinen signifikanten Unterschied zwischen Netivudin und Aciclovir. Eine RCT zeigte hinsichtlich der Herpes-zoster-Neuralgie keinen signifikanten Unterschied zwischen Valaciclovir und Famciclovir.

Nutzen wahrscheinlich

Amitriptylin
Einer kleinen RCT zufolge senkt Amitriptylin – während der akuten Episode begonnen – im Vergleich zu Placebo die Prävalenz der Herpes-zoster-Neuralgie nach 6 Monaten, jedoch verfehlte die Senkung knapp das Signifikanzniveau.

Wirksamkeit unbekannt

Adenosinmonophosphat, Amantadin, Cimetidin, Isoprinosin, Levodopa
Zur Wirksamkeit dieser Interventionen fanden sich nur unzureichende Belege.

Nutzen unwahrscheinlich

Topische Virustatika (Idoxuridin)
Einer systematischen Übersicht zufolge verstärkt Idoxuridin im Vergleich zu Placebo oder oral verabreichtem Aciclovir die kurzfristige Schmerzlinderung bei akutem Herpes zoster signifikant. Nach 6 Monaten fand sich hinsichtlich der Schmerzen jedoch kein signifikanter Unterschied.

Unwirksamkeit oder Schädlichkeit wahrscheinlich

Kortikosteroide
Systematische Übersichten fanden hinsichtlich der Wirksamkeit isolierter Kortikosteroide bei Herpes-zoster-Neuralgie widersprüchliche Belege. Eine RCT ergab begrenzte Evidenz dafür, dass hoch dosierte Steroide, die Virustatika hinzugefügt wurden, bei akutem Herpes zoster von kurzfristigem Nutzen sein können, jedoch fand sich nach 6 Monaten hinsichtlich der Schmerzen kein signifikanter Unterschied. Es herrscht Übereinstimmung dahingehend, dass Kortikosteroide zur Ausbreitung eines Herpes zoster führen können.

Frage **Welche Effekte haben unterschiedliche Behandlungen bei nachgewiesener Herpes-zoster-Neuralgie?**

Nutzen belegt

Gabapentin
Einer systematischen Übersicht und einer zusätzlichen RCT zufolge lindert Gabapentin im Vergleich zu Placebo Schmerzen signifikant.

Trizyklische Antidepressiva
Einer systematischen Übersicht zufolge lindern trizyklische Antidepressiva (Amitriptylin oder Desipramin) im Vergleich zu Placebo Schmerzen nach 6 Wochen signifikant.

Wirksamkeit unbekannt

Oxycodon (orales Opioid)
Eine Crossover-RCT ergab, dass oral verabreichtes Oxycodon im Vergleich zu Placebo Schmerzen nach 4–8 Wochen signifikant lindert, jedoch mit mehr Nebenwirkungen einhergeht.

Lokalanästhesie
Einer kleinen RCT zufolge verstärkt Lidocainpflaster im Vergleich zu Placebo die Schmerzlinderung über 12 Stunden signifikant.

Topisches Capsaicin
RCTs zufolge verbessert Capsaicin im Vergleich zu Placebo die Schmerzlinderung signifikant, führt aber auch zu schmerzhaften Hautreaktionen.

Unwirksamkeit oder Schädlichkeit wahrscheinlich

Dextromethorphan
Eine RCT ergab hinsichtlich der Schmerzen nach 6 Wochen keinen signifikanten Unterschied zwischen Dextromethorphan und Placebo.

Epidural verabreichtes Morphin
Eine kleine RCT ergab, dass epidural verabreichtes Morphin im Vergleich zu Placebo die Schmerzen um über 50 % verringert, jedoch nicht länger als über 36 Stunden. Epidural verabreichtes Morphin führt bei 75 % der Betroffenen zu intolerablen Opioidwirkungen.

Definition Die Herpes-zoster-Neuralgie ist ein Schmerz, welcher bisweilen der Beendigung eines akuten Herpes zoster und seiner Hauterscheinungen folgt. Sie kann stark ausgeprägt und von Juckreiz begleitet sein und folgt dem Ausbreitungsgebiet der ursprünglichen Infektion. Herpes zoster ist eine akute Infektion, verursacht durch Aktivierung eines latenten Varizella-Zoster-Virus (menschliches Herpes-Virus 3) bei Personen, die durch eine vorangegangene Windpockeninfektion teilweise immunisiert wurden. Herpes zoster befällt die sensiblen Ganglien und deren Innervationsgebiete. Die Infektion ist charakterisiert durch Schmerzen entlang des Ausbreitungsbereichs des betroffenen Nervs sowie durch Gruppen von Vesikeln im selben Bereich.

Inzidenz/ Prävalenz In einer britischen Studie in Allgemeinpraxen mit 321 Fällen betrug die jährliche Inzidenz des Herpes zoster 3,4/1000. Die Inzidenz variierte altersabhängig. Herpes zoster war relativ selten bei Personen unter 50 Jahren

(< 2/1000 pro Jahr), stieg jedoch bei Personen im Alter zwischen 50 und 79 Jahren auf 5–7/1000 und bei Personen im Alter von 80 Jahren oder älter auf 11/1000 pro Jahr an. In einer bevölkerungsbezogenen Studie mit 590 Fällen in Rochester, Minnesota (USA) lag die Inzidenz niedriger (1,5/1000), nahm jedoch in ähnlicher Weise mit dem Alter zu. Die Prävalenz einer Herpes-zoster-Neuralgie hängt von dem Zeitpunkt ihrer akut postinfektiönen Erfassung ab. Dabei existiert bisher keine allgemeine Übereinkunft über die Definition dieses Zeitpunktes.

Ätiologie/ Risikofaktoren Hauptrisikofaktor der Herpes-zoster-Neuralgie ist das zunehmende Alter. In einer britischen Studie in Allgemeinpraxen (3600–3800 Personen, 321 Fälle von akutem Herpes zoster) war das Risiko bei unter 50-Jährigen gering, jedoch entwickelte sich eine Herpes-zoster-Neuralgie bei mehr als 20 % der Personen mit akutem Herpes zoster im Alter von 60–65 Jahren und bei 34 % im Alter von über 80 Jahren. Es fand sich kein anderer Risikofaktor, der eine schlüssige Vorhersage ermöglichte, welche Personen mit Herpes zoster Dauerschmerzen erleiden. In einer isländischen Studie in Allgemeinpraxen (421 Personen, die nach einer initialen Herpes-zoster-Episode 7 Jahre nachuntersucht wurden) betrug das Risiko einer Herpes-zoster-Neuralgie 1,8 % (95 % CI 0,6–4,2 %) für Personen unter 60 Jahren, und die Schmerzen waren in jedem Fall leicht. Das Risiko schwerer Schmerzen nach 3 Monaten bei Personen über 60 Jahre betrug 1,7 % (95 % CI 0–6,2 %).

Prognose In einer britischen Studie in Allgemeinpraxen hatten etwa 2 % der Patienten mit akutem Herpes zoster länger als 5 Jahre Schmerzen. Deren Prävalenz sinkt mit dem zeitlichen Abstand zur Erstepisode. Unter 183 Personen im Alter über 60 Jahren im Placeboarm einer britischen Studie, betrug die Prävalenz der Schmerzen im Anschluss an eine akute Infektion 61 % nach einem Monat, 24 % nach 3 Monaten und 13 % nach 3 Monaten. In einer jüngeren RCT betrug die Prävalenz der Herpes-zoster-Neuralgie im Placeboarm bei 72 Personen im Alter über 60 Jahren nach 6 Monaten 35 %.

Kommentar

Peter Itin

Die heutige Datenlage zum Thema postzosterische Neuralgie lässt folgende Aussage zu: Die orale Gabe von Aciclovir, Famciclovir oder Valaciclovir kann das Auftreten von postherpetischer Neuralgie vermindern.

Die topische Applikation von Idoxuridine ist in der Lage, die Schmerzdauer der akuten Herpes zoster Erkrankung zu verkürzen. Es werden aber nicht selten Kontaktekzeme beobachtet, welche einerseits durch Sensibilisierung auf das eigentliche Agens aber auch durch Kreuzreaktionen mit anderen Inhaltsstoffen verursacht werden (1).

Der wichtigste Risikofaktor für die Entwicklung einer postherpetischen Neuralgie ist Alter über 50 Jahre. In einem Patiententotal von 1778 konnte kürzlich mittels Univariante- und Multivariante-Analyse gezeigt werden, dass nicht nur höheres Alter, sondern auch männliches Geschlecht, starke Initialschmerzen, Befall von mehreren Dermatomen und nekrotisierende Hautveränderungen postherpetische Schmerzen voraussagen konnte. Diese Tatsache kann eine wichtige Entscheidungshilfe für den primären Einsatz von antiherpetischen Medikamenten sein.

Die Zukunft wird zeigen, ob eine Impfung gegen Varicella-Zoster Virus auch das Auftreten postzosterischer Neuralgien beeinflussen kann.

Herpes-zoster-Neuralgie

Die Wirksamkeit der Behandlung von postherpetischer Neuralgie ist für Gabapentin und trizyklische Antidepressiva belegt.

1. Holdiness MR. Contact dermatitis from topical antiviral drugs. Contact Dermatitis 2001;44:265–269.
2. Nagasako EM, Johnson RW, Griffin DRJ, Dworkin RH. Rash severity in herpes zoster: correlates and relationship to postherpetic neuralgia. J.Am.Acad.Dermatol. 2002;46:834–839.

HIV-Infektion

Suchdatum: Juli 2001

Margaret Johnson, Andrew Phillips und David Wilkinson

Frage **Welche Effekte haben präventive Interventionen?**

Nutzen belegt

Frühzeitige Diagnose und Therapie sexuell übertragbarer Krankheiten
Einer RCT zufolge senkt die frühzeitige Diagnose und Therapie sexuell übertragbarer Krankheiten das Risiko einer HIV-Infektion über 2 Jahre hinweg signifikant.

Nutzen wahrscheinlich

Postexpositionsprophylaxe bei Angehörigen der Gesundheitsberufe
Eine Fallkontrollstudie ergab begrenzte Evidenz dafür, dass eine Postexpositionsprophylaxe mit Zidovudin das Risiko einer HIV-Infektion über 6 Monate senken kann. Belege aus anderen Settings sprechen dafür, dass eine Kombination aus mehreren antiretroviralen Substanzen effektiver ist als Zidovudin allein.

Wirksamkeit unbekannt

Ungezielte Massenbehandlung mit Therapeutika für sexuell übertragbare Krankheiten
Eine RCT ergab hinsichtlich der Inzidenz von HIV über 20 Monate keinen signifikanten Unterschied zwischen einer ungezielten Massenbehandlung mit Therapeutika für sexuell übertragbare Krankheiten und keiner Behandlung.

Frage **Welche Effekte haben unterschiedliche Behandlungsmethoden?**

Nutzen belegt

Kombinationstherapie mit drei antiretroviralen Substanzen
Zwei RCTs zufolge halbiert eine Dreier-Kombination aus einem Proteasehemmer und zwei Nukleosidanaloga im Vergleich zu einer Zweier-Kombination aus Nukleosidanaloga das Risiko neuer Aids-Erkrankungen und -Todesfälle über ca. ein Jahr hinweg. Beide RCTs zeigten, dass das Risiko ernsthafter Nebenwirkungen bei Dreier- und Zweier-Kombination ähnlich ist. Eine Dreifachtherapie senkt im Vergleich zur Zweifachtherapie wahrscheinlich das Risiko einer Medikamentenresistenz.

Nutzen und Schaden abzuwägen

Therapieschemata mit einer Substanz, Zweierkombinationen
Großen RCTs mit Nachuntersuchungszeiten von 1–3 Jahren zufolge senken Zweifachkombinationen (Zidovudin plus ein weiteres Nukleosidanalogon oder Proteasehemmer) im Vergleich zu Zidovudin allein das Risiko von neuen Aids-definierenden Erkrankungen und Todesfällen signifikant. In allen Behandlungsgruppen kam es zu Nebenwirkungen.

Wirksamkeit unbekannt

Frühzeitige im Vergleich zur verzögerten Behandlung mit Kombinationsschemata
Es fanden sich keine RCTs, in denen die verzögerte mit der frühzeitigen Behandlung durch Zweier- oder Dreierkombinationen verglichen wurde. RCTs aus der Zeit, als Zidovudin das einzige verfügbare Medikament war, ergaben hinsichtlich der Ein-Jahres-Überlebensrate nach sofortiger im Vergleich zur verzögerten Therapie keinen signifikanten Unterschied.

Definition Als HIV-Infektion bezeichnet man die Infektion mit dem Human Immunodeficiency Virus, Typ 1 oder 2. Klinisch ist sie charakterisiert durch eine unterschiedlich lange (durchschn. ca. 8–10 Jahre) Phase einer asymptomatischen Infektion, auf die bei abnehmender Immunfunktion wiederholte Krankheitsphasen unterschiedlichen und zunehmenden Schweregrades folgen. Die Art der Erkrankung richtet sich stark nach dem jeweiligen Land, der Verfügbarkeit spezifischer HIV-Therapieregime und der Prävention opportunistischer Infektionen.

Inzidenz/ Prävalenz Weltweite Schätzungen sprechen dafür, dass im Dezember 1999 etwa 50 Mio. Menschen mit HIV infiziert, in der Folge etwa 16 Mio. Menschen daran gestorben waren und dass täglich etwa 16000 Neuinfektionen hinzukommen. Rund 90 % der HIV-Infektionen treten in den Entwicklungsländern auf. Beruflich erworbene HIV-Infektionen bei Angehörigen der Gesundheitsversorgung wurden in 95 gesicherten und 191 möglichen Fällen dokumentiert, wobei es sich hier wahrscheinlich um eine zu niedrige Schätzung handelt.

Ätiologie/ Risikofaktoren Der Hauptrisikofaktor für die Übertragung einer HIV-Infektion ist ungeschützter hetero- und homosexueller Geschlechtsverkehr. Weitere Risikofaktoren sind Nadelverletzungen, die gemeinsame Nutzung von Injektionsbesteck und Bluttransfusionen. Eine HIV-infizierte Frau kann das Virus auch auf ihr Ungeborenes übertragen. Dies wurde bei 15–30 % der schwangeren HIV-Infizierten dokumentiert. Nicht jede HIV-exponierte Person infiziert sich auch, selbst wenn das Risiko bei wiederholter Exposition, hohen Dosen oder durch Blut steigt. Bei Patienten mit sexuell übertragbaren Krankheiten ist das Risiko einer HIV-Infektion mindestens 2–5 Mal höher.

Prognose Unbehandelt erkrankt im Laufe von ca. 10 Jahren etwa die Hälfte der HIV-Infizierten und stirbt an Aids.

Kommentar

Heiner C. Bucher

Die antiretrovirale Kombinationstherapie mit zwei Nukloesidanaloga und einem Nonnukleosid-Reverse-Transkriptase-Inhibitor oder -Protease-Inhibitor hat zu einer massiven Verbesserung des Überlebens geführt. Aufgrund von Resistenzentwicklung sind antiretrovirale Therapien mit einem oder zwei Nukloesidanaloga grundsätzlich abzulehnen. Ergebnisse aus Kohortenstudien zeigen, dass bei Patienten mit einer HIV-1 Viruslast von < 100 000 Kopien /ml, welche eine antiretroviralen Therapie bei einer CD4-Zellzahl von 200–349/µl oder ≥ 350/µl begannen, das Überleben vergleichbar war. Es besteht somit indirekte Evidenz, dass mit einer antiretroviralen Therapie bis zu einem Abfall der CD4-Zellen auf Werte von 200–349/µl zugewartet werden kann. Der Entscheid zum Therapiebeginn muss unter Einbezug des Verlaufes von CD4-Zellzahl und Viruslast individuell gefällt werden. Bei der Auswahl der antiretroviralen Therapie sind individuelle Faktoren wie die Compliance, Tablettenzahl, zu erwartende Nebenwirkungen und Interaktionen mit weiteren Medikamenten ausschlaggebend.

1. Egger M, Hirschel B, Francioli P, et al. Impact of new antiretroviral combination therapies in HIV infected patients in Switzerland: prospective multicentre study. Swiss HIV Cohort Study. BMJ. 1997; 315:1194–9.
2. Egger M, May M, Chene G, et al. Prognosis of HIV-1-infected patients starting highly active antiretroviral therapy: a collaborative analysis of prospective studies 1. Lancet 2002; 360:119–29.

HIV-Infektion: Mutter-Kind-Übertragung

Suchdatum: Mai 2001

Jimmy Volmink

Frage **Welche Effekte haben Maßnahmen zur Verringerung einer Übertragung des HI-Virus von der Mutter auf das Kind?**

Nutzen belegt

Antiretrovirale Substanzen

Eine systematische Übersicht ergab, dass die Zidovudin-Behandlung von HIV-infizierten Müttern im Vergleich zu Placebo die Inzidenz einer HIV-Infektion der Säuglinge bei der Nachuntersuchung nach etwa 3–18 Monaten signifikant senkt. Einer RCT zufolge senkt Nevirapin, das HIV-positiven Müttern und ihren Neugeborenen gegeben wird, im Vergleich zu Placebo die Inzidenz von HIV bei Säuglingen signifikant. Einer RCT zufolge senkt ein längerer im Vergleich zu einem kürzeren Zidovudinzyklus für Mutter und Kind die Inzidenz von HIV bei Säuglingen signifikant.

Nutzen wahrscheinlich

Elektive Sectio caesarea

Eine RCT ergab begrenzte Evidenz dafür, dass eine elektive Sectio caesarea im Vergleich zur vaginalen Geburt bei HIV-positiven Frauen die HIV-Inzidenz bei den Säuglingen nach 18 Monaten senkte (NNT 11).

Nutzen und Schaden abzuwägen

Unterlassen des Stillens

Eine RCT an HIV-positiven Frauen mit Zugang zu sauberem Wasser und zu Gesundheitsschulungen ergab, dass Flaschennahrung im Vergleich zu Stillen die HIV-Inzidenz bei den Säuglingen nach 24 Monaten signifikant senkt (NNT 6), ohne deren Mortalität zu erhöhen. In Ländern mit hoher Säuglingssterblichkeit kann jedoch ein Unterlassen des Stillens die Morbidität und Mortalität der Säuglinge weiter erhöhen.

Wirksamkeit unbekannt

Vaginal applizierte Mikrobizide

Es fanden sich nur unzureichende Belege über die Effekte vaginal applizierter Mikrobizide auf die Übertragung von HIV.

Nutzen unwahrscheinlich

Immuntherapie

Einer RCT zufolge existiert keine unterschiedliche HIV-Inzidenz zwischen Säuglingen von Müttern, die zusätzlich zu einer Standard-Zidovudin-Therapie entweder mit Hyperimmunglobulin oder mit Immunglobulin ohne HIV-Antikörper behandelt wurden.

Unwirksamkeit oder Schädlichkeit wahrscheinlich

Vitamine als Nahrungsergänzung

RCTs ergaben hinsichtlich der Inzidenz von HIV bei den Säuglingen keinen signifikanten Unterschied zwischen Müttern, die Vitamin A oder Multivitaminpräparate erhielten, und Müttern, denen Placebo verabreicht wurde.

HIV-Infektion: Mutter-Kind-Übertragung

Definition

Eine HIV-1–Infektion kann während der Schwangerschaft, unter der Geburt oder nach der Geburt durch Stillen von der Mutter auf das Kind übertragen werden. Im Gegensatz dazu wird HIV-2 nur selten von der Mutter auf das Kind übertragen. Infizierte Kinder haben bei der Geburt gewöhnlich weder Symptome noch Zeichen von HIV, sondern entwickeln diese im Laufe der folgenden Monate und Jahre.

Inzidenz/Prävalenz

Eine Übersicht von 13 Kohorten zeigte, dass das Risiko einer Mutter-Kind-Übertragung von HIV in Europa etwa 15–20 %, in den USA ca. 15–30 % und in Afrika rund 25–35 % beträgt. Schätzungen in einem Globalreport zufolge waren im Laufe des Jahres 1999 620 000 Kinder im Alter von unter 15 Jahren HIV-infiziert, was die Gesamtzahl HIV-infizierter bzw. aidskranker Kinder weltweit auf 1,3 Mio. erhöhte. Die meisten dieser Kinder wurden über ihre Mutter infiziert, und 90 % von ihnen leben im südlich der Sahara gelegenen Teil von Afrika.

Ätiologie/Risikofaktoren

Die Übertragung von HIV auf das Kind ist umso wahrscheinlicher bei hoher Virusbelastung der Mutter. Bei Frauen mit einer (durch p24-Antigen oder Kultur) nachweisbaren Virämie ist das Risiko einer Übertragung von HIV-1 auf ihre Kinder doppelt so hoch wie bei Frauen, bei denen keine Virämie nachweisbar ist. In prospektiven Studien hat sich auch Stillen als Risikofaktor erwiesen. Weitere Risikofaktoren sind sexuell übertragbare Krankheiten, eine Chorioamnionitis, eine längere Zeit anhaltende Ruptur von Membranen sowie eine vaginale Geburt.

Prognose

Bei etwa 25 % der HIV-infizierten Kinder schreitet die Infektion rasch zu Aids und zum Tod im ersten Lebensjahr fort. Manche Kinder überleben bis zum Alter von 12 Jahren. In einer europäischen Studie ergab sich eine Mortalität von 15 % im ersten Lebensjahr und von 28 % im Alter von 5 Jahren.

Kommentar

Christoph Rudin

Mit einer anitretroviralen Therapie (ART) während der Schwangerschaft lässt sich die vertikale HIV-Transmission um mindestens zwei Drittel reduzieren (PACTG-076). Auch vereinfachte Zidovudin-Protokolle mit verkürzter Therapiedauer und Verzicht auf die intravenöse Gabe unter der Geburt sind wirksam. Mit einer antiretroviralen Therapie sollte am Ende des 2. Trimenons begonnen werden. In einer großen Metaanalyse (1) wurde ein additiver Effekt von ART und elektiver Kaiserschnittentbindung nachgewiesen. Mit optimaler Prävention (ART, elektive Sektio, Verzicht auf das Stillen) resultieren heute vertikale Transmissionsraten < 2 %. Nach Behandlung der Mutter mit den heute üblichen antiretroviralen 3-er Kombinationen (HAART) während der Schwangerschaft werden ähnliche Erfolge erzielt. Als kostengünstige und einfache Alternative bietet sich für Länder mit beschränkten Resourcen eine orale Einmaldosis von Nevirapin bei Mutter und Kind an. Auch damit werden 50 % der Ansteckungen verhindert (2). In stillenden Populationen bleibt ein gewisser Schutz auch nach zwei Jahren nachweisbar. Sicher ist Stillen ein wesentliches zusätzliches Infektionsrisiko. Es kann aber nur dort darauf verzichtet werden, wo die Voraussetzungen für eine Flaschennahrung (sauberes Wasser, Verfügbarkeit) gegeben sind.

1. The International Perinatal HIV Group: Mode of delivery and vertical transmission of human immunodeficiency virus type 1: A meta-analysis from fifteen prospective cohort studies. NEJM 340:977–87 (1999)
2. Guay LA, Musoke P, Fleming T et al.: Intrapartum and neonatal single-dose nevirapine compared with zidovudine for prevention of mother-to-child transmission of HIV -1 in Kampala, Uganda: HIVNET 012 randomised trial. Lancet. 1999 Sep 4;354(9181):795–802.

HIV-Infektion: opportunistische Infektionen

Suchdatum: Januar 2001

John Ioannidis und David Wilkinson

Frage **Welche Effekte hat eine medikamentöse Prophylaxe?**

Nutzen belegt

Atovaquon (kein Unterschied zu Dapson oder Pentamidin in Aerosolform bei Pneumocystis-carinii-Pneumonie [PCP] von Patienten, die Co-Trimoxazol nicht vertragen)
RCTs, in denen Atovaquon mit Placebo verglichen wurde, fanden sich nicht. Hinsichtlich der Inzidenz der PCP zeigten RCTs keinen signifikanten Unterschied zwischen Atovaquon und Dapson bzw. Pentamidin in Aerosolform.

Co-Trimoxazol (bei PCP und Toxoplasmose)
Systematischen Übersichten zufolge senkt Co-Trimoxazol im Vergleich zu Placebo oder Pentamidin die Inzidenz von PCP oder Toxoplasmose signifikant. Systematische Übersichten ergaben, dass Co-Trimoxazol im Vergleich zu Dapson (mit oder ohne Pyrimethamin) die Inzidenz von PCP signifikant senkt, zeigten jedoch keinen Unterschied hinsichtlich der Inzidenz von Toxoplasmose. Eine systematische Übersicht und eine anschließende RCT ergaben keinen signifikanten Unterschied zwischen hoch und niedrig dosiertem Co-Trimoxazol zur PCP-Prophylaxe, auch wenn die Nebenwirkungen unter der hoch dosierten Therapie stärker waren.

Aciclovir (bei Herpes-simplex-Virus- und Varicella-Zoster-Virus-Infektion)
Eine systematische Übersicht hat ergeben, dass Aciclovir im Vergleich zu Placebo eine Infektion durch Herpes-simplex- und Varicella-Zoster-Viren sowie die Gesamtmortalität bei Patienten in unterschiedlichen Stadien der HIV-Infektion signifikant reduziert. Bei Zytomegalievirus-Infektion zeigte sich keine Reduktion.

Tuberkuloseprophylaxe (im Vergleich zu Placebo)
Systematischen Übersichten zufolge senkt eine Tuberkuloseprophylaxe bei HIV- plus Tuberkulin-Positiven die Tuberkulose-Häufigkeit über 2–3 Jahre im Vergleich zu Placebo signifikant. In den Übersichten existierte keine Evidenz für einen Nutzen bei Tuberkulin-negativen HIV-Positiven. Einer RCT zufolge nimmt der Nutzen einer Prophylaxe nach dem Absetzen der Behandlung mit der Zeit ab.

Nutzen wahrscheinlich

Azithromycin (bei atypischer Mykobakteriose –„Mycobacterium-avium-Komplex [MAC]“)
Einer RCT zufolge senkt Azithromycin im Vergleich zu Placebo die Inzidenz eines MAC signifikant.

Azithromycin (bei PCP)
Einer RCT zufolge senkt Azithromycin allein oder in Kombination mit Rifabutin im Vergleich zu Rifabutin allein das Risiko einer PCP bei Patienten unter Standard-PCP-Prophylaxe.

Clarithromycin (bei MAC)
Einer RCT zufolge senkt Clarithromycin im Vergleich zu Placebo die Inzidenz eines MAC signifikant.

Clarithromycin plus Ethambutol (bei MAC bei Patienten mit vorangegangenem MAC)
RCTs zufolge senkt Clarithromycin plus Ethambutol mit oder ohne Rifabutin die Inzidenz eines MAC signifikant.

Absetzen der MAC-Prophylaxe bei Patienten mit einer CD4–Zellzahl > 100/mm³ unter „hochaktiver antiretroviraler Therapie (HAART)"
Zwei RCTs an Patienten unter HAART ergaben, dass ein Absetzen der MAC-Prophylaxe dessen Inzidenz nicht erhöht.

Absetzen der Prophylaxe gegen PCP und Toxoplasmose bei Patienten mit einer CD4–Zellzahl > 200/mm³ unterHAART
Eine systematische Übersicht mit zwei unverblindeten RCTs an Patienten unter HAART ergab, dass ein Absetzen der PCP-Prophylaxe die Inzidenz der PCP nicht erhöht. Zwei unverblindete RCTs ergaben, dass ein Absetzen der Toxoplasmose-Prophylaxe deren Inzidenz nicht erhöht.

Itraconazol (bei Penicillium marneffei und Kryptokokkenmeningitis)
Zwei RCTs zufolge senkt Itraconazol im Vergleich zu Placebo die Rezidiv-Inzidenz von Infektionen mit Penicillium-marneffei (eine in Südost-Asien verbreitete opportunistische Infektion) und Candidiasis signifikant. Einer RCT zufolge verringert Itraconazol im Vergleich zu Fluconazol die Rezidive einer Kryptokokkenmeningitis signifikant.

Nutzen und Schaden abzuwägen

Fluconazol oder Itraconazol (bei invasiver Mykose)
RCTs an Patienten mit HIV-Infektion im fortgeschrittenen Stadium zufolge senken sowohl Fluconazol als auch Itraconazol die Inzidenz invasiver Mykosen signifikant. Einer RCT zufolge senkt Fluconazol im Vergleich zu Clotrimazol die Inzidenz invasiver Mykosen und mukokutaner Candidiasis signifikant. Eine RCT ergab keinen Unterschied zwischen hoch und niedrig dosiertem Fluconazol.

Oral verabreichtes Ganciclovir (bei Patienten mit schwerem Mangel an CD4–Zellen)
Einer RCT zufolge senkt oral verabreichtes Ganciclovir im Vergleich zu Placebo die Inzidenz einer Zytomegalie-Virus-Infektion bei Patienten mit schwerem Mangel an CD4–Zellen signifikant. Es zeigte sich, dass 25 % der Patienten, bei denen es nicht zu einer Zytomegalie-Virus-Infektion kommt, eine schwere Neutropenie entwickeln. Eine zweite RCT ergab keine signifikanten Unterschiede.

Tuberkuloseprophylaxe mit Isoniazid über 6–12 Monate (im Vergleich zur Kombinationsbehandlung über 2 Monate – ähnlicher Nutzen, weniger Schäden)
RCTs zeigten hinsichtlich der Wirksamkeit keine Belege für einen Unterschied zwischen Tuberkulose-Kombinationstherapie über 2–3 Monate Monotherapie mit Isoniazid über 6–12 Monate. Einer RCT zufolge erhöhen Mehrfachkombinationen die Anzahl der zum Therapieabbruch führenden Nebenwirkungen.

Rifabutin mit Clarithromycin oder Azithromycin (bei MAC)
Einer RCT zufolge senkt Rifabutin plus Clarithromycin im Vergleich zu Rifabutin allein die Inzidenz des MAC signifikant. Einet anderen RCT zufolge senkt Rifabutin plus Azithromycin im Vergleich zu Azithromycin bzw. Rifabutin allein die MAC-Inzidenz nach einem Jahr signifikant.

Wirksamkeit unbekannt

Famciclovir (bei rezidivierendem Herpes simplex)

Eine kleine RCT zeigte, dass Famciclovir im Vergleich zu Placebo die Virusausbreitungsrate senkt, ergab jedoch nur in unzureichendem Maße Belege für die Wirkung von Famciclovir bei einem Herpes-simplex-Rezidiv.

Itraconazol (bei Histoplasmose)

Dazu fanden sich keine RCTs. Einer offene, unkontrollierten Studie zufolge kann Itraconazol zur Prävention eines Histoplasmoserezidivs von Wirkung sein.

Absetzen der Zytomegalie-Virus-Prophylaxe bei Patienten mit einer CD4–Zellzahl > 100/mm³ unter HAART

Es fanden sich nur unzureichende Belege über den Effekt des Absetzens einer Erhaltungstherapie gegen Zytomegalie-Retinitis oder eine andere zytomegaliebedingte Endorganerkrankung bei Patienten unter HAART.

Unwirksamkeit oder Schädlichkeit wahrscheinlich

Clofazimin oder hoch dosiertes Clarithromycin (bei MAC bei Patienten mit vorangegangenem MAC)

RCTs zufolge gehen Clofazimin oder hoch dosiertes Clarithromycin im Vergleich zu anderen Kombinationstherapien mit erhöhter Mortalität einher.

Valaciclovir (gegen Zytomegalie-Virus-Infektion)

Einer RCT zufolge senkt Valaciclovir im Vergleich zu Aciclovir zwar die Inzidenz einer Zytomegalie-Virus-Infektion, geht aber mit erhöhter Mortalität einher.

Definition Opportunistische Infektionen sind interkurrente Infekte, die bei HIV-Infizierten auftreten. Die Prophylaxe zielt darauf ab, entweder das erste Auftreten einer solchen Infektion (Primärprophylaxe) oder deren Rezidiv (Sekundarprophylaxe, Erhaltungstherapie) zu verhindern. Diese Übersicht umfasst PCP, Toxoplasma-gondii-Enzephalitis, Tuberkulose durch Mykobakterien, MAC, Zytomegalie-Virus-Infektion (meist Retinitis), Infektionen durch andere Herpes-Viren (Herpes-simplex- und Varicella-Zoster-Virus) sowie invasive Mykosen (Cryptococcus neoformans, Histoplasma capsulatum und Penicillium marneffei).

Inzidenz/ Prävalenz Die Inzidenz opportunistischer Infektionen unter Immungeschwächten ist hoch. Daten aus der Zeit vor der Einführung von HAART (hochaktiver antiretroviraler Therapie) sprechen dafür, dass die Wahrscheinlichkeit, bei einer CD4–Zellzahl < 250/mm³ innerhalb von 2 Jahren eine opportunistische Infektion zu entwickeln, für die PCP 40 %, für die Zytomegalie-Virus-Infektion 22 %, für den MAC 18 %, für Toxoplasmose 6 % und für eine Kryptokokkenmeningitis 5 % beträgt. Die Einführung von HAART hat die Rate opportunistischer Infektionen gesenkt. Eine jüngere Kohortenstudie zeigte, dass die Einführung von HAART die Inzidenz der folgenden Aids definierenden Erkrankungen senkte: PCP um 94 %, Zytomegalie-Virus-Infektion um 82 % und MAC um 64 %. HAART senkte die Inzidenz von Komplikationen im Anschluss an die Diagnose von Aids um 84 % für PCP, um 82 % für eine Zytomegalie-Virus-Infektion und um 97 % für den MAC.

Ätiologie/ Risikofaktoren Opportunistische Infektionen werden durch ein breites Spektrum pathogener Erreger verursacht und resultieren aus HIV-induzierten Immundefekten. Das Risiko opportunistischer Infektionen steigt mit fortschreitender Beeinträchtigung des Immunsystems dramatisch an. Jede opportunistische Infektion hat eine unterschiedliche Schwelle der Immunschwäche, jenseits derer das Risiko beträchtlich steigt. Opportunistische pathogene Erreger können den immungeschwächten Wirt de novo infizieren, gewöhnlich handelt es sich jedoch lediglich um eine Reaktivierung bereits vorhandener, latent pathogener Erreger.

Prognose Die Prognose hängt von der Art der opportunistischen Infektion ab. Selbst unter einer Therapie können sie zu ernsthafter Morbidität und Mortalität führen. Viele Todesfälle infolge einer HIV-Infektion werden durch opportunistische Infektionen verursacht.

Kommentar

Hansjakob Furrer

Die Primär- und Sekundärprophylaxe opportunistischer Infektionen (OI) ist seit Jahren eine wichtige Strategie im Management HIV-Infizierter. Aufgrund der hohen Inzidenz gewisser AIDS-definierender OI wie Pneumocystis-carinii-Pneumonie, disseminierter Infektion mit M. avium und zerebraler Toxoplasmose im natürlichen Verlauf der HIV-Infektion konnten für diese Krankheiten randomisierte kontrollierte Studien verschiedener Prophylaxe Regimes durchgeführt werden.
Die Behandlung mit seit 1996 erhältlichen potenten Kombinationen antiretroviraler Medikamente führt auch bei HIV-Infizierten mit deutlicher Abwehrschwäche rasch zu einer deutlichen Reduktion der Inzidenz von OI. Entsprechend können seither in reichen Ländern wegen mangelndem Power kaum noch randomisierte Studien zur Prophylaxe von OI durchgeführt werden, so dass vielversprechende Substanzen wie Valganciclovir zur Prophylaxe der CMV-Retinitis (1, 2) nicht mehr evaluiert werden können.
In den letzten Jahren stellte sich vielmehr die Frage, ob Primär- und Sekundärprophylaxe bei Ansprechen auf die antiretroviralen Kombinationstherapien abgesetzt werden können. Es zeigte sich, dass nach einigen Monaten immunologischer Erholung die Inzidenz von OI nach Absetzen der Primär- aber auch Sekundärprophylaxe sehr klein war. Daten aus prospektiven Beobachtungs- und Kohortenstudien waren mindestens so aussagekräftig wie die wenigen randomisierten kontrollierten Studien, da in ihnen, aufgrund der deutlich größeren Anzahl beobachteter Patientenjahre mit entsprechend engem Vertrauensintervall der Inzidenz, eine hohe Sicherheit des Absetzens bewiesen werden konnte (3–6).

1. Paltiel AD, Goldie SJ, Losina E, Weinstein MC, Seage GR, III, Kimmel AD et al. Preevaluation of clinical trial data: the case of preemptive cytomegalovirus therapy in patients with human immunodeficiency virus. Clin Infect Dis. 2001;32:783–93.
2. Martin DF, Sierra-Madero J, Walmsley S, Wolitz RA, Macey K, Georgiou P et al. A controlled trial of valganciclovir as induction therapy for cytomegalovirus retinitis. N Engl J Med. 2002;346:1119–26.
3. Furrer H, Egger M, Opravil M, Bernasconi E, Hirschel B, Battegay M et al. Discontinuation of Primary Prophylaxis against Pneumocystis carinii Pneumonia in HIV-1 Infected Adults Treated with Combination Antiretroviral Therapy. N Engl J Med. 1999;340:1301–6.
4. Ledergerber B, Mocroft A, Reiss P, Furrer H, Kirk O, Bickel M et al. Discontinuation of secondary prophylaxis against Pneumocystis carinii pneumonia in patients with HIV infection who have a response to antiretroviral therapy. Eight European Study Groups. N Engl J Med. 2001;344:168–74.
5. Kirk O, Reiss P, Uberti-Foppa C, Bickel M, Gerstoft J, Pradier C et al. Safe Interruption of Maintenance Therapy against Previous Infection with Four Common HIV-Associated Opportunistic Pathogens during Potent Antiretroviral Therapy. Ann Intern Med. 2002;137:239–50.
6. Kaplan JE, Masur H, Holmes KK. Guidelines for preventing opportunistic infections among HIV-infected persons–2002. Recommendations of the U.S. Public Health Service and the Infectious Diseases Society of America. MMWR Recomm Rep. 2002;51:1–52.

Infektionen nach Säugerbissen

Suchdatum: November 2001

Iara Marques de Medeiros und Humberto Saconato

Frage **Welche Effekte haben Interventionen zur Prävention und Therapie von Säugerbissen (Tier und Mensch)?**

Nutzen wahrscheinlich

Antibiotika zur Behandlung infektiöser Komplikationen von Säugerbissen

Es fanden sich keine RCTs, in denen Antibiotika zur Behandlung infektiöser Komplikationen von Säugerbissen mit Placebo verglichen wurden. Es herrscht jedoch Übereinstimmung dahingehend, dass Antibiotika wahrscheinlich von Nutzen sind.

Antibiotikaprophylaxe

Belege in begrenztem Umfang aus einer systematischen Übersicht zeigten hinsichtlich der Infektionsrate bei Personen, die in den vorangehenden 24 Stunden von einem Hund, einer Katze oder einem Menschen gebissen worden waren, keinen signifikanten Unterschied zwischen Antibiotika und Kontrollen. Einer Metaanalyse entsprechend der Lokalisation des Bisses zufolge verringern Antibiotika Infektionen an der Hand signifikant (NNT 4). Eine kleine RCT in der Übersicht zeigte, dass Antibiotika im Vergleich zu Kontrollen die Infektionsrate bei Personen mit Menschenbissen signifikant senken.

Débridement, Spülung und Dekontamination

Es fanden sich weder eine systematische Übersicht noch RCTs oder gute Kohortenstudien, in denen Maßnahmen des Débridements, der Spülung sowie der Dekontamination und der Infiltrationsinjektion von Serum in die Wunde bewertet wurden. Es herrscht jedoch Übereinstimmung dahingehend, dass solche Maßnahmen wahrscheinlich von Nutzen sind.

Unterweisung in der Prävention von Bissen

Zur Wirkung von Schulungsprogrammen auf die Inzidenz von Säugerbissen fanden sich keine RCTs. Einer RCT zufolge fördert ein Schulungsprogramm bei Schulkindern im Vergleich zur Kontrollgruppe achtsames Verhalten in der Umgebung von Hunden signifikant.

Wirksamkeit unbekannt

Antibiotika zur Behandlung infektiöser Komplikationen von Säugerbissen im Vergleich untereinander

Eine RCT, in der an Personen mit infizierten und nichtinfizierten Mensch- und Tierbissen Penicillin mit oder ohne Dicloxacillin und Amoxicillin/Clavulansäure miteinander verglichen wurden, zeigte hinsichtlich der (nicht definierten) Therapieversagerrate keinen signifikanten Unterschied zwischen beiden Therapieformen.

Verschluss von Hautwunden

Eine RCT von schlechter Qualität, in der an Personen mit Hundebissen ein primärer Wundverschluss mit dem Offenlassen der Wunde verglichen wurde, zeigte hinsichlich der Infektionsinzidenz keinen signifikanten Unterschied, jedoch war die RCT zu klein, um klinisch bedeutsame Effekte auszuschließen.

Schulung in der Prävention von Bissen bei bestimmten Berufsgruppen

Zur Schulung in der Prävention von Bissen bei bestimmten Berufsgruppen fanden sich keine RCTs.

Tetanustoxoid nach einem Säugerbiss
Es fanden sich keine Belege über die Wirksamkeit von Tetanustoxoid zur Prävention von Tetanus nach Menschen- oder Tierbissen.

Definition	Bisswunden werden hauptsächlich durch Menschen Hunde oder Katzen verursacht. Sie umfassen oberflächliche Abrasionen (30–40 %), Lazerationen (31–45 %) und Perforationen der Haut (13–34 %).
Inzidenz/ Prävalenz	In den USA begeben sich 17–18 % der von einem Hund Gebissenen in ärztliche Behandlung, und bei 1 % wird eine Klinikeinweisung erforderlich. Die Inzidenz von Hundebissen beträgt 3,5–4,7 Mio./Jahr. Kinder erleiden 30–50 % aller Verletzungen durch Tierbisse. In Bereichen, in denen unter Haustieren noch Tollwut vorkommt, sind Hunde für 90 % aller Tierbisse am Menschen verantwortlich. Im Gegensatz dazu sind Hunde in Gegenden, wo die Tollwut bei Haustieren unter Kontrolle ist, nur für 5 % aller angegebenen Tierbisse verantwortlich.
Ätiologie/ Risikofaktoren	In über 70 % der Fälle werden Menschen von ihrem eigenen Haustier oder von einem ihnen bekannten Tier gebissen. Männer werden eher gebissen als Frauen, und Männer werden mit größerer Wahrscheinlichkeit von einem Hund gebissen, während Frauen eher von einer Katze gebissen werden. Eine Studie zeigte, dass Kinder unter 5 Jahren ein Tier mit größerer Wahrscheinlichkeit provozieren, bevor sie gebissen werden, als dies bei älteren Kindern der Fall ist. Eine Studie an infizierten Hunde- und Katzenbissen ergab als am häufigsten isolierten Erreger Pasteurella, gefolgt von Streptokokken, Staphylokokken, Moraxella, Corynebakterien und Neisserien. Gemischt aerob-anaerobe Infektionen waren häufiger als ausschließlich anaerobe Infektionen.
Prognose	In den USA führen Hundebisse zu etwa 20 Todesfällen pro Jahr. Bei Kindern ist häufig das Gesicht betroffen, was zu schweren Lazerationen und Narbenbildung führen kann. Tollwut, eine lebensbedrohende Virusenzephalitis, kann durch den Biss oder das Kratzen eines infizierten Tiers erworben werden. Über 99 % der Tollwutfälle beim Menschen entstehen in Entwicklungsländern, wo die Tollwut unter Hunden noch endemisch ist. Für jemanden, der von einem tollwütigen Tier gebissen und nicht behandelt wird, beträgt das Risiko, an Tollwut zu erkranken, schätzungsweise 5–80 %, abhängig von der Tierart, vom Schweregrad des Bisses, von der Infektiosität des tierischen Speichels, der Virusinokulation und Faktoren des Wirts sowie möglicherweise vom Stamm des Tollwutvirus. In einer Studie aus den USA wurde dokumentiert, dass das Risiko einer Tollwut bei 21 Personen, die nachweislich Tollwut ausgesetzt waren, zwischen 5 % und 15 % liegt.

Kommentar

Markus Vogt

Bisswunden werden am häufigsten durch Hunde, Katzen und Menschen verursacht und sind durch die Mundflora des beißenden Individuums verunreinigt. Trotz der Häufigkeit (ca. 4 Mio. Bisse/Jahr in den USA) und Gefährlichkeit (tödliche Kopfbisse bei Kindern) und den lokalen und möglichen systemischen Infektionen finden sich überraschend wenige heutigen Ansprüchen genügende klinische Studien zum Vorgehen hinsichtlich Prävention, Wundmanagement, Antibiotikatherapien und Impfstrategien. Viele Vorgehensweisen sind derart etabliert, dass placebokontrollierte Studien aus ethischen Überlegungen fast unmöglich sind. Bezüglich Prävention zeigte eine kleine kontrollierte Studie, dass Kinder nach Instruktion ihr Risikoverhalten gegenüber fremden Hunden deutlich modifizieren. Ausgehend vom Wissen der zu erwartenden bakteriellen aeroben und anaeroben Mischflora und verschiedenen Problemkeimen (Pasteurellen, Capnocytophaga canimorsus) besteht heute Konsens, dass bei komplikationsträchtigen Situationen (Handbisse, Katzen- und Menschenbisse, Immunsupprimierte) eine breitspektrige Antibiotikaprophylaxe (primär Amoxicillin/Clavulansäure) gerechtfertigt ist. Allgemein ist trotz fehlenden Studien unbestritten, dass ein angepasstes Wunddebridement und aggressive Wundspülung essentiell sind. Hinsichtlich chirurgischem Management konnte eine kleine randomisierte Studie keinen Unterschied zwischen primärem Wundverschluss und offener Wundpflege finden, doch waren verlässliche Aussagen zu einzelnen Lokalisationen unmöglich. Obwohl keine Studien bestehen, ist der Antibiotikaeinsatz bei etablierter Infektion unbestritten. Generell werden heute eine Tetanusimmunisierung und in Situationen mit einem gesicherten Risiko bei angenommener Erkrankungschance von ca. 5–15 % auch eine Rabiesimmunisierung befürwortet.

Influenza

Suchdatum: Juli 2001

Timothy Uyeki und Andrea Winquist

Frage Welche Effekte hat eine antivirale Behandlung der Influenza bei Erwachsenen?

Nutzen wahrscheinlich

Oral verabreichtes Amantadin zur frühzeitigen Behandlung der Influenza A bei Erwachsenen (Dauer der Symptome verkürzt)
Einer systematischen Übersicht und drei zusätzlichen RCTs zufolge verkürzt oral verabreichtes Amantadin im Vergleich zu Placebo die Dauer der Influenzasymptome um etwa einen Tag. Über Nebenwirkungen in diesem Setting fanden sich nur unzureichende Belege. Es fanden sich keine guten Belege für einen Nutzen, wenn mehr als 2 Tage nach dem Einsetzen der Symptome mit Amantadin begonnen wird.

Oral verabreichtes Oseltamivir zur frühzeitigen Behandlung der Influenza A und B bei Erwachsenen (Dauer der Symptome verkürzt)
Zwei RCTs zufolge verkürzt oral verabreichtes Oseltamivir im Vergleich zu Placebo die Dauer der Influenzasymptome um etwa einen Tag. Oral verabreichtes Oseltamivir erhöht im Vergleich zu Placebo die Inzidenz von Übelkeit und Erbrechen. Es fanden sich keine guten Belege für einen Nutzen, wenn mehr als 1,5 Tage nach dem Einsetzen der Symptome mit Oseltamivir begonnen wird.

Oral verabreichtes Rimantadin zur frühzeitigen Behandlung der Influenza A bei Erwachsenen (Dauer der Symptome verkürzt)
Einer systematischen Übersicht zufolge verkürzt oral verabreichtes Rimantadin im Vergleich zu Placebo die Dauer der Influenzasymptome um etwa einen Tag. Über Nebenwirkungen in diesem Setting fanden sich nur unzureichende Belege. Es fanden sich keine guten Belege für einen Nutzen, wenn mehr als 2 Tage nach dem Einsetzen der Symptome mit Rimantadin begonnen wird.

Oral verabreichtes Zanamivir zur frühzeitigen Behandlung der Influenza A und B bei Erwachsenen (Dauer der Symptome verkürzt)
Einer systematischen Übersicht zufolge verkürzt oral verabreichtes Zanamivir im Vergleich zu Placebo die Dauer der Influenzasymptome um etwa einen Tag. Die Nebenwirkungen waren bei Patienten unter Zanamivir und unter Placebo ähnlich. Es fanden sich keine guten Belege für einen Nutzen, wenn mehr als 2 Tage nach dem Einsetzen der Symptome mit Zanamivir begonnen wird.

Wirksamkeit unbekannt

Alle Virustatika (Abnahme ernster Komplikationen einer Influenza)
Zur Wirksamkeit von Virustatika hinsichtlich einer Verringerung ernsthafter Komplikationen einer Influenza fanden sich nur unzureichende Belege. Es fanden sich jedoch sehr aussagekräftige Belege dafür, dass eine Grippeimpfung das Risiko von Komplikationen und Todesfällen bei entsprechend gefährdeten Personen, darunter auch älteren Menschen, senkt (siehe „Grippeimpfung bei außerhalb der Klinik erworbener Pneumonie“, S. 63).

Influenza

Definition

Influenza wird durch eine Infektion mit Influenzaviren verursacht. Die unkomplizierte Influenza ist charakterisiert durch abruptes Einsetzen von Fieber, Schüttelfrost, unproduktivem Husten, Myalgien, Kopfschmerzen, verstopfter Nase, Wundsein im Rachen und Erschöpfung. Eine Influenza wird gewöhnlich klinisch diagnostiziert. Nicht alle mit Influenzaviren Infizierten entwickeln Symptome. Mit anderen pathogenen Erregern Infizierte können Symptome entwickeln, die mit denen der Influenza identisch sind. Der Prozentsatz an Infektionen, die zur klinischen Erkrankung führen, kann abhängig vom Alter und von einer vorbestehenden Immunität gegen den Erreger zwischen 40 % und 85 % schwanken. Die Diagnose einer Influenza lässt sich durch eine Viruskultur oder Immunfluoreszenzfärbung, durch einen Enzym-Immunoassay oder einen Schnelltest anhand von Nasen-Rachen-, Nasen- oder Rachenabstrichen oder durch serologische Tests gepaarter Seren sichern. Manche Schnelltests sprechen nur auf Influenza A an, manche sprechen auf Influenza A und B an und unterscheiden zwischen beiden, während andere auf Influenza A und B ansprechen, aber nicht zwischen ihnen unterscheiden.

Inzidenz/ Prävalenz

In gemäßigten Zonen der nördlichen Hemisphäre entwickelt die Influenza ihre höchste Aktivität typischerweise zwischen Ende Dezember und Anfang März, während sie in den gemäßigten Zonen der südlichen Hemisphäre zwischen Mai und September am häufigsten auftritt. In den Tropen kann sie das ganze Jahr über vorkommen. Die jährliche Inzidenz der Influenza schwankt mit jedem Jahr und hängt teilweise von dem zu Grunde liegenden Immunitätsgrad der Bevölkerung gegen zirkulierende Influenzaviren ab. Eine örtliche Studie in den USA ergab, dass es jedes Jahr bei 10–20 % zur Serokonversion mit oder ohne Symptome kommt, wobei sich die höchsten Infektionsraten bei Personen unter 20 Jahren finden. Die Raten für einen Ausbruch sind höher in Einrichtungen und in Bereichen mit hoher Personendichte.

Ätiologie/ Risikofaktoren

Influenzaviren werden primär von Person zu Person übertragen, und zwar durch Tröpfcheninfektion beim Niesen, Husten und Sprechen.

Prognose

Die Inkubationszeit der Influenza beträgt 1–4 Tage, und infizierte Erwachsene sind gewöhnlich vom Tag vor dem Einsetzen der Symptome bis 5 Tage danach kontagiös. Die Zeichen und Symptome einer unkomplizierten Influenza lösen sich gewöhnlich innerhalb einer Woche auf, auch wenn Husten und Erschöpfung bestehen bleiben können. Zu den Komplikationen gehören Otitis media, bakterielle Sinusitis, sekundäre bakterielle Pneumonie und – seltener – eine Viruspneumonie und Ateminsuffizienz. Zu Komplikationen kommt es auch durch eine Exazerbation der Grunderkrankung. In den USA sind jährlich über 110 000 Klinikeinweisungen und etwa 20 000 Todesfälle auf Influenza zurückzuführen. Das Risiko einer stationären Aufnahme ist am höchsten bei Personen über 65 Jahren und darüber, bei sehr kleinen Kindern und bei chronisch Kranken. Über 90 % der influenzabedingten Todesfälle der vergangenen saisonalen Epidemien in den USA betrafen Personen über 65 Jahre und älter. Im Verlauf von Influenzapandemien können die Morbidität und Mortalität in jüngeren Altersgruppen hoch sein. Ein schweres Krankheitsbild tritt häufiger bei Influenza A als bei Influenza B auf.

Kommentar

Laurent Kaiser

Rund jeder fünfte Erwachsene mit einer nachgewiesenen Influenzainfektion wird mit Antibiotika behandelt. Jedes Jahr führen Infekte mit Influenza zu einer zusätzlichen Mortalität bei Individuen mit erhöhtem Krankheitsrisiko, bei denen gleichzeitig eine verminderte Effektivität der Influenza-Impfung besteht. Zudem besteht auch 90 Jahre nach der letzten Panendemie von 1918 das Risiko einer neuen Influenza-Panendemie. Aus diesem Grund sind die Neuraminidasen-Inhibitoren eine nützliche Substanzgruppe. Das Kapitel ist eine kritische Zusammenfassung zu den klinischen Studien über Amantadin, Rimantadin, Zanamivir und Oseltamivir. Die Hauptschlussfolgerung ist, dass diese Substanzen die Krankheitsdauer einer Influenzainfektion reduzieren, wenn sie frühzeitig bei Krankheitsbeginn eingesetzt werden. Neuraminidaseninhibitoren sind nur wirksam bei Individuen mit nachgewiesener Infektion, womit sich die Frage ergibt, wie verlässlich sich eine viral bedingte akute Bronchitis in der Praxis diagnostizieren lässt. Studien zeigen, dass sich mit dem Einsatz von Neuraminidaseninhibitoren der Antibiotikagebrauch reduzieren lässt, doch ist unklar, ob sich hiermit der Überverbrauch von Antibiotika in der Grundversorgung reduzieren lässt. Es stellt sich sogar die Frage, inwiefern der rezeptfreie Zugang den raschen Zugriff auf diese Substanzen bei Grippeepidemien erleichtert. Klinische Studien sind vor allem bei nicht-hospitalisierten oder institutionalisierten Personen durchgeführt worden, welche nicht den Hochrisikopopulationen entsprechen. Um den Einsatz von Neuraminidaseninhibitoren zu optimieren, sind Studien in Hochrisikopopulationen, mit neuen Behandlungsstragien unter Einbezug von Schnelltests notwendig. Nur so kann der in den klinischen Studien gefundene Nutzen bei denjenigen Populationen, die jährlich einer Influenzainfektion ausgesetzt sind, und bei ungeimpften Populationen beurteilt werden.

Lyme-Borreliose

Suchdatum: September 2001

Edward Hayes

Frage **Welche Effekte haben präventive Interventionen und unterschiedliche Behandlungen?**

Nutzen belegt

Prophylaktische Behandlung von Zeckenbissen
Kombinierten Ergebnissen von RCTs zufolge senkt prophylaktische Antibiotikagabe nach Zeckenbissen im Vergleich zu Placebo die Inzidenz der Lyme-Borreliose.

Dreimalige Impfung mit rekombinantem Osp-A-Lyme-Borreliose-Vakzin bei immunkompetenten Personen im Alter von 15–70 Jahren nach Exposition gegenüber nordamerikanischen Stämmen von Borrelia burgdorferi
Einer RCT zufolge senkt die Impfung mit Vakzine aus rekombinantem Protein A der äußeren Hülle von Borrelia burgdorferi (Osp-A) plus Adjuvans im Vergleich zu Placebo die Inzidenz der Lyme-Borreliose signifikant bei Personen mit hohem Risiko für diese Erkrankung in Nordamerika.

Nutzen wahrscheinlich

Penicillin (besser als Placebo bei Lyme-Arthritis)
Einer RCT an Patienten mit Lyme-Arthritis zufolge verstärkt Penicillin im Vergleich zu Placebo die Abheilung der Lyme-Arthritis nach 3 Wochen signifikant (NNT 2).

Cefotaxim (effektiver als Penicillin bei Neuroborreliose im Spätstadium)
Eine RCT ergab anhand einer Subgruppenanalyse von Patienten mit Neuroborreliose im Spätstadium schwache Belege dafür, dass Cefotaxim im Vergleich zu Penicillin die Anzahl vollständig genesener Patienten nach 2 Jahren signifikant erhöht (NNT 4).

Cefotaxim (effektiver als Penicillin bei Lyme-Arthritis)
Eine RCT ergab anhand einer Subgruppenanalyse von Patienten mit Lyme-Arthritis schwache Belege dafür, dass Cefotaxim im Vergleich zu Penicillin die Anzahl vollständig genesener Patienten nach 2 Jahren signifikant erhöht (NNT 4).

Ceftriaxon (effektiver als Penicillin bei Lyme-Arthritis)
Eine RCT ergab anhand einer Subgruppenanalyse von Patienten mit Lyme-Arthritis schwache Belege dafür, dass Ceftriaxon im Vergleich zu Penicillin die Symptome nach 3 Monaten signifikant bessert (NNT 2).

Doxycyclin (so effektiv wie Amoxicillin und Probenecid bei Lyme-Arthritis)
Eine RCT an Patienten mit Lyme-Arthritis hat in Bezug auf deren Auflösung keinen signifikanten Unterschied zwischen Doxycyclin und Amoxicillin bzw. Probenecid ergeben.

Wirksamkeit unbekannt

Ceftriaxon (bei Neuroborreliose im Spätstadium)
Eine RCT ergab hinsichtlich des Anteils an Patienten, die 8 Monate nach der Behandlung asymptomatisch waren, keinen signifikanten Unterschied zwischen Ceftriaxon und Cefotaxim.

Ceftriaxon plus Doxycyclin (bei Neuroborreliose im Spätstadium)

Eine RCT, in der Ceftriaxon plus Doxycyclin an Patienten mit vorbehandelter Lyme-Borreliose und persistierenden neurologischen Symptomen mit Placebo verglichen wurde, ergab bei der Zwischenanalyse nach 180 Tagen hinsichtlich der gesundheitsbezogenen Lebensqualität keinen signifikanten Unterschied und wurde daher beendet.

Lyme-Borreliose-Vakzine in Europa oder Asien

Zur Wirksamkeit rekombinanter Osp-A-Vakzine bei europäischen oder asiatischen Populationen fanden sich keine Belege. Die Spezies, welche in Europa bzw. Asien eine Lyme-Borreliose auslösen, sind heterogen. Unter Umständen ist der Impfstoff bei europäischen oder asiatischen Populationen nicht so wirksam wie bei der nordamerikanischen Population.

Unwirksamkeit oder Schädlichkeit wahrscheinlich

Orale Antibiotikabehandlung bei Patienten mit Lyme-Arthritis und Neuroborreliose

Manche Patienten haben nach der Antibiotikabehandlung einer Lyme-Arthritis Symptome einer Neuroborreliose entwickelt.

Definition

Die Lyme-Borreliose ist eine entzündliche Erkrankung infolge einer Infektion mit Spirochäten der Genospezies Borrelia burgdorferi, die durch Zecken auf den Menschen übertragen wird. Manche Infizierte haben keine Symptome. Das charakteristische Erscheinungsbild einer frühen Lyme-Borreliose ist das Erythema migrans, ein kreisförmiger Ausschlag am Ort des Zeckenbisses, der sich bei 80–90 % der Betroffenen innerhalb von Tagen bis Wochen ausbreitet. Eine frühzeitig gestreute Infektion kann zu sekundärem Erythema migrans, zur Erkrankung des Nervensystems (Neuroborreliose: Gesichtslähmung oder andere Neuropathien der Hirnnerven, Meningitis und Radikuloneuritis), zur Erkrankung des Muskel-Skelett-Systems (Arthralgie) sowie in seltenen Fällen zur Erkrankung des Herzens (Myokarditis oder vorübergehender AV-Block) führen. Eine nicht oder nur unzureichend behandelte Lyme-Borreliose kann Wochen bis Monate nach der Infektion zu Spätmanifestationen, wie Arthritis, Polyneuropathie und Enzephalopathie, führen. Die Diagnose einer Lyme-Borreliose beruht primär auf den klinischen Befunden sowie auf der hohen Wahrscheinlichkeit von Bissen durch infizierte Zecken. Serologische Tests können bei endemisch exponierten Personen helfen, deren klinische Befunde sich mit einer disseminierten Lyme-Borreliose im Spätstadium decken.

Inzidenz/Prävalenz

Die Lyme-Borreliose tritt in den gemäßigten Regionen Nordamerikas, Europas und Asiens auf. In den USA ist sie mit über 16 000 Fällen pro Jahr die häufigste durch Vektoren übertragene Erkrankung. Die meisten Fälle treten in den östlich und zentral gelegenen Staaten des Nordens auf, mit einer jährlichen Inzidenz in den Endemiegebieten von immerhin 67,9/100 000 Personen. In hoch endemischen Gemeinden kann die Inzidenz der Lyme-Borreliose 1 000/100 000 Personen pro Jahr überschreiten. In manchen europäischen Ländern wurde die Inzidenz der Lyme-Borreliose auf über 100/100 000 Personen pro Jahr geschätzt. Zentren der Lyme-Borreliose wurden in den nördlichen Waldgebieten Russlands, in China und in Japan beschrieben. In tropischen Gebieten oder in der südlichen Hemisphäre wurden keine Übertragungszyklen von B. burgdorferi dokumentiert.

Ätiologie/Risikofaktoren

Die Lyme-Borreliose wird durch Infektion mit einer B.-burgdorferi-Genospezies im weiteren Sinne verursacht. Sämtliche Fälle von Lyme-Borreliose in Nordamerika sind die Folge einer Infektion mit B. burgdorferi. In Europa kann die Lyme-Borreliose durch B. burgdorferi, B. garinii oder B. afzelii ausgelöst werden. Die infektiösen Spirochäten werden durch den Biss gewisser Zecken der Gattung Ixodes auf den Menschen übertragen. Menschen, die sich häufig oder längere Zeit in den Lebensbereichen infizierter Zecken der Gattung Ixodes aufhalten, sind am stärksten durch eine Lyme-Borreliose gefährdet. Das individuelle Risiko hängt ab von der Wahrscheinlichkeit eines Bisses durch infizierte Zeckenvektoren, die wiederum abhängig ist von deren Besiedelungsdichte, der Prävalenz der Infektion in den Zecken und dem Ausmaß, in dem eine Person mit infizierten Zecken in Kontakt gerät. Das Risiko einer Erkrankung konzentriert sich oft in Kernbereichen. In den USA ist das Risiko am höchsten in gewissen Landkreisen der östlichen und zentral gelegenen Staaten des Nordens, und zwar in den Monaten April bis Juli. Man infiziert sich bei Tätigkeiten in bewaldeten oder buschbestandenen Gebieten, die ein bevorzugtes Habitat für Zecken sowie für deren Wirte unter dem Schalenwild und den Nagern darstellen.

Prognose

Die Lyme-Borreliose ist nur selten tödlich. Eine unbehandelte Lyme-Arthritis löst sich mit 10–20 % pro Jahr von allein, mehr als 90 % der Gesichtslähmungen infolge einer Lyme-Borreliose verschwinden spontan, und die meisten Fälle einer Lyme-Karditis genesen ohne Folgeerscheinungen. Eine unbehandelte Lyme-Borreliose kann jedoch zu Arthritis (50 % der unbehandelten Patienten), zu Meningitis oder Neuropathien (15 % der unbehandelten Patienten), zu einer Karditis (5–10 % der unbehandelten Patienten mit Erythema migrans) sowie in seltenen Fällen zu einer Enzephalopathie führen.

Kommentar

Werner Zimmerli

Die Prophylaxe und Therapie der Lyme-Borreliose sind heute durch RCTs gut belegt. Ein größeres Problem ist die Diagnose dieser Infektion. Da mit dem Nachweis einer positiven Serologie eine aktuelle Lyme-Borreliose nicht bewiesen werden kann, müssen die publizierten diagnostischen Richtlinien strikte angewendet werden, um die Prophylaxe und Therapie sinnvoll und kosteneffektiv anzuwenden (1). Während die Studien über die Therapie der verschiedenen Stadien der Lyme-Borreliose auch für Europa Gültigkeit haben, ist die Anwendung der Vakzine und der prophylaktischen Antibiotikagabe stark abhängig von der Epidemiologie. Wie erwähnt, wirkt die Impfung nur gegen die Infektion mit Borrelia burgdorferi ss. Da die Kosten-Effektivität der Impfung zunehmend in Frage gestellt worden ist, hat die Firma den Borreliose-Impfstoff Anfangs 2002 vom amerikanischen Markt zurückgezogen (2, Mitteilung GSK). Die Prophylaxe mit Doxycyclin nach Zeckenstich ist gut dokumentiert wirksam. Dies gilt jedoch nur für endemische Gegenden, wo die Inzidenz der Lyme-Borreliose mindestens 1/1000 Personen/Jahr beträgt. Da in der Studie von Nadelmann et al. (3) keine einzige asymptomatische Serokonversion beobachtet worden ist, stellt sich die berechtigte Frage, ob es nicht sinnvoller ist, das Erythema migrans zu behandeln, anstatt beim Zeckenstich eine Prophylaxe zu geben. Zur Prophylaxe müssen statistisch gesehen 40–125 Dosen verabreicht werden, um 14 Dosen zu sparen.

1. Tugwell P, Dennis DT, Weinstein A, et al. Laboratory evaluation in the diagnosis of Lyme disease. Ann Intern Med 1997:127:1109–23.
2. Hsia EC, Chung JB, Schwartz JS, Albert DA. Cost-effectiveness analysis of the of Lyme disease vaccine. Arthritis Rheum 2002:46:1651–60.
3. Nadelman RB, Nowakowski J, Fish D, et al. Prophylaxis with single-dose doxycycline for the prevention of lyme disease after an Ixodes scapularis tick bite. N Engl J Med 2001:345:79–84.

Malaria: Behandlung in Endemiegebieten

Suchdatum: Februar 2002

Aika Omari und Paul Garner

Frage **Welche Effekte hat die medikamentöse Behandlung einer komplizierten Malaria tropica bei nicht schwangeren Patienten?**

Nutzen wahrscheinlich

Chinin

RCTs, in denen Chinin mit Placebo oder keiner Therapie verglichen wurde, fanden sich nicht. Es herrscht jedoch Übereinstimmung darin, dass eine Behandlung wahrscheinlich von Nutzen ist.

Chinin in hoher Anfangsdosis

RCTs zufolge erhöht eine hohe Anfangsdosis Chinin im Vergleich zur Standarddosis die Geschwindigkeit der Parasiten-Clearance, hinsichtlich der Mortalität zeigten die RCTs jedoch keinen signifikanten Unterschied. Einer RCT zufolge erleiden unter einer hohen Chinindosis mehr Patienten einen teilweisen Hörverlust als unter der Standarddosis Chinin.

Artemether

Systematische Übersichten ergaben hinsichtlich der Mortalität keinen signifikanten Unterschied zwischen Artemether und Chinin.

Rektal verabreichtes Arthemisinin

Eine systematische Übersicht ergab hinsichtlich der Mortalität keinen signifikanten Unterschied zwischen Arthemisinin und Chinin.

Wirksamkeit unbekannt

Initiale Bluttransfusion

Eine systematische Übersicht ergab hinsichtlich der Todesfälle keinen signifikanten Unterschied bei klinisch stabilen Kindern, die initial eine Bluttransfusion wegen malariabedingter Anämie erhielten. Die Übersicht zeigte mehr Nebenwirkungen.

Austauschtransfusion

Zu Austauschtransfusionen fanden sich keine guten Belege.

Chloroquin

Zwei RCTs in Gambia zwischen 1988 und 1994, als Resistenz gegen Chloroquin noch selten war, zeigten hinsichtlich der Mortalität keinen signifikanten Unterschied zwischen Chloroquin und Chinin.

Deferoxaminmesilat

Eine systematische Übersicht ergab begrenzte Evidenz dafür, dass Deferoxaminmesilat im Vergleich zu Placebo das Risiko anhaltender Krämpfe bei Kindern mit zerebraler Malaria senkt. Nebenwirkungen waren jedoch häufiger.

I.m. appliziertes im Vergleich zu i.v. verabreichtem Chinin

Eine systematische Übersicht ergab 1990 in Kenia weder hinsichtlich der Genesungszeiten noch in Bezug auf die Todesfälle einen signifikanten Unterschied zwischen i.m. und i.v. verabreichtem Chinin.

Sulfadoxin-Pyrimethamin

Eine RCT ergab 1988 in Gambia, dass Sulfadoxin-Pyrimethamin im Vergleich zu Chinin die Parasiten bei Kindern mit komplizierter nichtzerebraler Malaria rascher beseitigt.

Unwirksamkeit oder Schädlichkeit wahrscheinlich

Dexamethason

Eine systematische Übersicht ergab hinsichtlich der Mortalität keinen signifikanten Unterschied zwischen Dexamethason und Placebo, jedoch kamen gastrointestinale Blutungen und Krämpfe unter Dexamethason häufiger vor.

Definition

Eine Malaria tropica wird durch eine Protozoeninfektion der roten Blutkörperchen mit Plasmodium falciparum verursacht. Eine klinisch komplizierte Malaria zeigt sich mit lebensbedrohenden Zuständen, darunter Koma, schwere Anämie, Nierenversagen, Atemnotsyndrom, Hypoglykämie, Schock, Spontanblutungen und Krämpfe. Die Diagnose „zerebrale Malaria" wird gestellt, wenn es beim Vorliegen von Malaria-Erregern ohne eine andere Ursache für eine Enzephalopathie (z. B. Hypoglykämie) zu einem nicht zu durchbrechendem Koma kommt. Diese Übersicht enthält gegenwärtig noch nicht die Behandlung einer Malaria in der Schwangerschaft.

Inzidenz/ Prävalenz

Mit jährlich 300–500 Mio. klinischen Fällen und geschätzten 1,1–2,7 Mio. Todesfällen infolge einer schweren Malaria ist diese in den Tropen ein bedeutendes Gesundheitsproblem. Über 90 % der Todesfälle treten bei Kindern unter 5 Jahren auf, hauptsächlich durch zerebrale Malaria und Anämie. In Gebieten mit stabiler Malaria-Übertragung (Endemiegebiete) sind Kinder unter 5 Jahren am stärksten durch Malaria gefährdet, weil Erwachsene und ältere Kinder Teilimmunität besitzen, die einen gewissen Schutz bietet. In Gebieten mit instabiler Malaria-Übertragung, die keine Endemiegebiete sind, trifft die Malaria sowohl Erwachsene als auch Kinder. Auch nichtimmune Reisende und MigrantInnen laufen Gefahr, eine Malaria tropica zu bekommen.

Ätiologie/ Risikofaktoren

Malaria wird durch den Stich infizierter weiblicher Anopheles-Mücken übertragen. Gewisse Gene gehen mit Resistenz gegen Malaria tropica einher. Menschliche Leukozytenantigene (HLA), vor allem HLA-Bw53 und HLA-DRB1*1302, schützen gegen Malaria tropica. Die Zusammenhänge von schwerer Malaria und HLA-Antigenen sind jedoch auf spezifische Populationen begrenzt. Auch Hämoglobin S und C schützen gegen Malaria tropica. Gene wie der Tumor-Nekrose-Faktor wurden außerdem mit einer erhöhten Anfälligkeit für Malaria tropica in Verbindung gebracht (siehe „Malaria-Prävention, Ätiologie/Risikofaktoren", S. 179).

Prognose

Bei Kindern unter 5 Jahren mit zerebraler Malaria beträgt die geschätzte Todesfallrate einer behandelten Erkrankung 19 %, auch wenn die in Kliniken dokumentierte Todesfallrate bei immerhin 10–40 % liegen kann. Länger als 6 Monate andauernde neurologische Folgeerscheinungen treten bei über 2 % der Überlebenden auf und umfassen Ataxie, Hemiplegie, Sprachstörungen, Verhaltensstörungen, Epilepsie und Blindheit. Die schwere malariabedingte Anämie hat eine Todesfallrate von mehr als 13 %. Bei Erwachsenen beträgt die Mortalität der zerebralen Malaria 20 % und steigt in der Schwangerschaft auf 50 %, und bei etwa 3 % der Überlebenden kommt es zu neurologischen Folgeerscheinungen.

Kommentar

Arthur Marx

Die Wirksamkeit von Chinin zur empirischen Behandlung der komplizierter Malaria in Endemiegebieten gilt auf Grund eines Konsensus unter Fachleuten als erwiesen. Dies, obschon keine Resultate randomisierter kontrollierter Studien vorliegen. Placebo-kontrollierte Studien der Wirksamkeit von Chinin sind heutzutage aus ethischen Ueberlegungen nicht mehr zulässig. Eine zusätzliche Erhöhung der Chinin-Initialdosis führt zu keiner weiteren Mortalitätsreduktion, jedoch zu gehäuftem partiellen Hörverlust. Der Hörverlust ist nicht immer reversibel und kann auch bei niedriger Dosierung auftreten.

Artemisininderivate bewirken eine rasche Parasiten-Elimination aus dem Blut. Die Wirksamkeit weiterer empirischer Behandlungsregimes mittels Chloroquin und Sulfadoxin-Pyrimethamin (Fansidar®) gilt auf Grund zunehmender Resistenz in gewissen Regionen nicht mehr als gesichert, zudem können erhebliche Nebenwirkungen auftreten.

Es fehlt in *Clinical Evidence* ein Kapitel über Malaria-Therapie bei Reisenden, welche aus Endemiegebieten zurückkehren. Neuere RCTs dokumentieren die Wirksamkeit von Atovaquon plus Proguanil (Malarone®) und Artemether plus Lumefantrin (Riamet®) zur Notfallbehandlung der akuten unkomplizierten P.-falciparum-Malaria bei Erwachsenen und Kindern. Für die Malariatherapie bei schwangeren und stillenden Frauen ist Riamet® nicht indiziert, währenddem für Malarone® bisher noch ungenügende Daten vorliegen.

Malaria: Prävention bei Reisenden

Suchdatum: Juli 2001

Ashley Croft

Frage **Welche Effekte haben unterschiedliche Behandlungsmethoden?**

Nutzen belegt

Mit Insektiziden behandelte Moskitonetze
An Reisenden durchgeführte RCTs fanden sich nicht. Einer systematischen Übersicht bei Bewohnern eines Malaria-Endemiegebiets zufolge senken insektizidbehandelte Moskitonetze die Anzahl leichter Malaria-Episoden und die Kindersterblichkeit signifikant (NNT 180).

Nutzen wahrscheinlich

Doxycyclin bei Erwachsenen
Zwei RCTs an Soldaten zufolge senkt Doxycyclin im Vergleich zu Placebo das Risiko einer Malaria signifikant.

Mit Insektiziden behandelte Kleidung
Zwei RCTs an Soldaten und in Flüchtlingshaushalten zufolge senkt mit Permethrin behandelter Stoff (Kleidung oder Tücher) die Inzidenz der Malaria signifikant.

Mefloquin bei Erwachsenen
Eine RCT an Soldaten, in der Mefloquin mit Placebo verglichen wurde, ergab für Mefloquin eine 100 %ige Schutzwirkung.

Wirksamkeit unbekannt

Insektizide als Aerosol
Eine große Beobachtungsstudie an Reisenden ergab nur unzureichende Belege über die Effekte von Insektiziden in Aerosolform zur Prävention der Malaria. Zwei RCTs in Malaria-Endemiegebieten zufolge verringert ein Versprühen von Insektizidaerosolen in Räumen die klinische Malaria.

Klimaanlagen und Ventilatoren
Einer großen Beobachtungsstudie zufolge senken Klimaanlagen die Inzidenz der Malaria signifikant.

Atovaquon plus Proguanil
Eine RCT ergab hinsichtlich der Prävention der Malaria keinen signifikanten Unterschied zwischen Atovaquon plus Proguanil und Chloroquin plus Proguanil.

Chloroquin
Zur Wirksamkeit von Chloroquin bei Reisenden fanden sich keine RCTs. Eine RCT an österreichischen Arbeitern in Nigeria ergab hinsichtlich der Inzidenz der Malaria nach 22 Monaten keinen signifikanten Unterschied zwischen Chloroquin und Sulfadoxin plus Pyrimethamin.

Chloroquin plus Proguanil
Eine RCT ergab hinsichtlich der Inzidenz der durch P. falciparum verursachten Malaria keinen signifikanten Unterschied zwischen Chloroquin plus Proguanil und Proguanil allein

oder Chloroquin plus einem anderen Antimalariamittel. Eine RCT zeigte hinsichtlich der Prävention von Malaria keinen signifikanten Unterschied zwischen Chloroquin plus Proguanil und Atovaquon plus Proguanil.

Insektizidbehandelte Moskitonetze bei schwangeren Reisenden
Zur Wirksamkeit insektizidbehandelter Moskitonetze bei schwangeren Reisenden fanden sich keine RCTs. Eine RCT an schwangeren Anwohnerinnen ergab keine schlüssigen Belege über die Effekte permethrinbehandelter Moskitonetze zur Prävention der Malaria.

Änderungen der Lebensweise
Einer Beobachtungsstudie zufolge senkt das Tragen langer Hosen und langärmeliger Hemden die Inzidenz der Malaria signifikant.

Räucherspiralen und Verdampfer
Zur Wirksamkeit von Räucherspiralen und Verdampfern zur Prävention der Malaria bei Reisenden fanden sich weder eine systematische Übersicht noch RCTs. Einer RCT mit Räucherspiralen und einer Beobachtungsstudie zu Pyrethroidverdampfern zufolge verringern diese die Anzahl der Mücken im Inneren von Räumen.

Pyrimethamin plus Dapson
RCTs an Reisenden fanden sich nicht. Eine RCT an Thai-Soldaten, in der Pyrimethamin/Dapson mit Proguanil/Dapson verglichen wurde, ergab über 40 Tage keinen signifikanten Unterschied der durch P. falciparum bedingten Infektionsraten.

Rauch
Zur Wirksamkeit von Rauch zur Prävention der Malaria fanden sich keine RCTs. Einer kontrollierten klinischen Studie zufolge vertreibt Rauch am Abend die Mücken.

Topische Insekten-Repellents
Zur Wirksamkeit topischer Insekten-Repellents zur Prävention der Malaria fanden sich weder eine systematische Übersicht noch RCTs. Einer kleinen RCT zufolge verringert eine Insekten-Repellent-Seife im Vergleich zu einer Placeboseife nach 4–8 Stunden die Anzahl der Sandfliegenstiche signifikant. Einer kleinen Crossover-RCT zufolge schützen DEET-Präparate gegen Mückenstiche.

Impfstoffe
RCTs an Reisenden fanden sich nicht. Einer systematischen Übersicht von Malaria-Impfstoffen bei Bewohnern von Malaria-Endemiegebieten zufolge verringert das SPf66-Vakzin im Vergleich zu Placebo erste Anfälle von Malaria signifikant.

Antimalariamittel bei Piloten oder schwangeren Reisenden, biologische Eindämmungsmaßnahmen, Insektenlampen mit Ventilatoren und Elektrogittern, Insektizide bei Piloten, Mefloquin bei Kindern, insektizidbehandelte Kleidung bei schwangeren Reisenden, topische Insekten-Repellents bei schwangeren Reisenden
Zur Wirksamkeit dieser Interventionen fanden sich keine RCTs.

Unwirksamkeit oder Schädlichkeit wahrscheinlich

Amodiaquin
Zur Wirksamkeit von Amodiaquin zur Prävention der Malaria bei Reisenden fanden sich keine RCTs. Belege aus Beobachtungen sprechen dafür, dass Amodiaquin mit Neutropenie, einem Leberschaden und Hepatitis einhergeht.

Doxycyclin bei Kindern
Zur Anwendung von Doxycyclin bei Reisenden im Kindesalter fanden sich keine RCTs. Fallberichte über Kleinkinder zeigten Nebenwirkungen unter Doxycyclin.

DEET-haltige Insekten-Repellents bei Kindern

Zur Wirksamkeit DEET-haltiger Insekten-Repellents zur Prävention der Malaria bei Kindern fanden sich keine RCTs. Fallberichte über Kleinkinder zeigten ernste Nebenwirkungen unter DEET (Diethyltoluolamid).

Sulfadoxin plus Pyrimethamin

Eine offene RCT, in der Chloroquin plus Proguanil mit Chloroquin plus Sulfadoxin plus Pyrimethamin verglichen wurde, zeigte hinsichtlich der durch P. falciparum verursachten Malaria-Raten keinen signifikanten Unterschied. Eine retrospektive Kohortenstudie sprach dafür, dass Sulfadoxin plus Pyrimethamin mit schweren Hautreaktionen und einem Mortalitätsrisiko einhergeht.

Definition	Malaria wird verursacht durch eine Protozoeninfektion roter Blutzellen durch eine von vier Spezies der Gattung Plasmodium: P. falciparum, P. vivax, P. ovale und P. malariae. Klinisch kann sich eine Malaria auf verschiedene Weise zeigen, ist jedoch gewöhnlich charakterisiert durch (u. U. auf- und absteigendes) Fieber, Tachykardie, Rigor und Schwitzen. Es kann zu Anämie, Hepatosplenomegalie, Hirnbeteiligung, Nierenversagen und Schock kommen.
Inzidenz/ Prävalenz	Jährlich gibt es 300–500 Mio. klinische Fälle von Malaria. Etwa 40 % der Weltbevölkerung sind in Gefahr, an Malaria zu erkranken. Jedes Jahr besuchen 20–30 Mio. Menschen aus nichttropischen Ländern Malaria-Endemiegebiete, und 10 000–30 000 von ihnen bekommen Malaria. Die meisten RCTs über Malaria-Prävention wurden an Soldaten und Reisenden durchgeführt. Ihre Ergebnisse sind auf Personen wie Flüchtlinge und MigrantInnen, die sich hinsichtlich ihres Gesundheitszustands, ihrer Krankheitsanfälligkeit und der Nebenwirkungen von Medikamenten wahrscheinlich unterscheiden, u. U. nicht anwendbar.
Ätiologie/ Risikofaktoren	Malaria ist hauptsächlich eine ländliche Erkrankung, die ein nahes stehendes Gewässer erfordert. Sie wird durch den Stich infizierter weiblicher Anopheles-Mücken hauptsächlich in der Dämmerung und Nachts übertragen. In Städten stammen Mückenstiche meist von weiblichen Culex-Mücken, die keine Malaria-Vektoren sind. In den meisten tropischen Ländern breitet sich die Malaria erneut aus, und das Risiko für Reisende steigt. Die Sichelzellenanlage hat sich bei nichtimmunen Trägern als ein gewisser Schutz gegen Malaria erwiesen. Nichtimmune Erwachsene mit der Sichelzellenanlage, die eine schwere Malaria entwickeln, haben niedrigere Parasitenkonzentrationen, weniger Komplikationen (wie etwa eine zerebrale Malaria) und eine niedrigere Mortalität als Erwachsene ohne dieses Merkmal. Über das Ausmaß des Schutzes, den die Sichelzellenanlage gewährt, gibt es nur wenige gute Belege.
Prognose	Neunzig Prozent der Touristen und Geschäftsreisenden, die Malaria bekommen, erkranken erst nach ihrer Rückkehr. Eine „importierte" Malaria ist, wenn sie prompt diagnostiziert wird, leicht zu behandeln und nimmt nur in etwa 12 % der Fälle einen ernsten Verlauf. Die schwerste Form ist die zerebrale Malaria mit einer Sterberate von 2–6 % bei erwachsenen Reisenden, und zwar hauptsächlich auf Grund von Verzögerungen bei der Diagnose.

Kommentar

Arthur Marx

Der Schutz vor Moskitostichen mittels Repellentien und Insektiziden und das Tragen langer, heller Kleidung erwiesen sich in verschiedenen Studien zur Malaria-Prophylaxe als wirksam. Die Wirksamkeit insektizid-imprägnierter Bettnetze wird durch die Resultate einer systematischen Übersichtsarbeit belegt. Dagegen besteht für eine Vielzahl anderer Schutzmaßnahmen vor Mückenstichen ungenügende Evidenz.

Vor allem in Zentral- und Westafrika wie auch dem indischen Subkontinent ist die prophylaktische Einnahme von Mefloquin wirksam, doch können Nebenwirkungen die Akzeptanz von Mefloquin vermindern. Atovaquon plus Proguanil (Malarone®) kann auf Grund der Ergebnisse randomisierter kontrollierter Studien in Gegenden mit Resistenz auf Mefloquin (Südostasien) für die Prophylaxe eingesetzt werden. Da Malariaparasiten durch Atovaquon plus Proguanil auch während des hepatischen Zyklus eliminiert werden, verkürzt sich die erforderliche Einnahmezeit sowohl vor Einreise wie auch nach Ausreise aus Endemiegebieten erheblich. Gleichzeitig wurde in RCTs (mit kleinen Fallzahlen) im Vergleich mit Mefloquin eine geringere Häufigkeit von Nebenwirkungen festgestellt. Die Evidenz ist auf Grund einer systematischen Übersichtsarbeit ungenügend, um Mefloquin oder Atovaquon plus Proguanil zur Prophylaxe bei schwangeren Frauen einzusetzen (Mefloquin ist ab dem 2. Trimenon zugelassen).

Meningokokken-Infektion

Suchdatum: Oktober 2001

J. Correia und C. A. Hart

Frage **Welche Effekte haben unterschiedliche Behandlungsmethoden?**

Nutzen wahrscheinlich

Antibiotikaprophylaxe bei Kontaktpersonen

Es fanden sich keine RCTs über die Wirkungen prophylaktisch verabreichter Antibiotika auf die Inzidenz einer Meningokokkeninfektion bei Kontaktpersonen. Es ist auch unwahrscheinlich, dass RCTs durchgeführt werden, da die Intervention nur wenige Begleitrisiken hat, während die Meningitis mit zahlreichen Risiken einhergeht. Belege aus Beobachtungen sprechen dafür, dass Antibiotika das Risiko einer Meningokokkeninfektion senken. Zur Frage, welche Kontaktpersonen behandelt werden sollten, fanden sich keine Belege.

Wirksamkeit unbekannt

Antibiotika zur Eradikation der Meningokokken-Besiedlung des Rachenraums (verringert die Besiedelung bei unbekannter Wirkung auf das Erkrankungsrisiko)

RCTs zufolge erhöhen Antibiotika im Vergleich zu Placebo signifikant die Anzahl an Patienten, bei denen es zu einer Eradikation der Meningokokken im Rachenraum kommt. Es fanden sich keine Belege dafür, dass eine Eradikation im Rachenraum das Risiko einer Meningokokkeninfektion senkt.

Parenteral verabreichte Antibiotika bei Verdachtsfällen vor der stationären Aufnahme

Zur Wirkung vor der stationären Aufnahme verabreichter Antibiotika fanden sich keine RCTs. Es ist auch unwahrscheinlich, dass solche Studien durchgeführt werden, weil die Meningokokkeninfektion bei manchen Patienten einen unvorhersehbar raschen Verlauf nimmt, das Hinauszögern einer Behandlung Risiken birgt und das Risiko eines behandlungsbedingten Schadens relativ gering ist. Die meisten gefundenen Beobachtungsstudien zeigen einen tendenziellen Nutzen durch Antibiotika, mindestens eine Studie ergab jedoch widersprüchliche Resultate.

Definition Als Meningokokkeninfektion wird jeder Krankheitszustand bezeichnet, der durch Neisseria meningitidis (den Meningokokkus) der Gruppen A, B, C oder andere Serogruppen verursacht wird. Die Infektion kann klinisch manifest werden unter den Zeichen von eitriger Konjunktivitis, septischer Arthritis, Meningitis sowie als Septikämie mit oder ohne meningitische Symptome.

Inzidenz/ Prävalenz Die Meningokokkeninfektion tritt sporadisch in Ländern mit gemäßigtem Klima auf und wird meist durch Meningokokken der Gruppe B oder C verursacht. Die Inzidenz schwankt in Großbritannien zwischen 2 und 8 und in den USA zwischen 0,6 und 1,5 Fällen auf 100 000 Personen pro Jahr. Zu gelegentlichen Ausbrüchen kommt es bei Familien in beengten Verhältnissen, unter Schülern in höheren Schulen sowie unter Studenten in Wohnheimen. In Afrika südlich der Sahara, vor allem in den Ländern zwischen Gambia im Westen und Äthiopien im Osten (dem „Meningitisgürtel"), kommt es durch die Serogruppe A zu regelmäßigen Epidemien, in deren Verlauf die Inzidenz 500/100 000 Personen erreicht.

Ätiologie/ Risikofaktoren Meningokokken infizieren gesunde Personen und werden durch engen Körperkontakt, möglicherweise durch Austausch von Sekreten der oberen Atemwege, übertragen (Tab. 1). Das Risiko einer Übertragung ist in der ersten Woche des Kontakts am höchsten. Zu den Risikofaktoren gehören Menschenansammlungen und Zigarettenrauch. Bei Kindern unter 2 Jahren ist die Inzidenz am höchsten, ein zweiter Gipfel liegt im Alter zwischen 15 und 24 Jahren. In den USA ist zurzeit die Inzidenz insbesondere bei Universitätstudenten im ersten Term, die sich in Kantinen verpflegen, erhöht, auch wenn keine genaue numerische Schätzung des Risikos zu finden ist, das beispielsweise bei engem Kontakt in Wohnheimen besteht. Bei engen Kontaktpersonen eines Indexfalles ist das Risiko einer Infektion höher als in der Allgemeinbevölkerung. Das Risiko der epidemischen Ausbreitung ist bei Meningokokken der Gruppen A und C höher als in der Gruppe B. Es ist nicht bekannt, was einen Meningokokkus virulent macht, jedoch sind gewisse Klone zu bestimmten Zeiten und in bestimmten Gruppen tendenziell vorherrschend. Bei etwa 10–15 % der Menschen wurde eine Dauerbesiedelung des Rachenraums durch Meningokokken dokumentiert, die Aufnahme eines virulenten Meningokokkus hängt jedoch eher mit einer invasiven Erkrankung zusammen.

Prognose Die Mortalität ist unter Säuglingen und Jugendlichen am höchsten und hängt mit dem Krankheitsbild zusammen: Die Sterberaten betragen 19–25 % bei Septikämie, 10–12 % bei Meningitis plus Septikämie und weniger als 1 % bei Meningitis allein.

Kommentar

Ursula Flückiger

Neisseria meningititis sind gram-negative Diplokokken, die aufgrund ihrer Polysaccharid-Kapsel in verschiedene Serogruppen eingeteilt werden. In Europa spielen vor allem die Serogruppen B und C eine Rolle. Das natürliche Reservoir von N. meningitidis ist der menschliche Nasenrachenraum. Ungefähr 5–10 % der gesunden Bevölkerung sind Träger. Das höchste Risiko, an einer Meningokokkenmeningitis zu erkranken, haben Säuglinge unter 1 Jahr, gefolgt von den 15- bis 19-Jährigen. Die Letalität beträgt ca. 10 %, und bis zu 20 % der Überlebenden haben bleibende Schäden. In den letzten Jahren haben Meldungen von invasiven Erkrankungen mit dem Serotyp C zugenommen (1,2). Der Meningokokken-Polysaccharidimpstoff gegen die Serotypen A + C wirkt nicht bei Kindern unter 2 Jahren und die Schutzwirkung dauert nur ca. 3–5 Jahren. Ein neuer konjungierter Impfstoff gegen den Serotyp C, der auch Kinder unter 2 Jahren schützt, ist seit kurzem erhältlich. Gegen Serotyp B gibt es keinen Impfstoff. Eine Chemoprophylaxe mit 600 mg p.o. Rifampicin 12 stündlich für 2 Tage oder einmalig 500 mg p.o Ciprofloxacin zur Eradikation von Bakterien im Nasenrachenraum ist allgemein empfohlen. Eine Prophylaxe ist nur bei engem Kontakt mit dem Erkrankten notwendig, d. h. Leben im gleichen Haushalt, Kontakt mit respiratorischem Sekret.

1. Rosenstein NE, Perkins BA, Stephens DS, Popovic T, Hughes JM. Meningococcal disease. N Engl J Med. 2001;344:1378–88.
2. Connolly M, Noah N. Is group C meningococcal disease increasing in Europe? A report of surveillance of meningococcal infection in Europe 1993–6. European Meningitis Surveillance Group. Epidemiol Infect. 1999;122:41–49.

Wichtige Internetadressen:
- www.admin.ch/bag/infreporting/f104.htm
- www.doh.gov.uk/meningitis-vaccine
- www.cdc.gov/mmwr

Tabelle 1 **Infektionsrisiko bei Kontaktpersonen.**

Meningokokkengruppe	Setting	Risiko
A	Haushaltskontakte in Milwaukee, USA	AR 1100/100 000; RR Schätzung nicht möglich.
	Gesamtbevölkerung in der Provinz Santiago, Chile	Erkrankungsrate in der Gesamtbevölkerung 23–262/100 000 (1941 und 1942)
	Haushaltskontakte in Chile	Erkrankungsrate bei Haushaltskontakt 250/100 000 (2,5 %) über beide Jahre
	Allgemeinbevölkerung in Indianapolis, USA	AR 4 500/100 000; RR Schätzung nicht möglich
B	Haushaltskontakte in Belgien	RR 1245*
	Schwesternschulen	RR 23*
	Tagesstätten	RR76*
C	Haushaltskontakte in zwei niedrigeren sozio-ökonomischen Gruppen aus Dade County, Florida, USA	Erkrankungsraten in zwei Gemeinden 13/100 000 Bevölkerung. Erkrankungsraten bei Haushaltskontakten 5/85 (582/100 000).
Nicht spezifiziert	Cluster aus US-Schulen. Vorherrschende Meningokokkentypen: 13 Cluster von Gp C, 7 Gp B, 1 Gp Y, 1 Gpc/w135 (Differenzierung nicht möglich)	RR 2,3*
	Haushaltskontakte aus verschiedenen US-Staaten, vorherrschend Meningokokken Typ B und C	RR 500–800*
	Haushaltskontakte in Norwegen. Vorherrschend Meningokokken Typ A, B und C	RR bis zu 4000*
	Schulen in Vermont. Vorherrschend Meningokokken Typ C	OR 14,1 (95 % CI 1,6 bis 127)

Toxoplasmose, kongenitale

Suchdatum: Juli 2001

Piero Olliaro

Frage **Welche Effekte hat eine Behandlung der Toxoplasmose in der Schwangerschaft?**

Wirksamkeit unbekannt

Spiramycin und andere gegen Parasiten gerichtete Substanzen
Zwei systematische Übersichten von Kohortenstudien an Frauen, die während der Schwangerschaft serokonvertierten, ergaben unzureichende Belege für die Wirksamkeit der gegenwärtigen antiparasitären Behandlung bei Mutter und Kind. Die Qualität der Belege war schlecht: Die Studien in den systematischen Übersichten waren klein; Gruppen waren nicht direkt vergleichbar; nur zwei Studien lieferten Informationen über die Kontrollgruppe; eine kongenitale Infektion kam in den Behandlungsgruppen häufig vor; nur in fünf von neun aufgenommenen Studien war die Behandlung von einem Rückgang der Übertragung begleitet. Es ist daher nicht sicher, ob antiparasitäre Substanzen mehr nützen als schaden.

Definition

Die Toxoplasmose wird durch den Parasiten Toxoplasma gondii verursacht. Bei immunkompetenten Individuen ist die Infektion asymptomatisch oder nicht spürbar, führt jedoch zu einer lebenslangen Immunantwort. Während der Schwangerschaft kann Toxoplasmose durch die Plazenta hindurch übertragen werden und zum intrauterinen Fruchttod sowie zu neonataler Wachstumsverzögerung, geistiger Retardierung, Augendefekten und Blindheit im späteren Leben führen. Eine kongenitale Toxoplasmose (gesicherte Infektion des Feten oder Neugeborenen) kann sich bei der Geburt entweder als subklinische Erkrankung, die sich im späteren Leben zur neurologischen oder ophthalmologischen Erkrankung entwikkeln kann, oder als Krankheit unterschiedlichen Schweregrades präsentieren, die vom leichten Augenschaden bis zur schweren geistigen Retardierung reicht.

Inzidenz/ Prävalenz

Es fanden sich nur wenige prospektive Populationsuntersuchungen zur Seroprävalenz der Toxoplasmose. Die dokumentierten Raten schwanken zwischen den einzelnen Ländern; Schwankungen bestehen auch innerhalb der Länder selbst sowie zeitlich. Das Risiko einer Erstinfektion ist unter jungen Menschen einschließlich schwangerer Frauen am höchsten. Es fanden sich keine Kohortenstudien, in denen die jährliche Serokonversionsraten von Frauen im fortpflanzungsfähigen Alter oder die Inzidenz der Primärinfektion beschrieben wurde. In einer systematischen Übersicht (Suchdatum 1996) wurden 15 Studien ausgewiesen, in denen Serokonversionsraten von 2,4–16/1 000 in Europa und 2–6/1 000 in den USA dokumentiert wurden. In Frankreich wurde 1978 mit dem Screening auf kongenitale Toxoplasmose begonnen, und von 1983 bis 1995 betrug die Rate der Serokonversion während der Schwangerschaft 4–5/1 000.

Ätiologie/ Risikofaktoren

Eine Toxoplasmainfektion wird gewöhnlich erworben durch Aufnahme von entweder Oozysten (über ungewaschenes Obst oder durch Katzenkot verunreinigtes Gemüse) oder von Gewebszysten (über rohes oder unzureichend gekochtes Fleisch). Das Risiko, sich mit Toxoplasmen zu infizieren, schwankt mit den Ernährungsgewohnheiten, mit dem Kontakt zu Katzen oder anderen Schoßtieren sowie mit einer beruflich bedingten Exposition. Eine Infektion kann auch kongenital erworben werden.

Prognose Eine systematische Übersicht von Studien, die von 1983 bis 1996 durchgeführt wurden, ergab keine populationsbasierten prospektiven Studien zur Naturgeschichte der Toxoplasmose während der Schwangerschaft. In einer systematischen Übersicht (Suchdatum 1997) wurden neun kontrollierte, nichtrandomisierte Studien dokumentiert, und es zeigte sich, dass eine während der Schwangerschaft erworbene, unbehandelte Toxoplasmose mit Infektionsraten der Kinder zwischen 10 % und 100 % einhergeht. Es fanden sich zwei europäische Studien, in denen das Gestationsalter zum Zeitpunkt der Serokonversion mit dem Risiko einer Übertragung und Erkrankung bei der Geburt korreliert wurde. Das Risiko einer Übertragung stieg mit dem Gestationsalter zum Zeitpunkt der mütterlichen Serokonversion und erreichte 70–90 % bei Infektionen, die nach der 30. Schwangerschaftswoche erworben wurden. Im Gegensatz dazu war das Risiko einer klinischen Erkrankung für ein infiziertes Kind am höchsten, wenn die Infektion schon frühzeitig in der Schwangerschaft auftrat. Das höchste Risiko von Frühzeichen einer Erkrankung (einschließlich Chorioretinitis und Hydrozephalus) betrug etwa 10 % und trat bei einer Infektion zwischen der 24. und 30. Schwangerschaftswoche auf. Säuglinge mit unbehandelter kongenitaler Toxoplasmose und generalisierten neurologischen Anomalien bei der Geburt entwickeln geistige Retardierung, Wachstumsretardierung, Blindheit oder Sehstörungen, Krämpfe und Spastiken. Kinder mit unbehandelter subklinischer Infektion bei der Geburt können bis zum Alter von 20 Jahren kognitive und motorische Defizite sowie Sehstörungen und Blindheit entwickeln. Eine Fallkontrollstudie (845 brasilianische Schulkinder) zeigte, dass geistige Retardierung und eine Retinochoroiditis signifikant mit einer positiven Toxoplasmose-Serologie zusammenhängen (populati onsattribuierbares Risiko 6–9 %).

Kommentar

Ruth Gilbert

Es gibt wenig Information zur Prävalenz der kongenitalen Toxoplasmose in einzelnen Ländern. Studien in Nord-Europa und in Massachusetts (USA) fanden eine Prävalenz von weniger als 1 pro 10 000 Lebendgeburten, während die Raten in Frankreich, Polen und Brasilien am höchsten sind (zwischen 1 und 3 pro 10 000 Lebendgeburten). In den industrialisierten Ländern des Westens ist ungenügend gekochtes Fleisch die hauptsächliche Übertragung. Neuere Studien unterstreichen die Bedeutung von ungefiltertem Trinkwasser als wichtigste Übertragungsform in Entwicklungsländern. Eins von 6 mit kongenitaler Toxoplasmose infizierten Kindern hat intrakraniale oder okuläre Läsionen, und 2–5 % der infizierten Kinder leiden unter schweren neurologischen Behinderungen oder sterben in der Kindheit. Es fehlen Daten zu leichteren Behinderungen aufgrund von kongenitaler Toxoplasmose, welche bis ins Schulalter unentdeckt bleiben können. Drei Studien haben den Effekt der pränatalen antibiotischen Behandlung von Schwangeren zur Verringerung des Risikos der Mutter-Kind-Übertragung untersucht. Alle drei Studien berücksichtigen den wichtigen Störfaktor Gestationsalter bei Zeitpunkt der Übertragung. Der Zeitpunkt und die Art der antibotischen Behandlung hatte keinen Einfluss auf die Übertragungsrate, was vermuten lässt, dass die Behandlung in der Regel erst nach Infektion erfolgte. Eine weitere wichtige Frage ist, ob die Behandlung von Kindern mit bereits klinisch manifesten Toxoplasmoseläsionen vorteilhaft ist, doch ist die Evidenz hierzu ungenügend (1). Ebenso ist unklar, ob die prä- oder postnatale Behandlung einen Einfluss auf das klinische Ergebnis von neurologischen oder okulären Manifestationen hat.

1. Gilbert RE, Peckham CS. Congenital toxoplasmosis in the UK: to screen or not to screen? Journal of Medical Screening 2002;9:135–41.

Tuberkulose

Suchdatum: August 2001

Paul Garner und Alison Holmes

Frage **Welche Effekte haben Interventionen bei frisch diagnostizierter Lungentuberkulose und bei mehrfachresistenter Tuberkulose?**

Nutzen belegt

Kurzzeit-Chemotherapie (so gut wie längere Zyklen)
RCTs an Patienten mit frisch diagnostizierter Tuberkulose ergaben bei einer Standard-Kurzzeitbehandlung (6 Monate) im Vergleich zu einer längerfristigen Chemotherapie (8–9 Monate) keine Belege für einen Unterschied der Rezidivraten.

Nutzen wahrscheinlich

Intermittierende Kurzzeit-Chemotherapie (so gut wie eine tägliche Behandlung)
Begrenzte Belege aus zwei RCTs an Patienten mit frisch diagnostizierter Tuberkulose ergaben hinsichtlich der Heilungsraten keinen signifikanten Unterschied zwischen Chemotherapieschemata mit täglicher Verabreichung und solchen mit zwei- bis dreimaliger Verabreichung pro Woche.

Pyrazinamid
RCTs zufolge beschleunigen Schemata mit Pyrazinamid bei Patienten mit frisch diagnostizierter Tuberkulose im Vergleich zu anderen Schemata die Sputum-Clearance in den ersten 2 Monaten. Hinsichtlich der Effekte auf die Rezidivraten fanden sich jedoch widersprüchliche Belege.

Wirksamkeit unbekannt

Vergleichender Nutzen verschiedener Schemata bei mehrfachresistenter Tuberkulose
Es fanden sich keine RCTs an Patienten mit frisch diagnostizierter Tuberkulose, in denen verschiedene Medikamentenschemata bei mehrfachresistenter Tuberkulose verglichen wurden.

Schemata mit Chinolonen
Belege bei Patienten mit frisch diagnostizierter Tuberkulose, bei denen chinolonhaltige Schemata mit bestehenden Schemata verglichen wurden, fanden sich nur in unzureichendem Maße.

Unwirksamkeit oder Schädlichkeit wahrscheinlich

Chemotherapie über weniger als 6 Monate
Eine systematische Übersicht an Patienten mit frisch diagnostizierter Tuberkulose ergab begrenzte Evidenz dafür, dass eine Verkürzung der Chemotherapie auf weniger als 6 Monate die Rezidivraten signifikant senkt.

Frage **Welche Effekte haben Interventionen zur Durchführung der verordneten Therapie und der Teilnahme an Screeningmaßnahmen?**

Nutzen wahrscheinlich

Finanzielle Anreize

Einer systematische Übersicht zufolge verbessern finanzielle Anreize im Vergleich zur üblichen Versorgung die Durchführung der verordneten Therapie von Menschen in beengten wirtschaftlichen Verhältnissen signifikant. Zwei anschließende RCTs ergaben hinsichtlich der Wirkung finanzieller Anreize auf die vollständige Durchführung der Therapie widersprüchliche Resultate.

Kommunale GesundheitsberaterInnen

Einer RCT zufolge verstärkt der Einsatz kommunaler GesundheitsberaterInnen die Durchführung der verordneten Therapie im Vergleich zur herkömmlichen Versorgung signifikant.

Motivation von Therapieabbrechern

RCTs zufolge erhöht intensive Motivation von Therapieabbrechern (wiederholte Hausbesuche und Erinnerungsschreiben) im Vergleich zu Routineaktivitäten (einmaliges Erinnerungsschreiben und Hausbesuch) Rate der vollständig durchgeführten Therapieregime signifikant.

Patientenschulung durch eine Krankenschwester

Einer RCT zufolge erhöht Patientenschulung durch eine Krankenschwester im Vergleich zu einer Schulungsbroschüre die Rate der vollständig durchgeführten Therapieregime signifikant.

Wirksamkeit unbekannt

Überwachung der Medikamenteneinnahme

RCTs ergaben widersprüchliche Belege über die Effekte einer Überwachung der Medikamenteneinnahme.

Patientenschulung durch einen Arzt, Aufforderungen zum Befolgen der Verordnung, Sanktionen bei Fernbleiben, Personaltraining

Zu den Effekten dieser Interventionen fanden sich unzureichende Belege.

Aufforderungen und Kontrakte zur Verbesserung der erneuten Teilnahme am Mantoux-Test

Einer RCT an gesunden Personenzufolge erhöhen telefonische Aufforderungen zur erneuten Durchführung des Mantoux-Tests im Vergleich zur Kontrollgruppe die Anzahl der erneut Teilnehmenden leicht, jedoch war der Unterschied nicht signifikant. Eine weitere RCT an Gesunden ergab, dass die ausdrückliche mündliche Zusage zur Teilnahme am Test im Vergleich zu fehlender Zusage die erneute Teilnahme am Mantoux-Test signifikant steigert.

Definition Die Tuberkulose wird durch Mycobacterium tuberculosis verursacht und kann zahlreiche Organe befallen. Spezifische Symptome richten sich nach dem Ort der Infektion und sind im Allgemeinen begleitet von Fieber, Schweißausbrüchen und Gewichtsabnahme.

Inzidenz/ Prävalenz Etwa ein Drittel der Weltbevölkerung ist mit M. tuberculosis infiziert. Der Erreger tötet mehr Menschen als jedes andere infektiöse Agens. Schätzun-

	gen der WHO zufolge finden sich 95 % der Fälle in Entwicklungsländern, und 25 % der vermeidbaren Todesfälle in Entwicklungsländern werden durch Tuberkulose verursacht.
Ätiologie/ Risikofaktoren	Zu den sozialen Faktoren gehören Armut, beengte Wohnverhältnisse, Obdachlosigkeit und eine unzureichende Gesundheitsversorgung. Zu den medizinischen Faktoren gehören HIV und Immunsuppression.
Prognose	Die Prognose schwankt stark und hängt von der Behandlung ab.

Kommentar

Ursula Flückiger

Mit dem Auftreten der HIV-Epidemie hat sich die Epidemiologie der Tuberkulose, der weltweit häufigsten Infektionskrankheit, geändert: Zunahme der an Tuberkulose Erkrankten, v.a. von jüngeren Menschen, Zunahme der Primärerkrankungen verglichen mit Reaktivierungen und Zunahme der Fälle mit multiresistenten (definiert als INH- und Rifampicin-resistenten) Bakterien. Die Weltgesundheitsorganisation errechnet in ihrem jährlichen Bericht eine Zunahme von 12 %, d. h. 8.4 Millionen neue Fälle zwischen 1997 und 1999 (1). Die initiale Standardtherapie ist eine 4er Therapie (INH, Rifampicin, Pyrazinamid, Ethambutol) bis zum Erhalt der Empfindlichkeitsprüfung, danach eine 3er Therapie für 2 Monate und anschließend eine 2er Therapie (INH und Rifampicin) für 4 Monate. Eine 6-monatige Therapie für eine pulmonale Tuberkulose hat sich durchgesetzt. Ebenfalls zeigten Studien, dass Pyrazinamid in den ersten 2 Monaten für die rasche Sterilisation des Sputums wichtig ist. Zunehmend wird in Studien berichtet, dass nach einer Initialphase, die Medikamenteneinnahme auf 2–3 mal/Woche reduziert werden darf; dies jedoch nur bei Patienten ohne Kavernen und bei HIV negativen Patienten, da sonst die Rezidivgefahr zu hoch ist (2, 3).

1. World Health Organization: Global Tuberculosis Control, WHO Report 2001.
2. Cohn DL, Catlin BJ, Peterson KL, *et al.* A 62-dose, 6-month therapy for pulmonary and extrapulmonary tuberculosis. A twice-weekly, directly observed, and cost-effective regimen. Ann Intern Med 1990;112(6):407–15
3. Tuberculosis Trials Consortium. Rifapentine and isoniazid once a week versus rifampicin and isoniazid twice a week for treatment of drug-susceptible pulmonary tuberculosis in HIV-negative patients: a randomised clinincal trial. Lancet 2002;360:528–534

Paracetamol-Vergiftung

Suchdatum: Juli 2001

Nick Buckley und Michael Eddleston

Frage **Welche Effekte haben unterschiedliche Behandlungsmethoden?**

Nutzen belegt

Acetylcystein
Einer kleinen RCT an Patienten mit nachgewiesener, durch Paracetamol induzierter Leberinsuffizienz zufolge senkt Acetylcystein die Mortalität im Vergleich zu Placebo signifikant. Einer Beobachtungsstudie zufolge entwickeln Patienten, die frühzeitig mit Acetylcystein behandelt wurden, mit geringerer Wahrscheinlichkeit einen Leberschaden als früher unbehandelt gebliebene Kontrollpersonen.

Nutzen wahrscheinlich

Methionin
Einer kleinen RCT zufolge verringert Methionin die Gefahr einer Hepatotoxizität im Vergleich zu unterstützender Versorgung signifikant.

Wirksamkeit unbekannt

Aktivkohle (als Einmaldosis oder mehrfach dosiert); Magenspülung; Ipecacuanha
Belege für die Wirkungen dieser Interventionen auf die Mortalität sowie auf eine Leberinsuffizienz oder -toxizität fanden sich nicht.

Definition Eine Paracetamol-Vergiftung ist die Folge einer zufällig oder absichtlich eingenommenen Überdosis Paracetamol.

Inzidenz/Prävalenz In Großbritannien ist Paracetamol diejenige Substanz, die am häufigsten eingenommen wird, um sich selbst zu vergiften. Auch im übrigen Europa, in Nordamerika sowie in Asien und Australien ist sie ein häufig angewandtes Mittel zur Selbstvergiftung. In England und Wales kam es von 1989 bis 1990 zu schätzungsweise 41.200 Fällen von Vergiftung mit paracetamolhaltigen Produkten, mit einer Mortalität von 0,04 % (95 % CI 0,38 % bis 0,46 %). Überdosen von Paracetamol allein führen in England und Wales jährlich zu schätzungsweise 150–200 Todesfällen und 15–20 Lebertransplantationen.

Ätiologie/Risikofaktoren Die meisten Fälle in Großbritannien sind impulsive Akte der Selbstschädigung unter jungen Menschen. In einer Studie mit 80 Personen, die eine Überdosis Paracetamol eingenommen hatten, hatten sich 42 Personen die Tabletten speziell zum Zweck der Einnahme einer Überdosis verschafft, und zwar in 33 Fällen weniger als 1 Stunde vor der Tat.

Prognose Personen mit Paracetamol-Blutspiegeln oberhalb der Standard-Behandlungslinie haben unbehandelt eine schlechte Prognose (Abb. 1, S. 193). Die Standard-Behandlungslinie wird in Großbritannien definiert als eine Linie, die auf einem halblogarithmischen Diagramm 200 mg/l bei 4 h und 30 mg/l bei 15 h verbindet. In einer Studie an 57 unbehandelten Patienten mit Blutspiegeln oberhalb dieser Linie entwickelten 33 einen schweren Leberschaden, und 3 Patienten starben. Bei Personen, bei denen anamnestisch Alkoholmissbrauch, die Einnahme enzyminduzierender Substanzen, Essstörungen oder mehrfache Einnahmen von Überdosen bekannt sind, besteht unter Umständen die Gefahr eines Leberschadens mit Blutspiegeln unterhalb dieser Linie. In den USA dient eine niedrigere Linie als Indikation zur Behandlung; jedoch fanden keine Daten, die einen Zusammenhang zwischen dieser Linie und prognostischen Ergebnissen herstellen. **Dosiseffekt:** Die eingenommene Dosis ist auch ein Indikator für die Gefahr einer Hepatotoxizität. Bei Personen, die weniger als 125 mg/kg KG einnahmen, bestand keine signifikante Hepatotoxizität, während es bei höheren Dosen zu einem scharfen, dosisabhängigen Anstieg kam. Kinder, bei denen dokumentiert ist, dass eine Einzeldosis von weniger als 200 mg/kg KG nicht zum Tode führt und nur selten hepatotoxisch wirkt, haben unter Umständen eine höhere Toxizitätsschwelle nach akuter Ingestion.

Kommentar

Klaus Mörike

Zur **Prävention**: Durch gesetzliche Begrenzung der Abgabemenge wurde in Großbritannien ein Rückgang der Mortalität und der Lebertransplantationsrate erreicht (1). Auch die Einführung von Blister-Packungen erwies sich als vorteilhaft (2).
Zur **Diagnostik**: Eine ausreichend lange Beobachtungs- und Behandlungszeit von mindestens 48 Stunden nach Ingestion ist wichtig (3).
Zu **Interventionen**: Für die Behandlung mit Acetylcystein hat sich kein spezielles Schema gegenüber einem anderen als überlegen erwiesen (4). Orale und intravenöse Gabe sind wahrscheinlich etwa gleich effektiv, wenn die oral verabreichte Menge nicht erbrochen wird.
Für unerwünschte Wirkungen von Acetylcystein ist Asthma bronchiale ein Risikofaktor (5). Normalerweise sind sie leicht beherrschbar und geben keinen Grund, Acetylcystein vorzuenthalten.
Von den Resorptionsreduktionsmaßnahmen (Aktivkohle, Magenspülung, Ipecacuanha) hat Aktivkohle das günstigste Nutzen-Risiko-Verhältnis (4). Eine Studie bei Freiwilligen zeigte, dass die Paracetamol-Bioverfügbarkeit um 30 % reduziert wurde, wenn Aktivkohle nach 1 Stunde verabreicht wurde, nicht jedoch später (6). Aktivkohle kann mit der oralen Acetylcystein-Gabe interferieren.
Zu **prognostischen Faktoren**: Die Behandlung mit Acetylcystein soll früh, d. h. möglichst innerhalb der ersten 10 Stunden nach Ingestion, erfolgen. Ob Acetylcystein nach 12 Stunden noch einen Nutzen bringt, ist nicht bewiesen; dennoch wird es auch dann noch gegeben (7).
Die Lebertransplantation kann bei fulminantem Leberversagen lebensrettend sein (4). Eine genaue Definition der Auswahlkriterien steht noch aus (4). Die arterielle Laktat-Konzentration ist möglicherweise hilfreich (8). Hyperphosphatämie kann ein Zeichen des Paracetamol-induzierten Leberversagens sein (9).
Ob chronischer Alkoholkonsum die Hepatotoxizität von Paracetamol erhöht, ist kontrovers (10–14). Aufgrund einer aktuellen retrospektiven Analyse ist chronischer Alkoholkonsum ein unabhängiger Risikofaktor für Mortalität durch Paracetamol-Vergiftung (15). Hingegen stellt die akute Alkohol-Ingestion offenbar einen protektiven Faktor dar, jedoch nur bei Alkoholikern (15).

1. Hawton K, Townsend E, Deeks J, Appleby L, Gunnell D, Bennewith O, Cooper J: Effects of legislation restricting pack sizes of paracetamol and salicylate on self poisoning in the United Kingdom: before and after study. *BMJ* 2000; 322: 1–7
2. Turvill JL, Burroughs AK, Moore KP: Change in occurrence of paracetamol overdose in UK after introduction of blister packs. *Lancet* 2000; 355: 2048–2049

3. James LP, Wells E, Beard RH, Farrar HC: Predictors of outcome after acetaminophen poisoning in children and adolescents. *J Pediatr* 2002; 140: 522–526
4. Brok J, Buckley N, Gluud C: Interventions for paracetamol (acetaminophen) overdoses (Cochrane Review). In: *The Cochrane Library*, Issue 3, 2002. Oxford: Update Software
5. Schmidt LE, Dalhoff K: Risk factors in the development of adverse reactions to N-acetylcysteine in patients with paracetamol poisoning. *Br J Clin Pharmacol* 2001; 51: 87–91
6. Green R, Grierson R, Sitar DS, Tenenbein M: How long after drug ingestion is activated charcoal still effective? *J Toxicol Clin Toxicol* 2001; 39: 601–605
7. Jones AL: Recent advances in the management of late paracetamol poisoning. *Emerg Med* 2000; 12: 14–21
8. Bernal W, Donaldson N, Wyncoll D, Wendon J: Blood lactate as an early predictor of outcome in paracetamol-induced acute liver failure. *Lancet* 2002; 359: 558–563
9. Schmidt LE, Dalhoff K: Serum phosphate is an early predictor of outcome in severe acetaminophen-induced hepatotoxicity. *Hepatology* 2002; 36: 659–665
10. Prescott LF: Paracetamol, alcohol and the liver. *Br J Clin Pharmacol* 2000; 49: 291–301
11. Kuffner EK, Dart RC, Bogdan GM, Hill RE, Casper E, Darton L: Effect of maximal daily doses of acetaminophen on the liver of alcoholic patients. A randomized, double-blind, placebo-controlled trial. *Arch Intern Med* 2001; 161: 2247–2252
12. Holtzman JL: The effect of alcohol on acetaminophen hepatotoxicity. *Arch Intern Med* 2002; 162: 1193
13. Soll AH, Sees KL: Is acetaminophen really safe in alcoholic patients? *Arch Intern Med* 2002; 162: 1194
14. Oviedo J, Wolfe MM: Alcohol, acetaminophen, and toxic effects on the liver. *Arch Intern Med* 2002; 162: 1194–1195
15. Schmidt LE, Dalhoff K, Enghusen Poulsen H: Acute versus chronic alcohol consumption in acetaminophen-induced hepatotoxicity. *Hepatology* 2002; 35: 876–882

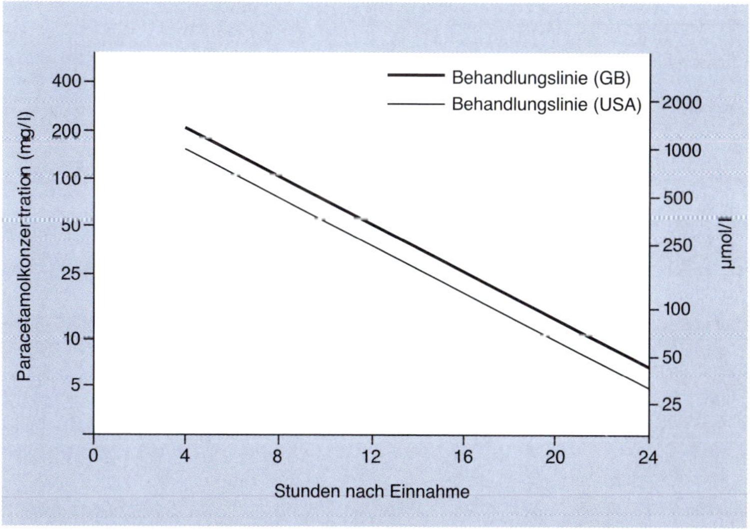

Abbildung 1 **Nomogramm zur Festsetzung einer Acetylcystein- oder Methionintherapie anhand den Blutkonzentrationen von Paracetamol 4–24 Stunden nach Einnahme.**

Chlamydieninfektion: Genitalbereich

Suchdatum: Mai 2001

Nicola Low und Frances Cowan

Frage **Welche Effekte haben unterschiedliche Antibiotikatherapien bei Männern und nicht schwangeren Frauen mit unkomplizierter genitaler Chlamydieninfektion?**

Nutzen belegt

Therapien mit Mehrfachdosen von Doxycyclin, Tetracyclin oder Rosaramicin

Kleinen RCTs mit kurzer Nachbeobachtungsphase und hohen Abbruchraten, die verschiedenen Antibiotikatherapien miteinander verglichen, zufolge erreichen Therapien mit Mehrfachdosen von Tetrazyklinen (Doxycyclin, Tetracyclin) und Makroliden (Rosaramicin) bei Chlamydieninfektionen Heilungsraten von mindestens 95 %. Unterschiede zwischen Männern und Frauen oder zwischen Verdachtsfällen und bestätigten Krankheitsfällen wurden nicht festgestellt.

Nutzen wahrscheinlich

Therapie mit Mehrfachdosen von Erythromycin

Drei kleine RCTs ergaben für Erythromycin Heilungsraten von 75–100 %. Verglichen mit einer Dosierung von 1 g pro Tag wurde mit 2 g Erythromycin pro Tag die höheren Heilungsraten erreicht.

Einmaltherapie mit Azithromycin

Eine systematische Übersicht aus Kurzzeit-RCTs zeigte hinsichtlich der Heilungsraten keinen signifikanten Unterschied zwischen einer Azithromycin ED und einer 7-tägigen Doxycyclintherapie.

Nutzen unbekannt

Therapien mit Mehrfachdosen von Ofloxacin, Trovafloxacin, Minocyclin, Lymecyclin, Clarithromycin, Ampicillin oder Rifampicin

Es fand sich nur ein begrenztes Maß an Belegen zu diesen Therapien.

Nutzen unwahrscheinlich

Therapie mit Mehrfachdosen von Ciprofloxacin

Zwei RCTs zufolge führt Ciprofloxacin in 63–92 % der Fälle zu einer Heilung. Eine Meta-Analyse ergab jedoch, dass Ciprofloxacin gegenüber Doxycyclin zu einer signifikant erhöhten mikrobiologischen Versagensrate führt.

Frage **Welche Effekte haben unterschiedliche Antibiotikatherapien bei unkomplizierter genitaler Chlamydieninfektion in der Schwangerschaft?**

Nutzen wahrscheinlich

Therapien mit Mehrfachdosen von Erythromycin oder Amoxicillin

Zwei systematischen Übersichten zufolge führen sowohl Amoxicillin als auch Erythromycin gegenüber Placebo zu erhöhten Heilungsraten.

Einmaltherapie mit Azithromycin

Eine systematische Übersicht kam zu dem Ergebnis, dass eine Einzeldosis Azithromycin die Heilungsrate gegenüber einer 7-tägigen Erythromycintherapie signifikant erhöhen kann.

Nutzen unbekannt

Clindamycin

In einer kleinen RCT war hinsichtlich der Heilungsraten kein signifikanter Unterschied zwischen Clindamycin und Erythromycin zu erkennen.

Definition	Unter einer unkomplizierten Chlamydieninfektion versteht man eine sexuell übertragbare Infektion der Urethra und / oder bei Frauen der Endozervix, und zwar ohne Befall des oberen Genitaltrakts. Die Infektion verläuft bei Frauen in bis zu 80 % der Fälle asymptomatisch, kann aber auch unspezifische Symptome wie vaginalen Fluor und Zwischenblutungen verursachen. Bei Männern führt die Infektion zu Ausfluss und Harnröhrenreizung oder Dysurie, kann aber in bis zu 50 % der Fälle auch asymptomatisch verlaufen.
Inzidenz/ Prävalenz	Die genitale Chlamydieninfektion ist in den Industrienationen die häufigste bakterielle sexuell übertragbare Infektion. In den USA wurden im Jahr 2 000 über 642 000 Chlamydieninfektionen gemeldet. Die Prävalenz von unkomplizierten Chlamydieninfektionen bei Frauen in chirurgischen Praxen in Großbritannien wird mit 3–5 % angegeben. Die Prävalenzraten sind bei jungen Erwachsenen am höchsten. Die gemeldeten Raten für 15–19-jährige Frauen liegen bei 800/10 000 in Großbritannien, 1 000/100 000 in Schweden und 2 500/10 000 in den USA.
Ätiologie/ Risikofaktoren	Die Infektion wird durch das Bakterium *Chlamydia trachomatis,* Serotypen D-K verursacht und primär durch Geschlechtsverkehr übertragen.
Prognose	Eine unbehandelte Chlamydieninfektion kann bei Frauen über mindestens 15 Monate und bei Männern über einen unbekannten Zeitraum symptomlos persistieren. Bei Frauen verursacht eine unbehandelte Infektion, durch Aszension in den oberen Genitaltrakt in 30–40 % der Fälle eine PID (siehe Pelvic Inflammatory Disease, S. 206). Bereits nach einer PID-Episode tritt bei 11 % der Frauen eine tubäre Sterilität auf und das Risiko für eine Extrauteringravidität ist 6–7fach erhöht. Bei Männern kann eine aszendierende Infektion zur Epididymitis führen. Es liegen diesbezüglich jedoch nur begrenzte Belege für eine kausale Beziehung zur männlichen Sterilität vor. Eine vertikale Übertragung von einer infizierten Mutter auf ihr Kind führt in 30–40 % der Fälle zu einer Chlamydienkonjunktivitis oder einer Chlamydienpneumonie des Neugeborenen. Chlamydieninfektionen können gemeinsam mit anderen genitalen Infektionen auftreten und erhöhen das Risiko für HIV-Übertragung und -Infektion.

Genitalwarzen

Suchdatum: Mai 2001

DJ Wiley

Frage **Welche Effekte haben unterschiedliche Behandlungsmethoden?**

Nutzen belegt

Kryotherapie (genauso effektiv wie Podophyllin, Trichloracetat und Elektrochirurgie)

Es fanden sich keine RCTs, die Kryotherapie mit Placebo verglichen hätten. Hinsichtlich der Abheilungsraten nach 3 Monaten zeigten sich in RCTs jeweils keine signifikanten Unterschiede zwischen Kryotherapie auf der einen und Podophyllin, Trichloracetat und Elektrochirurgie auf der anderen Seite.

Elektrochirurgie (besser als intramuskuläre oder subkutane Interferoninjektionen)

Es fanden sich keine RCTs, die Elektrochirurgie mit Nichtbehandlung verglichen hätten. Eine RCT kam jedoch zu dem Ergebnis, dass Elektrochirurgie gegenüber intramuskulären oder subkutanen Interferoninjektionen zu einer signifikant besseren Abheilungsrate der Warzen führt.

Imiquimod

RCTs zufolge erhöht Imiquimod die Abheilungsrate der Warzen nach einer Beobachtungszeit von 3 Monaten im Vergleich zu Placebo signifikant.

Unterspritzen mit Interferon

In RCTs zeigte sich unter Interferoninjektionen in den Warzenbereich eine signifikant bessere partielle oder vollständige Rückbildung der Warzen als unter Placebo.

Topisches Interferon

RCTs zufolge verbessert lokal appliziertes Interferon die Abheilung der Warzen nach einem Beobachtungszeitraum von 4 Wochen gegenüber Placebo signifikant (NNT 2–33).

Lasertherapie (genauso wirkungsvoll wie operative Exzision)

Es fanden sich keine RCTs, die eine Lasertherapie mit Placebo oder Nichtbehandlung verglichen hätten. Eine RCT ergab hinsichtlich der Abheilungsrate nach 36 Monaten keinen signifikanten Unterschied zwischen Lasertherapie und konventioneller operativer Entfernung.

Podophyllin

Es fanden sich keine RCTs, die Podophyllin mit Placebo verglichen hätten. RCTs zufolge ist aber Podophyllinharz genauso wirksam wie fast alle anderen Behandlungsansätze, jedoch signifikant weniger wirksam als eine operative Exzision.

Podophyllotoxin

RCTs zufolge erhöht Podophyllotoxin die Abheilungsraten für Warzen in einem Beobachtungszeitraum von 16 Wochen im Vergleich zu Placebo signifikant.

Operative Exzision (genauso wirkungsvoll wie Lasertherapie)

Es fanden sich keine RCTs, die eine operative Warzenentfernung mit Placebo oder Nichtbehandlung verglichen hätten. In einer RCT zeigte sich jedoch hinsichtlich der Abheilungsrate kein signifikanter Unterschied zwischen einer operativen Exzision und Lasertherapie.

Nutzen unbekannt

Fluorouracil-Creme; Kondome zur Prävention einer Virusübertragung; Warzenbehandlung zur Prävention einer Virusübertragung
Es fanden sich keine RCTs zur Wirksamkeit dieser Maßnahmen.

Bi- und Trichloracetat; topisches Interferon als adjuvante Therapie bei Lasertherapie
In RCTs fanden sich keine ausreichenden Belege über Wirksamkeit dieser Maßnahmen.

Nutzen unwahrscheinlich

Systemische Interferontherapie
In RCTs ist hinsichtlich der Warzenrückbildung nach 3 Monaten kein signifikanter Unterschied zwischen einer systemischen Interferontherapie und Placebo zu erkennen. Die Interferontherapie ist jedoch mit einer Reihe unerwünschter Nebenwirkungen behaftet.

Definition	Äußere Genitalwarzen [s.o.] sind gutartige epitheliale Tumoren im Bereich der Perianal- und Perigenitalregion. Man unterscheidet aufgrund der Morphologie die vier folgenden Typen: kondylomatöse, keratotische, papuläre und flache Warzen.
Inzidenz/ Prävalenz	Im Jahr 1996 waren äußere und innere Genitalwarzen der Grund für über 180 000 Erstkonsultationen in Allgemeinarztpraxen der USA: etwa 60 000 weniger als für 1995 gemeldet. Man schätzt, dass in den USA 1 % der sexuell aktiven Personen zwischen 18 und 49 Jahren an äußeren Genitalwarzen leiden.
Ätiologie/ Risikofaktoren	Äußere Genitalwarzen werden durch humane Papillomviren (HPV) verursacht. Obwohl über 70 verschiedene Genotypen bekannt sind, werden die Warzen bei immunkompetenten Menschen überwiegend von HPV-6 und HPV-11 verursacht. HPV-Infektionen und damit auch Genitalwarzen sind sexuell übertragbar.
Prognose	Klinischen Studien zufolge kommen Rezidive häufig vor und machen wiederholte Behandlungen erforderlich. Unbehandelt können die Warzen entweder unverändert persistieren, sich vergrößern oder vermehren oder sich spontan zurückbilden. Nur in seltenen Fällen, wenn überhaupt, entwickeln sie sich zu einem Karzinom. Die juvenile Larynxpapillomatose, eine seltene und manchmal lebensbedrohliche Erkrankung, tritt bei Kindern auf, deren Mütter an Genitalwarzen erkrankt waren. Aufgrund der Seltenheit dieser Erkrankung ist es schwierig, Studien zu entwickeln, die evaluieren könnten, ob eine Behandlung schwangerer Frauen das Erkrankungsrisiko beeinflussen kann.

Kommentar

Stephan Lautenschlager

HPV-assoziierte anogenitale Läsionen gehören aufgrund der hohen Prävalenz, der hohen Rezidivrate, der Schwierigkeit der Viruseradikation und des onkogenen Potentials gewisser Typen zu den grössten Problemen sexuell übertragbarer Erkrankungen. Eine Vielzahl unterschiedlicher Therapieformen steht heute zur Verfügung, wobei aktuell die Wahl der Therapie von der Morphologie und Ausdehnung des Befundes, des Immunstatus des Patienten und vor allem von persönlichen Präferenzen des Therapeuten abhängt. Bisherige Studienresultate lassen keine Therapieform erkennen, die das Ziel einer langfristigen, remissionsfreien und symptomarmen Abheilung erfüllt und anderen Therapien überlegen ist. Wegen Toxizitätsproblemen und fehlenden Daten können heute 5-Fluorouracil und Bi-/ Trichloressisäure nicht mehr empfohlen werden. Eine dokumentierte Wirksamkeit besteht für Kryotherapie, Elektrochirurgie, Imiquimod, intraläsionales/topisches Interferon, Laserchirurgie, Podophyllotoxin und chirurgische Abtragung mittels Skalpell. Lediglich Podophyllotoxin, Imiquimod und intraläsionales Interferon wurden placebokontrolliert getestet. Die in unterschiedlichen Studien gefundenen, stark divergierenden Rezidivraten für gleiche Therapieformen dokumentieren die schwierige Standardisierung und Reproduzierbarkeit der Methoden. Zusätzlich sind Studien, die auf der Selbstdiagnose der Patienten bezüglich Rezidiven beruhen, wegen der großen Fehlerquelle vorsichtig zu beurteilen (1).

1. Wiley DJ, Grosser S, Qi K et al. Validity of Self-Reporting of Episodes of External Genital Warts. Clin Infect Dis 2002;35:39–45

Gonorrhoe

Suchdatum: August 2001

John Moran

Frage **Welche Wirkungen haben unterschiedliche Behandlungsmethoden?**

Nutzen belegt

Orale Einmaltherapie mit ausgewählten Fluorochinolonen, ausgewählten Cephalosporinen oder Spectinomycin zur Behandlung unkomplizierter Infektionen bei Männern und nicht schwangeren Frauen
Einer systematischen Übersicht zufolge erreichen Einmaltherapien mit anderen Antibiotika als Penizillinen oder Tetrazyklinen bei urogenitalen oder rektalen Infektionen Heilungsraten von 95 % oder mehr, während die Heilungsraten bei Pharynxinfektionen geringer sind (≤ 80 %). Resistenzen gegen Penizilline, Tetrazykline und Sulphonamide sind mittlerweile weit verbreitet.

Orale Einmaltherapie mit ausgewählten Cephalosporinen oder Spectinomycin zur Behandlung unkomplizierter Infektionen bei schwangeren Frauen
RCTs, die verschiedene Antibiotika miteinander verglichen, kamen zu dem Ergebnis, dass Ceftriaxon und Spectinomycin bei 89–97 % der rektalen, urogenitalen oder pharyngealen Infektionen zur Heilung führen.

Nutzen wahrscheinlich

Ausgewählte injizierbare Fluorchinolone und Cephalosporine bei disseminierter Infektion
Unter den Publikationen der letzten 20 Jahren fanden sich keine RCTs, welche die Behandlung disseminierter Gonokokkeninfektionen untersuchten. Es besteht jedoch ein starker Konsens darüber, dass Therapien mit Mehrfachdosen von intravenös wirksamen Cephalosporinen oder Chinolonen die wirksamste Therapie darstellen. Es fanden sich keine Berichte über Misserfolge bei diesen Therapien.

Nutzen unbekannt

Simultanbehandlung gegen Chlamydieninfektionen bei gesicherten Gonorrhoefällen
Eine Simultanbehandlung gegen Chlamydien bei gesicherter Gonorrhoe beruht mehr auf theoretischen Vorstellungen und Expertenmeinungen als auf Belegen aus RCTs. Das Nutzen-Risiko-Verhältnis wird, in Abhängigkeit von der Prävalenz von Koinfektionen in der jeweiligen Population, entsprechend unterschiedlich ausfallen.

Definition Gonorrhoe wird verursacht durch eine Infektion mit *Neisseria gonorrhoeae.* Bei Männern manifestiert sich die Infektion in den meisten Fällen als unkomplizierte Urethritis mit Dysurie und Ausfluss. In weniger typischen Fällen sind die Symptome allerdings leicht und nicht von einer Chlamydienurethritis zu unterscheiden. Bei Frauen ist die häufigste Manifestation eine Zervizitis, die nur in 50 % der Fälle klinische Symptome (z. B. Fluor, Unterleibsschmerzen und Dyspareunie) verursacht. In 20–40 % der Fälle liegt eine Koinfektion mit Chlamydien vor.

Inzidenz/ Prävalenz Zwischen 1975 und 1996 ist die Inzidenz von gemeldeten Gonorrhoefällen in den USA um 74 % auf 122/100 000 Einwohner im Jahr 1996 gefallen. Seit

1996 werden jährlich zwischen 123 und 133 Fälle pro 10 000 Einwohner gemeldet. In Großbritannien ist die Zahl der diagnostizierten Gonorrhoefälle seit 1994 gestiegen und hat 1999 die Zahl von 39/100 000 Männer und 17/100 000 Frauen erreicht. In sozial benachteiligten Bevölkerungsgruppen können die Raten höher liegen. Die geschätzte Inzidenz für sexuell aktive Menschen aus drei Innenstadtbezirken Londons, die zwischen 15–59 Jahren alt waren, lag in den Jahren 1994–1995 bei 138/100 000 Frauen und bei 292/100 000 Männer. Bei jüngeren Menschen sind die Infektionsraten am höchsten. So wurden im Jahr 1999 in den USA die höchsten Inzidenzwerte bei Frauen zwischen 15–19 Jahren (716/100 000) und Männern zwischen 20–24 Jahren (590/100 000) gemeldet.

Ätiologie/ Risikofaktoren Die meisten Infektionen sind die Folge von vaginalem, rektalem oder oralem Geschlechtsverkehrs. Große Bedeutung haben jedoch auch Infektionen, die während der Entbindung von der Mutter auf ihr Neugeborenes erfolgen und die *Ophthalmia neonatorum* verursachen können. Seltener sind Augeninfektionen bei älteren Kindern und Erwachsenen als Folge von Sexualkontakten, schlechter Hygiene oder der medizinischen Verwendung von Urin.

Prognose Unbehandelt heilt eine Gonorrhoe nach wochen- oder monatelangen unangenehmen Symptomen spontan ab. Innerhalb dieser Zeit besteht allerdings eine beachtliche Wahrscheinlichkeit für die Übertragung auf andere Personen oder die Entwicklung von mehr oder weniger schweren Komplikationen. Bei Männern ist die Symptomatik in der Regel so stark ausgeprägt, dass ein Arztbesuch erfolgt. 1–3 % der infizierten Männer bleiben allerdings symptomlos. Diese Männer und frisch infizierte, noch asymptomatische Männer sind zu einem großen Teil für die Weiterverbreitung der Infektion verantwortlich. Bei vielen Frauen bleiben die Infektionen aufgrund fehlender leicht erkennbarer Symptome unentdeckt und unbehandelt. Ein unbekannter Teil dieser unbehandelten Infektionen verursacht lokale Komplikationen wie Lymphangitis, Periurethralabszess, Bartholinitis und Harnröhrenstrikturen oder führt durch Keimaszension in den oberen Genitaltrakt bei Männern zu Epididymitis und bei Frauen zu einer Entzündung von Uterus, Eileitern und Ovarien im Rahmen einer PID (siehe Pelvic Inflammatory Disease, S. 206). Die enge Beziehung zwischen Gonorrhoe und PID, die einen der Hauptgründe für sekundäre Sterilität, ektopische Schwangerschaften und chronische Unterleibsschmerzen darstellt, macht die Gonorrhoe erst zu einem so wichtigen Thema für das öffentliche Gesundheitssystem. Zeichen einer disseminierten Infektion sind petechiale oder pustulöse Hautveränderungen, asymmetrische Arthropathien, Tendovaginitis oder septische Arthritis und in seltenen Fällen Meningitis oder Endokarditis.

Kommentar

Stephan Lautenschlager

Aktuelle Daten aus Westeuropa dokumentieren eine beachtliche Zunahme der Gonorrhoe in den letzten Jahren (1), wobei die Rate der asymptomatisch Infizierten höher ist als bisher angenommen wurde (2). Die Behandlung der unkomplizierten Gonorrhoe bei Männern und nicht-schwangeren Frauen kann mit einer Einmaldosis gewisser Cephalosporine, Chinolone und Spectinomycin durchgeführt werden. Bei importierten Erregern aus Asien und dem pazifischen Raum muss jedoch die steigende Resistenzentwicklung auf Ciprofloxacin beachtet werden. Daten zur Therapie während der Schwangerschaft sind sehr spärlich vorhanden, eine Therapie mit Ceftriaxon oder Spectinomycin scheint ebenfalls möglich. Daten zu disseminierten Verläufen fehlen noch, jedoch sind keine Therapieversager unter einer mehrtägigen, resistenzgerechten parenteralen Behandlung bekannt. Eine gleichzeitige blinde Mitbehandlung von Chlamydien mit einem zweiten Antibiotikum basiert nicht auf Studienresultaten und sollte nur in Regionen mit hoher Chlamydien-Prävalenz oder bei limitierten diagnostischen Mitteln in Erwägung gezogen werden. Beim „syndromic approach" und fehlenden Abklärungsmöglichkeiten hat sich in kleineren Studien Azithromycin als Einmaldosis bewährt.

1. Nicoll A, Hamers FF. Are trends in HIV, gonorrhoea, and syphilis worsening in western Europe? BMJ. 2002;324:1324–7
2. Turner CF, Rogers SM, Miller HG et al. Untreated gonococcal and chlamydial infection in a probability sample of adults. JAMA 2002;287:726–33

Herpes genitalis

Suchdatum: Juli 2001

Anna Wald

Frage **Welche Effekte haben unterschiedliche Behandlungsmethoden?**

Nutzen belegt

Tägliche orale antivirale Therapie bei häufigen Rezidiven
RCTs zufolge kann eine tägliche Erhaltungstherapie mit oralen antiviralen Therapeutika die Rezidivhäufigkeit und Virusverbreitung im Vergleich zu Placebo verringern.

Orale antivirale Therapie bei Erstmanifestation
RCTs zur Erstmanifestation von Herpes genitalis zufolge kann eine orale antivirale Therapie sowohl die Dauer der Symptomatik als auch die Schwere der Läsionen und die Virusdissemination gegenüber Placebo verringern. Hinsichtlich Rezidivhäufigkeit und Zeit bis zum Auftreten von Rezidiven war jedoch kein signifikanter Unterschied zu erkennen.

Orale antivirale Therapie bei Rezidivbeginn
In RCTs zeigte sich, dass eine bei den ersten Rezidivzeichen begonne orale antivirale Therapie gegenüber Placebo sowohl die Dauer der Symptomatik als auch Schwere der Läsionen und Virusdissemination bei rezidivierendem Herpes genitalis verringern kann.

Nutzen wahrscheinlich

Tägliche orale antivirale Therapie in der Spätschwangerschaft (ab 36. SSW) bei Frauen mit Herpes genitalis-Anamnese
Ein begrenztes Maß an Belegen aus RCTs bei hochschwangeren Frauen mit Herpes genitalis weist darauf hin, dass eine antivirale Therapie das Risiko für floride Läsionen zum Zeitpunkt der Entbindung verringern kann. Da Frauen mit genitalen Herpesläsionen normalerweise eine Schnittentbindung angeboten wird, könnte eine antivirale Therapie auf diese Weise die Kaiserschnittrate senken.

Kondomeinsatz zur Prävention einer sexuellen Übertragung auf Frauen
Ein begrenztes Maß an Belegen aus einer prospektiven Kohortenstudie deutet darauf hin, dass die Verwendung von Kondomen, verglichen mit ungeschütztem Geschlechtsverkehr, das Risiko für eine sexuell übertragene HSV-2–Infektion bei Frauen mit infiziertem Partner signifikant senken kann.

Nutzen unbekannt

Kondomeinsatz zur Prävention einer sexuellen Übertragung auf Männer
Eine prospektive Kohortenstudie zur Infektionsübertragung von HSV-2-infizierten Frauen auf ihre männlichen Partner fand keinen signifikanten Unterschied hinsichtlich der Infektionsverhütung mit und ohne Kondomverwendung.

Orale antivirale Therapie bei HIV-Infektion
RCTs fanden nur unzureichende Belege zu Effekten einer antiviralen Therapie bei HIV-infizierten Patienten.

Psychotherapie zur Verringerung der Rezidivhäufigkeit

Eine systematische Übersicht lieferte keine ausreichenden Belege über die Effekte einer Psychotherapie auf die Rezidivhäufigkeit bei Herpes genitalis.

Serologisches Screening und Beratung in der Spätschwangerschaft

Das höchste Risiko für eine Mutter-Kind-Übertragung von Herpesinfektion besteht bei einer herpetischen Neuinfektion in der Spätschwangerschaft. Es fanden sich keine ausreichenden Belege über die Effekte von Präventivmaßnahmen in der Spätschwangerschaft (wie z. B. serologische Screeninguntersuchung und Beratung).

Nutzen unwahrscheinlich

Rekombinanter Glykoprotein-Impfstoff (gB2 und gD2)

Einer RCT, welche die Effekte von rekombinantem Glykoprotein-Impfstoff (gB2 und gD2) bei HSV-2– und HIV-seronegativen Patienten mit Placebo verglich, zufolge besteht in Bezug auf das Auftreten von Herpes genitalis oder HSV-2–Infektion kein signifikanter Unterschied.

Unwirksamkeit oder Schädlichkeit wahrscheinlich

Schnittentbindung /Sectio bei Frauen mit genitalen Herpesläsionen am Entbindungstermin

Es fanden sich keine ausreichenden Belege über die Auswirkungen einer Schnittentbindung auf die Häufigkeit der Mutter-Kind-Übertragung von Herpes genitalis. Die Operation selbst ist jedoch mit erhöhtem mütterlichen Morbiditäts- und Mortalitätsrisiko belastet.

Definition Bei Herpes genitalis handelt es sich um eine Infektion mit Herpesviren Typ 1 oder Typ 2, die Ulzerationen im Genitalbereich verursachen. Die Herpes-simplex-Infektionen lassen sich über virologische und serologische Befunde nachweisen. Man unterscheidet zwischen: a) der Erstmanifestation einer Primärinfektion bei Personen, bei denen weder HSV-1– noch HSV-2–Antikörper nachzuweisen sind; b) der ersten Episode einer Zweitinfektion mit HSV-2 bzw. HSV-1 bei Personen mit bereits nachgewiesenen HSV-1- bzw. HSV-2-Antikörpern; c) der Erstmanifestation eines Rezidivs an HSV-2 (oder HSV-1) Infektionen bei Personen mit HSV-2 (oder HSV-1)-Antikörpern aufgrund einer früheren Infektion; d) rezidivierendem Herpes genitalis, der durch Reaktivierung einer latenten Herpes-Infektion entsteht.

Inzidenz/ Prävalenz Herpes genitalis-Infektionen gehören zu den häufigsten sexuell übertragenen Krankheiten. Studien zur Seroprävalenz zeigen, dass bei 22 % der Erwachsenen in den USA HSV-2–Antikörper im Blut nachzuweisen sind. Einer britischen Studie zufolge haben 23 % der erwachsenen Patienten in Kliniken für sexuell übertragbare Krankheiten und 7,6 % der Blutspender in London HSV-2–Antikörper im Blut.

Ätiologie/ Risikofaktoren Sowohl HSV-1 als auch HSV-2 können genitale Primärinfektionen verursachen, bei HSV-2–Infektion ist die Gefahr einer rezidivierenden Erkrankung jedoch höher. Die meisten Menschen mit HSV-2–Infektion sind sich wegen der geringen Symptomatik ihrer Erkrankung gar nicht bewusst. Diese Menschen können jedoch die Infektion auf Sexualpartner oder Neugeborene übertragen.

Prognose Mögliche Folgen einer Herpes simplex-Infektion sind Herpes-simplex-Infektionen bei Neugeborenen, opportunistische Infektionen bei abwehrgeschwächten Menschen, rezidivierende Ulzerationen im Genitalbereich und psychosoziale Probleme. HSV-2–Infektionen sind assoziiert mit einem erhöhten Risiko für HIV-Übertragung oder -Neuinfektion. Die häufigsten neurologischen Komplikationen sind die aseptische Meningitis (bei etwa 1/4 der Frauen im Rahmen einer Primärinfektion) und die Harnretention. Für Neugeborene, deren Mütter sich in der Spätschwangerschaft erstmals infiziert haben, besteht ein hohes absolutes Infektionsrisiko von 41 % (95 %, CI 26 % bis 56 %), während Neugeborene von Müttern mit bereits früherer Infektion ein niedriges Infektionsrisiko tragen (< 3 %), selbst wenn bei der Entbindung ein Rezidivinfekt vorliegt. Etwa 15 % der neonatalen Herpesinfektionen sind die Folge einer postpartalen von oralen Herpesläsionen ausgehenden Virusübertragung.

Kommentar

Manuel Battegay

Der genitale Herpes simplex ist eine sexuell übertragene Krankheit, die epidemiologisch, diagnostisch und therapeutisch intensiv untersucht wurde. Hinsichtlich der Prävention sind Studien schwierig durchführbar. Es ist jedoch erwiesen, dass eine Übertragung von einem HSV-positiven Mann auf eine HSV-negative Frau durch Kondome signifikant reduziert werden kann. Studien hinsichtlich der Wirksamkeit von Kondomen sind schwer durchführbar, da nur 61 % der Paare überhaupt Kondome benutzt haben und nur 8 % sie immer benutzten. Mit antiviralen Therapien kann die Schmerzdauer, das Auftreten neuer Läsionen sowie die virale Ausscheidung zeitlich verkürzt werden. Dies gilt auch für eine antivirale Therapie bei Rezidiven, wobei besonders bei den Personen, die das Rezidiv frühzeitig erkennen, der Therapieeffekt am höchsten ist. Durch eine antivirale Therapie wird die Rezidivhäufigkeit nicht signifikant reduziert, was aufgrund der Pathophysiologie viraler Krankheiten auch nicht zu erwarten ist.

Immunisierungen während chronischen viralen Infekten sind problematisch. Dies gilt auch für die genitale Herpes-Infektion. Bis heute zeigte sich in randomisierten klinischen Studien kein signifikanter Unterschied der Impfgruppe zur Placebo-Studienpopulation.

Pelvic Inflammatory Disease (PID)

Suchdatum: August 2001

Jonathan Ross

Frage **Welche Effekte haben unterschiedliche Behandlungsmethoden?**

Nutzen wahrscheinlich

Antibiotika (Symptomverbesserung und mikrobiologische Heilung bei Frauen mit bestätigter PID)

Einer systematischen Übersicht aus Beobachtungsstudien und RCTs zufolge bessern unterschiedliche Antibiotikatherapien die Symptomatik einer PID und führen mikrobiologisch nachweisbar zu einer hohen Heilungsrate.

Nutzen unbekannt

Antibiotische Therapien unterschiedlicher Dauer

In systematischen Übersichten fanden sich keine guten Belege über eine optimale Therapiedauer.

Orale gegenüber parenterale Antibiotikatherapie

In zwei RCTs zeigte sich hinsichtlich ihrer Wirksamkeit kein signifikanter Unterschied zwischen oralen und parenteralen Antibiotikatherapien.

Routinemäßige Antibiotikaprophylaxe vor jeder IUD-Insertion

Eine systematische Übersicht zur routinemäßigen Antibiotikaprophylaxe von Doxycyclin im Vergleich zu Placebo vor jeder IUD-Insertion zeigte keinen signifikanten Unterschied der Häufigkeit einer PID. Das absolute Risiko für eine PID infolge einer IUD-Insertion war in der Übersicht generell niedrig. Es kann jedoch sein, dass die systematische Übersicht nicht genügend statistische Kraft hatte, um einen klinisch bedeutsamen Unterschied auszuschließen.

Definition Unter Pelvic Inflammatory Disease (PID) versteht man bei Frauen die Entzündung und Infektion des oberen Genitaltraktes, die typischerweise neben den Eileitern auch die Ovarien und das umgebende Gewebe betrifft.

Inzidenz/ Prävalenz Die genaue Inzidenz der PID ist nicht bekannt, da die Krankheit nicht zuverlässig über klinische Parameter zu diagnostizieren ist. Die beste Untersuchungsmethode ist eine direkte Inspektion der Eileiter über eine diagnostische Laparoskopie, die jedoch aufgrund ihrer Invasivität nicht routinemäßig durchgeführt werden kann. Eine PID ist in den USA mit 49/10 000 dokumentierten Fällen der häufigste gynäkologische Grund für eine Krankenhauseinweisung. Da eine PID in den meisten Fällen asymptomatisch verläuft, wird die wahre Prävalenz durch diese Angaben unterschätzt. Einen groben Anhaltspunkt für die PID-Prävalenz in Entwicklungsländern ergeben die gemeldeten Hospitalisierungsraten. Eine PID ist in den afrikanischen Staaten südlich der Sahara die Ursache für 17–40 %, in Südostasien für 15–37 % und in Indien für 3–10 % aller gynäkologischen Einweisungen.

Ätiologie/ Risikofaktoren Die mit PID assoziierten Faktoren entsprechen denen bei sexuell übertragbaren Krankheiten: jugendliches Alter, schlechte sozioökonomische Umstände, afrikanische/afrokaribische Abstammung, geringer Bildungsstand und neuer Sexualpartner. Die meisten Fälle scheinen die Folge einer aszendierenden Scheideninfektion zu sein. Eine initiale Schleimhautschädigung durch Bakterien (vor allem *Chlamydia trachomatis* und *Neisseria gonorrhoeae*) ermöglicht auch opportunistischen Erregern die Invasion. So findet man bei PID in der Regel Mischinfektionen, an denen auch *Mycoplasma hominis* und Anaerobier beteiligt sind. Die Aszension der Infektion in den oberen Genitaltrakt kann durch Vaginalduschen und instrumentelle Eingriffe an der Zervix begünstigt werden. Barrieremethoden und orale Kontrazeptiva führen dagegen im Vergleich zu anderen Verhütungsmethoden zu einer Reduktion des Erkrankungsrisikos.

Prognose

Eine PID hat eine hohe Morbidität; etwa 20 % der betroffenen Frauen werden unfruchtbar, 20 % entwickeln chronische Unterleibsschmerzen, und im Falle einer Konzeption kommt es in 10 % der Fälle zu einer ektopischen Schwangerschaft. Es fanden sich keine placebokontrollierten Studien zu Antibiotikatherapien. Unkontrollierte Beobachtungen deuten darauf hin, dass die klinischen Symptome auch bei einer beachtlichen Zahl unbehandelter Frauen spontan sistieren. Wiederholte PID-Episoden sind mit einem 4–6–fachen Risiko für dauerhafte Eileiterschäden assoziiert.

Kommentar

Eduard Wight

Aufsteigende Infektionen des inneren Genitale der Frau (pelvic inflammatory disease = PID) durch Chlamydien verlaufen häufig oligosymptomatisch und werden deshalb oft erst spät oder gar nicht behandelt. Die Folge sind typischerweise, insbesondere bei Rezidiven, schwerwiegende Tubenveränderungen.

Die „bakterielle Vaginose“ (BV) ist ein Risikofaktor für postoperative Infektionen nach gynäkologischen und geburtshilflichen Eingriffen (1). Daneben wird die BV gehäuft bei Trägerinnen von Kupfer-IUDs (intrauterine contraceptive device = Spirale) gefunden (2). Die Rate von PID bei Frauen mit Kupfer-IUD ist erhöht (RR: 1.5–2), bei Frauen mit Levonorgestrel-IUD (Hormon-Spirale) jedoch erniedrigt (RR: 0.5). Die prophylaktische Gabe von Azithromycin oder Doxycyclin bei der IUD-Einlage führt nicht zu einer signifikanten Verminderung der Infektrate (Azithromycin 3.8 % gegenüber Placebo 3.4 %; Doxycyclin 1.3 % gegenüber Placebo 1.9 %) (3). Beide Antibiotika sind gegen Chlamydieninfekte gut, gegen Gonorrhoe mäßig, aber gegen die BV nur wenig wirksam.

1. Soper D.E. Bacterial vaginosis and postoperative infections. Am J Obstet Gynecol, 169: 467–469, 1993
2. Joesoef M.R. et al, High rate of bacterial vaginosis among women with intrauterine devices in Manado, Indonesia. Contraception, 64:169–172, 2001
3. Walsh T. et al, Randomised controlled trial of prophylactic antibiotics before insertion of intrauterine devices. Lancet, 351: 1005–1008, 1998

Sexuell übertragbare Erkrankungen: Partner-Benachrichtigung

Suchdatum: Juli 2001

Catherine Mathews, Nicol Coetzee, Merrick Zwarenstein und Sally Guttmacher

Frage **Welche Effekte haben unterschiedliche Strategien zur Benachrichtigung der Sexualpartner in unterschiedlichen Personengruppen, und welche Effekt haben Interventionen zur zügigen Einleitung eines Arztbesuchs?**

[A.d.Ü.: In verschiedenen Gesundheitssystemen des Auslands existieren spezielle Informations- und Beratungsdienstleistungen für Patienten mit sexuell übertragbare Krankheiten zur Verbesserung der Kontrolle von Krankheitsübertragung, der Information und Behandlung möglicher Sexualpartner auf freiwilliger Basis. Zu diesem Zweck werden speziell ausgebildete und psychologisch geschulte Leistungserbringer, wie Ärzte, Krankenschwestern, Sozialarbeiter, Berater usw. zur Betreuung von Patienten mit sexuell übertragbaren Krankheiten und ihrer Partner eingesetzt.
In der Literatur werden folgende Formen der Partnerbenachrichtigung unterschieden:

- Patient Referral (Partnerbenachrichtigung durch den Patienten)
- Provider Referral (medizinisches Personal informiert Partner, ohne dass der Name des Indexpatienten bekannt gegeben wird)
- Contract Referral (Indexpatient soll Partner benachrichtigen. Falls Partner im festgelegten Zeitraum nicht zur Kontrolle erscheint, erfolgt Benachrichtigung durch Arzt)
- Outreach Assistance (Partner werden von Fachpersonal in der Nähe benachrichtigt, ohne Namensnennung).

Die verschiedenen Interventionsmöglichkeiten sind im nachstehenden Kommentar von J. Bitzer dargelegt. Da die zitierten Studien im Rahmen der spezifischen anglo-amerikanischen Versorgungssysteme erarbeitet wurden, werden die Begriffe im folgenden Text nicht übersetzt.]

Nutzen wahrscheinlich

Contract Referral (bei Patienten mit Syphilis genauso effektiv wie Provider Referral)

Die systematische Übersicht einer RCT, die verschiedene Strategien zur Benachrichtigung der Sexualpartner von Patienten mit Syphilis miteinander verglichen hatte, zeigte hinsichtlich der Raten an erfolgreichen Benachrichtigungen, keinen signifikanten Unterschied zwischen Provider und Contract Referral, wenn den Personen aus der Contract-Referral-Gruppe nur 2 Tage Zeit zur Benachrichtigung ihrer Sexualpartner zugestanden wurde.

Provider Referral, Contract Referral oder Wahl zwischen Provider und Patient Referral (gegenüber alleiniges Patient Referral) bei Patienten mit HIV, Gonorrhoe oder Chlamydieninfektion

Einer systematischen Übersicht, die verschiedene Strategien zur Partnerbenachrichtigung miteinander verglich, zufolge ist bei HIV-Infizierten das Angebot, zwischen Provider Referral (bei der die Identität des Patienten nicht aufgedeckt wird) und Patient Referral auszuwählen, wirkungsvoller als alleiniges Patient Referral. Bei Patienten mit Gonorrhoe erhöht Contract Referral gegenüber Patient Referral die Zahl von Partnern, die sich für eine Behandlung beim Arzt vorstellten. Bei Chlamydieninfektionen erhöht Provider Referral den Anteil der pro Patient ermittelten Partner (NNT 2) und der pro Patient entdeckten infizierten Partner (NNT 17) signifikant gegenüber Patient Referral.
Die systematische Übersicht lieferte allerdings keine guten Belege über die Auswirkungen dieser Strategien auf die persönlichen partnerschaftlichen Beziehungen des Patienten. Ins-

besondere fehlen Informationen über die Häufigkeit von Gewalttätigkeit, Missbrauch und Abbruch der Beziehung durch den Betroffenen oder den Partner.

Nutzen unbekannt

Ergänzung von Patient Referral durch Erinnerungsanrufe und persönliches Anschreiben; Unterstützung von Patient Referral durch Informationsvideos; Beratung und Information des Patienten vor dem Patient Referral durch unterschiedliche Arten von Leistungserbringern.
Es fanden sich keine ausreichenden Belege dafür, dass sich diese Einflussfaktoren auf die Zahl der erfolgreichen Benachrichtigungen auswirken.

Definition Unter „Benachrichtigung von Sexualpartnern" verstehen wir im vorliegenden Rahmen, dass Sexualpartner von Patienten mit nachgeweisenen sexuell übertragenen Krankheiten über die Gefahr einer möglichen Infektion informiert werden. Die wichtigsten Informationsmöglichkeiten sind:

- Patient Referral (Partnerbenachrichtigung durch den Patienten)
- Provider Referral (medizinisches Personal informiert Partner, ohne dass der Name des Indexpatienten bekannt gegeben wird)
- Contract Referral (Indexpatient soll Partner benachrichtigen. Falls Partner im festgelegten Zeitraum nicht zur Kontrolle erscheint, erfolgt Benachrichtigung durch Arzt)
- Outreach Assistance (Partner werden von Fachpersonal in der Nähe benachrichtigt, ohne Namensnennung).

Inzidenz/ Prävalenz Ein Großteil der an sexuell übertragbaren Infektionen Erkrankten zeigt keine Symptome oder Zeichen einer Infektion. So waren z. B. 22–68 % der Männer, die durch eine Partnerbenachrichtigung identifiziert wurden, asymptomatisch. Die Partnerbenachrichtigung ist neben breit angelegten Screeninguntersuchungen die einzige Möglichkeit, solche Menschen zu erreichen. Infektions-Prävention bzw. -Behandlung von Personen mit mehreren gleichzeitigen Sexualpartnern haben wahrscheinlich den größten Einfluss auf die Weiterverbreitung von sexuell übertragenen Krankheiten

Ätiologie/ Risikofaktoren Es existieren keine Studie, die zeigen, dass die Benachrichtigung von Sexualpartnern für diesen oder für zukünftige Partner einer infizierten Person von gesundheitlichem Nutzen ist. Es wäre sowohl technisch als auch ethisch schwierig, solche Belege zu erhalten. Eine RCT verglich die Identifizierung, Untersuchung und Behandlung asymptomatischer Frauen mit erhöhtem Risiko für zervikale Chlamydieninfektionen mit einer Normalversorgung. Dabei zeigte sich, dass durch die Untersuchung die Inzidenz für PID (Pelvic Inflammatory Disease) verringert wird (RR 0,44, 95 % CI 0,2 bis 0,9). Diesen Belegen zufolge bringt eine Benachrichtigung der Sexualpartner, mit dem Ziel, bei den noch ahnungslosen Personen Infektionen zu identifizieren und zu behandeln, infizierten Partnern einen direkten Nutzen.

Kommentar

Johannes Bitzer

Die Benachrichtigung des Sexualpartners bei sexuell übertragbaren Erkrankungen erscheint aus präventivmedizinischen Gründen unabdingbar. In der Literatur werden folgende Formen der Partnerbenachrichtigung unterschieden:

- Patient Referral (Partnerbenachrichtigung durch den Patienten)

- Provider Referral (medizinisches Personal informiert Partner, ohne dass der Name des Indexpatienten bekannt gegeben wird)
- Contract Referral (Indexpatient soll Partner benachrichtigen. Falls Partner im festgelegten Zeitraum nicht zur Kontrolle erscheint, erfolgt Benachrichtigung durch Arzt)
- Outreach Assistance (Partner werden von Fachpersonal in der Nähe benachrichtigt, ohne Namensnennung).

Die Wirksamkeit wird wie folgt gemessen: Partner identifiziert, benachrichtigt, zur Konsultation kommend, mit positiven Tests, behandelt, Rate von Reinfektionen, Inzidenz von STDS in der Gesamtpopulation, Schädigung von Patient oder Partner wie Gewalt und Missbrauch.

RCTs zufolge erhöhen Provider Referral, Contract Referral oder das Angebot der Wahl zwischen Provider und Patient Referral die Rate benachrichtigter und getesteter Patienten mit HIV, Gonorrhoea oder Chlamydien. Contract Referral scheint gleich effektiv wie Provider Referral bei Patienten mit Syphilis zu sein. Telefonerinnerungen und Kontaktkarten sowie Aufklärungsvideos zeigen keine eindeutigen Auswirkungen.

Keine Evidenz besteht zur Frage, in welcher Weise eine Partnerbenachrichtigung auf die Beziehung zwischen Patienten und Partner einwirkt, insbesondere auf die Rate von Gewalt, Missbrauch oder Trennung.

Vaginose, bakterielle

Suchdatum: Juli 2001

M. Joesoef und George Schmid

Frage **Welche Effekte haben unterschiedliche Antibiotikatherapien mit anaerobem Wirkungsspektrum?**

Nutzen belegt

Antibiotikatherapie mit anaerobem Wirkungsspektrum bei symptomatischen, nicht schwangeren Frauen

In einer systematischen Übersicht zeigte sich hinsichtlich der Heilungsraten nach 5–10 Tagen oder nach 4 Wochen kein signifikanter Unterschied zwischen oral und intravaginal applizierten Medikamenten mit anaerobem Wirkungsspektrum. Einer anderen systematischen Übersicht zufolge erhöht eine 7-tägige orale Therapie mit Metronidazol (2× tgl.) die Heilungsraten nach 3–4 Wochen signifikant im Vergleich zu einer Therapie mit einer Einzeldosis (ED) von 2g. RCTs mit begrenzter Aussagekraft ergaben hinsichtlich der Heilungsraten keinen signifikanten Unterschied zwischen der 7-tägigen oralen Therapien mit Clindamycin oder mit Metronidazol (2× tgl.). Auch zwischen verschiedenen intravaginalen Therapieschemata mit Metronidazol (1× tgl. gegenüber 2× tgl.) war in diesen RCTs kein Unterschied zu erkennen.
In einer RCT fand sich in Bezug auf die Heilungsraten nach 35 Tagen kein Unterschied zwischen einer 3-tägigen Therapie mit Clindamycin-Ovula und einer 7-tägigen Therapie mit Clindamycin-Creme.

Nutzen wahrscheinlich

Antibiotikatherapie mit anaerobem Wirkungsspektrum vor operativem Schwangerschaftsabbruch

RCTs zufolge verringert eine orale Therapie gegen Anerobier bei Frauen mit bakterieller Vaginose, die sich einem operativen Schwangerschaftsabbruch unterziehen, das Risiko für eine PID.

Antibiotikatherapie mit anaerobem Wirkungsspektrum (ausgenommen Clindamycin) bei Schwangeren mit vorausgegangener Frühgeburt

Eine Subgruppenanalyse bei Schwangeren mit bakterieller Vaginose und vorausgegangener Frühgeburt ergab nur ein begrenztes Maß an Belegen, dass eine orale Antibiotikatherapie mit anaerobem Wirkungsspektrum das Frühgeburtsrisiko gegenüber Placebo signifikant verringert (NNT 4).

Nutzen unbekannt

Antibiotikatherapie mit anaerobem Wirkungsspektrum vor gynäkologischen Eingriffen (außer Abtreibung)

Es fanden sich keine Belege über die Wirksamkeit einer antibiotische Behandlung mit anaerobem Wirkungsspektrum bei Frauen mit bakterieller Vaginose, bei denen ein anderer gynäkologischer Eingriff als eine Abtreibung/Interruptio durchgeführt wird.

Antibiotikatherapie mit anaerobem Wirkungsspektrum (ausgenommen Clindamycin) bei normaler Schwangerschaft

Eine systematische Übersicht und nachfolgend durchgeführte RCTs bei Schwangeren ohne vorausgegangene Frühgeburt ergaben bezüglich des Frühgeburtsrisikos keinen signifikanten Unterschied zwischen einer antibiotischen Therapie mit anaerobem Wirkungsspektrum und Placebo.

Unwirksamkeit oder Schädlichkeit wahrscheinlich

Intravaginale Clindamycin-Therapie bei Schwangeren
Vier RCTs zufolge erhöht eine clindamycinhaltige Vaginalcreme das Risiko für Früh- und Mangelgeburten. Die Erhöhung ist jedoch nicht signifikant.

Antibiotische Therapie bei Schwangeren ohne bakterielle Vaginose
Subgruppenanalysen in zwei RCTs bei Schwangeren ohne bakterielle Vaginose kamen zu dem Ergebnis, dass clindamycinhaltige Vaginalcreme oder orale Metronidazol- plus Erythromycintherapie das Risiko für eine Frühgeburt vor der 34. SSW erhöhen. Der Unterschied war allerdings nur in einer der RCTs signifikant (NNH 12).

Frage **Welche Effekte haben Präventivmaßnahmen?**

Unwirksamkeit oder Schädlichkeit wahrscheinlich

Behandlung des einzigen und festen männlichen Sexualpartners
Einer systematischen Übersicht zufolge ergibt eine orale antibiotische Behandlung des Partners für Frauen mit einen festen Sexualpartner keinen Vorteil hinsichtlich des Rezidivrisikos.

Definition

Die bakterielle Vaginose (BV) ist eine mikrobielle Erkrankung, die durch eine Verschiebung in der bakteriellen Vaginalflora von einer überwiegenden Besiedelung mit *Lactobacillus*-Spezies zu hohen Anaerobierkonzentrationen gekennzeichnet ist. Für die Diagnose einer BV wird die Erfüllung von drei der vier folgenden Kriterien gefordert: Nachweis von Clue-Cells im Nativpräparat; homogener Fluor, der an den Vaginalwänden haftet, pH-Wert in der Vaginalflüssigkeit über 4,5 und ein fischiger Amingeruch des Fluors, der sich bei Zugabe von 10 % Kaliumhydroxid verstärkt. Die Erkrankung verläuft bei 50 % der Frauen asymptomatisch. Bei symptomatischen Frauen tritt ein übermäßiger weißlicher und/oder übelriechender Fluor vaginalis auf, dessen Geruch sich durch Geschlechtsverkehr auffällig verstärken kann.

Inzidenz/ Prävalenz

Die bakterielle Vaginose, die etwa zweimal so oft auftritt wie eine Candidiasis, ist die häufigste Ursache einer Scheideninfektion. In unterschiedlichen Settings/Bereichen wurden bei unselektierten Frauen Prävalenzraten von 10–61 % gefunden. Die Inzidenzdaten sind begrenzt. Eine Studie kam jedoch zu dem Ergebnis, dass, über einen Beobachtungszeitraum von 2 Jahren, bei 50 % der Frauen mit IUD (Spirale) und 20 % der Frauen, die orale Kontrazeptiva einnehmen, mindestens eine Infektion auftritt. Bei lesbischen Frauen ist eine bakterielle Vaginose besonders häufig zu beobachten.

Ätiologie/ Risikofaktoren

Die Ursachen der Erkrankung sind noch nicht vollständig geklärt. Risikofaktoren sind neue oder wechselnde Sexualpartner und ein früher Beginn der sexuellen Aktivität. Ein ursächlicher Krankheitserreger, der zwischen Geschlechtspartnern übertragen wird, konnte aber nicht nachgewiesen werden. Die Verwendung von Intrauterinpessaren (IUD) und Scheidenspülungen werden ebenfalls als Risikofaktoren genannt. Die Infektionen scheinen um die Zeit der Menstruation am häufigsten aufzutreten.

Prognose

Der Verlauf einer bakteriellen Vaginose ist variabel und noch wenig erforscht. Ohne Behandlung werden sowohl bei Schwangeren als auch bei nicht schwangeren Frauen Spontanheilungen und persistierende Infektionen beobachtet. Nach einer Behandlung kommt es bei etwa 1/3 der Frauen zu Rezidiven. Eine BV ist assoziiert mit Schwangerschaftskomplikationen wie Mangelgeburt; Frühgeburt (gepoolte OR aus 10 Kohortenstudien: 1,8,95 % CI 1,5 bis 2,6); vorzeitige Wehen; vorzeitiger Blasensprung; späte Fehlgeburt; Chorioamnionitis (48 % gegenüber 22 %, OR 2,6, 95 % CI 1,0 bis 6,6); Endometritis nach normaler Entbindung (8,2 % gegenüber 1,5 %, OR 5,6, 95 % CI 1,8 bis 17,2); Endometritis nach Sectio (55 % gegenüber 17 %, OR 5,8,95 % CI 3,0 bis 10,9) und Operationen im Bereich des Genitaltraktes. Frauen mit vorausgegangener Frühgeburt tragen ein besonders hohes Komplikationsrisiko, mit. einem siebenfach erhöhten Risiko für eine neuerliche Frühgeburt (AR 24/428 [6 %] bei allen Frauen im Vergleich zu 10/24 [42 %] bei Frauen mit vorausgegangener Frühgeburt). Eine bakterielle Vaginose erhöht das Risiko für eine HIV-Übertragung und -Infektion.

Kommentar

Jörg Humburg

Die Standarttherapie der bakteriellen Vaginose besteht in der Verabreichung von Metronidazol oder Clindamycin, vaginal oder oral (1). Rezidive treten in 30 % der Fälle nach einem Monat auf (1). Andererseits ist bekannt, dass eine bakterielle Vaginose auch spontan ohne Therapie abheilen kann, wobei hierzu die Datenlage dürftig ist (2).
Dies illustriert, wie schlecht dieses Krankheitsbild in seiner Entstehung und Verlauf erfasst ist. Erst das bessere Verständnis der Ätiologie wird eine erfolgreiche Therapie sowohl bei schwangeren, als auch bei den nicht schwangeren Frauen ermöglichen.
Bei der Wahl der Therapie bei schwangeren und nicht schwangeren Frauen sind vorhandene Risikofaktoren, die Anamnese und die Compliance zu berücksichtigen.

1. Hay P. Recurrent Bacterial Vaginosis, Curr Infect Dis Rep 2000 Dec; 2 (6):506–512
2. Hay PE, Ugwunmadu A, Chowns J. Int STD AIDS 1997 Oct; 8(10):603–608
3. Deutsche Gesellschaft für Gynäkologie und Geburtshilfe (DGGG) Arbeitsgemeinschaft für Infektionen und Infektionsimmunologie in der Gynäkologie und Geburtshilfe (AGII). Empfehlungen zur bakteriellen Vaginose in Gynäkologie und Geburtshilfe. AWMF-Online. Düsseldorf 2001. www.awmf-leitlinien.de

Erektile Dysfunktion

Suchdatum: August 2001

Michael O'Leary

Frage **Welche Effekte haben unterschiedliche Behandlungsmethoden?**

Nutzen belegt

Intrakavernös verabreichtes Alprostadil

Einer großen RCT zufolge verbessert intrakavernös verabreichtes Alprostadil die Chancen einer zufriedenstellenden Erektion im Vergleich zu Placebo signifikant.

Intraurethral verabreichtes Alprostadil

Eine große RCT ergab (bei Männern, die zuvor unter Alprostadil Erektionen gehabt hatten) in begrenztem Maße Belege, dass intraurethral verabreichtes Alprostadil im Vergleich zu Placebo die Anzahl der Männer, die im Laufe von 3 Monaten erfolgreich Geschlechtsverkehr und mindestens einen Orgasmus hatten, signifikant erhöht.

Sildenafil

RCTs zufolge erhöht Sildenafil im Vergleich zu Placebo die Anzahl der Männer, die über erfolgreichen Geschlechtsverkehr berichten, sowie die Anzahl der Erektionen signifikant. Es fanden sich keine RCTs, in denen Sildenafil unmittelbar mit anderen Behandlungsformen verglichen wurde. Vorübergehende unerwünschte Wirkungen sind bei bis zu einem Fünftel der Männer dokumentiert, und bei Männern, die gleichzeitig mit oral verabreichten Nitraten behandelt wurden, wurde über Todesfälle berichtet.

Yohimbin

Eine systematische Übersicht hat ergeben, dass Yohimbin im Vergleich zu Placebo die nach Eigenangaben berichtete sexuelle Funktion und Penisrigidität nach 2–10 Wochen signifikant bessert. Es fanden sich keine RCTs, in denen Yohimbin unmittelbar mit anderen Behandlungsformen verglichen wurde. Vorübergehende unerwünschte Wirkungen sind bei bis zu einem Drittel der Männer dokumentiert.

Wirksamkeit unbekannt

Topisches Alprostadil

Zwei kleine RCTs ergaben begrenzte Evidenz dafür, dass topisch verabreichtes Alprostadil im Vergleich zu Placebo die Anzahl der für einen Geschlechtsverkehr ausreichenenden Erektionen erhöht (NNT ca. 3). Allerdings ist nicht auszuschließen, dass die Studiengruppen aufgrund einer sequenziellen Zuteilung der Probanden nicht vergleichbar sind.

L-Arginin

Einer kleinen RCT zufolge besteht hinsichtlich der Sexualfunktion kein signifikanter Unterschied zwischen L-Arginin und Placebo. Die Studie war jedoch unter Umständen zu klein, um einen klinisch bedeutsamen Unterschied auszuschließen.

Penisprothesen, Vakuumpumpen

Es fanden sich in unzureichendem Maße Belege für die Wirksamkeit dieser Interventionen.

Trazodon

Einer kleinen RCT zufolge gibt es hinsichtlich der Erektionen oder der Libido keinen signifikanten Unterschied zwischen Trazodon und Placebo. Die Studie war jedoch unter Umständen zu klein, um einen klinisch bedeutsamen Unterschied auszuschließen.

Erektile Dysfunktion

Definition	Die erektile Dysfunktion hat den Begriff „Impotenz" weitgehend ersetzt. Sie wird definiert als anhaltende Unfähigkeit, eine Rigidität des Penis zu erreichen, bzw. aufrechtzuerhalten, die ausreicht, um eine zufriedenstellende sexuelle Leistung zu ermöglichen.
Inzidenz/ Prävalenz	Es fanden sich nur wenig gute epidemiologische Informationen, aktuelle normative Daten sprechen jedoch dafür, dass das Alter diejenige Variable ist, die am stärksten mit der erektilen Dysfunktion zusammenhängt, und dass in den USA unter Umständen bis zu 30 Mio. Männer betroffen sind. Nahezu 40 % der 40- bis 50-jährige Männer berichten über zumindest gelegentliche Schwierigkeiten beim Erreichen und Aufrechterhalten einer Erektion, während sich dieser Wert bei den 70–Jährigen den 70 % nähert.
Ätiologie/ Risikofaktoren	Inzwischen ist man der Ansicht, dass ca. 80 % der Fälle von erektiler Dysfunktion eine organische Ursache haben und der Rest psychogenen Ursprungs ist. Zu den Risikofaktoren gehören steigendes Alter, Rauchen und Übergewicht. Störungen der Erektion fallen in drei Kategorien: 1. Unfähigkeit, eine Erektion in Gang zu setzen; 2. Füllungsversagen, verursacht durch den infolge von Gefäßinsuffizienz für eine Tumeszenz unzureichenden arteriellen Blutfluss in den Penis; 3. Speicherversagen infolge einer venookklusiven Dysfunktion.
Prognose	Es fanden sich keine Belege von guter Qualität zur Prognose einer unbehandelten, organischen erektilen Dysfunktion.

Prostatahyperplasie, benigne

Suchdatum: Juli 2001

Clinical-Evidence-AutorInnen zum Thema „Benigne Prostatahyperplasie“

Frage **Welche Effekte haben unterschiedliche Behandlungsmethoden?**

Nutzen belegt

Alphablocker

Zwei systematischen Übersichten und einer anschließenden RCT zufolge führen Alphablocker im Vergleich zu Placebo signifikant zur Symptombesserung im Bereich des unteren Harntrakts. In einer systematischen Übersicht und nachfolgenden RCTs fanden sich keine signifikanten Unterschiede zwischen verschiedenen Alphablockern. Zwei systematische Übersichten ergaben begrenzte Evidenz dafür, dass Alphablocker die Symptome wirksamer bessert als 5α-Reduktase-Hemmer. Es fanden sich keinen direkten Vergleich zwischen Alphablockern und einer operativen Therapie.

5α-Reduktase-Hemmer

Einer systematischen Übersicht und einer anschließenden RCT zufolge sind 5α-Reduktase-Hemmer dann effektiver als Placebo, wenn es darum geht, bei Männern mit benigner Prostatahyperplasie – und vor allem bei Männern mit größerer Prostata – Symptome des unteren Harntrakts zu bessern und das Auftreten von Komplikationen zu reduzieren. Zwei RCTs ergaben begrenzte Evidenz dafür, dass 5α-Reduktase-Hemmer die Symptome weniger wirksam bessert als Alphablocker. Es fand sich kein direkter Vergleich zwischen 5α-Reduktase-Hemmern und einer operativen Therapie.

Transurethrale Mikrowellen-Thermotherapie

RCTs zufolge verringert die transurethrale Mikrowellen-Thermotherapie im Vergleich zu einer Scheintherapie das Auftreten von Symptomen signifikant. Eine systematische Übersicht und eine RCT ergaben begrenzte Evidenz dafür, dass eine transurethrale Resektion kurzfristige Symptome stärker lindert als eine transurethrale Mikrowellen-Thermotherapie. Eine RCT ergab begrenzte Evidenz dafür, dass die transurethrale Mikrowellen-Thermotherapie über 18 Monate hinweg die Symptomatik stärker bessert als ein Alphablocker.

Transurethrale Resektion

In zwei RCTs fand sich begrenzte Evidenz dafür, dass die transurethrale Resektion die Symptome wirksamer bessert und dass weniger Komplikationen auftreten als bei beobachtendem Abwarten. Das Risiko einer erektilen Dysfunktion oder Inkontinenz erhöht sich nicht. Einer systematischen Übersicht zufolge bessert die transurethrale Resektion im Vergleich zur visuellen Laserablation stärker, die transurethrale Resektion ist jedoch mit einem höheren Risiko für eine Bluttransfusion verbunden.

Nutzen wahrscheinlich

β-Sitosterol-Pflanzenextrakt

Einer systematischen Übersicht zufolge bessert β-Sitosterol-Pflanzenextrakt im Vergleich zu Placebo Symptome des unteren Harntrakts kurzfristig signifikant.

Roggenpollenextrakt

Eine systematische Übersicht ergab begrenzte Evidenz dafür, dass Roggenpollenextrakt im Vergleich zu Placebo zur subjektiven Besserung nach Eigenangaben des Patienten führt und das Auftreten einer Nykturie kurzfristig verringert.

Sägepalmenextrakte

Einer systematischen Übersicht zufolge ist nach Eigenangaben die Besserung bei Männern, die Sägepalmenextrakt einnehmen, stärker als unter Placebo. Hinsichtlich der Symptomen-Scores fand sich kein signifikanter Unterschied zwischen Sägepalmenextrakten und Finasterid.

Wirksamkeit unbekannt

Transurethrale Resektion im Vergleich zu weniger invasiven Techniken

Drei systematischen Übersichten zur transurethralen Resektion im Vergleich zu weniger invasiven Techniken zufolge bestehen hinsichtlich der Zielkriterien nur wenige klare Unterschiede. Eine der Übersichten zeigte im Vergleich zur visuellen Laserablation eine stärkere Besserung der Symptome unter transurethraler Resektion, letztere ging jedoch mit dem höheren Risiko einer Bluttransfusion einher.

Transurethrale Resektion im Vergleich zur transurethralen Nadelablation

In einer RCT fand sich begrenzte Evidenz dafür, dass die transurethrale Resektion im Vergleich zur transurethralen Nadelablation Symptome einer benignen Prostatahyperplasie verringert, auch wenn die transurethrale Nadelablation weniger Nebenwirkungen verursacht.

Definition	Die benigne Prostatahyperplasie wird histologisch definiert. Klinisch ist sie charakterisiert durch Symptome des unteren Harntrakts (Pollakisurie, Harndrang, einen schwachen und intermittierenden Harnstrahl, die Notwendigkeit zu pressen, ein Gefühl der unvollständigen Entleerung und Nykturie) und kann zu Komplikationen einschließlich eines Harnverhalts führen.
Inzidenz/ Prävalenz	Abhängig von der Definition der benignen Prostatahyperplasie reichen Schätzungen zur Prävalenz von Symptomen bei siebzigjährigen Männern von 10 % bis 30 %.
Ätiologie/ Risikofaktoren	Durch welche Mechanismen die benigne Prostatahyperplasie Symptome und Komplikationen verursacht, ist unklar, auch wenn ein Blasenausgangshindernis ein wichtiger Faktor ist. Die am besten dokumentierten Risikofaktoren sind zunehmendes Alter und unbeeinträchtigte Hodenfunktion.
Prognose	Studien an Männern auf Gemeinde- und Arztpraxis-Ebene sprechen dafür, dass manifeste Symptome des unteren Harntrakts im allgemeinen langsam progredient sind. Jedoch kann sich die Symptomatik mit und ohne Behandlung verstärken oder abschwächen. Bei Männern mit symptomatsicher benigner Prostatahyperplasie kommt es in 1 bis 2 % der Fälle pro Jahr zu akutem Harnverhalten.

Prostatakarzinom, metastatisches

Suchdatum: Mai 2001

Dror Michaelson, James Talcott und Matthew Smith

Frage **Welche Effekte hat eine Behandlung bei Männern mit metastatischem Prostatakarzinom?**

Nutzen wahrscheinlich

Androgenentzug

Es fanden sich nur in begrenztem Maße Belege aus RCTs, die dafür sprechen, dass ein Androgenentzug im Vergleich zu keiner Initialbehandlung die Mortalität senkt. Einer nichtsystematischen Übersicht von RCTs zufolge bessert die Orchiektomie, Diäthylstilböstrol und LHRH-Agonisten die Symptome und objektiven Zeichen der Erkrankung bei den meisten Männern zu Anfang. Es fanden sich jedoch keine Belege für einen Unterschied zwischen verschiedenen Formen des Androgenentzugs.

Kombinierte Androgenblockade (Androgenentzug plus nichtsteroidales Antiandrogen) im Vergleich zum alleinigen Androgenentzug

Nicht übereinstimmende Belege aus vier systematischen Übersichten lassen den Zusammenhang zwischen einer 2 bis 5 %ige Verlängerung der Fünf-Jahres-Überlebensrate und Androgenblockade (Androgenentzug plus nichtsteroidales Antiandrogen) – im Vergleich zum alleinigen Androgenentzug – möglich erscheinen.

Wirksamkeit unbekannt

Intermittierender Androgenentzug

Es fanden sich keine RCTs, in denen die langfristigen Effekte eines intermittierenden und eines kontinuierlichen Androgenentzugs hinsichtlich Mortalität, Morbidität oder Lebensqualität verglichen wurden.

Unwirksamkeit oder Schädlichkeit wahrscheinlich

Verzögerter Androgenentzug ohne Überwachung

Einer kleinen RCT zufolge verlängert sofortiger Androgenentzug im Vergleich zu verzögertem Androgenentzug (Therapiebeginn erst ab manifester Progression bei Prostatakarzinom im Stadium) die Gesamtüberlebensrate nach einem Median von 7 Jahren signifikant. Die Subgruppenanalyse aus einer größeren RCT ergab, dass ein sofortiger – im Vergleich zum verzögerten – Androgenentzug das Überleben bei Prostatakarzinom im Stadium C nach etwa 10 Jahren signifikant verlängert. In dieser RCT fand sich auch, dass ohne regelmäßige Kontrolluntersuchungen ein verzögerter Androgenentzug zu höheren Komplikationsraten führt.

Frage **Welche Effekte hat eine Behandlung bei Männern mit symptomatischem, androgenunabhängigem metastatischem Prostatakarzinom?**

Nutzen wahrscheinlich

Chemotherapie (Palliation, aber kein Beleg für einen Effekt auf das Überleben)

RCTs zufolge lindert eine Chemotherapie plus Kortikosteroide im Vergleich zu alleinigen Kortikosteroiden die Schmerzen, verlängert die Palliation und erhöht die Lebensqualität. Es fand sich jedoch keine Verlängerung der Gesamtüberlebensrate.

Strahlentherapie (Palliation, aber kein Beleg für einen Effekt auf das Überleben)

Einer systematischen Übersicht, in der verschiedene Bestrahlungsschemata miteinander verglichen wurden, zufolge bewirkt perkutane (externe) Bestrahlung bei manchen Männern eine effektive Schmerzlinderung. Eine systematische Übersicht bei Männern mit symptomatischen Knochenmetastasen ergab hinsichtlich der Überlebensrate keinen Unterschied zwischen perkutaner Bestrahlung, Strontium-89 oder der Kombination von beidem, wobei Strontium-89 jedoch die Anzahl neuer Schmerzlokalisationen verringern kann. Zwei kleine RCTs sprechen für den Nutzen einer Radionuklidtherapie im Vergleich zu anderen Formen der Palliativtherapie.

Wirksamkeit unbekannt

Bisphosphonate

Eine systematische Übersicht mit zwei RCTs von schlechter Qualität ergab unzureichende Belege für die Wirksamkeit von Bisphosphonaten.

Definition	Siehe „Nicht metastatisches Prostatakarzinom“, S. 222. Ein androgenunabhängiges Karzinom ist definiert als ein Prostatakarzinom, das trotz Androgenentzugs fortschreitet.
Inzidenz/ Prävalenz	Siehe „Nicht metastatisches Prostatakarzinom“, S. 222.
Ätiologie/ Risikofaktoren	Siehe „Nicht metastatisches Prostatakarzinom“, S. 222.
Prognose	Das Prostatakarzinom metastasiert überwiegend in die Knochen. Ein metastatisches Prostatakarzinom kann zu Schmerzen, Schwäche, Lähmung und zum Tod führen.

Prostatakarzinom, nicht metastatisches

Suchdatum: Oktober 2001

Timothy Wilt

Frage **Welche Effekte hat eine Behandlung des klinisch lokalisierten Prostatakarzinoms?**

Wirksamkeit unbekannt

Androgensuppression

Es fanden sich einige Belege aus einer RCT, dass eine Androgensuppression durch Bicalutamid das Fortschreiten der Erkrankung verzögert. Die Interpretation der Ergebnisse war jedoch schwierig, da in die Studie Männer mit unterschiedlichen Stadien eines Prostatakarzinoms aufgenommen worden waren.

Androgensuppression bei asymptomatischen Männern mit nach frühzeitiger Therapie erhöhten PSA-Werten, Brachytherapie, Kryochirurgie

Es fanden sich keine RCTs über die Effekte dieser Interventionen.

Perkutane (externe) Strahlentherapie

Es fanden sich keine RCTs, in denen die perkutane Strahlentherapie mit beobachtendem Abwarten verglichen wurde. Begrenzte Belege aus einer kleinen RCT sprechen dafür, dass die perkutane Strahlentherapie im Vergleich zur radikalen Prostatektomie das Risiko von Metastasen erhöhen kann.

Radikale Prostatektomie

Eine kleine RCT ergab keine Belege dafür, dass eine radikale Prostatektomie im Vergleich zu beobachtendem Abwarten das Überleben verlangert. Begrenzten Belegen aus einer RCT an Männern mit klinisch lokalisiertem Prostatakarzinom zufolge kann eine radikale Prostatektomie im Vergleich zur Strahlentherapie das Risiko von Metastasen senken (NNT 5).

Beobachtendes Abwarten

Eine kleine RCT ergab bei Männern mit klinisch lokalisiertem Prostatakarzinom keinen signifikanten Unterschied zwischen der radikalen Prostatektomie und beobachtendem Abwarten. Hinsichtlich der Lebensqualität fanden sich in RCTs keine Informationen.

Frage **Welche Effekte hat eine Behandlung des klinisch fortgeschrittenen Prostatakarzinoms?**

Nutzen belegt

Androgensuppression zusätzlich zur frühzeitigen perkutanen Strahlentherapie (verlängert das Überleben im Vergleich zur jeweils alleinigen Bestrahlung bzw. verzögerten Androgensuppression)

Einer systematischen Übersicht zufolge verlängert eine unmittelbare Androgensuppression – verglichen mit einer verzögerten – bei Männern mit lokal fortgeschrittenem Karzinom, die strahlentherapeutisch behandelt werden, die Fünf-Jahres-Überlebensrate signifikant (NNT 12). Eine schwierig zu interpretierende RCT ergab nach Orchiektomie keinen Unterschied bezüglich Gesamtüberlebensrate oder lokalem Beherrschen der Erkrankung, und zwar unabhängig davon, ob die Behandlung mit einer Strahlentherapie kombiniert wurde oder nicht.

Nutzen wahrscheinlich

Androgensuppression ab dem Zeitpunkt der Diagnose

RCTs ergaben begrenzte Evidenz dafür, dass eine bei der Diagnose begonnene Androgensuppression im Vergleich zur verzögerten Androgensuppression bei Männern mit lokal fortgeschrittenem Karzinom das Auftreten von Komplikationen verringern und das Überleben verlängern kann.

Sofortige Androgensuppression nach radikaler Prostatektomie und Entfernen der Beckenlymphknoten bei Prostatakarzinom mit Lymphknotenbefall (verglichen mit der radikalen Prostatektomie und der verzögerten Androgensuppression)

Einer RCT zufolge senkt eine sofortige im Vergleich zur verzögerten Androgensuppression nach radikaler Prostatektomie und Beckenlymphadenektomie die Mortalität nach 7 Jahren signifikant (NNT 4).

Definition

Die Stadieneinteilung des Prostatakarzinoms erfolgt nach zwei Systemen: der TNM-Klassifikation und dem American-Urologic-Staging-System (Tab. 1). Ein nicht metastatisches Prostatakarzinom lässt sich unterteilen in „klinisch lokalisiert“ und „fortgeschritten“. Das klinisch lokalisierte Karzinom ist anhand der klinischen Untersuchung auf die Drüse beschränkt. Das lokal fortgeschrittene Karzinom hat die Prostatakapsel überschritten, sich jedoch noch nicht auf andere Organe ausgebreitet. Das metastatische Karzinom hat sich über die Prostata hinaus entweder auf lokale, regionale oder systemische Lymphknoten, die Samenblasen oder auf andere Organe des Körpers (z. B. Knochen, Leber, Gehirn) ausgebreitet und ist nicht mit der Prostata verbunden. Das „klinisch lokalisierte“ und das „lokal fortgeschrittene“ Karzinom werden hier getrennt vom „metastatischen Karzinom“ (siehe „Metastatisches Prostatakarzinom“, S. 219) betrachtet.

Inzidenz/ Prävalenz

Das Prostatakarzinom ist weltweit das häufigste nichtdermatologische Malignom und in den USA die zweithäufigste tumorbedingte Todesursache. Im Jahre 2000 gab es dort schätzungsweise 180 400 Neuerkrankungen und 31 900 Todesfälle. Für einen 50 Jahre alten Mann mit einer Lebenserwartung von 25 Jahren beträgt das lebenslange Risiko eines mikroskopischen Prostatakarzinoms 42 %, das Risiko eines klinisch manifesten Prostatakarzinoms beträgt 10 % und das eines tödlichen Prostatakarzinoms 3 %.

Ätiologie/ Risikofaktoren

Zu den Risikofaktoren gehören Alter, ein familienanamnestisch bekanntes Prostatakarzinom, Zugehörigkeit zur schwarzen Rasse sowie möglicherweise eine höhere Fett- und Kalziumaufnahme mit der Nahrung. In den USA haben Afroamerikaner eine um etwa 60 % höhere Inzidenz als Weiße. Die Inzidenz für in den USA lebende Afroamerikaner beträgt ca. 90/100 000 (Alter < 65 Jahre) und ca. 1 300/100 000 (Alter 65–74 Jahre). Für Weiße beträgt die Inzidenz etwa 44/100 000 (Alter < 65 Jahre) und ca. 900/100 000 (Alter 65–74 Jahre).

Prognose

Die Chance, dass Männer mit einem gut bis mäßig differenzierten, palpablen, klinisch lokalisierten Prostatakarzinom ohne symptomatische Progredienz bleiben, beträgt 70 % nach 5 Jahren und 40 % nach 10 Jahren. Das Risiko einer symptomatischen Progredienz ist bei Männern mit schlecht differenziertem Karzinom höher. Die retrospektive Analyse einer großen

Operationsreihe bei Männern mit klinisch lokalisiertem Prostatakarzinom ergab, dass die durchschnittliche Zeit zwischen dem Anstieg des prostataspezifischen Antigens (PSA) und dem Entstehen von Metastasen 8 Jahre beträgt. Die Zeit bis zum weiteren Anstieg des PSA und die Zeit bis zur Verdoppelung des PSA-Spiegels sowie der Gleason-Score waren prädiktiv für die Wahrscheinlichkeit und Zeitdauer bis zum Auftreten von Metastasen. Hat ein Mann erst einmal Metastasen entwickelt, so beträgt die mediane Überlebenszeit 5 Jahre. Zur Morbidität durch ein lokales oder regionales Fortschreiten der Erkrankung gehören Hämaturie, Blasenobstruktion und Ödeme in den unteren Gliedmaßen. In den USA ergaben populationsbasierte Studien, dass die Sterberaten des Prostatakarzinoms seit 1992 nur um ca. 1/100 000 Männer gesunken sind, und dies trotz weit verbreiteter PSA-Tests und vermehrt durchgeführten radikalen Prostatektomien und Strahlentherapien. Die Mortalität sank in den Regionen der USA, in denen am wenigsten auf PSA getestet und am seltensten durch radikale Prostatektomie und Strahlentherapie behandelt wird. Länder mit niedrigen Test- und Behandlungsraten haben keine übereinstimmend höheren altersbezogenen Sterberaten des Prostatakarzinoms als Länder mit hohen Test- und Behandlungsraten wie die USA.

Tabelle 1 **Klassifikation von Prostatakarzinomen.**

Tumor-Nodulus-Metastase-Klassifikation (TNM)	
Tumor	
T0	klinisch unverdächtig
T1	klinisch inapparent (nicht tastbar oder in bildgebenden Verfahren sichtbar)
T2	Tumor auf die Prostata begrenzt
T3	Tumor außerhalb der Kapsel oder Ausbreitung in Blasenhals oder Samenbläschen
T4	Tumor an andere Gewebe fixiert
Noduli	
N0	kein Hinweis auf Beteiligung regionaler Lymphknoten
N1	Beteiligung regionaler Lymphknoten
Metastasen	
M0	Kein Hinweis auf Fernmetastasen
M1	Hinweis auf Fernmetastasen
Amerikanisches urologisches Stagingsystem	
Stadium A	Kein palpabler Tumor
Stadium B	Tumor auf die Prostata begrenzt
Stadium C	Extrakapsuläre Ausbreitung
Stadium D	Metastasierendes Prostatakarzinom
Stadium D1	Beteiligung der Beckenlymphknoten
Stadium D2	Fernmetastasen

Prostatitis, chronische

Suchdatum: Oktober 2001

Anthony Schaeffer und Jeffrey Stern

Frage **Welche Effekte haben Behandlungsmethoden bei chronischer bakterieller Prostatitis?**

Nutzen wahrscheinlich

Alphablocker (zusätzlich zu Antibiotika)
In einer RCT fanden sich in begrenztem Maße Belege dafür, dass Alphablocker, die zusätzlich zu Antibiotika verabreicht werden, die Symptome im Vergleich zur alleinigen Antibiotikatherapie signifikant abschwächen und die Anzahl der Rezidive verringern können.

Wirksamkeit unbekannt

Oral verabreichte Antibiotika
Es fanden sich keine RCTs über die Wirksamkeit oral verabreichter Antibiotika. In retrospektiven Kohortenstudien wird abhängig von der verwendeten Substanz und der Dauer der Behandlung über Heilungsraten zwischen 0 % und 90 % berichtet.

Lokale Injektion von Antibiotika, radikale Prostatektomie, transurethrale Resektion
Es fanden sich keine RCTs über die Wirksamkeit dieser Interventionen.

Frage **Welche Effekte haben Behandlungsmethoden bei chronischer abakterieller Prostatitis?**

Wirksamkeit unbekannt

Allopurinol
Eine systematische Übersicht ergab in begrenztem Maße Belege aus einer kleinen RCT, dass Allopurinol im Vergleich zu Placebo Symptome über 8 Monate hinweg signifikant bessert.

Alphablocker
In einer systematischen Übersicht fanden sich in begrenztem Maße Belege dafür, dass ein Alphablocker im Vergleich zu Placebo die maximale Miktionsdauer und den Schmerz signifikant bessern kann.

5α-Reduktase-Hemmer
Eine RCT von schlechter Qualität ergab in unzureichendem Maße Belege über die Effekte von 5α-Reduktase-Hemmern.

Antiphlogistika (Pentosanpolysulfat)
Einer RCT zufolge besteht hinsichtlich der Symptome kein signifikanter Unterschied zwischen Pentosanpolysulfat und Placebo. Die RCT war jedoch unter Umständen zu klein, um einen klinisch bedeutsamen Unterschied auszuschließen.

Biofeedback, Prostatamassage, Sitzbäder
Es fanden sich keine Belege von guter Qualität zu diesen Interventionen.

Transurethrale Mikrowellen-Thermotherapie

Eine systematische Übersicht ergab in begrenztem Maße Beleg aus einer RCT, die dafür sprechen, dass die transurethrale Mikrowellen-Thermotherapie im Vergleich zu einer Scheintherapie die Lebensqualität nach 3 Monaten und die Symptome über 21 Monate hinweg signifikant verbessern kann.

Definition

Die **chronische bakterielle Prostatitis** ist charakterisiert durch die positive Bakterienkultur aus Prostataexprimat. Sie kann symptomatisch (rezidivierender Harnwegsinfekt, suprapubischer Schmerz, Kreuzschmerzen oder perinealer Schmerz) oder asymptomatisch sein oder mit geringem Harndrang, Pollakisurie und Dysurie einhergehen. Die **chronische abakterielle Prostatitis** ist charakterisiert durch Schmerzen im Becken- und Dammbereich, oft zusammen mit Harndrang, Nykturie, schwachem Harnstrahl, Pollakisurie, Dysurie, verzögert einsetzendem Harnstrahl, postmiktotischem Harnträufeln, unterbrochenem Harnstrahl und Entzündungszeichen (Leukozyten) im Prostatasekret. Zu den Symptomen können weiter hinzukommen: suprapubischer, skrotaler, testikulärer, peniler Schmerz, Kreuzschmerzen oder Unwohlsein, bekannt als Prostatodynie bei fehlenden Entzündungszeichen im Prostatasekret.

Inzidenz/ Prävalenz

In einer Studie auf kommunaler Basis (58955 Konsultationen von Männern ≥ 18 Jahre bei niedergelassenen Ärzten) aus den USA wurde geschätzt, dass bei 9 % der Männer irgendwann eine chronische Prostatitis diagnostiziert wird. Einer weiteren Studie zufolge wurde bei 8 % der Männer mit Urogenitalsymptomen, die sich einem Urologen vorstellten, und bei 1 % der Männer mit Urogenitalsymptomen, die sich einem Arzt der Primärversorgung vorstellten, eine chronische Prostatitis diagnostiziert. Die meisten Fälle einer chronischen Prostatitis sind abakteriell. Eine akute bakterielle Prostatitis ist, obwohl leicht zu diagnostizieren und zu behandeln, selten.

Ätiologie/ Risikofaktoren

Zu den üblicherweise an einer bakteriellen Prostatitis beteiligten Erregern gehören Escherichia coli, weitere gramnegative Enterobacteriaceae, gelegentlich Pseudomonas sp. und in seltenen Fällen grampositive Enterokokken. Die Ursache einer abakteriellen Prostatitis ist unklar, es könnten jedoch Autoimmunmechanismen beteiligt sein.

Prognose

Eine jüngere Studie ergab, dass sich eine chronische abakterielle Prostatitis ähnlich negativ auf die Lebensqualität auswirkt wie Angina pectoris, Morbus Crohn oder vorausgegangener Myokardinfarkt.

Dysmenorrhoe

Suchdatum: Oktober 2001

Cynthia Farquhar und Michelle Proctor

Frage **Welche Effekte haben unterschiedliche Behandlungsmethoden?**

Nutzen belegt

Nichtsteroidale Antiphlogistika (außer Azetylsalizylsäure)
Einer systematischen Übersicht zufolge sind Naproxen, Ibuprofen und Mefenaminsäure zur Schmerzlinderung über mindestens einen Zyklus hinweg effektiver als Placebo (NNT 3). Die Übersicht ergab gewisse Hinweise für verstärkte Nebenwirkungen unter Naproxen.

Nutzen wahrscheinlich

Azetylsalizylsäure, Paracetamol und Kombinationsanalgetika
Einer systematischen Übersicht zufolge ist Azetylsalizylsäure zur Schmerzlinderung signifikant wirksamer als Placebo (NNT über mindestens einen Menstruationszyklus: 10), aber weniger wirksam als Naproxen oder Ibuprofen. Die Übersicht ergab hinsichtlich der Schmerzlinderung keinen signifikanten Unterschied zwischen Paracetamol einerseits und Placebo, Azetylsalizylsäure bzw. Ibuprofen andererseits. Sie ergab begrenzte Evidenz dafür, dass Co-Proxamol den Schmerz im Vergleich zu Placebo signifikant verringert, im Vergleich zu Naproxen jedoch signifikant weniger reduziert und mit signifikant mehr Nebenwirkungen einhergeht. Die Übersicht ergab auch, dass Co-Proxamol Symptome in Verbindung mit einer Dysmenorrhoe signifikant weniger reduziert als Mefenaminsäure.

Magnesium
Zwei RCTs ergaben begrenzte Evidenz dafür, dass Magnesium im Vergleich zu Placebo den Schmerz signifikant verringert, und eine andere RCT ergab in diesem Zusammenhang keinen signifikanten Unterschied zwischen Magnesium und Placebo.

Thiamin
Einer großen RCT zufolge verringert Thiamin im Vergleich zu Placebo den Schmerz signifikant.

Wirksamkeit unbekannt

Akupunktur
Zwei RCTs ergaben begrenzte Evidenz dafür, dass Akupunktur im Vergleich zu einer Placebo-Akupunktur oder keiner Behandlung den Schmerz nach 3 Monaten signifikant abschwächt.

Verhaltensinterventionen
Zwei RCTs ergaben unzureichende Belege für die Wirksamkeit von Verhaltensinterventionen.

Kombinationspräparate oraler Kontrazeptiva
Eine systematische Übersicht ergab hinsichtlich der Schmerzlinderung unzureichende Belege für die Wirksamkeit von Kombinationspräparaten oraler Kontrazeptiva im Vergleich zu Placebo.

Nahrungsergänzungen (außer Magnesium oder Thiamin)

RCTs ergaben unzureichende Belege für die Wirksamkeit von Lebertran, einer Ernährungsumstellung oder Vitamin E.

Heilkräuter

Eine systematische Übersicht ergab unzureichende Belege für die Wirksamkeit von Heilkräutern.

Operative Unterbrechung von Nervenbahnen im Becken

Eine kleine RCT ergab begrenzte Belege dafür, dass eine laparoskopische uterine Nervenablation im Vergleich zur diagnostischen Laparoskopie die Schmerzlinderung nach 3 und 12 Monaten signifikant verstärkte. Eine andere RCT, in der die laparoskopische uterine Nervenablation mit der laparoskopischen präsakralen Neurektomie verglichen wurde, ergab nach 3 Monaten keinen signifikanten Unterschied hinsichtlich der Schmerzlinderung, zeigte jedoch, dass die laparoskopische präsakrale Neurektomie nach 6 Monaten den Schmerz signifikant verringert.

Transkutane elektrische Nervenstimulation (TENS)

Kleinen RCTs zufolge verstärkt eine Hochfrequenz-TENS im Vergleich zu Placebo die Schmerzlinderung signifikant. Eine RCT ergab hinsichtlich der Schmerzlinderung keinen signifikanten Unterschied zwischen Niederfrequenz-TENS und Placebo.

Nutzen unwahrscheinlich

Chiropraktische Behandlung der Wirbelsäule

Drei von vier RCTs ergaben hinsichtlich der Schmerzlinderung keinen signifikanten Unterschied zwischen einer chiropraktischen Behandlung der Wirbelsäule, einer Placebobehandlung oder keiner Behandlung.

Definition

Als Dysmenorrhoe bezeichnet man schmerzhafte, vom Uterus ausgehende Menstruationskrämpfe. Gewöhnlich wird sie unterteilt in „primäre Dysmenorrhoe“ (Schmerzen ohne Organpathologie) und „sekundäre Dysmenorrhoe“ (Beckenschmerzen in Zusammenhang mit einem definierten pathologischen Zustand, wie etwa einer Endometriose oder Ovarialzysten). Das erste Auftreten einer primären Dysmenorrhoe erfolgt gewöhnlich kurz nach der Menarche (6–12 Monate), wenn ovulatorische Zyklen ablaufen. Die Schmerzen dauern gewöhnlich 8–72 Stunden und gehen gewöhnlich mit dem Einsetzen der Menstruationsblutung einher. Die sekundäre Dysmenorrhoe kann im vierten oder fünften Lebensjahrzehnt einer Frau als neues Symptom auftreten.

Inzidenz/ Prävalenz

Abweichungen in der Definition der Dysmenorrhoe machen es schwierig, die genaue Prävalenz zu bestimmen. Allerdings haben verschiedene Formen von Studien eine übereinstimmend hohe Prävalenz bei Frauen verschiedenen Alters und verschiedener Nationalitäten ergeben. In einer systematischen Übersicht (Suchdatum 1996) zur Prävalenz chronischer Beckenschmerzen, in der ambulante und stationäre Untersuchungen zusammengefasst wurden, schätzte man die Prävalenz auf 45–95 %. Berichte konzentrieren sich auf Jugendliche und erfassen im Allgemeinen nur die primäre Dysmenorrhoe, auch wenn dies nicht immer speziell ausgewiesen wird (Tab. 1).

Ätiologie/ Risikofaktoren

Eine Longitudinalstudie einer repräsentativen Stichprobe des Jahrgangs 1962 ergab, dass der Schweregrad einer Dysmenorrhoe signifikant mit folgenden Punkten zusammenhängt: a) Dauer der Menstruationsblutung (die durchschnittliche Dauer der Menstruationsblutung betrug 5 Tage bei Frauen ohne Dysmenorrhoe im Vergleich zu 5,8 Tagen bei Frauen mit schwerer Dysmenorrhoe; $p < 0{,}001$; WMD –0,8; 95 % CI –1,36 bis –0,24); b) niedrigeres Durchschnittsalter bei der Menarche (13,1 Jahre bei Frauen ohne Dysmenorrhoe im Vergleich zu 12,6 Jahren bei Frauen mit schwerer Dysmenorrhoe; $p < 0{,}01$; WMD 0,5; 95 % CI 0,09 bis 0,91) und c) Rauchen (41 % der Raucherinnen im Vergleich zu 26 % der Nichtraucherinnen hatten eine mäßige bis schwere Dysmenorrhoe. Es gibt auch einige Belege für eine Dosis-Wirkungs-Beziehung zwischen Tabakrauch und einer erhöhten Inzidenz der Dysmenorrhoe.

Prognose Die primäre Dysmenorrhoe ist ein chronisch wiederkehrender Zustand, der meist junge Frauen betrifft. Studien zu ihrem natürlichen Verlauf sind selten. Eine skandinavische Longitudinalstudie ergab, dass sich die primäre Dysmenorrhoe im dritten Lebensjahrzehnt des reproduktiven Lebens einer Frau bessert und nach einer Geburt ebenfalls abnimmt.

Tabelle 1 **Prävalenz der Dysmenorrhoe: Ergebnisse aus Bevölkerungs- und Klinikerhebungen.**

Studienpopulation	Teilnehmerzahl	Staat	Jahr	Prävalenz
College-Schülerinnen (17–19 Jahre)	165	USA	1996	72 % (13 % schwer)
Highschool-Schülerinnen (14–21 Jahre)	291	Kanada	1997	93 % (5 % schwer)
Jugendliche aus einer innerstädtischen Familienberatungsstelle	308	USA	1992	80 % (18 % schwer)
19jährige Frauen aus einer städtischen Population	596	Schweden	1982	73 % (15 % schwer)
Schülerinnen und Studentinnen (12–24 Jahre)	1066	Mexiko	1998	52–64 %
Jugendliche (12–17 Jahre)	2699	USA	1981	60 % (14 % schwer)

Endometriose

Suchdatum: Juli 2001

Cynthia Farquhar

Frage **Welche Effekte haben Behandlungsmethoden bei Frauen mit endometriosebedingten Schmerzen?**

Nutzen belegt

Hormonbehandlung bei Diagnose (Danazol, Medroxyprogesteron, Gestrinon, GnRH-Analoga)

Kleinen systematischen Übersichten zufolge verringern Hormonbehandlungen (außer mit Dydrogesteron) im Vergleich zu Placebo den einer Endometriose zugeordneten Schmerz und sind ähnlich wirksam.

Nutzen wahrscheinlich

Kombiniertes Abtragen von Endometrioseherden und uterosakrale Nervenablation

Einer RCT zufolge verringert das Abtragen von Endometrioseherden zusammen mit der laparoskopischen uterosakralen Nervenablation den Schmerz nach 6 Monaten stärker als die diagnostische Laparoskopie.

Zystektomie bei ovariellem Endometrioseherd (besser als Dränage)

Einer RCT zufolge bessert eine Zystektomie – im Vergleich zur Dränage – den durch einen ovariellen Endometrioseherd verursachten Schmerz nach 2 Jahren signifikant. Die Komplikationsraten sind vergleichbar.

Orale Kontrazeptiva

Zwei RCTs ergaben hinsichtlich der Schmerzlinderung insgesamt keinen signifikanten Unterschied zwischen oralen Zweiphasenpräparaten und GnRH-Analoga, auch wenn eine RCT zeigte, dass orale Kontrazeptiva den Menstruationsschmerz verringern.

Postoperative Hormonbehandlung

RCTs zufolge verringert eine postoperative Hormonbehandlung mit Danazol oder Medroxyprogesteron im Vergleich zu Placebo den Schmerz nach 6 Monaten signifikant und verzögert dessen erneutes Auftreten nach 12 und 14 Monaten, jedoch zeigte sich, dass eine Behandlung über 3 Monate nicht wirksam zu sein scheint. Eine RCT ergab nach 6 Monaten hinsichtlich des erneuten Auftretens von Schmerzen keinen signifikanten Unterschied zwischen oralen Zweiphasenpräparaten und Placebo.

Wirksamkeit unbekannt

Dydrogesteron

Systematische Übersichten ergaben nach 6 Monaten hinsichtlich der Schmerzen keinen signifikanten Unterschied zwischen Dydrogesteron und Placebo, die während der Lutealphase in zwei unterschiedlichen Dosen gegeben wurden.

Laparoskopisches Abtragen von Endometrioseherden ohne uterosakrale Nervenablation, laparoskopische uterosakrale Nervenablation

Zur Wirksamkeit dieser Interventionen fanden sich nur unzureichende Belege.

Präoperative Hormonbehandlung
Eine RCT ergab hinsichtlich der Leichtigkeit des Eingriffs keinen signifikanten Unterschied zwischen einer dreimonatigen Behandlung mit GnRH-Analoga und keiner Behandlung.

Frage **Welche Effekte haben Behandlungsmethoden bei Frauen mit endometriosebedingter Subfertilität?**

Nutzen wahrscheinlich

Zystektomie bei ovariellem Endometrioseherd (besser als Dränage)
Einer RCT zufolge erhöht die Zystektomie im Vergleich zur Dränage die Zahl der Schwangerschaften bei Frauen, die infolge einer ovariellen Endometriose subfertil sind, signifikant. Die Komplikationsraten sind vergleichbar.

Laparoskopisches Abtragen bzw. Exzision von Endometrioseherden
Einer großen RCT zufolge erhöht ein laparoskopischer Eingriff im Vergleich zur diagnostischen Laparoskopie die kumulativen Schwangerschaftsraten nach 36 Wochen signifikant (NNT 8). Indessen zeigte eine nachfolgende kleinere RCT hinsichtlich der Schwangerschaftsraten nach 12 Monaten keinen signifikanten Unterschied zwischen einem laparoskopischen Eingriff und der diagnostischen Laparoskopie.

Nutzen unwahrscheinlich

Hormonbehandlung bei Diagnose (Danazol, Medroxyprogesteron, Gestrinon, GnRH-Analoga)
Eine systematische Übersicht und eine nachfolgende RCT ergaben hinsichtlich der Schwangerschaftsraten nach 4–6 Monaten keinen signifikanten Unterschied zwischen Hormonbehandlungen und Placebo.

Postoperative Hormonbehandlung
RCTs ergaben hinsichtlich der Schwangerschaftsraten oder des Konzeptionszeitpunkts keinen signifikanten Unterschied zwischen GnRH-Analoga und Placebo.

Definition Die Endometriose ist charakterisiert durch ektopes Endometrium, das zu Dysmenorrhoe, Dyspareunie, nichtzyklischem Beckenschmerz und Subfertilität führen kann. Die Diagnose erfolgt laparoskopisch. Die meisten Endometrioseherde finden sich im Becken (Ovarien, Peritoneum, Ligamenta sacrouterina, Douglas-Raum und Rektovaginalseptum). Herde außerhalb des Beckenraums, darunter im Nabel und im Diaphragma, sind selten. Der Schweregrad einer Endometriose wird von der American Fertility Society definiert: In dieser Übersicht werden die Begriffe „leicht“ (Stadium I und II), „mäßig“ (Stadium III) und „schwer“ (Stadium IV) verwandt. Endometriome sind Endometriosezysten im Ovar.

Inzidenz/ Prävalenz Bei asymptomatischen Frauen reicht die Prävalenz der Endometriose abhängig von den angewandten diagnostischen Kriterien und der untersuchten Population von 2 % bis 22 %. Bei Frauen mit Dysmenorrhoe reicht die Inzidenz der Endometriose von 40 % bis 60 % und bei Frauen mit Subfertilität von 20 % bis 30 %. Der Schweregrad der Symptome und die Wahrscheinlichkeit einer solchen Diagnose nehmen mit dem Alter zu. Am höchsten ist die Inzidenz im Alter von 40 Jahren. Symptome und laparoskopisches Erscheinungsbild decken sich nicht immer.

Ätiologie/ Risikofaktoren	Die Ursache der Endometriose ist unbekannt. Zu den Risikofaktoren gehören eine frühe Menarche und eine späte Menopause. Embryonalzellen können zu Herden im Nabel führen, während eine retrograde Menstruation zur Ablagerung von Endometriumzellen im Diaphragma führen kann. Die Anwendung oraler Kontrazeptiva senkt das Risiko einer Endometriose, und dieser protektive Effekt hält nach deren Absetzen noch für ein Jahr an.
Prognose	Es fanden sich zwei RCTs, in denen Frauen, die mit Placebo behandelt worden ware, wiederholt laparaskopiert wurden. Bei einem Drittel der Frauen lösten sich Endometrioseherde über 6–12 Monate hinweg spontan auf, verschlechterten sich bei der Hälfte der Frauen und blieben bei den übrigen Frauen unverändert.

Infertilität und Subfertilität

Suchdatum: Juni 2001

Kirsten Duckitt

Frage **Welche Effekte haben Behandlungsmethoden bei Frauen mit einer durch Ovulationsstörungen verursachten Infertilität?**

Nutzen wahrscheinlich

Clomifen

Einer systematischen Übersicht zufolge erhöht Clomifen im Vergleich zu Placebo die Wahrscheinlichkeit einer Schwangerschaft bei Frauen mit seltenen Ovulationen signifikant. Vier andere Studien, in denen Clomifen mit Tamoxifen verglichen wurde, ergaben hinsichtlich der Ovulationsraten und der Anzahl der Schwangerschaften keinen signifikanten Unterschied.

Wirksamkeit unbekannt

Cyclofenil

Eine RCT ergab hinsichtlich der Schwangerschaftsraten keinen signifikanten Unterschied zwischen Cyclofenil und Placebo.

Gonadotropine

Eine systematische Übersicht ergab hinsichtlich der Schwangerschaftsraten keinen signifikanten Unterschied zwischen humanen menopausalen Gonadotropinen und Urofollitropin (Urofollitrophin, aus Urin gewonnenes FSH). Drei RCTs ergaben hinsichtlich der kumulativen Schwangerschaftsraten oder der Anzahl der Lebendgeburten keinen signifikanten Unterschied zwischen Follitropin (gentechnisch hergestelltes FSH) und Urofollitropin. Der Übersicht zufolge senkt Urofollitropin im Vergleich zu humanen menopausalen Gonadotropinen das Risiko eines ovariellen Überstimulationssyndroms signifikant, auch wenn dies auf Frauen beschränkt war, die nicht begleitend mit GnRH-Analoga behandelt wurden. Beobachtungsbelege sprechen dafür, dass Gonadotropine mit einem erhöhten Risiko für ein Ovarialkarzinom und Mehrlingsschwangerschaften einhergehen.

Laparoskopisches Zona-Drilling der Ovarien

Eine systematische Übersicht und eine nachfolgende RCT ergaben hinsichtlich der Schwangerschaftsraten keinen signifikanten Unterschied zwischen dem laparoskopischen Drilling der Ovarien und Gonadotropinen.

Pulsatile GnRH-Therapie

Eine systematische Übersicht ergab nur unzureichende Belege für die Effekte einer pulsatilen GnRH-Therapie.

Frage **Welche Effekte haben Behandlungsmethoden bei Frauen mit tubärer Infertilität?**

Nutzen wahrscheinlich

Tuben-OP

Einer systematischen Übersicht zufolge erhöht eine Tuben-OP – im Vergleich zu keiner oder einer konservativen Therapie – die Chancen für eine Schwangerschaft sowie die

Rate der Lebendgeburten signifikant. Eine weitere Übersicht ergab hinsichtlich der Schwangerschaftsraten keinen signifikanten Unterschied zwischen verschiedenen Formen der Tuben-OP.

Wirksamkeit unbekannt

In-vitro-Fertilisation

Zur In-vitro-Fertilisation (IVF) im Vergleich zu keiner Behandlung fanden sich keine RCTs. Einer RCT zufolge erhöht die sofortige im Vergleich zur verzögerten IVF die Anzahl der Schwangerschaften und Lebendgeburten signifikant. Eine RCT ergab hinsichtlich der Anzahl der Lebendgeburten keinen signifikanten Unterschied zwischen IVF und intrazytoplasmatischer Spermieninjektion. Beobachtungsbelege sprechen dafür, dass zu den Nebenwirkungen der IVF Mehrlingsschwangerschaften und das ovarielle Überstimulationssyndrom gehören.

Selektive Salpingographie plus Tubenkatheterisierung

Es fanden sich keine RCTs über die Effekte der selektiven Salpingographie plus Tubenkatheterisierung.

Frage Welche Effekte haben Interventionen bei Frauen mit einer durch Endometriose verursachten Infertilität?

Nutzen wahrscheinlich

Intrauterine Insemination plus Gonadotropine

Einer RCT zufolge erhöht die intrauterine Insemination plus Gonadotropine im Vergleich zu keiner Behandlung die Anzahl der Lebendgeburten über drei Zyklen hinweg signifikant (NNT 6). Eine zweite RCT ergab hinsichtlich der Geburtsraten keinen signifikanten Unterschied zwischen intrauteriner Insemination plus Downregulierung der Hypophyse und einer abwartenden Behandlung. Einer dritten RCT zufolge erhöht die intrauterine Insemination plus Gonadotropine im Vergleich zur alleinigen intrauterinen Insemination die Schwangerschaftsraten nach dem ersten Behandlungszyklus signifikant (NNT 5).

Wirksamkeit unbekannt

IVF

Es fanden sich keine RCTs an Frauen mit endometriosebedingter Infertilität, die sich einer IVF unterzogen.

Operative Therapie

Zwei RCTs, in denen die Laparoskopie mit der diagnostischen Laparoskopie verglichen wurde, ergaben hinsichtlich der Anzahl der Schwangerschaften und der Lebendgeburten keine schlüssigen Resultate.

Unwirksamkeit oder Schädlichkeit wahrscheinlich

Medikamenteninduzierte Ovarsuppression

Eine systematische Übersicht ergab hinsichtlich der Schwangerschaftsraten keinen signifikanten Unterschied zwischen Medikamenten, die die Ovarialfunktion unterdrücken, und entweder Placebo oder Danazol. Der Übersicht zufolge führen ovulationsunterdrückende Wirkstoffe zu Nebenwirkungen wie Gewichtszunahme, Hitzewallungen und Osteoporose. Danazol verursacht eine dosisabhängige Gewichtszunahme und androgene Effekte.

Frage **Welche Effekte haben Interventionen bei Paaren mit einer durch männliche Faktoren verursachten Infertilität?**

Nutzen belegt

Intrauterine Insemination

Zwei systematischen Übersichten zufolge erhöht die intrauterine Insemination im Vergleich zur intrazervikalen Insemination oder dem natürlichen Geschlechtsverkehr die Schwangerschaftsraten pro Zyklus.

Wirksamkeit unbekannt

Heterologe Insemination

Zur Wirksamkeit der heterologen Insemination fanden sich keine Belege von guter Qualität.

Intrazytoplasmatische Spermieninjektion plus IVF

Eine systematische Übersicht ergab nur unzureichende Belege für die Effekte der intrazytoplasmatischen Spermieninjektion plus IVF.

IVF im Vergleich zum intratubaren Gametentransfer (GIFT)

Eine systematische Übersicht ergab unzureichende Maße Belege über die IVF im Vergleich zum intratubaren Gametentransfer (GIFT).

Frage **Welche Effekte haben Interventionen bei Paaren mit Infertilität unklarer Genese?**

Nutzen belegt

Intrauterine Insemination (bei Paaren, die sich einer ovariellen Stimulation unterziehen)

Zwei systematischen Übersichten und einer nachfolgenden RCT bei Paaren, die sich einer ovariellen Stimulation unterziehen, zufolge erhöht die intrauterine Insemination im Vergleich zum geplanten Geschlechtsverkehr oder zur intrazervikalen Insemination die Schwangerschaftsraten. Eine systematische Übersicht ergab hinsichtlich der Schwangerschaftsraten keinen signifikanten Unterschied zwischen der intrauterinen Insemination und dem geplanten Geschlechtsverkehr bzw. der intrazervikalen Insemination, zeigte jedoch, dass eine jeweils zusätzlich zu den drei Interventionen durchgeführte ovarielle Stimulation die Gesamtschwangerschaftsrate über ca. drei Zyklen hinweg signifikant erhöht (NNT 11).

Nutzen wahrscheinlich

Clomifen

Eine systematische Übersicht ergab begrenzte Evidenz dafür, dass Clomifen im Vergleich zu Placebo die Schwangerschaftsraten pro Zyklus erhöht.

Wirksamkeit unbekannt

Intratubarer Gametentransfer (GIFT)

Zum GIFT fanden sich keine RCTs im Vergleich zu keiner Behandlung. Drei RCTs ergaben hinsichtlich der Schwangerschaftsraten widersprüchliche Ergebnisse zu GIFT im Vergleich zu anderen Formen der Behandlung (intrauterine Insemination, geplanter Geschlechtsverkehr und IVF).

IVF

Zwei kleine RCTs ergaben hinsichtlich der Schwangerschaftsraten keinen signifikanten Unterschied zwischen IVF und GIFT. Eine RCT ergab hinsichtlich der kumulativen Schwangerschaftsraten keinen signifikanten Unterschied zwischen IVF und intrauteriner Insemination, zeigte jedoch, dass unter IVF mehr Paare ihre Therapie von sechs Behandlungszyklen nicht beendeten.

Definition

Die normale Fertilität ist definiert als der Eintritt einer Schwangerschaft nach 2 Jahren regelmäßigen Geschlechtsverkehrs. Viele definieren Infertilität jedoch als Unfähigkeit zur Empfängnis nach einem Jahr ungeschützten Geschlechtsverkehrs. Die Infertilität kann primär sein bei Paaren, bei denen es noch nie zur Empfängnis gekommen ist, oder sekundär bei Paaren, bei denen es schon einmal zur Empfängnis gekommen ist. Zu den infertilen Paaren gehören sterile Paare (bei denen es niemals zu einer Schwangerschaft auf natürlichem Wege kommen wird) und subfertile Paare (die irgendwann eine Schwangerschaft erreichen könnten).

Inzidenz/ Prävalenz

Auch wenn es keine Belege für eine größere Verschiebung der Prävalenz der Infertilität gibt, suchen viel mehr Paare als früher um Hilfe nach. Gegenwärtig sucht in industrialisierten Ländern etwa eines von sieben Paaren wegen Infertilität den Arzt auf. Die Raten primärer Infertilität schwanken zwischen den einzelnen Ländern sehr und reichen von 10 % in Afrika bis etwa 6 % in Nordamerika und Europa. Die angegebenen Raten für die sekundäre Infertilität sind weniger zuverlässig.

Ätiologie/ Risikofaktoren

In Großbritannien ist nahezu ein Drittel der Fälle von Infertilität unklarer Genese. Die übrigen werden verursacht durch Ovulationsinsuffizienz (27 %), niedrige Spermienzahl oder schlechte Spermienqualität (19 %), Schädigung der Tuben (14 %), Endometriose (5 %) oder andere Ursachen (5 %).

Prognose

In entwickelten Ländern sind etwa 80–90 % der Paare, die eine Schwangerschaft anstreben, nach einem Jahr, und 95 % nach 2 Jahren erfolgreich. Die Chancen, schwanger zu werden, variieren mit der Ursache und Dauer der Infertilität, dem Alter der Frau, der vorangehenden Schwangerschaftsanamnese des Paares und der Verfügbarkeit verschiedener Behandlungsoptionen. Für die ersten 2–3 Jahre einer Infertilität unklarer Genese bleiben die kumulativen Schwangerschaftsraten hoch (27–46 %), sinken dann jedoch mit zunehmendem Alter der Frau und mit der Dauer der Infertilität. Die Hintergrundraten einer spontanen Schwangerschaft bei infertilen Paaren lassen sich aus Longitudinalstudien an infertilen Paaren berechnen, die ohne Behandlung beobachtet wurden.

Mammakarzinom, metastatisches

Suchdatum: September 2001

Stephen Johnston und Justin Stebbing

Frage **Welche Effekte haben unterschiedliche Behandlungsmethoden?**

Nutzen belegt

Chemotherapie

Anthrazyklinbasierte Schemata (CAF) mit Doxorubicin

RCTs zufolge verbessern Schemata einer Kombinationschemotherapie mit einem Anthrazyklin wie Doxorubicin als Therapie der ersten Wahl im Vergleich zu anderen Schemata die Ansprechraten und verlängert die Zeit bis zur Progression und das Überleben signifikant.

Klassische Kombinationschemotherapie (CMF)

Einer systematischen Übersicht zufolge verbessert die klassische Kombinationschemotherapie als Therapie der ersten Wahl im Vergleich zu modifizierten Schemata die Ansprechraten und verlängert das Überleben signifikant.

Chemotherapie der ersten Wahl plus monoklonale Antikörper (bei Patienten mit überexprimiertem HER2/neu-Onkogen)

Einer RCT zufolge verlängert eine Standard-Chemotherapie plus der monoklonale Antikörper Trastuzumab als Therapie der ersten Wahl – im Vergleich zur alleinigen Standard-Chemotherapie bei Frauen, deren Tumoren HER2 überexprimieren – die Zeit bis zum Fortschreiten der Erkrankung und verbessert das objektive Ansprechen sowie die Gesamtüberlebensrate signifikant.

Hormonbehandlung

Selektive Aromatasehemmer als Hormonbehandlung der ersten Wahl bei postmenopausalen Frauen

RCTs zufolge ist der Aromatasehemmer Anastrozol als Therapie der ersten Wahl bei metastasiertem postmenopausalen Mammakarzinom hinsichtlich einer Verkürzung der Zeit bis zum Fortschreiten der Erkrankung mindestens so wirksam wie Tamoxifen. Ferner ergaben die RCTs, dass der Aromatasehemmer Letrozol dem Tamoxifen hinsichtlich einer Verkürzung der Zeit bis zum Fortschreiten der Erkrankung überlegen ist.

Selektive Aromatasehemmer als Hormonbehandlung der zweiten Wahl bei postmenopausalen Frauen

RCTs an postmenopausalen Frauen, die während oder nach einer Therapie mit Tamoxifen ein Rezidiv erlitten, zufolge erhöhen die selektiven Aromatasehemmer Anastrozol, Letrozol und Exemeston im Vergleich zu Progestinen die Gesamtüberlebensrate nach 2–3 Jahren signifikant und gehen mit weniger Nebenwirkungen einher.

Tamoxifen bei östrogenrezeptorpositivem Tumor

RCTs ergaben bei Frauen mit östrogenrezeptorpositivem metastatischem Mammakarzinom unter Tamoxifen als Therapie der ersten Wahl eine verlängerte Remission.

Bei Knochenmetastasen

Strahlentherapie und eine geeignete Analgesie
RCTs, in denen eine Strahlentherapie mit keiner Therapie oder Bisphosphonaten verglichen wurde, fanden sich nicht. In nichtrandomisierten Studien fand sich begrenzte Evidenz dafür, dass sich anhaltende und lokalisierte Knochenschmerzen bei über 80 % der Frauen erfolgreich durch eine Strahlentherapie mit begleitender geeigneter Analgesie (von nichtsteroidalen Antiphlogistika bis zu Morphin und seinen Derivaten) behandeln lassen. RCTs ergaben haben hinsichtlich der Schmerzlinderung keine signifikanten Unterschiede zwischen kurzen und längeren Strahlentherapien. Einer RCT zufolge lassen sich verschiedene Fraktionierungsschemata zur effektiven Behandlung neuropathischer Knochenschmerzen verwenden.

Bei Metastasen im ZNS

Hoch dosierte Steroide zusätzlich zur Strahlentherapie bei Rückenmarkskompression
Einer kleinen RCT zufolge erhöhen zusätzlich zu einer Strahlentherapie verabreichte Steroide die Gehfähigkeit nach 6 Monaten.

Strahlentherapie bei Rückenmarkskompression
Retrospektiven Analysen zufolge verbessert eine frühzeitige Strahlentherapie Zielkriterien, jedoch erlangten weniger als 10 % der Patientinnen die Gehfähigkeit zurück, wenn es vor der Strahlentherapie zu einer schweren Verschlechterung der motorischen Funktion gekommen war.

Nutzen wahrscheinlich

Bisphosphonate
RCTs an Frauen unter Standard-Chemotherapie wegen Knochenmetastasen infolge eines metastatischen Mammakarzinoms zufolge verringern und verzögern Bisphosphonate im Vergleich zu Placebo Skelettkomplikationen signifikant. Keine der RCTs zeigte eine Auswirkung auf die Gesamtüberlebensrate.

Kombinierte Gonadorelin-Analoga und Tamoxifen bei prämenopausalen Frauen
RCTs bei prämenopausalen Frauen mit östrogenrezeptorpositivem metastatischem Mammakarzinom zufolge verbessert eine Therapie der ersten Wahl mit Gonadorelin-Analoga und Tamoxifen – im Vergleich zu Gonadorelin-Analoga allein – die Ansprechraten, die Gesamtüberlebensrate und das progressionsfreie Überleben signifikant.

Neue zytotoxische Substanzen bei anthrazyklinresistenter Erkrankung (wie etwa Taxane und halbsynthetische Vinca-Alkaloide)
RCTs sprechen dafür, dass eine Therapie zweiter Wahl mit Docetaxel oder Vinorelbin im Vergleich zu Standardrezidivschemata die Ansprechraten verbessern kann, vor allem bei Frauen mit anthrazyklinresistenter Erkrankung.

Strahlentherapie zur Kontrolle zerebraler und choroidaler Metastasen
RCTs fanden sich nicht. Retrospektive Studie sprechen dafür, dass eine Bestrahlung des gesamten Gehirns bei 40–70 % der Frauen mit Hirnmetastasen infolge eines Mammakarzinoms zu einer allgemeinen Verbesserung der neurologischen Funktion führt, und dass eine Strahlentherapie 70 % der Frauen mit choroidalen Metastasen einen Nutzen bringt.

Nutzen und Schaden abzuwägen

Ovariale Ablation bei prämenopausalen Frauen (im Vergleich zu Tamoxifen)

Eine systematische Übersicht und eine anschließende RCT an prämenopausalen Frauen ergaben hinsichtlich der Ansprechrate, der Dauer des Ansprechens oder des Überlebens keinen signifikanten Unterschied zwischen einer ovarialen Ablation (operativ oder durch Bestrahlung) und Tamoxifen als Therapie der ersten Wahl. Die ovariale Ablation geht mit erheblichen Nebenwirkungen, wie Hitzewallungen und voruübergehender Beschwerdezunahme („Tumor Flare"), einher.

Progestine (im Vergleich zu Tamoxifen, Nutzen erwiesen bei Frauen mit Knochenschmerzen oder Anorexie)

RCTs ergaben hinsichtlich der Ansprechraten, der Remissionsraten oder des Überlebens keinen signifikanten Unterschied zwischen Progestinen und Tamoxifen als Therapie der ersten Wahl, zeigten jedoch, dass Progestine Nebenwirkungen wie Übelkeit, Gewichtszunahme und Exazerbationen einer Hypertonie verstärken. Einer RCT zufolge bessert Medroxyprogesteron Knochenschmerzen im Vergleich zu Tamoxifen signifikant. Belege aus Beobachtungen sprechen dafür, dass Progestine den Appetit, die Gewichtszunahme und das Wohlbefinden steigern können.

Hoch dosierte (im Vergleich zur herkömmlichen) Chemotherapie

Eine RCT an Frauen, die ganz oder teilweise auf eine Standardinduktionstherapie ansprachen, ergab hinsichtlich der Gesamtüberlebensrate nach 3 Jahren keinen signifikanten Unterschied zwischen einer zusätzlichen hoch dosierten Chemotherapie im Vergleich zur Standarddosierung als Therapie der ersten Wahl.

Definition

Als metastatisches oder fortgeschrittenes Mammakarzinom bezeichnet man das Vorliegen der Krankheit an entfernten Orten wie Knochen, Leber oder Lunge. Es ist durch eine primäre Operation nicht zu behandeln und gilt gegenwärtig als unheilbar. Zu den Symptomen können Schmerzen infolge von Knochenmetastasen, Atemnot infolge einer Ausbreitung in die Lungen und Übelkeit oder abdominelle Beschwerden infolge einer Leberbeteiligung gehören.

Inzidenz/ Prävalenz

Das Mammakarzinom ist der zweithäufigste Tumor der Welt (1,05 Mio. Patientinnen) und bei weitem die häufigste maligne Erkrankung der Frau (22 % aller Krebserkrankungen). Weltweit beträgt das Verhältnis zwischen Mortalität und Inzidenz 36 %. Das Mammakarzinom steht an fünfter Stelle der tumorbedingten Todesursachen insgesamt (obwohl es die führende Mortalitätsursache bei der Frau ist – die 370 000 jährlichen Todesfälle bilden 13,9 % der tumorbedingten Todesfälle bei Frauen). Es ist heutzutage die Tumorerkrankung mit der höchsten Prävalenz, und es gibt schätzungsweise 3,9 Mio. Frauen, bei denen in den vergangenen 5 Jahren ein Mammakarzinom diagnostiziert wurde (im Vergleich etwa zum Lungenkarzinom, mit dem 1,4 Mio. leben). Die wahre Prävalenz der metastasierten Erkrankung ist hoch, da manche Frauen viele Jahre lang mit der Erkrankung leben. Seit 1990 sind die Inzidenzraten insgesamt um etwa 1,5 % jährlich gestiegen. Das metastasierte Mammakarzinom verursacht jährlich bis zu 500 000 Todesfälle (46 000 in den USA und 15 000 in Großbritannien).

Ätiologie/ Risikofaktoren

Das Risiko einer metastatischen Erkrankung hängt mit bekannten prognostischen Faktoren im ursprünglichen Primärtumor zusammen. Zu diesen Faktoren gehören eine östrogenrezeptornegative Erkrankung, Primärtumoren mit einem Durchmesser von 3 cm oder mehr sowie eine Beteiligung der axillären Lymphknoten. In einer großen systematischen Übersicht kam es innerhalb von 10 Jahren nach adjuvanter Chemotherapie wegen eines Mammakarzinoms im Frühstadium bei 60–70 % nodal positiver und bei 25–30 % nodal negativer Frauen zum Rezidiv.

Prognose

Die meisten Frauen mit metastatischem Mammakarzinom sterben schließlich daran. Die Prognose richtet sich nach dem Alter, dem Ausmaß der Erkrankung und dem Östrogenrezeptorstatus. Es gibt auch Belege dafür, dass eine Überexprimierung des Produkts des HER2/neu-Onkogens, das bei etwa einem Drittel der Frauen mit metastatischem Mammakarzinom auftritt, mit einer schlechteren Prognose einhergeht. Ein kurzes krankheitsfreies Intervall (z. B. < 1 Jahr) zwischen der Operation eines frühen Mammakarzinoms und der Entstehung von Metastasen spricht dafür, dass die wiederkehrende Erkrankung gegen das zur adjuvanten Therapie verwandte Medikament resistent ist. Bei Frauen, deren Metastasen nicht behandelt werden, beträgt die durchschnittliche Überlebenszeit nach der Diagnose der Metastasen 12 Monate. Die Bestimmung der Therapie der ersten Wahl (hormonell oder operativ) beruht auf einer Vielfalt klinischer Faktoren (siehe Tab. 1). In vielen Ländern, darunter den USA, Kanada und einigen europäischen Ländern, gibt es Belege für eine in den vergangenen Jahren abnehmende Sterberate. Diese Veränderungen spiegeln möglicherweise Verbesserungen der Therapie (und daher eine gestiegene Überlebensrate) sowie eine frühzeitigere Diagnose wider.

Tabelle 1 **Klinische Prognosefaktoren für das Ansprechen metastasierter Mammakarzinome auf eine Hormontherapie, basierend auf den Ergebnissen von RCTs.**

Prognostisch günstige Faktoren für eine Hormontherapie
Postmenopause
Tumor begrenzt auf Weichteile (Haut, Lymphknoten)
Östrogenrezeptorpositiver Tumor
Langes krankheitsfreies Intervall nach der Primärtherapie eines frühen Krebsstadiums (> 18–24 Monate).

Prognostisch ungünstige Faktoren für eine initiale Hormontherapie
Symptomatische viszerale Metastasen (z. B. Lymphangitis carcinomatosa oder progrediente Lebermetastasen)
Östrogenrezeptornegativer Tumor
Kurzes krankheitsfreies Intervall (12–18 Monate)
Rezidiv unter adjuvanter Tamoxifentherapie (bei Fehlen von Östrogenrezeptoren und anderen prognostisch günstigen Merkmalen)

Mammakarzinom, nicht metastatisches

Suchdatum: Juni 2001

J. Michael Dixon, Kate Gregory, Stephen Johnston und Alan Rodger

Frage **Welche Effekte haben Behandlungsmethoden eines duktalen Carcinoma in situ?**

Nutzen wahrscheinlich

Strahlentherapie nach brusterhaltender Operation (verringert Rezidive)

RCTs zufolge senkt die Strahlentherapie das Risiko eines Lokalrezidivs und eines invasiven Karzinoms, jedoch fanden sich keine Belege über einen Effekt hinsichtlich des Überlebens.

Tamoxifen plus Strahlentherapie nach brusterhaltender Operation (verringert Rezidive)

Einer RCT zufolge verringert adjuvant verabreichtes Tamoxifen Komplikationen eines Mammakarzinoms bei Frauen, die sich einer umfangreichen Exzision und Strahlentherapie unterzogen haben, signifikant, jedoch fand sich hinsichtlich des Gesamtüberlebens nach 6 Jahren kein signifikanter Unterschied.

Frage **Welche Effekte haben Behandlungsmethoden eines operablen Mammakarzinoms?**

Nutzen belegt

Adjuvante Chemotherapie

Einer systematischen Übersicht zufolge senkt eine adjuvante Chemotherapie – im Vergleich zu keiner Chemotherapie – die Rezidivraten signifikant und hebt die Zehn-Jahres-Überlebensrate. Der Nutzen scheint unabhängig vom Lymphknoten- oder Menopausenstatus zu sein, auch wenn die absoluten Besserungen bei Frauen mit nodal positiver Erkrankung und vielleicht auch bei jüngeren Frauen stärker ausgeprägt sind.

Adjuvant verabreichtes Tamoxifen

Einer systematischen Übersicht zufolge senkt bis zu 5 Jahre lang adjuvant verabreichtes Tamoxifen bei Frauen mit östrogenrezeptorpositivem Tumor (unabhängig von deren Alter, Menopausenstatus und Lymphknotenbeteiligung oder einer zusätzlichen Chemotherapie) das Risiko, ein Rezidiv zu erleiden und zu sterben. Tamoxifen erhöht ein wenig das Risiko eines Endometriumkarzinoms, jedoch fanden sich keine Belege für eine unerwünschte Gesamtwirkung auf die Tumormortalität.

Anthrazyklinschemata als adjuvante Chemotherapie

Einer systematischen Übersicht zufolge verringern adjuvante Therapieschemata mit einem Anthrazyklin im Vergleich zu einem Standard-CMF-Schema Rezidive signifikant und erhöhen die Fünf-Jahres-Überlebensrate signifikant.

Brusterhaltende Operation (ähnliche Überlebensrate wie bei extensiverer Operation)

Systematischen Übersichten zufolge geht eine ausgedehntere Operation – vollständige lokale Tumorbeseitigung vorausgesetzt – nicht mit einer erhöhten Zehn-Jahres-Überlebensrate einher. Eine stärkere lokale Resektion bei brusterhaltender Operation führt zu schlechteren kosmetischen Ergebnissen.

Chemotherapie plus Tamoxifen

Einer RCT zufolge erhöht eine zusätzlich zu Tamoxifen eingesetzte Chemotherapie (CMF) die Fünf-Jahres-Überlebensrate signifikant.

Prämenopausale Ovarektomie

Einer systematischen Übersicht zufolge bessert eine Ovarektomie bei Frauen unter 50 Jahren im Vergleich zu keiner Ovarektomie das Überleben für mindestens 15 Jahre.

Strahlentherapie nach brusterhaltender Operation (verringert Lokalrezidive, keine Belege für einen Effekt hinsichtlich des Überlebens)

Einer systematischen Übersicht zufolge senkt eine zusätzlich zur brusterhaltenden Operation vorgenommene Strahlentherapie das Risiko eines isolierten Lokalrezidivs und des Verlustes einer Brust signifikant, erhöht jedoch nicht die Zehn-Jahres-Überlebensrate. Durch eine Strahlentherapie mit brusterhaltender Operation und durch eine Strahlentherapie mit Mastektomie werden ähnliche Überlebens- und Lokalrezidivraten erreicht.

Strahlentherapie nach Mastektomie bei Frauen, die stark durch ein Lokalrezidiv gefährdet sind

RCTs bei hoch gefährdeten, mastektomierten und mit adjuvanter Chemotherapie behandelten Frauen zufolge senkt eine Strahlentherapie – im Vergleich zur Gruppe ohne Strahlentherapie – das Risiko eines Lokalrezidivs signifikant und verlängert das Überleben nach 10–15 Jahren.

Totale Mastektomie

Systematische Übersichten ergaben hinsichtlich der Zehn-Jahres-Überlebensrate keinen signifikanten Unterschied zwischen der totalen, der supraradikalen, der radikalen oder der einfachen Mastektomie. Eine stärker ausgedehnte Operation führt zu stärkerer Verstümmelung.

Nutzen wahrscheinlich

Neoadjuvante Chemotherapie (senkt die Mastektomieraten im Vergleich zur adjuvanten Chemotherapie, keine Belege für einen Effekt hinsichtlich des Überlebens)

RCTs zufolge senkt eine neoadjuvante Chemotherapie im Vergleich zur adjuvanten Chemotherapie die Mastektomieraten, es fand sich jedoch kein signifikanter Unterschied hinsichtlich einer Wirkung auf die Überlebensrate nach 4–10 Jahren.

Strahlentherapie nach Mastektomie bei nodal positiver Erkrankung, großen Tumoren oder Invasion in die Lymphbahn

Einer systematischen Übersicht zufolge senkt eine Strahlentherapie der Thoraxwand nach Mastektomie das Risiko eines Lokalrezidivs um zwei Drittel und verringert das Risiko, nach 10 Jahren an einem Mammakarzinom zu sterben. Es fanden sich jedoch keine Belege für eine Wirksamkeit hinsichtlich der Zehn-Jahres-Gesamtüberlebensrate. Eine Übersicht retrospektiver Daten ergab, dass eine stärkere Lymphknotenbeteiligung, ein größeres Tumorvolumen, ein höheres histologisches Grading, die Invasion in die Lymphbahn und die Beteiligung von Resektaträndern die Chancen einer erfolgreichen Behandlung verringern.

Totale Lymphknotenbestrahlung bei Hochrisikoerkrankung

RCTs zufolge verbessert eine totale Lymphknotenbestrahlung bei Frauen mit Hochrisikoerkrankung – im Vergleich zur Gruppe ohne Bestrahlung – das Überleben. Eine frühere systematische Übersicht ergab weniger Lokalrezidive, aber keinen Beleg für ein verbessertes Überleben.

Nutzen und Schaden abzuwägen

Ausräumung der Achselhöhle (kein Beleg für einen Nutzen hinsichtlich des Überlebens und erhöhte Mortalität im Vergleich zur gezielten Entnahme einzelner Lymphknoten)

RCTs ergaben hinsichtlich der Ausräumung der Achselhöhle im Vergleich zur gezielten Entnahme einzelner Lymphknoten, der axillären Bestrahlung oder der Kombination aus gezielter Entnahme plus Strahlentherapie keinen signifikanten Unterschied bezüglich der unterschiedlichen Überlebensraten nach 5–10 Jahren. Einer systematischen Übersicht mit Belegen von überwiegend schlechter Qualität zufolge ist das Risiko eines Arm-Lymphödems bei Ausräumung der Achselhöhle plus Strahlentherapie am höchsten, bei der gezielten Entnahme einzelner Lymphknoten plus Strahlentherapie niedriger und bei der alleinigen gezielten Entnahme am niedrigsten.

Axilläre Strahlentherapie

Einer systematischen Übersicht zufolge verringert die axilläre Bestrahlung im Vergleich zur Ausräumung der Achselhöhle isolierte Lokalrezidive signifikant. Hinsichtlich der Mortalität oder der Gesamtrezidivrate nach 10 Jahren zeigte die Übersicht keinen signifikanten Unterschied.

Strahlentherapie nach Mastektomie bei Frauen, die nicht durch ein Lokalrezidiv gefährdet sind

Einer systematischen Übersicht zufolge senkt die Bestrahlung der Thoraxwand nach Mastektomie das Risiko eines Lokalrezidivs um zwei Drittel und verringert das Risiko, nach 10 Jahren an einem Mammakarzinom zu sterben. Es fanden sich jedoch keine Belege für einen Effekt hinsichtlich der Zehn-Jahres-Gesamtüberlebensrate. Eine Strahlentherapie kann mit seltenen Spätfolgen einhergehen, z. B. interstitielle Pneumonie, Perikarditis, Lymphödem des Arms, ein Strahlenschaden des Plexus brachialis und Rippenfrakturen infolge einer strahlungsbedingten Nekrose.

Bestrahlung der Mammaria-interna-Lymphknoten

Eine RCT ergab hinsichtlich der Gesamtüberlebensrate oder des mammakarzinomspezifischen Überlebens nach 2–3 Jahren keinen signifikanten Unterschied zwischen einer Strahlentherapie und keiner Bestrahlung der Mammaria-interna-Lymphknoten. Die Behandlung kann eine strahlungsinduzierte kardiale Morbidität erhöhen.

Wirksamkeit unbekannt

Strahlentherapie der ipsilateralen Fossa supraclavicularis

Es fanden sich nur unzureichende Belege zur Wirksamkeit einer Strahlentherapie der ipsilateralen Fossa supraclavicularis auf das Überleben. RCTs zufolge verringert eine Strahlentherapie das Risiko eines nodalen Rezidivs in der ipsilateralen Fossa supraclavicularis.

Nutzen unwahrscheinlich

Höher dosierte adjuvante Chemotherapie

RCTs ergaben keine signifikante Besserung durch höher dosierte Schemata.

Verlängerte Chemotherapie (8–12 vs. 4–6 Monate)

Eine systematische Übersicht ergab keinen zusätzlichen Nutzen durch die Verlängerung einer adjuvanten Chemotherapie von 4–6 auf 8–12 Monate.

Radikale Mastektomie (kein längeres Überleben als bei weniger ausgedehnten Operationen)

Systematische Übersichten ergaben hinsichtlich der Zehn-Jahres-Überlebensrate keinen signifikanten Unterschied zwischen der totalen, der supraradikalen, der radikalen oder der einfachen Mastektomie. Eine stärker ausgedehnte Operation führt zu stärkerer Verstümmelung.

Frage **Welche Effekte haben Behandlungsmethoden bei lokal fortgeschrittenem Mammakarzinom?**

Nutzen wahrscheinlich

Strahlentherapie

Bei operablem, lokal fortgeschrittenem Mammakarzinom ergaben kleine RCTs, dass eine Strahlentherapie oder Operation als alleinige Lokalbehandlung hinsichtlich der Ansprechraten, der Dauer des Ansprechens und des Gesamtüberlebens ähnliche Effekte hat.

Strahlentherapie nach versuchter kurativer Operation

Eine RCT ergab schwache Belege dafür, dass eine Strahlentherapie nach versuchter kurativer Operation – im Vergleich zu keiner weiteren Lokalbehandlung – Lokal- und/oder Regionalrezidive verringern kann.

Operation

Bei operablem, lokal fortgeschrittenem Mammakarzinom haben ergaben kleine RCTs, dass Operation und Strahlentherapie als alleinige Lokalbehandlung hinsichtlich der Ansprechraten, der Dauer des Ansprechens und des Gesamtüberlebens ähnlich wirksam sind.

Tamoxifen plus Strahlentherapie (im Vergleich zur Strahlentherapie)

Einer RCT zufolge verringert Hormonbehandlung plus Strahlentherapie im Vergleich zur alleinigen Strahlentherapie lokoregionale Rezidive nach 6 Jahren und erhöht die durchschnittliche Überlebenszeit nach 8 Jahren signifikant.

Nutzen unwahrscheinlich

Chemotherapie (Cyclophosphamid/Methotrexat/Fluorouracil [5–FU] oder anthrazyklinbasierte Schemata)

Es fanden sich keine Belege dafür, dass das zytotoxische Chemotherapieschema mit mehreren Substanzen (CMF) das Überleben, das krankheitsfreie Überleben oder die langfristige lokoregionale Überwachung der Erkrankung verbessert.

Definition Das **duktale Carcinoma in situ** ist ein nichtinvasiver Tumor, charakterisiert durch Tumorzellen in den Milchgängen, aber ohne Nachweis des Durchbrechens der Basalmembran und der Invasion in periduktales Gewebe. Das **invasive Mammakarzinom** lässt sich in drei Hauptgruppen unterteilen: frühes oder operables Mammakarzinom, lokal fortgeschrittenes Karzinom und metastasiertes Mammakarzinom (siehe „Metastatisches Mammakarzinom", S. 237). Das **operable Mammakarzinom** ist dem Erscheinungsbild nach auf die Brust und bisweilen auf die lokalen Lymphknoten beschränkt und kann operativ entfernt werden. Auch wenn diese Frauen zum Zeitpunkt des Staging keine offenen Metastasen haben, bleiben sie hinsichtlich eines Lokalrezidivs und einer metastatischen Ausbreitung gefährdet. Sie lassen sich unterteilen in Frauen mit Tumoren von mehr als 4 cm Größe oder mit multifokalen Tumoren, die sich durch eine Mastektomie behandeln lassen, und in Frauen mit unifokalen Tumoren von weniger als 4 cm Größe, die sich durch eine brusterhaltende Operation behandeln lassen. Das **lokal fortgeschrittene Mammakarzinom** wird definiert entsprechend dem TNM-System des UICC-TNM-Systems als Stadium III B (umfasst T4 a–d, N2–Erkrankung, aber keine Metastasen). Es handelt sich um ein Krankheitsbild mit (klinischem oder histopathologischem) Nachweis einer Beteiligung der Haut und/oder Thoraxwand und/oder der axillären Lymphknoten, die durch die Ausweitung des Tumors miteinander verbacken sind. Das **metastasierte Mammakarzinom** wird in einem eigenen Abschnitt dargestellt (siehe „Metastatisches Mammakarzinom", S. 237).

Inzidenz/Prävalenz

Das Mammakarzinom trifft etwa ein Zehntel bis ein Elftel der Frauen in Großbritannien und verursacht etwa 21 000 Todesfälle pro Jahr. Die Prävalenz ist mit über 100 000 Frauen, die mit einem Mammakarzinom leben, etwa 5 Mal höher. Von den jährlich 15 000 neuen Fällen eines Mammakarzinoms in Großbritannien zeigt die Mehrheit ein primär operables Krankheitsbild.

Ätiologie/Risikofaktoren

Das Risiko eines Mammakarzinoms steigt mit dem Alter und verdoppelt sich alle 10 Jahre bis zur Menopause. Zu den Risikofaktoren gehören frühe Menarche, spät einsetzende Menopause, höheres Alter bei der Geburt des ersten Kindes, familienanamnestisch bekanntes Mammakarzinom, atypische Hyperplasie, Alkoholabusus, Strahlenexposition von sich entwickelndem Brustgewebe, Einnahme oraler Kontrazeptiva, postmenopausale Hormonsubstitutionstherapie und Übergewicht/Adipositas. Das Risiko schwankt in verschiedenen Ländern um ein Fünffaches. Die Ursache eines Mammakarzinoms ist bei den meisten Frauen unbekannt. Etwa 5 % der Mammakarzinome lassen sich Mutationen der Gene BRCA1 und BRCA2 zuordnen.

Prognose

Das **primäre Mammakarzinom** ist potenziell heilbar. Das Risiko eines Rezidivs hängt ab von verschiedenen klinisch-pathologischen Merkmalen, wie einer Beteiligung der axillären Lymphknoten, dem Östrogenrezeptorstatus und der Tumorgröße. Letztere sowie der Status der axillären Lymphknoten, das histologische Grading und der Östrogenrezeptorstatus liefern hinsichtlich der Prognose die signifikantesten Informationen. Von den Frauen mit operablem Tumor sind 5 Jahre nach Diagnose und Behandlung noch 70 % am Leben, wobei die meisten Frauen postoperativ eine adjuvante medikamentöse Behandlung erhalten. Das Risiko eines Rezidivs ist während dieser 5 Jahre am höchsten, bleibt jedoch während der 15–20 Jahre nach der Operation gleich. Bei den Frauen mit nodal positivem Tumor beträgt die Chance eines Rezidivs innerhalb von 5 Jahren 50–60 %, verglichen mit 30–35 % bei nodal negativem Tumor. Einer großen systematischen Übersicht zufolge kam es innerhalb von 10 Jahren bei 60–70 % der Frauen mit nodal positivem Tumor im Vergleich zu 25–30 % der Frauen mit nodal negativem Tumor zu einem Rezidiv. Die Prognose für ein krankheitsfreies Fünf-Jahres-Überleben ist bei Stadium III B (33 %) schlechter als für Stadium III A (71 %). Die Fünf-Jahres-Gesamtüberlebensrate beträgt 44 % bzw. 84 %. Eine schlechte Überlebensrate und häufige Lokalrezidive charakterisieren das lokal fortgeschrittene Mammakarzinom.

Mastodynie

Suchdatum: Juli 2001

Nigel Bundred

Frage **Welche Effekte haben unterschiedliche Behandlungsmethoden?**

Nutzen wahrscheinlich

Fettarme, kohlenhydratreiche Ernährung

Eine RCT ergab begrenzte Evidenz dafür, dass Empfehlung zur Berücksichtigung einer fettarme, kohlenhydratreiche Ernährung im Vergleich zur allgemeinen Ernährungsberatung Mastodynie (NNT 2) und Spannungsgefühl in der Brust (NNT 3) nach 6 Monaten signifikant verringert.

Nutzen und Schaden abzuwägen

Danazol

Einer RCT zufolge reduziert Danazol im Vergleich zu Placebo eine Mastodynie nach 12 Monaten signifikant (NNT 3), führt jedoch signifikant häufiger zu Nebenwirkungen (tiefere Stimmlage, Menorrhagie und Muskelkrämpfe).

Gestrinon

Einer RCT zufolge reduziert Gestrinon im Vergleich zu Placebo eine Mastodynie nach 3 Monaten signifikant, führt jedoch signifikant häufiger zu Nebenwirkungen (fettige Haut, Hirsutismus, Akne, Abnahme der Brustgröße, Kopfschmerzen und Depression).

Tamoxifen

Einer RCT zufolge reduziert Tamoxifen im Vergleich zu Placebo eine Mastodynie nach 3 Monaten signifikant (NNT 3). Einer anderen Studie zufolge erhöht Tamoxifen im Vergleich zu Placebo die Anzahl an Frauen mit einer über 50 %-igen Senkung des durchschnittlichen Schmerz-Scores nach 12 Monaten (NNT 3) signifikant. Tamoxifen verstärkt Hitzewallungen und vaginalen Ausfluss.

Wirksamkeit unbekannt

Antibiotika, Diuretika, Nachtkerzenöl, LHRH-Analoga, Gestagene, Pyridoxin, Vitamin E

Zur Wirksamkeit dieser Interventionen fanden sich keine RCTs.

Lisurid-Maleat

Einer kleine RCT zufolge verringert Lisurid-Maleat im Vergleich zu Placebo eine Mastodynie im Verlauf von 2 Monaten signifikant (NNT 2).

Tibolon

Eine kleine RCT ergab begrenzte Evidenz dafür, dass Tibolon im Vergleich zu einer Hormonsubstitutionstherapie eine Mastodynie nach einem Jahr signifikant abschwächt.

Nutzen unwahrscheinlich

Bromocriptin

Zwei RCTs zufolge verringert Bromocriptin im Vergleich zu Placebo eine Mastodynie signifikant. In einer dieser RCTs fand sich jedoch, dass Bromocriptin die Nebenwirkungen (darunter Übelkeit, Benommenheit, orthostatische Hypotonie und Obstipation; NNH 7) signifikant verstärkt.

Hormonsubstitutionstherapie

Eine kleine RCT ergab begrenzte Evidenz dafür, dass Frauen unter einer Hormonsubstitutionstherapie nach einem Jahr signifikant weniger Brustschmerzen haben als Frauen unter Tibolon. Die Hormonsubstitutionstherapie wird mit Nebenwirkungen wie venösen Thromboembolien, Mammakarzinom und Endometriumkarzinom in Verbindung gebracht.

Definition	Brustschmerzen der Frau lassen sich differenzieren in die zyklische Mastalgie = Mastodynie (schlimmer vor einer Menstruation) und die nichtzyklische Mastalgie (unabhängig vom Menstruationszyklus). Zyklische Schmerzen sind oft beidseits, in den oberen, äußeren Quadranten am stärksten ausgeprägt und können zur Innenseite des Oberarms hin ausstrahlen. Nichtzyklische Schmerzen können durch echte Brustschmerzen oder durch Schmerzen in der Thoraxwand, die über den Rippenknorpeln lokalisiert sind, verursacht werden. Spezifische pathologische Befunde der Brust und fortgeleiteter Schmerz ohne Zusammenhang mit der Brust werden in dieser Definition nicht berücksichtigt.
Inzidenz/ Prävalenz	Bis zu 70 % der Frauen entwickeln in ihrem Leben eine Mastodynie. Von 1 171 US-amerikanischen Frauen einer gynäkologischen Sprechstunde litten 69 % unter regelmäßigen Beschwerden, die in 11 % der Fälle als schwer beurteilt wurden. 36 % der Frauen hatten wegen einer Mastodynie einen Arzt konsultiert.
Ätiologie/ Risikofaktoren	Mastodynie tritt häufiger bei Frauen im Alter von 30–50 Jahren auf.
Prognose	Bei 20–30 % der Frauen vergehen zyklische Brustschmerzen innerhalb von 3 Monaten nach ihrem Beginn spontan. Der Schmerz neigt zu Rezidiv und Remission, und bis zu 60 % der Frauen entwickeln 2 Jahre nach der Behandlung erneut Symptome. Nichtzyklische Schmerzen sprechen auf eine Therapie nur schlecht an, können jedoch bei 50 % der Frauen spontan verschwinden.

Menopause: Symptome

Suchdatum: Juli 2001

Edward Morris und Janice Rymer

Frage **Welche Effekte haben konservative Behandlungsmethoden?**

Nutzen belegt

Östrogene

Systematischen Übersichten und nachfolgenden RCTs zufolge bessert Östrogen im Vergleich zu Placebo vasomotorische Symptome, Symptome des Urogenitaltrakts sowie eine depressive Stimmungslage signifikant. Zu den wichtigen Nebenwirkungen gehören venöse Thromboembolien sowie das Mamma- und das Ovarialkarzinom.

Gestagene (hochdosiert gegen vasomotorische Symptome)

RCTs ergaben Belege von guter Qualität dafür, dass hochdosierte Gestagene im Vergleich zu Placebo oder in Kombination mit Östrogenen vasomotorische Symptome signifikant verringern. Zu anderen Zielkriterien einschließlich der Lebensqualität fanden sich keine Belege von guter Qualität.

Tibolon

RCTs zufolge bessert Tibolon vasomotorische Symptome und die Lubrifizierung der Vagina sowie die Libido signifikant.

Nutzen wahrscheinlich

Clonidin

Einer RCT zufolge verringert Clonidin im Vergleich zu Placebo die durchschnittliche Anzahl von Hitzewallungen nach 8 Wochen signifikant. Einer Crossover-RCT zufolge senkt Clonidin im Vergleich zu Placebo die durchschnittliche Anzahl von Hitzewallungen in den 14 Tagen nach dem Crossover, der Effekt vor dem Crossover wurde jedoch nicht analysiert.

Wirksamkeit unbekannt

Antidepressiva

Zur Wirksamkeit von Antidepressiva bei postmenopausalen Frauen fanden sich nur unzureichende Belege.

Phytoöstrogene

Begrenzte Belege aus kleinen RCTs sprechen dafür, dass Sojamehl (das Phytoöstrogene enthält) im Vergleich zu Placebo vasomotorische Symptome verringern kann.

Testosteron

Es fanden sich keine placebokontrollierten RCTs oder Vergleiche von Testosteron allein. RCTs zufolge steigern Kombinationen von Testosteron und Östrogen das sexuelle Vergnügen und die Libido.

Definition Die Menopause ist definiert als das Ende der letzten Menstruation. Ein Jahr nach ihrer letzten Periode gilt eine Frau als postmenopausal. Aus praktischen Gründen ist die Diagnose „Postmenopause" als einjährige Amen-

	orrhoe definiert. Symptome der Menopause setzen oft in den Jahren der Perimenopause ein.
Inzidenz/ Prävalenz	In Großbritannien liegt das Durchschnittsalter für den Beginn der Menopause bei 50 Jahren und 9 Monaten. Die Perimenopause beginnt im Mittel zwischen 45,5 und 47,5 Jahren. Eine schottische Studie (6 096 Frauen im Alter von 45–54 Jahren) ergab, dass 84 % der Frauen mindestens eines der klassischen Menopausensymptome erfahren hatten, wobei 45 % von ihnen mono- oder polysymptomatisch sind.
Ätiologie/ Risikofaktoren	Urogenitalsymptome der Menopause werden durch gesunkene Östrogenspiegel verursacht, die Ursachen der vasomotorischen Symptome und der psychischen Effekte sind jedoch komplex und noch immer unklar.
Prognose	Die Menopause ist ein physiologisches Ereignis und ihr Zeitpunkt unter Umständen genetisch bestimmt. Zwar sind die endokrinen Veränderungen von Dauer, jedoch lösen sich Menopausensymptome wie Hitzewallungen, die etwa bei 70 % der Frauen auftreten, mit der Zeit auf. Manche Symptome, wie z. B. die Atrophie der Genitalorgane, können indessen bestehen bleiben oder zunehmen.

Menorrhagie

Suchdatum: Oktober 2001

Kirsten Duckitt

Frage **Welche Effekte haben unterschiedliche Behandlungsmethoden?**

Nutzen belegt

Nichtsteroidale Antiphlogistika

Einer systematischen Übersicht zufolge senken nichtsteroidale Antiphlogistika im Vergleich zu Placebo den durchschnittlichen menstruellen Blutverlust signifikant. Eine systematische Übersicht ergab hinsichtlich des menstruellen Blutverlustes keinen signifikanten Unterschied zwischen Mefenaminsäure und Naproxen bzw. zwischen nichtsteroidalen Antiphlogistika und oral verabreichten Gestagenen, oralen Kontrazeptiva oder Progesteron freisetzenden intrauterinen Trägern.

Tranexamsäure

Systematischen Übersichten zufolge senkt Tranexamsäure im Vergleich zu Placebo den menstruellen Blutverlust signifikant. Einer systematischen Übersicht und mehreren zusätzlichen RCTs zufolge senkt Tranexamsäure im Vergleich zu anderen Substanzen (orale Gestagene, Mefenaminsäure, Etamsylat, Flurbiprofen und Diclofenac) auch den menstruellen Blutverlust signifikant. Zu den Nebenwirkungen von Tranexamsäure gehören Beinkrämpfe und Übelkeit bei etwa einem Drittel der Frauen. Eine langfristige Beobachtungsstudie ergab keine Belege, die die Möglichkeit des erhöhten Risikos einer Thromboembolie unter Tranexamsäure bestätigen.

Endometriumausdünnung vor einem hysteroskopischen Eingriff

Einer systematischen Übersicht zufolge senken GnRH-Analoga im Vergleich zu Placebo oder keiner Therapie die Dauer des Eingriffs, dessen Schwierigkeit und das Risiko weiterer mäßiger bis schwerer Perioden signifikant und erhöhen die Rate einer postoperativen Amenorrhö nach 6–12 Monaten signifikant. Der Übersicht zufolge erhöhen GnRH-Analoga im Vergleich zu Danazol die Rate einer postoperativen Amenorrhö signifikant (NNT 6) und verkürzen die Dauer des Eingriffs signifikant, es fand sich jedoch kein signifikanter Unterschied hinsichtlich der Schwierigkeit des Eingriffs.

Hysterektomie (im Vergleich zur Endometriumdestruktion) nach Versagen der konservativen Behandlung

Systematischen Übersichten zufolge senkt eine Hysterektomie im Vergleich zur Endometriumdestruktion den menstruellen Blutverlust signifikant (NNT 8), erhöht die Zufriedenheit der Patientinnen nach einem Jahr signifikant und senkt die Anzahl der Frauen, die nach 1–4 Jahren weiterer Operationen bedürfen, signifikant. RCTs ergaben keine Unterschiede zwischen verschiedenen Formen der Hysterektomie. In einer großen Kohortenstudie wurden bei etwa einem Drittel der Frauen, die sich einer Hysterektomie unterzogen, kleinere oder größere Komplikationen dokumentiert.

Nutzen wahrscheinlich

Endometriumdestruktion nach Versagen einer konservativen Therapie

Systematischen Übersichten zufolge erhöht eine Endometriumdestruktion im Vergleich zur Hysterektomie den menstruellen Blutverlust signifikant, senkt die Zufriedenheit der Patientinnen nach einem Jahr und erhöht die Anzahl der Frauen, die nach 1–4 Jahren weiterer Operationen bedürfen, signifikant. RCTs, in denen verschiedene Techniken der Endometriumdestruktion verglichen wurden, ergaben widersprüchliche Resultate. Eine systematische Übersicht und eine RCT, in denen die transzervikale Endometriumresektion mit einer konservativen Therapie verglichen wurde, ergab widersprüchliche Resultate. RCTs ergaben Komplikationen bei 0–15 % der Frauen, die sich einer Endometriumdestruktion unterzogen.

Nutzen und Schaden abzuwägen

Danazol

Einer systematischen Übersicht zufolge verringert Danazol im Vergleich zu Placebo den menstruellen Blutverlust nach 2–3 Monaten signifikant. RCTs zufolge ist Danazol ebenso effektiv oder effektiver als in der Lutealphase oral verabreichte Gestagene, Mefenaminsäure, Naproxen oder orale Kontrazeptiva. Einer RCT zufolge führt Danazol bei 75 % der Frauen zu Nebenwirkungen, von denen 40 % als inakzeptabel gelten.

Wirksamkeit unbekannt

Kombinierte orale Kontrazeptiva

Eine systematische Übersicht ergab unzureichende Belege über die Wirksamkeit oraler Kontrazeptiva in der Behandlung der Menorrhagie.

Dilatation und Curettage nach Versagen der konservativen Therapie, GnRH-Analoga, Myomektomie nach Versagen der konservativen Therapie

Zur Wirksamkeit dieser Interventionen fanden sich keine RCTs.

Etamsylat

Eine systematische Übersicht ergab begrenzte Evidenz dafür, dass Etamsylat im Vergleich zu Tranexamsäure oder Mefenaminsäure den menstruellen Blutverlust signifikant senkt.

Intrauterin verabreichte Gestagene

Es fanden sich keine RCTs, in denen intrauterin verabreichte Gestagene mit Placebo verglichen wurden. Zwei systematische Übersichten und zwei nachfolgende RCTs ergaben im Vergleich zwischen Levonorgestrel freisetzenden intrauterinen Trägern und anderen Behandlungsformen (Endometriumresektion, Norethisteron, konservative Behandlung, nichtsteroidale Antiphlogistika und Hysterektomie) widersprüchliche Belege über den menstruellen Blutverlust, die Zufriedenheitsraten und die Lebensqualitätsscores.

Nutzen unwahrscheinlich

Oral verabreichte Gestagene

Es fanden sich keine RCTs, in denen oral verabreichte Gestagene mit Placebo verglichen wurden. Eine RCT ergab im Vergleich zwischen einem 21 Tage pro Zyklus oral verabreichten Gestagen (Norethisteron) und einem Levonorgestrel freisetzenden intrauterinen Träger keinen signifikanten Unterschied hinsichtlich des menstruellen Blutverlustes.

Unwirksamkeit oder Schädlichkeit wahrscheinlich

Oral verabreichte Gestagene nur in der Lutealphase

Es fanden sich keine RCTs, in denen oral verabreichte Gestagene mit Placebo verglichen wurden. Einer systematischen Übersicht zufolge erhöhen in der Lutealphase oral verabreichte Gestagene den menstruellen Blutverlust im Vergleich zu Danazol, Tranexamsäure oder einem Gestagen freisetzenden intrauterinen Träger signifikant.

Definition	Menorrhagie ist definiert als eine schwere, aber regelmäßige Monatsblutung. Die idiopathische ovulatorische Menorrhagie ist eine regelmäßige, schwere Blutung ohne erkennbaren pathologischen Befund des Beckens oder eine allgemeine Blutungsstörung. Als objektive Menorrhagie gilt ein menstrueller Gesamtblutverlust vom 80 ml oder mehr bei jeder Menses. Subjektiv kann die Menorrhagie definiert werden als Klage über einen regelmäßigen, über mehrere Zyklen hintereinander auftretenden exzessiven menstruellen Blutverlust bei einer Frau in den fortpflanzungsfähigen Jahren.
Inzidenz/ Prävalenz	In Großbritannien suchen jährlich 5 % der Frauen im Alter von 30–49 Jahren ihren Allgemeinarzt wegen einer Menorrhagie auf. In Neuseeland haben 2–4 % der Konsultationen durch prämenopausale Frauen in der Primärversorgung Menstruationsstörungen zum Anlass.
Ätiologie/ Risikofaktoren	Man geht davon aus, dass die idiopathische ovulatorische Menorrhagie durch eine gestörte Prostaglandinproduktion im Endometrium verursacht wird. Prostaglandin kann auch an einer Menorrhagie in Zusammenhang mit Uterusmyomen, einer Adenomyose oder einem Intrauterinpessar beteiligt sein. Myome wurden bei 10 % der Frauen mit Menorrhagie (80–100 ml/Zyklus) und bei 40 % der Frauen mit schwerer Menorrhagie ($\geq$ 200 ml/Zyklus) dokumentiert.
Prognose	Eine Menorrhagie schränkt normale Tätigkeiten ein und verursacht bei zwei Dritteln der Frauen mit nachgewiesener objektiver Menorrhagie eine Eisenmangelanämie. Bei einer von fünf Frauen in Großbritannien und einer von drei Frauen in den USA wird vor dem Alter von 60 Jahren eine Hysterektomie durchgeführt, und bei mindestens 50 % dieser Frauen ist eine Menorrhagie das Hauptproblem. Bei etwa 50 % der Frauen, bei denen wegen einer Menorrhagie eine Hysterektomie durchgeführt wird, wird ein normaler Uterus entfernt.

Myome

Suchdatum: April 2001

Anne Lethaby und Beverley Vollenhoven

Frage **Welche Effekte hat eine ausschließlich konservative Behandlung?**

Nutzen und Schaden abzuwägen

Gonadorelin-Analoga (GnRH-Analoga) plus kombinierte Hormonsubstitutionstherapie (Östrogen plus Gestagen)

Einer RCT zufolge senken Gonadorelin-Analoga und eine kombinierte Hormonsubstitutionstherapie (Östrogen plus Gestagen) im Vergleich zu Gonadorelin-Analoga und Gestagen das Uterusvolumen gemessen am Ausgangswert. Jedoch fand sich über 2 Jahre hinweg kein signifikanter Unterschied hinsichtlich der mit den Myomen verbundenen Symptome. Die Hormonsubstitutionstherapie nach einer Initialbehandlung mit Gonadorelin-Analoga verhindert zwar einen Knochenverlust nicht, schwächt jedoch einige mit Gonadorelin-Analoga einhergehende Nebenwirkungen ab.

Gonadorelin-Analoga plus Gestagen

Einer RCT zufolge verringern Gonadorelin-Analoga plus Gestagen im Vergleich zu allein verabreichten Gonadorelin-Analoga schwere Blutungen signifikant. Eine RCT ergab hinsichtlich myombezogener Symptome über 2 Jahre hinweg keinen signifikanten Unterschied zwischen Gonadorelin-Analoga plus Gestagen und Gonadorelin-Analoga plus einer kombinierten Hormonsubstitutionstherapie. Die Hormonsubstitutionstherapie nach einer Initialbehandlung mit Gonadorelin-Analoga verhinderte zwar einen Knochenverlust nicht, schwächte jedoch einige mit Gonadorelin-Analoga einhergehende Nebenwirkungen ab.

Gonadorelin-Analoga ohne Hormonsubstitutionstherapie

RCTs zufolge verringern Gonadorelin-Analoga myombezogene Symptome, wie etwa schwere Menstrualblutungen, und reduzieren das Volumen des Uterus und der Myome auf die Hälfte. Potenzielle Östrogenmangeleffekte, wie etwa ein Verlust der Knochenmasse, beschränken ihre Anwendung oft auf 6 Monate. Zwei RCTs zufolge gewannen Myome nach dem Absetzen der Therapie wieder ihre frühere Größe.

Wirksamkeit unbekannt

Gestrinon, Mifepriston

Zur Wirksamkeit dieser Interventionen fanden sich keine RCTs.

Nichtsteroidale Antiphlogistika

Begrenzte Belege aus zwei kleinen RCTs zeigten keine Wirkung nichtsteroidaler Antiphlogistika auf die Menorrhagie.

Frage **Welche Effekte haben präoperative konservative Interventionen?**

Nutzen wahrscheinlich

Gonadorelin-Analoga (GnRH-Analoga)

Einer systematischen Übersicht zufolge erhöhen Gonadorelin-Analoga im Vergleich zu Placebo oder keiner Behandlung 2–4 Monate vor der operativen Behandlung der Myome das Hämoglobin und den Hämatokrit und bessern Symptome des Uterus und im Beckenraum. Präoperativ verabreichtes Gonadorelin senkt auch den Blutverlust sowie die Rate vertikaler Inzisionen während der Operation. Bei Frauen, bei denen eine Hysterektomie durchgeführt wird, wird nach einer Behandlung mit Gonadorelin eher ein vaginaler als ein abdomineller Eingriff angewandt. Durch die präoperative Behandlung kommt es bei den Frauen jedoch mit größerer Wahrscheinlichkeit zu unerwünschten Östrogenmangeleffekten.

Frage **Welche Effekte haben chirurgische Interventionen?**

Nutzen belegt

Laparoskopische Myomektomie (im Vergleich zur abdominellen Myomektomie)
Einer RCT zufolge führt die laparoskopische im Vergleich zur abdominellen Myomektomie zu weniger postoperativen Schmerzen und einer kürzeren Genesungszeit (NNT 2 für beide Outcomes).

Nutzen wahrscheinlich

Abdominelle Hysterektomie
RCTs fanden sich nicht. Es herrscht Konsens dahingehend, dass die abdominelle Hysterektomie im Abschwächen von Symptomen einer unterlassenen Therapie überlegen ist.

Laparoskopisch gestützte vaginale Hysterektomie (im Vergleich zur totalen abdominellen Hysterektomie) bei Frauen mit einem Uterus mit geschätztem Gewicht von 500 g oder weniger
Einer RCT zufolge reduziert eine laparoskopisch gestützte vaginale Hysterektomie im Vergleich zur abdominellen Hysterektomie den Analgesiebedarf (NNT 2) und die postoperativen Schmerzen sowie die Genesungszeit. Diese Vorteile sind offenbar bei Frauen mit einem Uterus von 500 g Gewicht oder darunter stärker ausgeprägt.

Wirksamkeit unbekannt

Laparoskopisch gestützte vaginale Hysterektomie (im Vergleich zur totalen abdominellen Hysterektomie) bei Frauen mit einem Uterus mit geschätztem Gewicht von 500 g oder mehr
Eine RCT ergab begrenzte Evidenz dafür, dass die laparoskopisch gestützte vaginale Hysterektomie im Vergleich zur totalen abdominellen Hysterektomie die Genesungszeit verkürzt, die Operationszeit jedoch verlängert.

Definition Myome (uterine Leiomyome) sind gutartige Tumoren der glatten Muskelzellen des Uterus. Frauen mit Myomen können asymptomatisch sein oder Menorrhagie (30 %), Dysmenorrhoe, Beckenschmerzen, Drucksymptome, Infertilität sowie wiederholte Fehlgeburten zeigen. Allerdings beruhen viele Daten, die die Beziehung zwischen dem Vorliegen von Myomen und Symptomen beschreiben, auf unkontrollierten Studien, in denen die Wirkung einer Myomektomie auf die vorliegenden Symptome bewertet wurde.

Inzidenz/ Prävalenz Abhängig vom diagnostischen Verfahren (Goldstandard ist der histologische Nachweis) schwankt die Inzidenz von Myomen in der Literatur zwischen 5,4 % und 77 %. In einer randomisierten Stichprobe von 335 schwedischen Frauen im Alter von 25 bis 40 Jahren wurde beruhend auf der transvaginalen Ultraschalluntersuchung eine Myominzidenz von 5,4 % (95 % CI 3,0–7,8 %) dokumentiert. Die Prävalenz dieser Tumoren stieg mit dem Alter (Alter 25–32 Jahre: 3,3 %, 95 % CI 0,7–6,0 %; 33–40 Jahre:

7,8 %, 95 % CI 3,6–12 %). Beruhend auf Post-Mortem-Untersuchungen an Frauen fanden sich diese Tumoren bei 50 % von ihnen. Grobe Serienschnitte im Abstand von 2 mm an 100 aufeinander folgenden Hysterektomieproben ergaben bei 77 % Myome. Bei diesen Frauen war die Hysterektomie aus anderen Gründen außer Myomen vorgenommen worden. Ultraschalluntersuchungen und Hysterektomien zufolge ist die Inzidenz von Myomen bei Frauen afrikanischer Abstammung 3 Mal höher als bei Kaukasiern. Submukosal gelegene Myome fanden sich bei 6–34 % der Frauen, bei denen wegen abnormer Blutungen eine Hysterektomie vorgenommen wurde, und bei 2–7 % der Frauen, die wegen einer Infertilität untersucht wurden.

Ätiologie/ Risikofaktoren

Die Ätiologie von Uterusmyomen ist unbekannt. Bekannt ist, dass jedes Myom monoklonalen Ursprungs ist und unabhängig entsteht. Zu den angenommenen Faktoren seiner Entstehung gehören die Sexualsteroidhormone Östrogen und Progesteron, die insulinähnlichen Wachstumsfaktoren (IGF), der epidermale Wachstumsfaktor (EGF) sowie der Transforming Growth Factor (TGF). Zu den Risikofaktoren für das Wachstum eines Myoms gehören Nullparität und Übergewicht. Im Vergleich zu Nulliparae sinkt das Risiko mit fünf termingerecht beendeten Schwangerschaften auf ein Fünftel ($p < 0{,}001$). Übergewicht bzw. Adipositas erhöht das Risiko einer Myomentwicklung mit je 10 kg Gewichtszunahme um 21 % ($p = 0{,}008$). Zu den Faktoren, die mit einer niedrigeren Inzidenz von Myomen einhergehen, gehören Zigarettenrauchen und hormonelle Kontrazeption. Frauen, die 10 Zigaretten täglich rauchen, haben im Vergleich zu Nichtraucherinnen ein um 18 % verringertes Risiko für die Entstehung eines Myoms ($p = 0{,}036$). Orale Zweiphasenpräparate senken das Risiko von Myomen mit zunehmender Einnahmedauer im Vergleich zu Frauen, die diese Präparate niemals einnehmen (Anwenderinnen für 4–6 Jahre: OR 0,8; 95 % CI 0,5–1,2; Anwenderinnen über ≥ 7 Jahre: OR 0,5; 95 % CI 0,3–0,9). Frauen, bei denen Injektionen von 150 mg Depot Medroxyprogesteronacetat vorgenommen wurden, haben im Vergleich zu Frauen, bei denen diese Injektionen niemals eingesetzt wurden, ebenfalls eine herabgesetzte Inzidenz (OR 0,44; 95 % CI 0,36–0,55).

Prognose

Es gibt wenige Daten zur langfristigen Prognose unbehandelter Myome, vor allem bei Frauen, die zum Zeitpunkt der Diagnose noch keine Symptome zeigen. In einer kleinen Studie wurde dokumentiert, dass es in einer Gruppe von 106 Frauen, die allein durch Beobachtung behandelt wurden, während dieser Zeit zu keiner signifikanten Veränderung der Symptome und der Lebensqualität kam.

Prämenstruelles Syndrom

Suchdatum: Februar 2002

Katrina Wyatt

Frage **Welche Effekte haben unterschiedliche Behandlungsmethoden?**

Nutzen belegt

Nichtsteroidale Antiphlogistika
RCTs zufolge bessern Prostaglandinhemmer im Vergleich zu Placebo eine Reihe prämenstrueller Symptome, verringern jedoch nicht die prämenstruelle Mastodynie.

Selektive Serotonin-Wiederaufnahme-Hemmer
Einer systematischen Übersicht und nachfolgenden RCTs zufolge bessern selektive Serotonin-Wiederaufnahme-Hemmer im Vergleich zu Placebo prämenstruelle Symptome signifikant (NNT 4–11), führen jedoch häufig zu Nebenwirkungen (NNH 3).

Spironolacton/Diuretika
RCTs zufolge bessern Diuretika im Vergleich zu Placebo Symptome eines prämenstruellen Syndroms einschließlich einer Mastodynie und Völlegefühls signifikant.

Nutzen wahrscheinlich

Kognitive Verhaltenstherapie
RCTs zufolge verringert eine kognitive Verhaltenstherapie im Vergleich zu Kontrollbehandlungen prämenstruelle Symptome signifikant. Die Belege genügen jedoch nicht, um das Ausmaß der Wirksamkeit zu definieren.

Körperliche Betätigung
Einer RCT zufolge bessert aerobische Gymnastik im Vergleich zu Placebo prämenstruelle Symptome signifikant. Einer andere RCT zufolge bessert Aerobic von hoher Intensität Symptome signifikant stärker als Aerobic von niedriger Intensität.

Östrogene
Belege in geringem Umfang aus kleinen RCTs sprechen dafür, dass Östradiol Symptome bessert. Das Ausmaß der Wirksamkeit bleibt jedoch unklar.

Nutzen und Schaden abzuwägen

Bromocriptin (nur Brustsymptome)
RCTs zufolge lindert Bromocriptin eine Mastodynie, auch wenn es oft zu Nebenwirkungen kommt.

Danazol
RCTs zufolge verringert Danazol im Vergleich zu Placebo prämenstruelle Symptome signifikant, bei langfristigem Dauergebrauch hat es jedoch erhebliche, mit Maskulinisierung assoziierte Nebenwirkungen.

GnRH-Analoga
RCTs zufolge schwächen GnRH-Analoga im Vergleich zu Placebo prämenstruelle Symptome signifikant ab. RCTs zufolge bewirkt GnRH plus Östrogen plus Gestagen (Zusatztherapie) einen Rückgang der Symptomen-Scores, der zwischen dem für die alleinige Gabe

von GnRH-Analogon bzw. dem für Placebo typischen Score-Rückgang liegt. Eine Behandlung mit GnRH-Analoga über mehr als 6 Monate birgt das signifikante Risiko einer Osteoporose, was ihren Nutzen für eine Langzeittherapie einschränkt.

Nichtselektive Serotonin-Wiederaufnahme-Hemmer-Antidepressiva bzw. -Anxiolytika

RCTs zufolge bessern nichtselektive Serotonin-Wiederaufnahme-Hemmer-Antidepressiva und -Anxiolytika im Vergleich zu Placebo mindestens ein Symptom des prämenstruellen Syndroms signifikant. Ein Teil der Frauen setzt die Therapie jedoch wegen unerwünschter Wirkungen ab.

Wirksamkeit unbekannt

Chiropraktik, Nahrungsergänzungen, Endometriumablation, Nachtkerzenöl, beidseitige laparoskopische Oophorektomie, Reflexologie, Entspannungstherapie

Zur Wirksamkeit dieser Interventionen fanden sich nur unzureichende Belege.

Hysterektomie mit oder ohne beidseitige laparoskopische Oophorektomie

RCTs fanden sich nicht. Beobachtungsstudien zufolge wirkt eine Hysterektomie mit beidseitiger Oophorektomie kurativ. Die alleinige Hysterektomie kann Symptome abschwächen. Allerdings ist die Evidenzlage mangels angemessener Kontrollgruppen eingeschränkt. Die Risiken entsprechen den allgemeinen Risiken eines größeren operativen Eingriff. Die irreversible Folge der beidseitigen Oophorektomie ist Infertilität.

Orale Kontrazeptiva

RCTs ergaben begrenzte Evidenz dafür, dass orale Kontrazeptiva im Vergleich zu Placebo prämenstruelle Symptome bessern.

Gestagene

RCTs ergaben widersprüchliche Belege für die Effekte von Gestagenen.

Tibolon

Eine kleine RCT ergab begrenzte Evidenz dafür, dass Tibolon im Vergleich zu Placebo (Multivitamine) den prämenstruellen Symptomen-Score bessert.

Vitamin B_6

Eine systematische Übersicht mit RCTs von schlechter Qualität ergab unzureichende Belege für die Effekte von Vitamin B_6. In der Übersicht sprach eine Analyse schwacher RCTs dafür, dass Vitamin B_6 im Vergleich zu Placebo Symptome signifikant bessert. Zusätzliche, methodisch schwache RCTs ergaben widersprüchliche Belege für die Effekte von Vitamin B_6.

Unwirksamkeit oder Schädlichkeit wahrscheinlich

Progesteron

Eine systematische Übersicht zu Progesteron im Vergleich zu Placebo ergab ein geringe, aber signifikante Besserung der gesamten prämenstruellen Symptome und keine Zunahme von Therapieabbrüchen infolge unerwünschter Wirkungen. Es ist jedoch unwahrscheinlich, dass die Besserung klinisch wichtig ist. Es bleibt unklar, ob die Darreichungsform oder der Zeitpunkt der Verabreichung von Progesteron von Bedeutung ist.

Definition	Als „Prämenstruelles Syndrom der Frau“ bezeichnet man die Angabe von Beschwerden über wiederkehrende psychische und / oder somatische Symptome, welche speziell während der Lutealphase des Menstruationszyklus auftreten und sich gegen Ende der Menstruation auflösen (Tab. 1).
Inzidenz/ Prävalenz	Prämenstruelle Symptome treten bei 95 % aller Frauen im fortpflanzungsfähigen Alter auf. Bei etwa 5 % dieser Frauen treten schwere, zu Behinderungen führende Symptome (prämenstruelles Syndrom) auf.
Ätiologie/ Risikofaktoren	Die Ätiologie ist unbekannt, möglicherweise tragen jedoch hormonelle und andere (möglicherweise neuroendokrine) Faktoren bei. Unter Umständen besteht erhöhte Sensibilität gegenüber Progesteron, die möglicherweise durch einen Serotoninmangel verursacht wird.
Prognose	Außer nach einer Oophorektomie treten die Symptome gewöhnlich nach dem Absetzen einer Therapie wieder auf.

Tabelle 1 **Häufig angegebene Symptome bei Frauen mit PMS.**

Psychische Symptome	Reizbarkeit, Depression, Weinen/Weinerlichkeit, Angst, Angespanntsein, Stimmungsumschwünge, Konzentrationsmangel, Verwirrtheit, Vergesslichkeit, Ungeselligkeit, Unruhe, Gefühlsausbrüche/ Wut, Traurigkeit/traurige Grundstimmung, Einsamkeit
Verhaltenssymptome	Müdigkeit, Benommenheit, Schlaf/Schlaflosigkeit, herabgesetzte Effizienz, Neigung zu Unfällen, Veränderungen sexueller Neigungen, erhöhte Energie, Müdigkeit
Körperliche Symptome: Schmerz	Kopfschmerzen/Migräne, Schmerzempfindlichkeit, Wundsein, Schmerzen und Schwellen der Brust (insgesamt bekannt als prämenstruelle Mastalgie), Rückenschmerzen, Unterleibskrämpfe, allgemeine Schmerzen
Körperliche Symptome: Völlegefühl und Schwellungen	Gewichtszunahme, Völlegefühl oder Aufgetriebensein des Unterleibs, Ödeme an Armen und Beinen, Flüssigkeitsretention
Symptome des Appetits	Erhöhter Appetit, Heißhunger auf bestimmte Nahrungsmittel, Übelkeit

Pyelonephritis bei nicht schwangeren Frauen

Suchdatum: Juli 2001

Bruce Cooper

Frage **Welche Effekte haben unterschiedliche Behandlungsmethoden?**

Nutzen wahrscheinlich

Oral verabreichte Antibiotika (Co-Trimoxazol, Co-Amoxiclav oder ein Fluorochinolon) bei Frauen mit unkomplizierter Infektion

Es fanden sich keine RCTs, in denen orale Antibiotika gegen Studiengruppen ohne Antibiotika verglichen wurden. Und es ist unwahrscheinlich, dass eine solche RCT heute noch durchgeführt wird. Eine systematische Übersicht und eine anschließende RCT bei Frauen mit unkomplizierter Infektion haben hinsichtlich der bakteriologischen und klinischen Heilungsraten keine schlüssigen Unterschiede zwischen oral verabreichtem Co-Trimoxazol, Co-Amoxiclav oder einem Fluorochinolon (Ciprofloxacin, Norfloxacin, Levofloxacin oder Lomefloxacin) ergeben.

Intravenös verabreichte Antibiotika (Ampicillin, Co-Trimoxazol) bei Frauen, die mit unkomplizierter Infektion hospitalisiert wurden

Es fanden sich keine RCTs, in denen intravenöse Antibiotika gegen Gruppen ohne Antibiotika verglichen wurden, und es ist auch unwahrscheinlich, dass eine solche RCT heute noch durchgeführt wird. Eine RCT an Frauen, die wegen einer unkomplizierten Pyelonephritis stationär aufgenommen wurden, ergab hinsichtlich des klinischen Ansprechens oder des erneuten Auftretens von Bakterien im Urin keinen signifikanten Unterschied zwischen jeweils intravenös verabreichtem Ampicillin und Co-Trimoxazol. Es fanden sich auch keine gut konzipierten Studien, in denen neuere intravenöse Antibiotika mit älteren Therapieschemata verglichen wurden.

Wirksamkeit unbekannt

Stationäre im Vergleich zu ambulanter Betreuung

Es fanden sich keine RCTs, in denen die stationäre mit der ambulanten Betreuung von Frauen mit akuter unkomplizierter Pyelonephritis verglichen wurde.

Definition Als „Akute Pyelonephritis“ oder „Oberer Harnwegsinfekt“ bezeichnet man eine Infektion der Niere, die durch Schmerzen beim Wasserlassen, Fieber, Flankenschmerz, Übelkeit und Erbrechen charakterisiert ist. Leukozyten finden sich nahezu immer im Urin, und gelegentlich sieht man unter dem Mikroskop auch Leukozytenzylinder. Eine unkomplizierte Infektion tritt bei ansonsten gesunden Personen ohne weitere Grunderkrankung auf. Zur komplizierten Infektion kommt es bei Personen mit strukturellen oder funktionellen Harnwegsanomalien oder zusätzlichen Erkrankungen. Patienten mit akuter Pyelonephritis lassen sich auch unterteilen in diejenigen, die in der Lage sind, Antibiotika peroral. einzunehmen, keine Zeichen einer Sepsis zeigen und zu Hause betreut werden können, und diejenigen, die stationär einer intravenösen Behandlung bedürfen.

Inzidenz/ Prävalenz	In den USA gibt es 250 000 Fälle von akuter Pyelonephritis pro Jahr. Die weltweite Prävalenz und Inzidenz sind unbekannt.
Ätiologie/ Risikofaktoren	Eine Pyelonephritis entsteht in der Regel dadurch, dass Bakterien aus der Blase in den Harnleitern aufsteigen und in die Niere eindringen. In manchen Fällen führt dies sogar zur Bakteriämie.
Prognose	Zu den Komplikationen gehören die Sepsis, eine sich auf andere Organe ausbreitende Infektion und die Bildung von Nierenabszessen. Eine Grunderkrankung der Nieren, Diabetes mellitus oder eine Immunsuppression können die Prognose verschlechtern und die Gefahr einer Sepsis und eines letalen Krankheitsverlaufes erhöhen. Über solche Patienten fanden wir jedoch keine guten Langzeitbelege.

Stressinkontinenz

Suchdatum: Mai 2001

Jason Cooper

Frage **Welche Effekte haben präventive Interventionen?**

Nutzen wahrscheinlich

Beckenbodenübungen post partum
Einer RCT zufolge verringern spezifische postpartale Beckenbodenübungen plus Blasentraining im Vergleich zu routinemäßigen postpartalen Gymnbastik signifikant das Auftreten von Stressinkontinenz nach 12 Monaten (NNT 10).

Wirksamkeit unbekannt

Beckenbodenübungen vor der Geburt
Es fanden sich keine qualitativ guten RCTs über die präventive Wirksamkeit von präpartalen Übungen auf die Stressinkontinenz.

Frage **Welche Effekte haben unterschiedliche Behandlungsmethoden?**

Nutzen belegt

Offene Kolposuspension
Einer systematischen Übersicht von RCTs und Beobachtungsstudien zufolge bessert nach einer Beobachtungszeit von 5 Jahren eine Kolposuspension im Vergleich zur anterioren Kolporrhaphie die Stressinkontinenz zuverlässiger.

Beckenbodenübungen
Eine systematische Übersicht hat ergeben, dass Beckenbodenübungen im Vergleich zu keiner Therapie objektive Messgrößen der Stressinkontinenz bessern.

Nutzen wahrscheinlich

Schlingenoperationen
Kleine RCTs ergaben hinsichtlich der kurz- und langfristigen Versagensraten keinen signifikanten Unterschied zwischen Schlingenoperationen und der Kolposuspension.

TVT-Schlinge nach Ulmsten
Einer RCT zufolge ergibt sich hinsichtlich der subjektiven oder objektiven Heilung kein signifikanter Unterschied zwischen einer TVT-Plastik („tension free vaginal tape“) und der Kolposuspension.

Vaginale Konusbehandlung
Eine systematische Übersicht hat ergeben, dass vaginale Konusbehandlung im Vergleich zu einer Kontrollbehandlung die Stressinkontinenz signifikant bessern und ähnlich wirksam sind wie Beckenbodenübungen und die Elektrostimulation.

Wirksamkeit unbekannt

Alpha-Sympathomimetika (Phenylpropanolamin)

Eine kleine RCT ergab keinen signifikanten Unterschied zwischen Beckenbodenübungen und Alpha-Sympathomimetika.

Künstliche Sphinkteren, Kontrolle der Flüssigkeitsaufnahme, implantierbare Geräte, Gewichtsabnahme

Es fanden sich nur unzureichende Belege für die Wirksamkeit dieser Interventionen.

Blasentraining

Einer RCT zufolge ergibt sich beim Vergleich von Blasentraining plus Beckenbodenübungen mit alleinigen Beckenbodenübungen keine signifikante Abnahme der Inkontinenzepisoden.

Biofeedback

Eine systematische Übersicht ergab hinsichtlich der Anzahl geheilter Frauen keinen signifikanten Unterschied zwischen Biofeedback plus Beckenbodenübungen und alleinigen Beckenbodenübungen.

Elektrostimulation des Beckenbodens (ist weniger wirksam als Beckenbodenübungen und verursacht Nebenwirkungen)

Einer RCT zufolge ist die Elektrostimulation über 3 Tage hinweg hinsichtlich der Besserung einer Stressinkontinenz signifikant weniger wirksam als Beckenbodenübungen und führt zu unerwünschten Wirkungen.

Urethropexie nach Marshall, Marchetti und Krantz

Einer kleinen RCT zufolge erhöht die Urethropexie nach Marshall, Marchetti und Krantz die subjektive Heilungsrate nach einem Jahr im Vergleich zur Kolposuspension signifikant.

Nutzen unwahrscheinlich

Beckenbodenübungen plus Geräte zur Erhöhung des intravaginalen Drucks oder Biofeedback

RCTs zufolge bietet der Ergänzung von Beckenbodenübungen durch Behandlung mit Geräten zur Erhöhung des intravaginalen Drucks oder mit Biofeedback keinen zusätzlichen Nutzen.

Endoskopische Kolposuspension (weniger wirksam als offene Kolposuspension)

Einer systematischen Übersicht zufolge bessert die offene im Vergleich zur endoskopischen Kolposuspension eine Stressinkontinenz signifikant.

Östrogen

RCTs ergaben keine Belege dafür, dass Östrogen eine Stressinkontinenz bessert.

Unwirksamkeit oder Schädlichkeit wahrscheinlich

Anteriore Kolporrhaphie

Einer systematischen Übersicht von RCTs und Beobachtungsstudien zufolge ist die anteriore Kolporrhaphie bei der Besserung einer Stressinkontinenz nach 5 Jahren signifikant weniger wirksam als die Kolposuspension.

Stressinkontinenz

Definition

Harninkontinenz ist definiert als unfreiwilliger Abgang von Urin, der objektiv nachweisbar ist und ein soziales und hygienisches Problem darstellt. Es gibt zwei Hauptformen der Harninkontinenz, die zusammen für mehr als 80 % aller Fälle verantwortlich sind: Stressinkontinenz und Detrusorinstabilität. Harninkontinenz kommt bei der Frau 8 mal häufiger vor als beim Mann. Diese Übersicht beschäftigt sich speziell mit der Stressinkontinenz.

Inzidenz/ Prävalenz

Die Prävalenz steigt mit zunehmendem Alter in der Bevölkerung. Im Jahre 1990 wurde die Anzahl der unter Harninkontinenz leidenden Frauen in Großbritannien auf 2,5 Mio. geschätzt (Tab. 1). Eine Studie auf kommunaler Basis in den USA ergab, dass die altersbezogene Prävalenz der Harninkontinenz bei Frauen nach Eigenangaben 48 % beträgt (95 % CI 45–52 %). In einer auf Fragebogen beruhenden skandinavischen Studie wurde die Prävalenz der Harninkontinenz auf 3 % bei Frauen im Alter zwischen 20 und 29 Jahren geschätzt und sie stieg auf 32 % bei über 80–jährigen Frauen.

Ätiologie/ Risikofaktoren

Eine Stressinkontinenz tritt mit größerer Wahrscheinlichkeit bei genetischen Veränderungen im Bindegewebe, in der Schwangerschaft und unter der Geburt, in der Menopause, im Alter, bei Übergewicht, bei speziellen ethnischen Gruppen, bei chronischer Obstipation sowie bei anderen Ursachen eines chronisch erhöhten intraabdominalen Drucks und nach einer Beckenoperation auf. Psychologische Faktoren, eine Operation am Blasenhals, Koffein und Rauchen können den Zustand verschlechtern. Zu weiteren Ursachen der Harninkontinenz gehören Harnwegsinfekte, Immobilität, Verlust körperlicher Funktionen und Beweglichkeit sowie Demenz und andere Erkrankungen, die zu einer Bewußtseinsstörung führen.

Prognose

Harninkontinenz beeinträchtigt das körperliche, seelische und soziale Wohlbefinden und schädigt die Lebensqualität. Es fanden sich keine guten Studien zum natürlichen Verlauf der Erkrankung. Die Prognose nach einer Behandlung ist für die Stressinkontinenz unter Umständen besser als für jede andere Form der Harninkontinenz.

Tabelle 1 **Anteil britischer Frauen verschiedenen Alters und in unterschiedlichen Settings, die an Harninkontinenz leiden.**

Zu Hause lebende Frauen	
15–44 Jahre	5–7 %
45–64 Jahre	8–15 %
65 Jahre	10–20 %
Frauen in Institutionen	
Wohnheime	25 %
Pflegeheime	40 %
Kliniken (Langzeitpflege)	50–70 %

Vulva-Präkanzerosen

Suchdatum: September 2001

Damian Murphy, Charles Redman und Earlando Thomas

Frage **Welche Effekte haben Behandlungsmethoden bei Lichen sclerosus?**

Nutzen wahrscheinlich

Topisch verabreichtes Clobetasolpropionat (0,05 %)
Eine RCT ergab begrenzte Evidenz dafür, dass topisch verabreichtes Clobetasolpropionat im Vergleich zu topisch verabreichtem Testosteronpropionat bzw. topischer Vaseline die Symptome nach 3 Monaten besser beherrschbar macht und die Rückbildung histologischer Veränderungen verstärkt.

Nutzen und Schaden abzuwägen

Oral verabreichte Retinoide (Acitretin)
Einer kleinen RCT zufolge bessert Acitretin im Vergleich zu Placebo Pruritus (NNT 5) sowie atrophische (NNT 4) und hyperkeratotische (NNT 3) Hautveränderungen signifikant und erhöht die Anzahl der Frauen, bei denen das Ausmaß der Läsionen abnahm, verstärkt jedoch nach 20–22 Wochen den Haarausfall (NNT 4) und schwere Hautabschilferungen signifikant.

Wirksamkeit unbekannt

Operative Behandlung (Vulvektomie, Kryochirurgie, Laser)
Zur Wirksamkeit einer operativen Behandlung fanden sich nur unzureichende Belege.

Unwirksamkeit oder Schädlichkeit wahrscheinlich

Topisch verabreichtes Testosteron
Kleine RCTs ergaben keine Belege dafür, dass Testosteronpropionat effektiver als Vaseline ist, und zwar weder als Initialbehandlung noch als Erhaltungstherapie nach Initialbehandlung mit Clobetasolpropionat. Testosteronpropionat geht mit einer Virilisierung einher.

Frage **Welche Effekte haben Behandlungsmethoden bei einer intraepithelialen Neoplasie der Vulva?**

Wirksamkeit unbekannt

Operative Behandlung, topisch verabreichtes α-Interferon
Zur Wirksamkeit dieser Interventionen fanden sich nur unzureichende Belege.

Definition Es gibt zwei anerkannte maligne Erkrankungen der Vulva: **Lichen sclerosus** ist charakterisiert durch Dünnerwerden des Epithels, Entzündung und ganz bestimmte Veränderungen in der Dermis. Er betrifft alle Altersgruppen, findet sich jedoch typischerweise in der Anogenitalregion postmenopausaler Frauen. Die häufigste Manifestation besteht in schwerem, unbehandelbarem Jucken (Pruritus vulvae) und vaginalem Wundsein mit Dyspareunie. Die **intraepitheliale Neoplasie der Vulva (VIN)** ist eine Dysplasie des Vulvaepithels, die kategorisiert wird als „leicht" (VIN I), „mäßig" (VIN II) oder „schwer" (VIN III). Die Vulvaläsionen sind oft multifokal und gehen gewöhnlich mit Juckreiz und Schmerzen einher.

Inzidenz/ Prävalenz Zur Prävalenz des Lichen sclerosus fanden sich keine Daten. Die tatsächliche Inzidenz der intraepithelialen Neoplasie der Vulva ist unbekannt, die Erkrankung wird jedoch in Großbritannien und den USA immer häufiger diagnostiziert. Dies kann auf eine bessere Diagnostik der Erkrankung oder auf eine echte Zunahme ihrer Inzidenz zurückzuführen sein.

Ätiologie/ Risikofaktoren Die Ursache ist unbekannt. Die intraepitheliale Neoplasie der Vulva steht mit dem humanen Papillomavirus 16 in Zusammenhang.

Prognose Bei Lichen sclerosus gibt es gegenwärtig keine Heilung. Das Risiko eines Fortschreitens zum Vulvakarzinom reicht von 0% bis 9%. Personen mit einer begleitenden Epithelzellhyperplasie stehen unter dem erhöhten Risiko eines Malignoms. Eine maligne Umwandlung wurde bei 2–4% der Frauen im Stadium VIN III dokumentiert, bei Frauen in den Stadien VIN I und II scheint die Inzidenz jedoch niedriger zu sein. Etwa 30% der Vulvakarzinome stehen mit einer intraepithelialen Neoplasie der Vulva in Zusammenhang.

Vulvodynie

Suchdatum: September 2001

Damian Murphy, Charles Redman und Earlando Thomas

Frage	Welche Effekte haben unterschiedliche Behandlungsmethoden?

Wirksamkeit unbekannt

Amitriptylin; Kompression des N. pudendus

Zur Wirksamkeit dieser Interventionen fanden sich keine RCTs.

Definition	Die Vulvodynie ist charakterisiert durch ein diffuses, nicht nachlassendes Brennen der Vulva, das sich bis auf das Perineum, den Lendenbereich oder das Gesäß erstrecken kann und oft mit urethralen oder rektalen Beschwerden einhergeht. Bei der körperlichen Untersuchung ist eine großflächige Hyperästhesie gewöhnlich der einzige abnorme Befund. Die Vulvodynie tritt primär bei Frauen in der Postmenopause auf.
Inzidenz/ Prävalenz	Zur Prävalenz der Vulvodynie fanden sich keine Daten.
Ätiologie/ Risikofaktoren	Die Ursache ist unbekannt. Die Rolle einer Kompression des N. pudendus ist nicht klar, ähnliche Symptome können auch durch eine Schädigung des N. pudendus hervorgerufen werden.
Prognose	Unbehandelt können die Dauersymptome einer Vulvodynie die Lebensqualität mindern. In seltenen Fällen kann es zu Pollakisurie, Stressinkontinenz und chronischer Obstipation kommen, wir fanden jedoch keine Daten von guter Qualität über die Prognose einer unbehandelten Vulvodynie.

Vulvovaginale Candidiasis

Suchdatum: November 2001

Jeanne Marrazzo

Frage **Welche Effekte haben Behandlungsmethoden einer symptomatischen vulvovaginalen Candidiasis bei nicht schwangeren Frauen?**

Nutzen belegt

Intravaginal applizierte Imidazole

RCTs zufolge verringern intravaginal verabreichte Imidazole (z. B. Clotrimazol) im Vergleich zu Placebo persistierende Symptome einer vulvovaginalen Candidiasis nach einem Monat signifikant (NNT 3). RCTs ergaben keine klaren Belege dafür, dass sich die Effekte der verschiedenen intravaginal verabreichten Imidazole signifikant voneinander unterscheiden. RCTs ergaben keinen klaren Beleg für irgendeinen Unterschied zwischen kürzeren und längeren Behandlungszeiträumen (1–14 Tage).

Oral verabreichtes Itraconazol

Einer RCT zufolge verringert oral verabreichtes Itraconazol im Vergleich zu Placebo persistierende Symptome nach einer Woche signifikant (NNT 4). Eine systematische Übersicht ergab kurzfristig hinsichtlich persistierender Symptome keinen signifikanten Unterschied zwischen oral verabreichtem Itraconazol und intravaginal applizierten Imidazolen.

Nutzen wahrscheinlich

Oral verabreichtes Fluconazol

Es fanden sich keine RCTs, in denen oral verabreichtes Fluconazol mit Placebo oder Studiengruppen ohne Behandlung verglichen wird. Eine systematische Übersicht ergab kurzfristig hinsichtlich persistierender Symptome keinen signifikanten Unterschied zwischen oral verabreichtem Fluconazol und intravaginal applizierten Imidazolen. RCTs zufolge geht die Einnahme von Fluconazol mit einer erhöhten Häufigkeit von Übelkeit, Kopfschmerzen und Unterleibsschmerzen (NNH 11 nach 2 Wochen) einher.

Intravaginal verabreichtes Nystatin

Einer RCT zufolge reduziert intravaginal verabreichtes Nystatin im Vergleich zu Placebo nach einer Woche den Anteil an Fällen mit schlechter Symptomminderung signifikant (NNT 3).

Nutzen und Schaden abzuwägen

Oral verabreichtes Ketoconazol

Es fanden sich keine RCTs, in denen oral verabreichtes Ketoconazol mit Placebo oder Gruppen ohne Behandlung verglichen wurde. RCTs ergaben hinsichtlich persistierender Symptome keinen signifikanten Unterschied zwischen oral verabreichtem Ketoconazol und intravaginal applizierten Imidazolen, Ketoconazol erhöht jedoch signifikant die Häufigkeit geringerer Nebenwirkungen (hauptsächlich Übelkeit). In Fallberichten wurde Ketoconazol mit dem niedrigen Risiko einer fulminanten Hepatitis in Verbindung gebracht (NNH 12 000).

Wirksamkeit unbekannt

Behandeln des männlichen Geschlechtspartners

RCTs ergaben keine klaren Belege dafür, dass die Behandlung des männlichen Geschlechtspartners die Symptomminderung bei der Frau verbessert oder die Rate symptomatischer Rezidive bei der Frau verringert.

Frage **Welche Effekte haben Behandlungsmethoden bei nicht schwangeren Frauen mit rezidivierender vulvovaginaler Candidiasis?**

Nutzen wahrscheinlich

Oral verabreichtes Itraconazol

Einer RCT zufolge verringert oral verabreichtes Itraconazol im Vergleich zu Placebo die Anzahl der Rezidive über 6 Monate hinweg signifikant (NNT 4).

Nutzen und Schaden abzuwägen

Prophylaxe mit intermittierend oder kontinuierlich verabreichtem Ketoconazol

Einer RCT zufolge verringert oral (intermittierend oder kontinuierlich in niedriger Dosis) verabreichtes Ketoconazol im Vergleich zu Placebo die Anzahl symptomatischer Rezidive über 6 Monate hinweg signifikant (NNT 2–4). Ketoconazol geht mit einer erhöhten Häufigkeit gastrointestinaler Nebenwirkungen einher, und in Fallberichten wurde es mit geringem Risiko des Auftretens einer fulminanten Hepatitis in Verbindung gebracht.

Wirksamkeit unbekannt

Regelmäßige Prophylaxe mit oral verabreichtem Fluconazol

Es fanden sich keine RCTs über die Effekte von Fluconazol auf die Rezidivprävention einer vulvovaginalen Candidiasis.

Regelmäßige Prophylaxe mit intravaginal verabreichtem Imidazol

RCTs, in denen eine regelmäßige Prophylaxe mit intravaginal verabreichtem Imidazol mit Placebo verglichen wurde, ergaben keine schlüssigen Effekte hinsichtlich der Häufigkeit eines symptomatischem Rezidiv. Einer RCT zufolge verringert eine regelmäßige Prophylaxe mit intravaginal verabreichtem Imidazol – im Vergleich zur Behandlung beim Einsetzen der Symptome – die Häufigkeit von Episoden einer symptomatischen Vaginitis, jedoch war der Unterschied nicht signifikant. Die RCTs waren zu klein, um einen klinisch bedeutsamen Nutzen auszuschließen.

Definition Unter vulvovaginaler Candidiasis versteht man eine symptomatische Vaginitis (Entzündung der Vagina), die oft die Vulva mit einbezieht und durch Infektion mit einem Candida-Hefepilz verursacht wird. Die vorwiegenden Symptome sind Pruritus vulvae und Fluor vaginalis (der als Minimalform in Form von „käseartigem" Material oder als wässriges Sekret auftreten kann). Die vulvovaginale Candidiasis lässt sich von anderen Formen der Vaginitis durch den mikroskopischen Nachweis von Hefezellen im Vaginalsekret differenzieren. Die Definition einer „rezidivierenden" vulvovaginaler Candidiasis schwankt zwischen den RCTs, wird jedoch gewöhnlich definiert als 4 oder mehr symptomatische Episoden pro Jahr. In dieser Zusammenfassung wurden Studien an asymptomatischen Frauen mit vaginaler Besiedelung durch Candida sp. nicht berücksichtigt.

Inzidenz/ Prävalenz

Die vulvovaginale Candidiasis ist nach der bakteriellen Vaginose die zweithäufigste Ursache einer Vaginitis. Inzidenzschätzung sind nur eingeschänkt möglich, und zwar primär auf der Grundlage des Datenmaterials poliklinisch behandelter Fälle. Im Leben von 50–75 % aller Frauen kommt es zu mindestens einer Episode an vulvovaginaler Candidiasis. Etwa die Hälfte aller Frauen mit einer Episode an vulvovaginaler Candidiasis entwickeln Rezidive. Eine vulvovaginale Candidiasis wird bei 5–15 % der Frauen diagnostiziert, die eine Sprechstunde für sexuell übertragbare Krankheiten oder für Familienplanung aufsuchen.

Ätiologie/ Risikofaktoren

Für 85–90 % aller Fälle von vulvovaginaler Candidiasis ist Candida albicans verantwortlich. Die Entwicklung einer symptomatischen vulvovaginalen Candidiasis resultiert möglicherweise aus verstärktem Wachstum der Hefepilze, die bereits zuvor die Vagina besiedelten, ohne Symptome zu verursachen. Zu den Risikofaktoren einer vulvovaginalen Candidiasis gehören Schwangerschaft (RR 2–10), Diabetes mellitus und systemische Antibiotikatherapie. Die Belege für verschiedene Arten von Kontrazeptiva als Risikofaktoren sind widersprüchlich. Die Inzidenz einer vulvovaginalen Candidiasis steigt mit Beginn der sexuellen Aktivität, jedoch fanden sich keine direkten Belege dafür, dass die vulvovaginale Candidiasis sexuell übertragen wird.

Prognose

Es fanden sich nur wenige Beschreibungen des Spontanverlaufs einer unbehandelten vulvovaginalen Candidiasis. Beschwerden wie Dysurie und Dyspareunie sind die Hauptkomplikationen. Bei den männlichen Partnern von Frauen mit vulvovaginaler Candidiasis kann, wenn auch selten, eine Balanitis auftreten.

Zystitis, rezidivierende bei nicht schwangeren Frauen

Suchdatum: Juli 2001

Bruce Cooper und Ruth Jepson

Frage **Welche Effekte haben Interventionen zur Verhinderung weiterer Zystitisrezidive?**

Nutzen belegt

Dauerprophylaxe mit Antibiotika (Trimethoprim, Co-Trimoxazol, Nitrofurantoin, Cefaclor oder einem Chinolon)

RCTs zufolge senkt eine kontinuierliche Antibiotikaprophylaxe mit Trimethoprim, Co-Trimoxazol, Nitrofurantoin, Cefaclor oder einem Chinolon über 6–12 Monate im Vergleich zu Placebo die Raten einer rezidivierenden Zystitis signifikant. Hinsichtlich des Infektionsrisikos fand sich zwischen den unterschiedlichen Therapieschemata jedoch kein schlüssiger Unterschied. Eine RCT, in der eine tägliche Dauerprophylaxe mit Antibiotika mit einer postkoitalen Antibiotikaprophylaxe verglichen wurde, ergab hinsichtlich der Zystitisraten nach einem Jahr keinen signifikanten Unterschied.

Postkoitale Antibiotikaprophylaxe (Co-Trimoxazol, Nitrofurantoin oder ein Chinolon)

Vier RCTs zufolge senken Co-Trimoxazol, Nitrofurantoin oder ein Chinolon im Vergleich zu Placebo die Zystitisraten bei Medikamenteneinnahme innerhalb von 2 Stunden nach dem Geschlechtsverkehr signifikant.

Wirksamkeit unbekannt

Kronsbeersaft und Kronsbeerprodukte (Cranberry)

Eine systematische Übersicht ergab nur unzureichende Belege über die Wirksamkeit von Kronsbeersaft und anderen Kronsbeerprodukten bei rezidivierender Zystitis.

Methenamin-Hippurat-Prophylaxe

Es fanden sich keine RCTs über die Wirksamkeit von Methenamin-Hippurat (Hexaminhippurat).

Co-Trimoxazol als selbstverabreichte Einzeldosis

Einer kleinen RCT zufolge verringert eine kontinuierliche Co-Trimoxazol-Prophylaxe im Vergleich zu einer selbstverabreichten Einzeldosis Co-Trimoxazol, die bei Beginn der Zystitissymptome genommen wird, die Anzahl der Zystitisepisoden innerhalb eines Jahres signifikant.

Definition Die Zystitis ist eine Infektion des unteren Harntrakts, die zu Schmerzen beim Wasserlassen, Pollakisurie, Hämaturie oder suprapubischen, nicht mit dem Wasserlassen verbundenen Schmerzen führt. Nahezu immer finden sich Leukozyten und Bakterien im Urin. Fieber, Flankenschmerz, Übelkeit oder Erbrechen sprechen für eine Pyelonephritis (Infektionen des oberen Harntrakts) (siehe „Pyelonephritis bei nicht schwangeren Frauen“, S. 259). Eine rezidivierende Zystitis kann entweder eine Reinfektion (nach erfolgreicher Eradikation einer Infektion) oder einen Rückfall nach inadäquater Therapie darstellen.

Inzidenz/ Prävalenz

Die Inzidenz der Zystitis bei prämenopausalen, sexuell aktiven Frauen beträgt 0,5–0,7 Infektionen pro Personenjahr, 20–40 % der Frauen erleiden in ihrem Leben eine Zystitis. Von diesen wiederum entwickeln 20 % ein Rezidiv und zwar nahezu immer (90 % der Fälle) infolge einer Reinfektion statt eines Rückfalls nach inadäquater Therapie. Die Infektionsraten sinken während der Wintermonate.

Ätiologie/ Risikofaktoren

Die Zystitis wird durch uropathogene Bakterien in der Fäkalflora verursacht, die den Bereich der Vaginal- und Urethralöffnung besiedeln und über die Harnröhre in die Blase aufsteigen. Risikofaktoren für eine Zystitis sind eine frühere Infektion, Geschlechtsverkehr und vaginale Spermizide.

Prognose

Es fanden sich nur wenige Belege über die langfristigen Effekte einer unbehandelten Zystitis. Eine Studie ergab, dass eine Progression bis hin zur Pyelonephritis selten ist, und es in den meisten Fällen, auch wenn die Symptome bisweilen über mehrere Monate anhalten, zu Spontanheilungen kommt. Frauen mit jährlich mehr als zwei Infektionen über viele Jahre hinweg haben ein hohes Risiko weiterer rezidivierender Infektionen.

Frühgeburt

Suchdatum: September 2001

Bridgette Byrne und John J Morrison

Frage **Welche Effekte haben verschiedene Interventionen?**

Nutzen belegt

Kortikoidgabe in der Schwangerschaft
Einer systematischen Übersicht zufolge verringert eine Kortikoidgabe in der Schwangerschaft bei drohender Frühgeburt verglichen mit einem Placebo oder keiner Behandlung das Risiko eines fetalen Atemnotsyndroms und intraventrikulärer Blutungen signifikant. Des Weiteren ist die neonatale Mortalität bei Kortikoidgabe signifikant niedriger.

Nutzen wahrscheinlich

Antibiotikagabe bei vorzeitigem Blasensprung (verlängert die Schwangerschaft und kann zu einer Verringerung des Infektionsrisikos beitragen, die Auswirkungen auf die perinatale Mortalität sind jedoch unbekannt)
Eine systematische Übersicht und eine anschließende RCT ergaben, dass eine Antibiotikagabe bei vorzeitigem Blasensprung vor der vollendeten 37. SSW verglichen mit einem Placebo die Schwangerschaftsdauer signifikant verlängert und das Risiko für eine Infektion des Neugeborenen signifikant verringert. Eine signifikante Verringerung der perinatalen Mortalität konnte nicht gezeigt werden.

Prophylaktische Cerclage bei Frauen mit einem Risiko für Zervixinsuffizienz
Einer umfangreichen RCT zufolge verringert bei Frauen mit einem Verdacht auf Zervixinsuffizienz eine prophylaktische Cerclage verglichen mit keiner Cerclage das Risiko einer Frühgeburt vor der 33. SSW signifikant (NNT 24). Das Risiko einer Infektion im Wochenbett verdoppelt sich jedoch (NNH 33).

Nutzen und Schaden abzuwägen

Tokolyse bei drohender Frühgeburt
Einer systematischen Übersicht zufolge führen Atosiban, β-Mimetika, Indomethazin und Äthanol verglichen mit einem Placebo oder keiner Tokolyse zu einer signifikanten Verlängerung der Schwangerschaftsdauer bei Frauen mit drohender Frühgeburt. Eine signifikanten Verringerung der perinatalen Mortalität oder neonatalen Morbidität konnte jedoch nicht festgestellt werden. Ein nach der systematischen Übersicht durchgeführter RCT ergaben, dass Atosiban verglichen mit einem Placebo zu einer signifikant verlängerten Schwangerschaftsdauer von bis zu sieben Tagen führt (NNT 6). Die systematische Übersicht ergab keinen signifikanten Unterschied für den Einsatz von Magnesiumsulfat verglichen mit einem Placebo oder keiner Tokolyse hinsichtlich der Verlängerung der Schwangerschaft oder der Verringerung der perinatalen Mortalität oder neonatalen Morbidität. Eine Tokolyse führt zu einem signifikanten Anstieg unerwünschter Nebenwirkungen bei der Mutter, wie Thoraxschmerzen, Übelkeit und Erbrechen sowie Kurzatmigkeit.

Wirksamkeit unbekannt

Amnioinfusion bei vorzeitigem Blasensprung
Eine systematische Übersicht konnte nur unzureichende Belege für die Auswirkungen der Amnioinfusion finden.

Nutzen unwahrscheinlich

Erweiterte Schwangerenvorsorge für sozial benachteiligte Frauen/Risikoschwangere

RCTs aus verschiedenen Ländern konnten keine signifikanten Unterschiede zwischen einer erweiterten Schwangerenvorsorge verglichen mit dem jeweils üblichen Schwangerenvorsorgeprogramm zur Verringerung des Frühgeburtsrisikos finden.

Unwirksamkeit oder Schädlichkeit wahrscheinlich

Antibiotikagabe bei vorzeitiger zervixwirksamer Wehentätigkeit und intakter Fruchtblase

Einer systematischen Übersicht zufolge führt eine Antibiotikagabe bei Frauen mit zervixwirksamer vorzeitiger Wehentätigkeit und intakter Fruchtblase verglichen mit Placebo oder keiner Antibiotikagabe zu einer signifikanten Verlängerung der Schwangerschaftsdauer. Die Inzidenz mütterlicher Infektionen sowie der nekrotisierenden Enterocolitis beim Neugeborenen war in dieser Übersicht verringert. Eine nach der systematischen Übersicht durchgeführte RCT konnte hingegen keinen signifikanten Unterschied zwischen den Gruppen hinsichtlich der Schwangerschaftdauer und den neonatalen Outcomes zeigen. Aus der systematischen Übersicht geht weiter hervor, dass eine Antibiotikagabe verglichen mit einem Placebo oder keiner Behandlung zu einem signifikanten Anstieg der perinatalen Mortalität führt; die später durchgeführte RCT konnte keinen signifikanten Unterschied in der perinatalen Mortalität feststellen.

Thyreotropin-Releasing-Hormon (TRH) bei drohender Frühgeburt

Eine systematische Übersicht ergab keinen signifikanten Unterschied zwischen einer kombinierten TRH- und Corticoidgabe bei Frauen mit einem Risiko für eine Frühgeburt zur Verbesserung der neonatalen Outcomes verglichen mit einer alleinigen Corticoidgabe. Eine kombinierte TRH- und Corticoidgabe verglichen mit einer alleinigen Corticoidgabe führte zu einem signifikanten Anstieg der negativen Nebenwirkungen für Mutter und Kind.

Definition

Die Frühgeburt ist von der WHO definiert als die Geburt eines Kindes vor der vollendeten 37. Schwangerschaftswoche (SSW). Es gibt keine offizielle untere Grenze, jedoch ist die 23.–24. SSW allgemein als solche anerkannt. Dies entspricht einem Geburtsgewicht von etwa 500 g.

Inzidenz/ Prävalenz

In Industrieländern liegt die Frühgeburtenrate bei 5–10 % aller Geburten, wobei die Rate in den letzten Jahren in einigen Ländern anzusteigen scheint, insbesondere in den USA. Für die Frühgeburtenrate in Entwicklungsländern fanden wir nur wenige aussagekräftige Studien, in denen mit der o. g. Definition der Frühgeburt gearbeitet wurde. In Nordwest-Äthiopien wird die Frühgeburtenrate mit 11–22 % angegeben, abhängig von der untersuchten Altersgruppe. Die höchste Rate war bei Teenagern zu verzeichnen.

Ätiologie/ Risikofaktoren

30 % der Frühgeburten treten spontan auf, und ihre Ursache ist nicht geklärt. Die wichtigsten Risikofaktoren für die idiopathische Frühgeburt sind ein niedriger sozioökonomischer Status sowie eine vorangegangene Frühgeburt in der Anamnese. Bei weiteren 30 % der Frühgeburten handelt es sich um Mehrlingsgeburten. Zu den weiteren bisher bekannten Risikofaktoren zählen Infektionen des Genitaltrakts, vorzeitiger Blasensprung vor der vollendeten 37.SSW, die zusammen zu 20–25 % der Frühgeburten führen. Die primäre Sectio caesarea auf Grund einer hypertensiven Erkrankung der Mutter, intrauteriner Wachstumsretardierung, fetaler Fehl-

bildungen und anderer Erkrankungen in der Schwangerschaft wird als Grund für die verbleibenden 15–20 % genannt.

Prognose Die zervixwirksame vorzeitige Wehentätigkeit führt im allgemeinen zu einer Frühgeburt. Eine systematische Übersicht (Datum der Suche ist nicht genannt), in der die Tokolyse mit einem Placebo verglichen wird, ergab, dass die vorzeitige Wehentätigkeit in etwa 27 % spontan zum Stillstand kam und in etwa 70 % zu einer Frühgeburt führte. Beobachtungsstudien haben ergeben, dass eine Frühgeburt das Risiko einer weiteren Frühgeburt in einer folgenden Schwangerschaft signifikant erhöht.

Kommentar

Ulrich Lattermann

Eine Frühgeburt ist die Geburt eines Kindes vor der 37+1 SSW. Sie ist weltweit die wichtigste Ursache der perinatalen Morbidität und Mortalität. Die Inzidenz der Frühgeburtlichkeit liegt in den Industrieländern konstant zwischen 5 und 10 %.

Der eindrucksvolle Rückgang der Perinatalsterblichkeit ist Folge der verbesserten Überlebenschancen frühgeborener Kinder.

Bei etwa einem Drittel der spontanen Frühgeburten bleibt die Ursache ungeklärt, es läßt sich keine fetale oder maternale Begleitpathologie eruieren.

Aszendierende Infektionen und Formen pathologischer Plazentation sind die hauptsächlichen Auslöser vorzeitiger Wehen, eines vorzeitigen Blasensprunges und neben maternalen Erkrankungen wichtigster Grund für die vorzeitige Schwangerschaftsbeendigung.

Ein längerfristiges Hinauszögern der Geburt ist bei resultierender zervix-wirksamer, vorzeitiger Wehentätigkeit meist nicht möglich, und – abhängig von der zugrundeliegenden Pathologie – auch nicht sinnvoll.

Deutlich ist gezeigt, daß die antenatale Kortikoid-Gabe bei drohender Frühgeburt bis zur 34+0 SSW (bei zusätzlichem vorzeitigen Blasensprung bis zur 32+0 SSW) das Risiko eines fetalen Atemnotsyndroms und intraventrikulärer Blutungen sowie die neonatale Mortalität insgesamt signifikant verringert.

Unerwünschte Wirkungen spielen bei einmaliger Applikation für den Feten und die Mutter keine Rolle.

Der Einsatz von Tokolytika verlängert die Schwangerschaft signifikant um wenige Tage, was aber nicht zu verringerter perinataler Morbidität und Mortalität führt, jedoch zu erheblichen unerwünschten Wirkungen bei der Mutter.

Insofern ist die Anwendung von Tokolytika nur in Verbindung mit der antenatalen Kortikoid-Therapie vertretbar und nach Abschluß der Organreife-Induktion zu beenden.

Bei frühem vorzeitigen Blasensprung lassen sich durch antibiotische Therapie das Risiko für eine Neugeboreneninfektion deutlich verringern und die Schwangerschaftsdauer verlängern.

Die Cerclage führt bei hohem Risiko für eine Zervixinsuffizienz zu signifikant weniger Geburten vor der 33. SSW. Im Gesamtkollektiv der Frühgeburten spielt die Zervixinsuffizienz jedoch eine untergeordnete Rolle, da ihre Inzidenz mit etwa 0.5 % aller Schwangerschaften niedrig ist.

Peripartale Behandlung: Versorgung des Perineums

Suchdatum: August 2001

Chris Kettle

Frage Welche Effekte haben intrapartale Interventionen auf die Rate der Verletzungen im Dammbereich? Welche Effekte haben verschiedene Nahttechniken und unterschiedliches Nahtmaterials bei der primären Versorgung des Dammes?

Nutzen belegt

Absorbierbares synthetisches Nahtmaterial zur Naht von DR I°, DR II° und Episiotomien (reduziert Schmerzen in den ersten Tagen nach der Geburt)

Einer systematischen Übersicht zufolge führt absorbierbares synthetisches Nahtmaterial verglichen mit Catgut zu einem signifikant geringeren Einsatz von Analgetika in den ersten zehn Tagen nach der Geburt (NNT 18). Hinsichtlich Schmerzen im Dammbereich und beim Geschlechtsverkehr drei Monate post partum konnte kein signifikanter Unterschied zwischen der Verwendung von absorbierbarem synthetischen Nahtmaterial und Catgut zur Versorgung von Dammverletzungen gezeigt werden. Eine umfangreiche RCT aus der systematischen Übersicht ergab, dass die Verwendung von absorbierbarem synthetischem Nahtmaterial verglichen mit Catgut zu einer signifikanten Verringerung von Dyspareunie zwölf Monate nach der Geburt führt (NNT 20).

Fortlaufende, subkutane Naht der Haut bei der Versorgung von DR I°, DR II° und Episiotomien (reduziert Schmerzen in den ersten Tagen nach der Geburt)

Einer systematischen Übersicht zufolge führt eine fortlaufende, subkutane Hautnaht verglichen mit der transkutanen Einzelknopfnaht zu einer signifikanten Verringerung der Schmerzen in den ersten zehn Tagen nach der Geburt (NNT 14).

Selektiver Einsatz der Episiotomie (reduziert das Risiko für Verletzungen im hinteren Bereich des Genitales)

Einer systematischen Übersicht zufolge reduziert ein Einsatz der Episiotomie nur bei bestimmten fetalen und mütterlichen Indikationen das Risiko für Verletzungen im hinteren Bereich des Genitales signifikant (NNT 10), ebenso wie die Notwendigkeit deren Versorgung (NNT 4) und das Auftreten von Komplikationen im Rahmen der Wundheilung (NNT 11). Die Rate der Verletzungen der vorderen Scheidenwand sowie der Labienrisse und -schürfungen ist bei selektivem Einsatz der Episiotomie erhöht (NNT 11).

Nutzen wahrscheinlich

Kontinuierliche Betreuung während der Geburt (reduziert die Zahl der vaginal-operativen Geburten)

Einer systematischen Übersicht zufolge reduziert eine kontinuierliche Unterstützung der Gebährenden verglichen mit der üblichen Betreuungsform die Rate der vaginal-operativen Geburten signifikant (NNT 41). Ein signifikanter Unterschied hinsichtlich des Risikos von Verletzungen im Dammbereich konnte nicht gezeigt werden.

Nicht-Versorgung der Haut bei DR I° und DR II° (reduziert Dyspareunie)

Eine umfangreiche RCT konnte keinen signifikanten Unterschied zwischen der Nicht-Versorgung der Haut und der konventionellen Nahttechnik hinsichtlich der Schmerzen in den ersten 10 Tagen nach der Geburt zeigen. Dyspareunie drei Monate nach der Geburt trat bei Nicht-Versorgung der Haut jedoch signifikant seltener auf.

Nutzen und Schaden abzuwägen

Aktiver Dammschutz bei der Entbindung („hands on") verglichen mit Dammschutz bei Bedarf („hands poised") (vermehrte Schmerzen, kein signifikanter Unterschied in der Rate der Dammverletzungen, Reduzierung der Rate der Episiotomien)

Eine RCT ergab, dass Dammschutz bei Bedarf (die Hände sind nur in Bereitschaft, berühren aber weder den kindlichen Kopf noch den Damm der Mutter), verglichen mit dem allgemein üblichen aktiven Dammschutz (eine Hand übt Druck auf den kindlichen Kopf aus, um den Durchtritt zu bremsen, die andere stützt den Damm der Mutter), zu signifikant mehr Schmerzen im Dammbereich am zehnten Tag nach der Geburt führt (NNH 33), die Rate der Episiotomien jedoch geringer ist (NNT 39). Es wurden keine Belege für Auswirkungen auf das Risiko für Verletzungen im Dammbereich allgemein oder für DR III° und DR IV° gefunden.

Aufrechte Geburtsposition verglichen mit Rückenlage zur Geburt (kein Unterschied in der Rate der Dammverletzungen)

Einer systematischen Übersicht, in der die aufrechte Geburtsposition mit der Rückenlage zur Geburt verglichen wurde, zufolge führt eine aufrechte Position zu einer signifikanten Verringerung der Rate der Episiotomien (NNT 17). Dem stand jedoch ein signifikanter Anstieg der Rate an DR II° (NNT 40) gegenüber, durch die der Nutzen wieder aufgehoben wurde.

Vakuumextraktion (weniger Scheiden-Damm-Verletzungen als bei Forceps, Neugeborene haben jedoch ein erhöhtes Risiko für ein Kephalhämatom)

Einer systematischen Übersicht zufolge führt die Vakuumextraktion verglichen mit der Forcepsgeburt zu einer signifikanten Verringerung der Verletzungen im Dammbereich (NNT 10). Allerdings ist die Inzidenz neonataler Kephalhämatome und Retinaeinblutungen erhöht (NNH 7).

Wirksamkeit unbekannt

Verschiedene Nahttechniken und Nahtmaterialien zur Versorgung von DR III° und DR IV°

Es fanden sich keine RCTs zu einer optimalen Nahttechnik oder für das beste Nahtmaterial zur Versorgung von DR III° und DR IV° sowie größeren Scheidenverletzungen, die einer chirurgischen Versorgung bedürfen.

Nicht-Versorgung der Muskelschicht bei DR II° und Episiotomien

Eine kleine RCT, die die Nicht-Versorgung mit der Versorgung von DR I° und DR II° verglich, ergab keinen signifikanten Unterschied hinsichtlich eines brennenden Gefühls sowie einem Gefühl des Wundseins zwei bis drei Tage nach der Geburt. Auch hinsichtlich der Wundheilung zwei bis drei Tage und acht Wochen nach der Geburt konnte kein signifikanter Unterschied fest gestellt werden.

Forciertes Mitpressen (Valsalva)

Eine systematische Übersicht mit zwei kontrollierten Studien mangelhafter Qualität verglich das forcierte Mitpressen (Valsalva) mit dem spontanen Mitdrücken in der Austreibungsphase, bei dem der Atem nicht bewusst lange angehalten wird. Sie konnte keinen signifikanten Unterschied hinsichtlich der Rate oder des Ausmaßes an Verletzungen im Dammbereich zeigen.

Nutzen unwahrscheinlich

Mediane Episiotomie (höheres Risiko eines DR III°/IV° im Vergleich zur mediolateralen Episiotomie)

Es fanden sich keine Belege, dass die mediane Episiotomie verglichen mit der mediolateralen Episiotomie zu weniger Schmerzen im Dammbereich und zu einer Verringerung der Wunddehiszenz führt. Eine experimentelle Studie ohne Randomisierung mit begrenzter Aussagekraft weist darauf hin, dass die mediane Episiotomie verglichen mit der mediolateralen Episiotomie möglicherweise das Risiko für einen DR III°/DR IV° erhöht (NNH 6).

Unwirksamkeit oder Schädlichkeit wahrscheinlich

Periduralanästhesie (erhöht die Zahl vaginal-operativer Geburten, die wiederum mit einer erhöhten Rate an Verletzungen im Dammbereich verbunden sind)

Eine systematische Übersicht konnte keine direkten Belege für die Auswirkungen der Periduralanästhesie (PDA) verglichen mit anderen Formen der Anästhesie auf die Rate der Verletzungen im Dammbereich finden. Allerdings geht aus RCTs hervor, dass eine PDA, die über die Eröffnungsperiode hinaus aufrecht erhalten wird, verglichen mit einer PDA, die auf die Eröffnungsperiode beschränkt bleibt, zu einer signifikanten Erhöhung der Rate der vaginal-operativen Geburten führt (NNT 10), die wiederum mit einem erhöhten Risiko für Verletzungen im Dammbereich verbunden sind.

Definition

Unter Verletzungen im Dammbereich ist jede spontane oder intendierte (Episiotomie) Verletzung des Genitales während der Geburt zu verstehen. Hierzu zählen Verletzungen im vorderen Bereich des Genitales wie Labienschürfungen und -risse, Verletzungen der vorderen Scheidenwand, der Urethra oder der Klitoris, die in der Regel eine geringe Morbidität aufweisen. Zu den Verletzungen im hinteren Bereich des Genitales zählen alle Verletzungen der hinteren Scheidenwand, der Dammmuskulatur und des Sphincter ani. Je nach Schwere der Verletzung ist hier mit einer erhöhten Morbidität zu rechnen. Bei einem DR I° ist lediglich die Haut an der hinteren Kommissur betroffen; bei einem DR II° ist die Haut und die Muskelschicht des Dammes verletzt; bei einem DR III° ist zusätzlich der Sphincter ani an- oder durchgerissen; bei einem DR IV° ist der Sphincter ani externus und internus durchtrennt sowie die Rektumschleimhaut verletzt.

Inzidenz/ Prävalenz

Über 85 % der Frauen, die vaginal gebären, weisen eine Verletzung im Dammbereich auf. 60–70 % dieser Verletzungen werden versorgt; 1997 entsprach dies 400 000 Frauen pro Jahr in Großbritannien. In der Episiotomierate gibt es große Unterschiede: 8 % in den Niederlanden, 26–67 % in Großbritannien, 50 % in den USA und 99 % in den osteuropäischen Ländern. In den USA und in Großbritannien wird etwa ein Drittel der Dammrisse versorgt, wobei diese Zahl möglicherweise höher liegt; genaue Angaben sind aufgrund inkonsistenter Dokumentation und uneinheitlicher Klassifikation der Verletzungen im Dammbereich nur schwer zu machen. Das Vorkommen von Verletzungen des Sphincter ani schwankt zwischen 0,5 % in Großbritannien, 2,5 % in Dänemark und 7 % in Kanada.

Ätiologie/ Risikofaktoren

Verletzungen im Dammbereich treten bei Spontangeburten und vaginal-operativen Geburten auf und sind im Allgemeinen bei der ersten Geburt ausgeprägter. Risikofaktoren sind Parität, Größe des Kindes, Geburtsmodus und Fehleinstellungen des vorangehenden Teiles. Weitere mütterliche

Faktoren, von denen das Ausmaß der Geburtsverletzung abhängen kann, sind Ethnie, Alter, Gewebebeschaffenheit und Ernährungszustand. Die Präferenzen des medizinischen Personals für bestimmte Interventionen während der Geburt können ebenfalls die Rate und die Schwere der Verletzungen im Dammbereich beeinflussen.

Prognose Verletzungen im Dammbereich beeinflussen das physische, psychische und soziale Wohlbefinden der Frau sowohl in der Zeit des Wochenbetts als auch auf lange Sicht. Sie können sich negativ auf das Stillen, das Familienleben und die sexuellen Beziehungen der Frau auswirken. In Großbritannien klagen 23–42 % der Frauen über eingeschränktes Wohlbefinden und Schmerzen im Dammbereich in den ersten 10–12 Tagen post partum, 7–10 % haben längerfristige Schmerzen (3–18 Monate nach der Geburt). 23 % berichten über leichte Dyspareunie in den ersten drei Monaten nach der Geburt, 3–10 % über Stuhlinkontinenz und bis zu 24 % über Harninkontinenz. Das Ausmaß dieser Konplikationen hängt von der Schwere der Verletzung und der Effektivität der Behandlung ab.

Kommentar

Ulrich Lattermann

Über 85 % der Frauen werden nach einer Vaginalgeburt Verletzungen im Bereich des äußeren Genitales aufweisen, dabei können die Verletzungen okkult sein.

Das Ausmaß der Verletzungen ist u. a. von Risikofaktoren wie Parität, Gewicht des Kindes, Geburtsmodus, Geburtsdauer, Haltung und Einstellung des vorangehenden Teils, maternales Alter und Gewebebeschaffenheit sowie Interventionen der Geburtshelfenden abhängig.

Geburtsverletzungen der hinteren Vaginalwand, der Dammmuskulatur, des analen Sphinkters und des Darmes beeinträchtigen das Befinden der Frau mittel und langfristig. Bei höhergradigen Dammverletzungen mit Schädigung des analen Sphinkters und des Darmes (DR III°/IV°) ist in 20–50 % mit analer Inkontinenz zu rechnen.

Verletzungen der Labien, der vorderen Vaginalwand, der Klitoris und der Urethra sind zwar schmerzhaft, aber ohne beschriebene Folgemorbidität.

Vaginal-operative Entbindungen gehen mit etwa 6fachem Risiko für höhergradige Dammverletzungen einher.

Dabei führt die Vakuumextraktion zu signifikant weniger maternalen Verletzungen als die Forzeps-Extraktion.

Eine Periduralanästhesie, die über die Eröffnungsperiode hinaus aufrecht erhalten wird, erhöht die Rate an vaginal-operativen Entbindungen und damit auch die Häufigkeit höhergradiger Dammverletzungen.

Die vorliegenden Daten zeigen im Hinblick auf morbiditätsrelevante Dammverletzungen keinen Vorteil der kontinuierlichen Betreuung während der Geburt, des aktiven Dammschutzes oder der aufrechten Gebärposition. Die hierdurch verringerte Episiotomiefrequenz wird durch den Anstieg der Rate an DR II° ausgeglichen.

Es gibt keinen Anhalt dafür, daß eine Episiotomie besser und komplikationsärmer als eine Spontanverletzung abheilt.

Daher ist nur der zurückhaltende, selektive Einsatz der Episiotomie zur Beschleunigung der Geburt aus kindlicher Indikation gerechtfertigt. Wenn eine Episiotomie erforderlich scheint, sollte die medio-laterale Schnittführung gewählt werden, da die median geschnittene Episiotomie das höchste unabhängige Einzelrisiko für einen Dammriß III°/IV° mit OR 14 (95 % CI 4.5–43.3) darstellt. Die Annahme, die mediane Episiotomie heile schmerz- oder komplikationsärmer, läßt sich nicht halten. Das beschriebene Vorgehen wird durch Untersuchungen im deutschsprachigen Raum gestützt (Faridi A et al., Dtsch Arztebl 2002; A 42–48 [Heft 1–2]).

Die Morbidität durch Dammverletzungen wird neben Ausdehnung und Lokalisation der Läsion auch durch ihre Behandlung beeinflusst.

Die Verwendung von synthetischem, absorbierbaren Nahtmaterial ist vorteilhaft. Die Naht sollte dabei fortlaufend erfolgen, auf jeden Fall sind transkutane Einzelknopfnähte zu vermeiden.

Präeklampsie und Hypertonie

Suchdatum: Dezember 2001

Lelia Duley

Frage **Welche Effekte haben präventive Interventionen?**

Nutzen belegt

Thrombozytenaggregationshemmer

Einer systematischen Übersicht zufolge verringert sich bei Frauen, von denen angenommen wurde, dass sie ein Risiko für Präeklampsie hatten, durch Thrombozytenaggregationshemmer (vorwiegend Aspirin) verglichen mit einem Placebo oder keiner Behandlung das Risiko einer Präeklampsie signifikant (NNT 59). Des Weiteren zeigte sich eine signifikante Verringerung des Risikos für den Tod des Kindes (NNT 250) und für eine Frühgeburt (NNT 72). Bei anderen wichtigen Outcomes konnte kein signifikanter Unterschied nachgewiesen werden. Zwei umfangreiche RCTs zu den Langzeitfolgen von Aspirin konnten keine negativen Auswirkungen bei Kindern zwischen 12 und 18 Monaten fest stellen.

Kalziumsupplementierung (bei Risikoschwangeren oder Frauen mit geringer Kalziumaufnahme)

Einer systematischen Übersicht zufolge verringert eine Kalziumsupplementierung (≥ 1g/d) verglichen mit einem Placebo das Risiko für eine Präeklampsie und Hypertonie (NNT 40). Ebenso verringert sich das Risiko für die Geburt eines Kindes mit einem Geburtsgewicht unter 2500g (NNT 67). Es konnten keine signifikanten Auswirkungen auf das Risiko für eine Sectio caesarea, eine Frühgeburt oder den Tod des Kindes gezeigt werden.

Wirksamkeit unbekannt

Nachtkerzenöl; Fischöl

Es fanden sich sechs RCTs zu Fischöl und Nachtkerzenöl, die zu klein waren, um verlässliche Schlussfolgerungen zu ziehen.

Andere pharmakologische Interventionen

Zwei kleine RCTs, die Atenolol und Glyceroltrinitratpflaster mit einem Placebo verglichen, waren zu klein, um verlässliche Schlussfolgerungen zu ziehen.

Magnesiumsupplementierung

Eine systematische Übersicht fand nur unzureichende Belege hinsichtlich der Auswirkungen einer Magnesiumsupplementierung auf das Risiko für Präeklampsie oder ihre Komplikationen.

Salzarme Ernährung

Eine systematische Übersicht mit eingeschränkter Aussagekraft ergab keinen signifikanten Unterschied in dem Risiko für Präeklampsie bei salzarmer Ernährung verglichen mit einer normalen Ernährung.

Vitamin C und E

Eine RCT fand Belege mit eingeschränkter Aussagekraft, dass die Vitamine C und E verglichen mit einem Placebo das Risiko für eine Präeklampsie verringerten.

Frage **Welche Effekte haben verschiedene Therapien?**

Nutzen belegt

Magnesiumsulfat bei Eklampsie (besser als andere Antikonvulsiva)

Systematischen Übersichten zufolge verringert Magnesiumsulfat verglichen mit Phenytoin, Diazepam oder einem lytischen Cocktail das Risiko weiterer eklamptischer Krampfanfälle signifikant. In allen Übersichten zeigte sich bei der Gabe von Magnesiumsulfat ein Trend zu einer verringerten mütterlichen Mortalität, wobei dieser jedoch nicht signifikant war.

Nutzen wahrscheinlich

Antihypertensiva bei schwerer Hypertonie (es liegen jedoch nur unzureichende Belege für das beste Medikament der Wahl vor)

Einer systematischen Übersicht zufolge gibt es keine Belege für einen Unterschied in der Wirksamkeit verschiedener Antihypertonika bei sofort behandlungspflichtiger Hypertonie, mit der möglichen Ausnahme von Diazoxide und Ketanserin, die weniger effektiv zu sein scheinen. Die Studien waren zu klein, um weitere Schlussfolgerungen über die relativen Effekte der verschiedenen Präparate ziehen zu können.

Wirksamkeit unbekannt

Aktives verglichen mit abwartendem Vorgehen bei schwerer Early-Onset-Präeklampsie

Zwei RCTs zufolge verringert ein abwartendes Vorgehen – verglichen mit einer aktiven Intervention – bei schwerer Early-Onset-Präeklampsie das Risiko für ein Atemnotsyndrom des Neugeborenen. Zur Einschätzung der mütterlichen Auswirkungen wurden keine ausreichenden Belege gefunden.

Antihypertensiva bei milder bis moderater Hypertonie

Zwei systematischen Übersichten ergaben, dass Antihypertensiva verglichen mit einem Placebo das Risiko des Auftretens einer schweren Hypertonie signifikant verringern (NNT 12). Sie konnten jedoch keinen eindeutigen Effekt auf das Auftreten einer Präeklampsie sowie einen perinatalen Tod zeigen. Systematischen Übersichten zufolge steht die Gabe von ACE-Hemmern in der Schwangerschaft mit einem fetalen Nierenversagen in Zusammenhang und erhöhen β-Blocker das Risiko für die Geburt eines hypotrophen Kindes.

Antioxidantien bei schwerer Präeklampsie

Eine RCT erbrachte nur unzureichende Belege hinsichtlich der Auswirkungen einer Kombination von Vitamin E, Vitamin C und Allopurinol verglichen mit einem Placebo.

Bettruhe/Hospitalisierung

Es fanden sich nur unzureichende Belege für die Auswirkungen einer Hospitalisierung, von Bettruhe oder Einweisung in eine Tagesklinik verglichen mit ambulanter Betreuung oder keiner Verordnung von Bettruhe bei Hospitalisierung.

Bettruhe bei nicht-proteinuretischer Hypertonie

Eine systematische Übersicht erbrachte nur unzureichende Belege hinsichtlich der Auswirkungen von Bettruhe bei Hospitalisierung verglichen mit keiner Verordnung von Bettruhe bei Hospitalisierung,

Form der Analgesie während der Geburt bei schwerer Präeklampsie

Einer RCT zufolge führt eine Periduralanästhesie während der Geburt verglichen mit intravenöser patientenkontrollierter Analgesie zu einer signifikanten Verringerung der Schmerz-Scores. Die klinische Relevanz dieses Unterschieds bleibt jedoch unklar.

Hospitalisierung bei nicht-proteinuretischer Hypertonie

Eine systematische Übersicht ergab keinen signifikanten Unterschied in wesentlichen Outcomes bei dem Vergleich von Hospitalisierung und ambulanter Betreuung.

Plasmavolumenexpander bei schwerer Hypertonie

Eine systematische Übersicht erbrachte nur unzureichende Belege hinsichtlich der Auswirkungen von Plasmavolumenexpandern verglichen mit keinen Plasmavolumenexpandern.

Prophylaktische Gabe von Antikonvulsiva bei schwerer Präeklampsie

Einer systematischen Übersicht zufolge verringert die prophylaktische Gabe von Antikonvulsiva möglicherweise das Risiko für eine Präeklampsie. Diese Übersicht fand jedoch nur wenige Belege für die Auswirkungen auf andere wesentliche Outcomes. Belege mit eingeschränkter Aussagekraft aus Fall-Kontroll-Studien weisen darauf hin, dass eine Magnesiumsulfat-Exposition des Feten in utero möglicherweise das Risiko für zerebrale Krampfanfälle verringert. Es ist allerdings möglich, dass eine solche Exposition zu einem Anstieg der kindlichen Todesfälle im ersten Lebensjahr führt.

Definition

Hypertonie während der Schwangerschaft umfasst unterschiedliche Krankheitsbilder. Unter **schwangerschaftsinduzierter Hypertonie (SIH)** versteht man einen Anstieg des Blutdrucks während der zweiten Schwangerschaftshälfte ohne Proteinurie. **Präeklampsie** stellt ein komplexes Krankheitsbild dar, das nur in der Schwangerschaft auftritt. Sie geht im Allgemeinen mit erhöhtem Blutdruck und Proteinurie einher. Sie tritt selten vor der 20.SSW auf. **Eklampsie** bedeutet das Auftreten von einem oder mehreren Krampfanfällen in Verbindung mit der Präeklampsie. **Vorbestehende Hypertonie** ist ein bereits vor der Schwangerschaft oder vor der 20. SSW bekannter Bluthochdruck. Es kann sich dabei um eine essentielle Hypertonie oder, seltener, um ein Begleitsymptom einer anderen Grunderkrankung handeln.

Inzidenz/ Prävalenz

Eine SIH tritt bei 10 % aller Schwangerschaften auf, Präeklampsie bei 2–8 %. Eine Eklampsie tritt in industrialisierten Ländern bei einer von 2000 Geburten auf. In Entwicklungsländern reichen die Schätzungen für das Auftreten der Eklampsie von 1/100 bis 1/1 700 Geburten.

Ätiologie/ Risikofaktoren

Die Ätiologie der Präeklampsie ist unbekannt. Es handelt sich wahrscheinlich um ein multifaktorielles Geschehen, dem möglicherweise eine fehlerhaften Plazentaimplantation während der ersten Schwangerschaftshälfte zu Grunde liegt. Präeklampsie tritt häufiger bei Frauen mit großer Plazenta auf, wie sie z. B. bei Mehrlingsschwangerschaften vorkommt, sowie bei Frauen mit Gefäßveränderungen, wie Diabetikerinnen, Hypertonikerinnen und Frauen mit Kollagenosen. Zu weiteren Risikofaktoren gehören genetische Prädisposition, Multiparität und hohes mütterliches Alter. Rauchen scheint mit einer Verringerung des Risikos für Präeklampsie einherzugehen, allerdings wird dieser potenzielle Nutzen durch einen Anstieg unerwünschter Outcomes wie niedriges Geburtsgewicht, vorzeitige Plazentalösung und perinatale Todesfälle aufgehoben.

Prognose Das Schwangerschaftsoutcome von Frauen mit SIH ist mindestens ebenso gut wie das normotensiver Frauen. Wenn sich jedoch eine Präeklampsie entwickelt, steigt sowohl die mütterliche als auch die fetale Morbidität und Mortalität. Bei Frauen mit schwerer Präeklampsie liegt die perinatale Mortalität doppelt so hoch wie bei normotensiven Frauen. Das perinatale Outcome ist bei früh in der Schwangerschaft einsetzender Hypertonie schlechter. Bei Frauen mit schwerer essentieller Hypertonie ist die perinatale Mortalität ebenfalls erhöht.

Kommentar

Ulrich Lattermann

Die hypertensiven Erkrankungen in der Schwangerschaft umfassen unterschiedliche Krankheitsbilder:

- schwangerschaftsinduzierte Hypertonie (SIH, Gestationshypertonie) mit Hypertonie ohne Proteinurie zwischen der 20. SSW und 12 Wochen postpartal
- Präeklampsie (Gestose) mit Hypertonie und Proteinurie in der Schwangerschaft, wobei schwere Verlaufsformen mit tonisch-klonischen Krampfanfällen (Eklampsie) oder mit Hämolyse, erhöhten Leberenzymen und Thrombozytopenie (HELLP-Syndrom) einhergehen
- vorbestehende Hypertonie (chronische Hypertonie) mit Hypertonie zumindest vor der 20. SSW oder Fortbestehen über 6 Wochen postpartal hinaus
- Pfropfpräeklampsie (Pfropfgestose) mit Auftreten von Präeklampsie-Symptomen bei Schwangeren mit vorbestehender Hypertonie.

Die klinische Symptomatik ist durch Hypertonie (RR > 140/90 mmHg) und Proteinurie (> 0.3 g/24 h), daneben durch Hämokonzentration (Hb > 13 g/dl, Hk > 38 %), Thrombozytopenie (< 100 000/µl), Leberschäden (GPT, GOT > Norm), Hämolyse (LDH > Norm, Bilirubin > 1.2 mg/dl, Haptoglobin-Abfall), Nierenschäden (Harnsäure > 6 mg/dl, Krea > 1.2 mg/dl), Gewichtszunahme > 1 kg/Woche, Oberbauchschmerzen sowie zentrale Symptome wie Augenflimmern, Kopfschmerzen und motorische Unruhe gekennzeichnet.

Eine SIH wird bei etwa 10 %, eine Präeklampsie bei 2–8 % aller Schwangeren gefunden.

Die Ätiologie der Präeklampsie ist unbekannt. Pathogenetisch ist das Vorhandensein von Trophoblastgewebe (Plazenta) zwingend. Es besteht eine genetische Disposition, Störungen der Interaktion zwischen maternalem Immunsystem und alloimmunem Schwangerschaftsprodukt spielen eine Rolle.

Die Prognose für Kinder von Frauen mit SIH ist nicht schlechter als von normotensiven Frauen. Bei Präeklampsie oder vorbestehender Hypertonie steigen sowohl die maternale als auch die fetale Morbidität und Mortalität.

Eine wirksame Primär-Prophylaxe der hypertensiven Schwangerschaftserkrankungen für alle Schwangeren gibt es derzeit nicht.

Bei Frauen mit hohem (Wiederholungs-)Risiko für die Entwicklung einer Präeklampsie wird die Gabe von Low-dose-Aspirin und die Kalziumsupplementierung empfohlen.

Für weitere Maßnahmen existieren derzeit keine Wirksamkeitsnachweise.

Die einzige kausale Therapie hypertensiver Schwangerschaftserkrankungen ist die Entbindung.

In Fällen einer Präeklampsie, in denen der Versuch, die Schwangerschaft zu verlängern, gerechtfertigt erscheint, ist die intensive stationäre Betreuung von Mutter und Fet indiziert. Eine hochdosierte parenterale Magnesiumsulfat-Gabe reduziert dabei das Risiko für die Entwicklung einer Eklampsie.

Bei anhaltenden diastolischen Blutdruckwerten von > 110 mmHg sollte eine antihypertensive Therapie mit Dihydralazin oder Urapidil unter laufender CTG-Kontrolle erfolgen, um die Mutter vor einer akuten Enzephalopathie zu schützen. Die antihypertensive Therapie beeinflußt jedoch den Verlauf einer Präeklampsie nicht. Vor jeder antihypertensiven Behandlung muß das intravasale Flüssigkeitsvolumen expandiert werden.

Für andere Maßnahmen gibt es keine allgemein anerkannten Hinweise auf ihre Wirksamkeit.

Mit der Beachtung der im Mutterpass erfassten Daten existiert in Deutschland eine sehr effektive Möglichkeit zur Sekundär-Prophylaxe: Würden Blutdruckwerte > 140/100 mm Hg, Proteinurie, Hämoglobin > 13 g/dl oder Hämatokrit > 38 % und subjektive Symptome wie Augenflimmern, Kopfschmerzen und Oberbauchbeschwerden zu konsequenter Klinikeinweisung der Schwangeren führen, wäre die maternale und fetale Morbidität und Mortalität zu senken.

Übelkeit und Erbrechen in der Frühschwangerschaft

Suchdatum: Oktober 2001

David Jewell

Frage Welche Effekte haben verschiedene Behandlungen für Übelkeit und Erbrechen in der Frühschwangerschaft?

Nutzen belegt

Antihistaminika (H1-Antagonisten)

Einer systematischen Übersicht zufolge führen Antihistaminika verglichen mit Placebo zu einer signifikanten Verringerung der Zahl der unter Übelkeit und Erbrechen leidenden Frauen, aber gleichzeitig auch zu vermehrter Müdigkeit (NNH 7).

Nutzen wahrscheinlich

Cyanocobalamin (Vitamin B_{12})

Einer systematischen Übersicht zufolge führt Cyanocobalamin verglichen mit Placebo zu einer signifikanten Verringerung der Episoden des Erbrechens.

Ingwer

Einer RCT zufolge führt über die Nahrung aufgenommener Ingwer zu einer Verringerung des Auftretens von Übelkeit und Erbrechen nach 4 und 7 Tagen (NNT 2 nach 7 Tagen).

Wirksamkeit unbekannt

Diätetische Maßnahmen (außer Ingwer)

Zu anderen diätetischen Maßnahmen fanden sich keine RCTs.

Akupressur von P6

Einer systematische Übersicht mit kleinen RCTs von beschränkter Aussagekraft zufolge berichten bei Akupressur am Punkt P6 verglichen mit Placeboakupressur oder keiner Intervention signifikant weniger Frauen von morgendlicher Übelkeit. Eine nach der systematischen Übersicht durchgeführte RCT ergab, dass Akupressur von P6 die Dauer, aber nicht die Intensität der Symptome von Übelkeit und Erbrechen reduziert.

Phenothiazin

Einer systematischen Übersicht mit eingeschränkter Aussagekraft zufolge führen Phenothiazine verglichen mit Placebo zu einer Verringerung von Übelkeit und Erbrechen.

Pyridoxin (Vitamin B_6)

Einer systematischen Übersicht mit eingeschränkter Aussagekraft zufolge hat Pyridoxin verglichen mit einem Placebo keine signifikanten Auswirkungen auf das Erbrechen, verringert aber möglicherweise die Schwere der Übelkeit.

Frage **Welche Effekte haben verschiedene Behandlungen für Hyperemesis gravidarum?**

Wirksamkeit unbekannt

Kortikosteroide

Eine systematische Übersicht ergab keinen signifikanten Unterschied in der Häufigkeit der Krankenhauseinweisungen bei Kortikoidgabe verglichen mit einem Placebo oder Antihistaminika. Die Rate der spontanen Besserungen der Symptome in der Kontrollgruppe war hoch.

Diazepam

Eine systematische Übersicht ergab keinen signifikanten Unterschied hinsichtlich des Erbrechens nach zwei Tagen bei Diazepamgabe verglichen mit einem Placebo. Es konnte jedoch eine geringere Anzahl an Krankenhauseinweisungen bei Diazepamgabe festgestellt werden.

Diätetische Maßnahmen (einschließlich Ingwer)

Eine RCT mit Cross-over-Design ergab keinen signifikanten Unterschied hinsichtlich Übelkeit, Erbrechen und Gewichtsverlust bei Aufnahme von Ingwer über die Nahrung verglichen mit einem Placebo. Zu anderen diätetischen Maßnahmen fanden sich keine RCTs.

Ondansetron

Es fanden sich keine RCTs, die Ondansetron mit einem Placebo verglichen. Eine RCT, in der Ondansetron mit Promethazin verglichen wurde, ergab keinen signifikanten Unterschied in der Persistenz des Erbrechens.

Definition Die Schwere der Symptomatik von Übelkeit und Erbrechen in der Frühschwangerschaft ist individuell sehr verschieden. Unter Hyperemesis gravidarum versteht man persistierendes Erbrechen, das zu einer Störung des Flüssigkeits- und Elektrolythaushalts führt. In der Regel ist eine Hospitalisierung erforderlich.

Inzidenz/ Prävalenz Übelkeit und Erbrechen sind die häufigsten Beschwerden im ersten Schwangerschaftsdrittel. Etwa 70–85 % der Schwangeren sind davon betroffen. Nur 17 % der Frauen berichten über ein ausschließlich morgendliches Auftreten der Symptome und 13 % der Frauen sind über die 16. SSW hinaus betroffen. Die Hyperemesis tritt, mit einer Inzidenz von 3,5/1 000 Geburten, wesentlich seltener auf.

Ätiologie/ Risikofaktoren Die Ursachen von Übelkeit und Erbrechen in der Schwangerschaft sind unbekannt. Eine Theorie geht davon aus, dass sie durch einen Anstieg des HCG-Spiegels verursacht werden. Diese Theorie wird gestützt durch die Genese der Beschwerden, durch die Schwere der Symptome bei einer Blasenmole und die gute Prognose (s.u.). Die Ätiologie der Hyperemesis gravidarum ist ebenfalls unklar. Auch hier werden endokrine und psychologische Faktoren vermutet, aber die Belege sind nicht schlüssig.

Prognose Einer systematischen Übersicht (Suchdatum 1988, 11 Studien) zufolge gehen Übelkeit und Erbrechen mit einem verringerten Risiko für eine Fehlgeburt (OR 0,36, 95 % CI 0,32 bis 0,42) einher. Es konnte jedoch keinen Zusammenhang mit der perinatalen Mortalität hergestellt werden.Die Symptome von Übelkeit und Erbrechen sowie der Hyperemesis bessern sich im Allgemeinen mit zunehmender Schwangerschaftsdauer. Aus einer

Studie geht jedoch hervor, dass 13 % der Frauen von Übelkeit und Erbrechen über die 20.SSW hinaus betroffen waren.

Kommentar

Ulrich Lattermann

Übelkeit und Erbrechen in der Frühschwangerschaft (Emesis gravidarum) kommen bei 70–85 % der Schwangeren vor.
Die Hyperemesis gravidarum ist ein anhaltendes, erstmals vor der 20. SSW aufgetretenes Erbrechen, das zu Störungen im Flüssigkeits- und Elektrolythaushalt führt. Hiervon sind 0,3–1,0 % der Schwangeren betroffen.
Die Ätiologie ist unklar, endokrine und psychische Faktoren werden diskutiert.
Therapeutische Ziele sind, das subjektive Befinden durch Linderung der Übelkeit und Senkung der Erbrechensfrequenz zu bessern, und einen Flüssigkeits- und Elektrolytverlust auszugleichen.
Einzig durch die Gabe von Antihistaminika vom Typ der H1–Antagonisten lassen sich Übelkeit und Erbrechen gesichert reduzieren. Die Supplementation von Vitamin B12 mindert die Frequenz des Erbrechens.
Die Einnahme von Ingwer ist in Deutschland nicht verbreitet. Für andere diätetische Maßnahmen gibt es keinen Wirksamkeitsnachweis.
Bei der Therapie der Hyperemesis gravidarum steht der Ausgleich eines relevanten Wasser- und Elektrolytverlustes im Vordergrund. Unterstützende Medikation mit H1–Antagonisten und Vitamin B12 sind sinnvoll.

Asthma bei Kindern

Suchdatum: Juni 2001

Duncan Keeley

Frage **Welche Effekte haben unterschiedliche Behandlungsmethoden bei akutem kindlichem Asthma?**

Nutzen belegt

Sauerstoff

Eine prospektive Kohortenstudie und klinische Erfahrungen unterstützen die Notwendigkeit der Sauerstoffgabe bei akutem Asthmaanfall.

Oral wirksame Glukokortikoide

Einer systemischen Übersicht zufolge verringern orale Glukokortikoide (Prednison oder Prednisolon) bei einem akuten Asthmaanfall die Notwendigkeit einer stationären Einweisung gegenüber Placebo innerhalb von 45 Minuten signifikant.

Dosier-Aerosol plus Inhalationshilfen (Spacer) zur inhalativen β2–Mimetika-Therapie (genauso effektiv wie Kompressionsvernebler)

Eine systematische Übersicht bei Kindern mit akutem, nicht lebensbedrohlichen Asthma, die alt genug für die Verwendung einer Inhalationshilfe (Spacer) waren, zeigte hinsichtlich des Effektes auf die Hospitalisierungsrate kein signifikanter Unterschied zwischen Dosier-Aerosol plus Spacer einerseits und Kompressionsvernebler andererseits zur inhalativen Applikation von β2–Mimetika (Fenoterol, Salbutamol oder Terbutalin) oder β-Mimetika (Orciprenalin). Bei Kindern, die Dosier-Aerosole mit Spacer verwenden, sind Aufenthaltsdauer in der Notaufnahme, Hypoxie und Herzfrequenz im Vergleich zu solchen, die β2 Mimetika über Kompressionsvernebler erhalten haben jedoch tendenziell geringer.

Ipatropiumbromid in Ergänzung zu β2–Mimetika

Einer systematischen Übersicht zufolge kann bei Kindern, unabhängig vom Schweregrad des Asthmaanfalls, durch Mehrfachgaben von Ipatropiumbromid plus β2–Mimetikum die Zahl der stationären Einweisungen gegenüber einer alleinigen Therapie mit β2 Mimetika signifikant gesenkt (NNT 13) und die Lungenfunktion verbessert werden. Bereits eine Einzeldosis von Ipatropiumbromid plus β2–Mimetikum (Fenoterol, Salbutamol oder Terbutalin) verbessert bei Kindern mit leichten bis mittelschweren Asthmaanfällen die Lungenfunktion für zwei Stunden signifikant gegenüber einer alleinigen Therapie mit β2–Mimetika, hat aber keine Auswirkungen auf die Zahl der Krankenhauseinweisungen.

Hochdosierte inhalative Glukokortikoide

Eine systematische Übersicht bei Kindern mit einem akuten *mittelschweren Asthmaanfall* zeigte keinen konsistenten Unterschied zwischen einer Initialtherapie mit hochdosierten inhalativen und oral applizierten Glukokortikoiden hinsichtlich ihrer Effekte auf Hospitalisierung und Einsekundenkapazität (Tiffeneau-Test). Einer nachfolgend durchgeführten RCT zufolge verbessern inhalative Glukokortikoide die Lungenfunktion gegenüber oralen Glukokortikoiden signifikant. Eine RCT bei Kindern mit *schwerem Asthmaanfall* zeigte, dass orale Glukokortikoide im Vergleich mit inhalativen Glukokortikoiden zu einer Verbesserung der Lungenfunktion führen und die Zahl der stationären Einweisungen verringern.

Nutzen wahrscheinlich

Theophyllin intravenös.
Es fanden sich in einer systematischen Übersicht und einer großen nachfolgend durchgeführten RCT widersprüchliche Befunde hinsichtlich der Wirksamkeit von intravenös appliziertem Theophyllin. Die Behandlung wurde häufig wegen unerwünschter Nebenwirkungen abgebrochen.

Frage **Welche Effekte haben Monotherapien bei der Prophylaxe von kindlichem Asthma?**

Nutzen erwiesen

Inhalative Glukokortikoide
Einer systematischen Übersicht zufolge verbessern prophylaktisch inhalierte Glukokortikoide (Betamethason, Beclomethason, Budosenid, Flunisolid oder Fluticason) gegenüber Placebo signifikant Symptome und Lungenfunktion. Zwei systematische Übersichten mit einer Langzeit-Nachbeobachtung und eine nachfolgend durchgeführte Langzeit-RCT erbrachten keine Belege für eine Wachstumsretardierung bei den mit inhalativen Glukokortikoiden behandelten Kindern. Über einen kürzeren Zeitraum erhobene Studien zeigten eine verlangsamte Wachstumsgeschwindigkeit.
Eine RCT ergab hinsichtlich der Wirkung auf die Symptome keinen signifikanten Unterschied zwischen inhaliertem Beclomethason und Theophyllin.
RCTs zufolge führen inhalierte Glukokortikoide (Beclomethason, Budosenid oder Fluticason) gegenüber inhalierten langwirksamen β2–Mimetika (Salmeterol) oder inhaliertem Nedocromil zu einer Verbesserung der Symptome und der Lungenfunktion.

Frage **Welche Effekte haben Zusatztherapien bei Asthma, das durch Standardtherapie mit inhalativen Glukokortikoiden nicht ausreichend beherrschbar ist?**

Nutzen unbekannt

Höher dosierte inhalative Glukokortikoide
Einer RCT bei Kindern unter Beclomethasontherapie, welche die Wirksamkeit einer zusätzlichen zweiten Dosis Beclomethason mit denen eines Placebo verglich, zufolge, zeigten sich keine signifikanten Unterschiede hinsichtlich Lungenfunktion, Symptom-Score oder Anfallshäufigkeit, aber nach einem Jahr eine signifikante Verringerung der Wachstumsgeschwindigkeit.

Langwirksame β2–Mimetika
Eine RCT bei Kindern unter Beclomethasontherapie, welche die Wirksamkeit einer zusätzlichen Therapie mit langwirksamen β2–Mimetika (Salmeterol) mit denen eines Placebo verglich, kam zu dem Ergebnis, dass Salmeterol zwar in den ersten Behandlungsmonaten den expiratorischen Peak-Flow (PEF) signifikant erhöht, diese Erhöhung nach einem Jahr aber nicht mehr zu verzeichnen ist. Einer zweiten RCT bei Kindern unter inhalativer Glukokortikoidtherapie zufolge erhöht eine zusätzliche Gabe von Salmeterol die morgendlichen Peak-Flow-Werte und die Zahl der symptomfreien Tage nach 3 Monaten.

Orale Leukotrien-Antagonisten
Eine randomisiert-kontrollierte Crossover-Studie bei Kindern mit persistierendem Asthma, die für mindestens 6 Monate mit inhalativen Glukokortikoiden (Budesonid) be-

handelt worden waren, ergab, dass die zusätzliche Gabe eines Leukotrien-Antagonisten (Montelukast) verglichen mit Placebo zu einer signifikanten Verbesserung der Lungenfunktion und über einen Beobachtungszeitraum von 4 Wochen zu einer Verringerung der Asthmaanfälle führt.

Orales Theophyllin

Einer kleinen RCT zufolge verringert die zusätzliche Gabe von Theophyllin statt Placebo zu einer vorbestehenden Therapie die Zahl der symptomfreien Tage und die Notwendigkeit einer zusätzlichen Gabe von β-Mimetika (Orciprenalin) oder Glukokortikoiden (Beclomethason oder Prednisolon) über einen Beobachtungszeitraum von 4 Wochen signifikant.

Frage **Welche Effekte haben unterschiedliche Behandlungsmethoden auf akute asthmatische Atemgeräusche im Säuglings- und Kleinkindesalter?**

Nutzen unbekannt

β2–Mimetika appliziert über Kompressionsvernebler oder Dosier-Aerosol/Spacer

Es fanden sich in RCTs widersprüchliche Befunde. Bei Applikation über einen Vernebler (vor allem bei Kompressionsverneblern) kann es zu einer vorübergehenden Hypoxie kommen. Diese Hypoxie scheint bei der Verwendung von Dosier-Aerosolen/Spacern seltener aufzutreten (siehe Bronchiolitis S. 300).

Ipatropiumbromid per inhalationem

Eine systematische Übersicht ergab eine begrenzte Aussagekraft mit widersprüchlichen Befunden hinsichtlich der Effekte von Ipatropiumbromid.

Orale Glukokortikoide

Eine RCT erbrachte keinen Beweis dafür, dass orale Glukokortikoide die Ergebnisse bei Säuglingen und Kleinkindern mit giemenden Atemgeräuschen verbessern.

Frage **Welche Effekte hat eine Prophylaxe bei Säuglingen und Kleinkindern mit giemenden Atemgeräuschen?**

Nutzen unbekannt

Inhalative Glukokortikoide

Es fanden sich schwache und widersprüchliche Befunde über die Wirksamkeit einer Anfallsprophylaxe mit inhalativen Glukokortikoiden bei Säuglingen und Kleinkindern mit giemenden Atemgeräuschen.

Na-Cromoglycat per inhalationem; Theophyllin per os

Es fand sich kein ausreichender Beweis für die Wirksamkeit dieser therapeutischen Maßnahmen bei Säuglingen und Kleinkindern.

Definition Kindliches Asthma ist gekennzeichnet durch chronischen oder rezidivierenden Husten, Atemnot und pfeifende Atemgeräusche (Giemen). Die Diagnose wird bei Kindern, die alt genug sind, um eine Spirometrie oder eine Peak-Flow-Messung durchzuführen durch den Nachweis einer reversiblen Atemwegsobstruktion bestätigt. Bei Kindern sind – noch mehr als bei Erwachsenen – im Rahmen der Diagnostik andere Ursachen für rezidivierende Atemwegsobstruktionen sorgfältig auszuschließen. Giemen kann bei Säuglingen oder Kleinkindern durch akute Virusinfekte (siehe Bronchiolitis S. 300) oder Asthma verursacht werden. Die klinische Unterscheidung ist nicht einfach.

Inzidenz/ Prävalenz

Epidemiologische Studien haben eine steigende Prävalenz für pfeifende Atemgeräusche, Atemnot und diagnostiziertes Asthma bei Kindern ergeben. Das Ausmaß dieses Anstieges ist nicht allein durch die erhöhten Bereitschaft zu erklären, die Diagnose „Asthma" zu stellen. Im Rahmen einer Fragebogen-Studie, wurden in Aberdeen, Schottland, 1964 eine Gruppe von 2510 und 1998 eine Gruppe von 3403 Kindern im Alter zwischen 8–13 Jahren befragt. In dem zwischen beiden Befragungen liegenden Zeitraum von 25 Jahren stieg die Prävalenz von pfeifenden Atemgeräuschen von 10 % auf 20 %, die von anfallsartiger Atemnot von 5 % auf 10 % und die der Diagnose Asthma von 4 % auf 10 %. Eine prospektive Kohortenstudie (826 Neugeborene, die im Alter von 3 und 6 Jahren überprüft wurden) kam zu dem Ergebnis, dass 34 % der Kinder bereits vor Vollendung ihres dritten Lebensjahres wenigstens eine Erkrankung mit pfeifenden Atemgeräuschen durchgemacht hatten. 14 % hatten bereits vor ihrem 3. Lebensjahr und noch im Alter von 6 Jahren pfeifende Atemgeräusche. 15 % der Kinder waren zwischen dem vollendeten 3. und 6. Lebensjahr an einer obstruktiven Erkrankung der Atemwege erkrankt.

Ätiologie/ Risikofaktoren

Asthma tritt gehäuft bei Kindern mit atopischer Veranlagung oder familiärer Belastung auf. Auslösende Faktoren sind Atemwegsinfekte, Hausstaubmilben, Haustierallergene, Tabakrauch und Angstzustände.

Prognose

Eine retrospektive Kohortenstudie über das Auftreten von pfeifenden Atemgeräuschen im ersten Lebensjahr (Erhebung der Säuglingsdaten bei Befragung mit 5 Jahren) zeigte, dass bei der 10-Jahres-Befragung 14 % der Kinder mit einem Anfall und 23 % der Kinder mit 4 oder mehr Anfällen mindestens eine obstruktive Erkrankung der Atemwege durchgemacht hatten.

Kommentar

Johannes Forster

Die vollständige Überschrift dieses Kapitels müsste eigentlich „Pfeifende Atemgeräusche und Asthma bei Kindern" heißen. Wie in den Abschnitten Ätiologie und Prognose ausgeführt, ist im Säuglingsalter das asthmaartige (pfeifende) Atemgeräusch fast ausschließlich durch Virusinfektionen ausgelöst. Tatsächliches, aus dem klinischen Verlauf und vor dem Hintergrund einer atopischen Belastung diagnostiziertes (kindliches) Asthma wird in der Regel erst im 3. Lebensjahr diagnostiziert.
Hinsichtlich der Behandlung des durch Virusinfektionen ausgelösten Giemens ist eine wesentliche Ergänzung zu diesem Kapitel zu machen: inhalative Kortikoide sind sehr wohl in der akuten Krankheitsphase und der Rekonvaleszenz wirksam (1).
Beim kindlichen Asthma besteht prinzipiell das Dilemma, dass in einzelnen Studien einzelne Medikamente für sich genommen oder in einem Add-on-Design auf ihre Wirksamkeit getestet werden. In der Praxis müssen jedoch Kinder mit wechselnden bzw. höherzahligen Medikamentenkombinationen behandelt werden. Hier helfen Leitlinien der Fachgesellschaften, die sich diesem Problem unter hinreichender Berücksichtigung der Evidenz stellen. Zwar ohne expliziden Bezug auf die Evidenz, aber von ausreichender praktischer Qualität ist die Leitlinie der Deutschen Gesellschaft für Kinderheilkunde und Jugendmedizin (2).

Asthma bei Kindern

1. McKean M, Ducharme F. Inhaled steroids for episodic viral wheeze of childhood (Cochrane Review). In: *The Cochrane Library,* Issue 3, 2002. Oxford: Update Software.
2. Berdel D, Gappa M, Leupold W, Lindemann H, Reinhardt D. N13, Asthma bronchiale. In: Leitlinie Kinderheilkunde und Jugendmedizin, Deutsche Gesellschaft für Kinderheilkunde und Jugendmedizin, Urban & Fischer München-Jena 2002.

Aufmerksamkeitsdefizit-/Hyperaktivitätsstörung (ADHS)

Suchdatum: Juni 2001

Carol Joughin, Paul Ramchandani und Morris Zwi

Frage **Welche Effekte haben unterschiedliche Behandlungsmethoden?**

Nutzen wahrscheinlich

Dexamphetamin

Eine systematische Übersicht mit begrenzter Aussagekraft weist darauf hin, dass Dexamphetamin gegenüber Placebo zu einer signifikanten Besserung einiger Verhaltensparameter führt, gleichzeitig jedoch anorektische Ess-Störungen fördert. Einer anderen systematischen Übersicht, die Dexamphetamin mit Methylphenidat verglich, zufolge ist es nicht möglich, stichhaltige Schlussfolgerungen über eine Rangfolge der einzelnen Behandlungsansätze zu ziehen.

Methylphenidat

RCTs, die in einer systematischen Übersicht analysiert wurden, kamen zu dem Ergebnis, dass Methylphenidat gegenüber Placebo zu einer signifikanten Verringerung der Kern-Symptome (Unaufmerksamkeit, Hyperaktivität, Impulsivität) führt, gleichzeitig aber Schlaf- und Appetitstörungen auslösen kann. In der Übersicht war es nicht möglich, beim Vergleich von Methylphenidat mit Dexamphetamin und trizyklischen Antidepressiva stichhaltige Schlussfolgerungen über eine Rangfolge der einzelnen Behandlungsansätze zu ziehen. In der Übersicht zeigte sich auch, dass Methylphenidat gegenüber einer Psychotherapie/Verhaltenstherapie mittelfristig zu einer Besserung der Symptome führt. Die klinische Bedeutung dieser Befunde ist allerdings noch unklar.

Methylphenidat plus Verhaltenstherapie

Eine systematische Übersicht lieferte inkonsistente Ergebnisse für den Vergleich einer Kombinationstherapie (Medikation plus Psychotherapie/Verhaltenstherapie) mit Placebo. Einer zweiten systematischne Übersicht zufolge kann eine Kombinationstherapie gegenüber einer alleinigen Psychotherapie/Verhaltenstherapie die Symptome der ADHS signifikant verringern.

Nutzen unbekannt

Clonidin

Eine systematische Übersicht mit begrenzter Aussagekraft weist darauf hin, dass Clonidin gegenüber Placebo zu einer Besserung der Kern-Symptome (Unaufmerksamkeit, Hyperaktivität, Impulsivität) führt. Die klinische Bedeutung dieser Befunde ist jedoch noch unklar.

Psychotherapie/Verhaltenstherapie

Eine systematische Übersicht und zwei kleine RCTs lieferten keine ausreichenden Belege über die Wirksamkeit einer Psychotherapie/Verhaltenstherapie gegenüber einer Standardversorgung. Eine große nachfolgend durchgeführte RCT ergab hinsichtlich der Werte in einer Verhaltensskala keinen signifikanten Unterschied zwischen Psychotherapie/Verhaltenstherapie und Standardversorgung

Definition

Unter Aufmerksamkeitsdefizit-/Hyperaktivitätsstörung (ADHS) versteht man eine persistierende Verhaltensstörung mit Aufmerksamkeitsdefizit und/oder Hyperaktivität und Impulsivität, die in Intensität und Häufigkeit über das bei Individuen mit vergleichbarem Entwicklungsstand beobachtete Normalmaß hinaus geht (DSM-IV). Aufmerksamkeitsdefizit, Hyperaktivität und Impulsivität gelten als Kernsymptome der ADHS. Für die Diagnosestellung wird gefordert, dass die Symptome über sechs Monate persistieren, vor dem siebten Lebensjahr aufgetreten sind und eine klinisch signifikante Beeinträchtigung der sozialen, schulischen oder beruflichen Fähigkeiten in verschiedenen Umfeldern deutlich ist. Angststörungen, affektive Psychosen, andere Psychosen oder autistische Störungen müssen differenzialdiagnostisch ausgeschlossen werden. Die ICD-10 verwendet den Begriff „hyperkinetisches Syndrom" in einem engeren Sinn. Diese Definition unterscheidet sich von der DSM-IV-Klassifizierung insofern, als alle drei Problempunkte (Aufmerksamkeitsdefizit, Hyperaktivität und Impulsivität) auftreten und strengere Pervasivitätskriterien erfüllt sein müssen und das zusätzliche Auftreten einer anderen Störung ein Ausschlusskriterium ist.

Inzidenz/ Prävalenz

Die geschätzte Prävalenz für ADHS schwankt in Abhängigkeit von den verwendeten diagnostischen Kriterien und der erfassten Population. Die DSM-IV-Prävalenz unter Schulkindern wird auf 3–5 % geschätzt. Andere Schätzungen liegen zwischen 1,7 und 16 %. Es existieren keine objektiven Tests zur Bestätigung der Diagnose, die deshalb eine klinische bleibt. Häufig sind neben ADHS andere Verhaltensstörungen zu finden. Aufsässiges und trotziges Verhalten findet man bei 35 % (95 % CI 27 % bis 44 %) der Kinder, dissoziales, aggressives Verhalten bei 26 % (95 % CI 13 % bis 41 %), Angststörungen bei 26 % (95 % CI 18 % bis 35 %) und depressive Störungen bei 18 % (95 % CI 11 % bis 27 %).

Ätiologie/ Risikofaktoren

Die Ursachen von ADHS sind nicht bekannt. Es existiert ein begrenztes Maß an Belegen dafür, dass genetische Faktoren eine Rolle spielen. Auch psychosoziale Komponenten gelten als Risikofaktoren. Knaben tragen ein höheres Krankheitsrisiko als Mädchen (Relation 3 : 1 bis 4 : 1).

Prognose

Mehr als 70 % der hyperaktiven Kinder zeigen auch in der Pubertät noch Merkmale der ADHS und bis zu 65 % der Jugendlichen zeigen noch bis ins Erwachsenenalter Störungsmerkmale. Änderungen der Diagnosekriterien verursachen Schwierigkeiten bei der Interpretation der wenigen ergebnisorientierten Studien (Outcome-Studien). In einer Knabenkohorte, die bis zu einem durchschnittlichen Alter von 16 Jahren nachbeobachtet wurde, zeigte sich eine neunfach erhöhte Inzidenz für die Entwicklung einer asozialen Persönlichkeit und eine vierfach höhere Inzidenz für die Entwicklung einer Abhängigkeit.

Blutabnahme bei Säuglingen: Schmerzlinderung

Suchdatum: Januar 2002

Linda Franck und Ruth Gilbert

Frage **Welche Effekte haben unterschiedliche Maßnahmen zur Schmerzlinderung bei der Blutabnahme von Säuglingen?**

Nutzen belegt

Automatik-Lanzette versus manuelle Lanzette

RCTs bei Frühchen und reifen Neugeborenen kamen zu dem Ergebnis, dass die Verwendung von Automatik-Lanzetten gegenüber manueller Fersenpunktion weniger schmerzhaft ist, es zu geringeren Hämatomen kommt und für die Blutentnahme weniger Zeit benötigt wird.

Orale Zuckerlösung bei Fersenpunktion

Systematischen Übersichten und zusätzlichen RCTs zufolge führt die orale Gabe einer Zuckerlösung im Vergleich zur Gabe von Wasser oder Nichtbehandlung zu einer signifikanten Reduktion der Schmerzreaktion (besonders der Schreidauer).

Venenpunktion versus Fersenpunktion

RCTs ergaben, dass eine Venenpunktion gegenüber Fersenpunktion eine geringere Schmerzreaktion (insbesondere Schreien) während der Blutentnahme hervorruft und auch die Notwendigkeit für Mehrfachpunktionen signifikant senkt.

Nutzen wahrscheinlich

Halten von reifen Neugeborenen

RCTs zufolge schreien reife Neugeborenen weniger, wenn sie während der Blutabnahme gehalten werden.

Orale Zuckerlösung bei Fersenpunktion oder Venenpunktion

RCTs ergaben, dass die orale Gabe einer Zuckerlösung im Vergleich zur Gabe von Wasser oder Nichtbehandlung zu einer signifikanten Reduktion der Schmerzreaktion (insbesondere der Schreidauer) führte.

Orale Zuckerlösung bei Venenpunktion

RCTs ergaben, dass die orale Gabe einer Zuckerlösung im Vergleich zur Gabe von Wasser oder Nichtbehandlung zu einer signifikanten Reduktion der Schmerzreaktion (insbesondere der Schreidauer) führte.

Andere Süßungsmittel bei Fersenpunktion

RCTs zufolge senken andere Süßungsmittel (Glukoselösung oder künstlicher Süßstoff aus 10 Teilen Cyclamat und 1 Teil Saccharin) den Schmerz-Score und die Schreidauer gegenüber Wasser signifikant.

Schnuller bei Fersen- und Venenpunktion

RCT bei reifen Neugeborenen und bei Frühgeborenen zeigten, dass die Gabe eines Schnullers vor der Fersenpunktion im Vergleich zu Nichtbehandlung zu einer geringeren Schmerzreaktion führte. Eine RCT, die die Reaktion der Säuglinge während einer Venenpunktion untersuchte, ergab ebenfalls, dass ein vor der Punktion gegebener Schnuller gegenüber Wasser und Nichtbehandlung zu einer geringeren Schmerzantwort führt.

Wiegen

Eine RCT, bei der ein Wiegen des Säuglings durch den Untersucher bei Fersenpunktion mit der Situation ohne Intervention verglichen wurde, fand eine geringe Schmerzreduktion. In einer anderen RCT ließ sich hinsichtlich der Schmerzantwort kein signifikanter Unterschied zwischen einem simulierten mechanischen Wiegen und vor der Fersenpunktion gegebenem Wasser erkennen.

Oberflächenanästhesie mit EMLA-Salbe bei Venenpunktion

RCTs zufolge reduziert eine Lidocain-Prilocain-Emulsion (EMLA) verglichen mit Placebo die Schmerzreaktion bei Venenpunktion.

Oberflächenanästhesie mit Tetracain bei Venenpunktion

RCTs kamen zu dem Ergebnis, dass Tetracain verglichen mit Placebo den Schmerz-Score und die Zahl der Säuglinge, die während der Venenpunktion schrieen, verringert.

Embryohaltung bei Frühgeborenen

RCTs zufolge ist die Schmerzreaktion geringer, wenn Arme und Beine während der Punktion in der Mittellinie in eine gebeugte Haltung (Embryohaltung) gebracht werden.

Nutzen unbekannt

Halten plus Zuckerlösung versus alleiniges Halten

Einer RCT zufolge scheint Zuckerlösung die Vorteile des Haltens nicht zu verstärken.

Mehrfachgaben von süßen Flüssigkeiten

In einer kleinen RCT zeigte sich hinsichtlich des Schmerz-Score bei Fersenpunktion kein signifikanter Unterschied zwischen einer Einzeldosis und mehrfachen Gaben von Zuckerlösung.

Orale Glukose- oder Zuckerlösung versus Oberflächenanästhesie

In einer RCT fand man im Vergleich mit EMLA keine ausreichenden Belege hinsichtlich der Effekte einer oralen Zuckerlösung während einer Fersenpunktion bei reifen Neugeborenen. Es fanden sich keine RCTs, welche die Effekte einer Glukoselösung im Vergleich zu Oberflächenanästhetika untersucht hätten.

Andere Süßungsmittel bei Venenpunktion

Es fanden sich keine RCTs über die Effekte anderer Süßungsmittel bei Venenpunktion.

Wickeln

RCTs zufolge besteht hinsichtlich der Schmerzantwort kein signifikanter Effekt durch Wickeln oder Lagerung.

Wärmen vor der Punktion

Eine RCT bei reifen Neugeborenen erbrachte keinen Nutzen für ein Anwärmen der Ferse vor Punktion.

Nutzen unwahrscheinlich

Oberflächenanästhesie bei Fersenpunktion

Systematische Übersichten und zusätzliche RCTs lieferten keine Belege für eine im Vergleich zu Placebo verringerte Schmerzreaktion (insbesondere Schreien) bei Säuglingen, die vor einer Fersenpunktion eine Oberflächenanästhesie mit Lidocain oder Lidocain plus Prilocain (EMLA) erhalten hatten.

Muttermilch
In RCTs fanden sich keine Belege dafür, dass Muttermilch oder Stillen gegenüber Wasser zu einer Reduktion der Schmerzreaktion oder des Schreiens während einer Fersenpunktion geführt hätte.

Zucker plus Schnuller versus Schnuller oder Zucker allein
Eine RCT bei Frühchen erbrachte hinsichtlich des Schmerz-Score keinen signifikanten Unterschied zwischen einem in Zucker getauchten Schnuller und einem nicht „gezuckerten" Schnuller.

Orale Zucker- versus orale Glukosegabe bei Venenpunktion
In einer RCT zeigte sich hinsichtlich des Schmerz-Score bei Venenpunktion kein signifikanter Unterschied zwischen einer oralen Zucker- und Glukosegabe.

Schnuller plus Musik versus Schnuller bei Fersenpunktion
Eine RCT bei Frühgeborenen ergab hinsichtlich des Schmerz-Score bei Fersenpunktion keinen signifikanten Unterschied zwischen Schnuller plus Musik und einem alleinigen Schnullereinsatz.

Bauchlage
Eine RCT erbrachte hinsichtlich des Schmerz-Score bei Fersenpunktion keinen signifikanten Unterschied zwischen Bauch-, Rücken- und Seitenlage.

Unwirksamkeit oder Schädlichkeit wahrscheinlich

Manuelle Lanzetten
RCTs bei Frühgeborenen und reifen Neugeborenen zufolge ist die Verwendung von manuellen Lanzetten bei der Fersenpunktion gegenüber der Verwendung von Automatiklanzetten schmerzhafter, verursacht mehr Hämatome und verlängert die für die Blutabnahme benötigte Zeit.

Stresserzeugende Punktionsvorbereitung
Eine RCT zeigte, dass eine Vorbereitung wie zu einer Lumbalpunktion gegenüber einer Vergleichssituation ohne entsprechende Maßnahmen zu einer signifikant stärkeren Schmerzempfindung mit bis zu zweiminütigem Schreien nach Fersenpunktion führt.

Definition Gängige Methoden zur Blutentnahme im Säuglingsalter sind Fersenpunktion, Venenpunktion und Arterienpunktion. Bei der Fersenpunktion wird die Außenseite der Ferse punktiert, die Ferse gedrückt und das austretende Kapillarblut gesammelt. Bei einer Venenpunktion wird venöses Blut aus einer peripheren Vene aspiriert. Die arterielle Blutentnahme ist nicht Thema dieser Übersicht.

Inzidenz/ Prävalenz Bei nahezu jedem Säugling in den Industrienationen wird kurz nach der Geburt eine Fersenpunktion durchgeführt, um Blut für ein Neugeborenen-Screening auf Stoffwechselkrankheiten (z. B. Phenylketonurie) zu sammeln. Viele Säuglinge erhalten außerdem wiederholt Fersen- oder Venenpunktionen zur Überwachung ihrer Blutzucker- und Hämoglobinwerte. Frühchen oder kranke Neugeborene auf Intensivstationen müssen auf diese Weise täglich 1–21 schmerzhafte Punktionen über sich ergehen lassen. 61–87 % dieser invasiven Interventionen bei kranken Säuglingen sind Fersenpunktionen, 8–13 % Venenpunktionen. Analgetika werden selten speziell für die Blutentnahme verabreicht, 5–19 % der Säuglinge erhalten jedoch aus anderen Gründen Schmerzmittel. In einer Studie wurden während 63 % der Venen- und 75 % der Fersenpunktionen tröstende Beistandsmaßnahmen durchgeführt.

Ätiologie/ Risikofaktoren Eine Blutentnahme ist vor allem bei Frühchen und kranken Säuglingen häufig schwierig. Junge Säuglinge könnten im Vergleich mit älteren außerdem das Problem einer höheren Sensitivität und eine länger anhaltenden Schmerzreaktion haben. Einfluss auf die Schmerzreaktion des Säuglings nehmen neben seinem Alter auch vorausgegangene Schmerzerfahrungen und die Entnahmetechnik.

Prognose Die durch die Blutentnahme verursachten Schmerzen führen akut zu einer physischen und psychischen Verschlechterung. Andere unerwünschte Nebenwirkungen sind Blutung, Hämatome und Infektionen. In sehr seltenen Fällen kann eine Fersenpunktion zu Weichteilinfektion, Osteomyelitis, Fersensporn und nekrotisierender Chondritis führen.

Bronchiolitis

Suchdatum: Oktober 2001

Juan M. Lozano und Elaine Wang

Frage **Welche Effekte haben unterschiedliche Behandlungsmethoden?**

Nutzen unbekannt

Routinetherapie mit Antibiotika

Es fanden sich keine Belege über die gesundheitliche Situation bei isolierter Bronchiolitis. Eine offene RCT bei Kindern mit Bronchiolitis und unkomplizierter Pneumonie (Rasselgeräusche bei Auskultation oder Verschattung auf Thoraxaufnahme) zeigte in Hinblick auf die Beeinflussung des klinischen Scores keinen signifikanten Unterschied zwischen antibiotischer Routinetherapie und Placebo, hatte jedoch eventuell keine ausreichende statistische Trennschärfe (Power), um einen klinisch bedeutsamen Effekt auszuschließen.

Bronchodilatatoren

Systematischen Übersichten zufolge verbessern inhalative Bronchodilatatoren den klinischen Gesamt-Score gegenüber Placebo kurzfristig signifikant. Es fanden sich jedoch keine Belege dafür, dass Bronchodilatatoren die Hospitalisierungsraten senken oder eine klinisch bedeutsame Besserung der Sauerstoffsättigung bewirken.

Glukokortikoide

Eine systematische Übersicht und acht zusätzliche RCTs lieferten lediglich ein begrenztes Maß an widersprüchlichen Belegen für die Wirksamkeit von Glukokortikoiden.

RS-Virus-Immunglobulin (RSV-Ig) oder Palivizumab (monoklonaler Antikörper)

In RCTs fanden sich keine ausreichenden Belege über die Wirksamkeit einer Immunglobulin-Therapie. Die Wirksamkeit in der Prophylaxe ist nachgewiesen (s.u.).

Ribavirin

Einer systematischen Übersicht bei Kindern, die wegen einer RS-Virus-Bronchiolitis in eine Klinik eingewiesen worden waren, zufolge besteht bezüglich Mortalität, Risiko einer Verschlechterung der Atemfunktion oder Verweildauer im Krankenhaus kein signifikanter Unterschied zwischen Ribavirin und Placebo. Ribavirin führt jedoch zu einer signifikanten Verkürzung der notwendigen Beatmungsdauer. Eine kleine nachfolgend durchgeführte RCT ergab in Hinsicht auf Verweildauer im Krankenhaus, Sauerstoffbedarf, Krankheitsrezidiv oder Hospitalisierungsrate keine signifikante Differenz zwischen Ribavirin und Placebo. Die RCT war jedoch evtl. zu klein, um einen klinisch bedeutsamen Effekt auszuschließen.

Frage **Welche Effekte haben präventive Maßnahmen?**

Nutzen belegt

RS-Virus-Immunglobulin (RSV-Ig) bei Kindern mit hohem Risiko

Einer systematischen Übersicht zufolge führt bei Frühgeborenen, Kindern mit bronchopulmonaler Dysplasie und Kindern mit einer Kombination von Risikofaktoren eine prophylaktische Gabe von RS-Virus-Immunglobulin (RSV-Ig) oder Palivizumab (monoklonaler Antikörper) zu einer Reduktion der Hospitalisierungsrate und der Notwendigkeit einer intensivmedizinischen Versorgung.

Nutzen unbekannt

Pflegerische Spezialmaßnahmen (Isolierung, Händewaschen, Kittel, Masken, Handschuhe, Schutzbrille) bei hospitalisierten Kindern
Es fanden sich keine RCTs, welche die Wirksamkeit dieser Maßnahmen untersucht haben.

Definition

Eine Bronchiolitis ist eine akute, virusinduzierte, obstruierende Entzündung der Bronchiolen. Die Diagnose basiert im Wesentlichen auf dem klinischen Befund. Zum klinischen Bild gehören Fieber, Rhinitis, Tachypnoe, expiratorisches Giemen, Husten, Rasselgeräusche, Einsatz der Atemhilfsmuskulatur, Apnoe, Dyspnoe, Nasenflügeln und interkostale Einziehungen. Die Schwere des Krankheitsbildes lässt sich nach klinischen Kriterien mit leicht, mittelschwer und schwer klassifizieren.

Inzidenz/ Prävalenz

Eine Bronchiolitis ist bei Säuglingen und Kleinkindern die häufigste Infektionskrankheit der unteren Atemwege. Sie tritt saisonal gehäuft, in gemäßigten Klimazonen vor allem im Winter und in tropischen Ländern in der Regenzeit auf. Jedes Jahr leiden in den USA etwa 21 % der Säuglinge an Erkrankungen der unteren Atemwege. 6–10/100 000 (1–2 % der Kinder unter 12 Monaten) werden wegen einer Bronchiolitis in eine Klinik eingewiesen. Die höchsten Einweisungsraten findet man bei Säuglingen zwischen 3 und 6 Monaten.

Ätiologie/ Risikofaktoren

In 70 % der Fälle wird die Bronchiolitis durch RS-Viren verursacht. In den Wintermonaten steigt der Anteil sogar auf 80–100 %. Im zeitigen Frühjahr ist dagegen oft das Parainfluenza-Virus Typ 3 für die Infektion verantwortlich.

Prognose

Morbidität und Letalität: Die Schwere der Erkrankung ist abhängig von der Größe des Kindes und der Intensität und Häufigkeit an Kontakten mit anderen infektiösen Kindern. Kinder mit angeborenen Herzfehlern, chronischen Lungenkrankheiten, ehemalige Frühgeborene, solche mit perinatalem Sauerstoffmangel und Säuglinge unter 6 Wochen haben ein erhöhtes Morbiditäts- und Letalitätsrisiko. Andere Faktoren, die zu einem längeren oder komplizierten stationären Verlauf führen, sind Apnoe oder Herzstillstand in der Vorgeschichte, Verschattungen auf dem Röntgenbild und (in Nordamerika) Zugehörigkeit zu den ethnischen Gruppen der Ureinwohner (Indianer und Inuit). Das Risiko innerhalb der ersten zwei Lebenswochen zu sterben, ist für Kinder mit angeborenen Herzfehlern (3,4 %) oder chronischen Lungenkrankheiten (3,5 %) – verglichen mit dem gemittelten Risiko anderer Patientengruppen (0,1 %) – besonders hoch. Die Raten für die Einweisung auf eine Intensivstation (Spannweite 31–36 %) und die Notwendigkeit einer künstlichen Beatmung (Spannweite 11–19 %) sind dagegen für alle Hochrisiko-Gruppen annähernd gleich. Diese Kinder benötigen auch in einem hohen Prozentsatz (Spannweite 63–83 %) zusätzlichen Sauerstoff. Bei Kindern ohne Risikofaktoren liegt die Mortalitätsrate unter 1 %. Außerdem sind die Raten für die Einweisung auf eine Intensivstation und die Notwendigkeit einer künstlichen Beatmung mit 15 bzw. 18 % deutlich geringer.

Langzeitprognose: Verschiedene Studien kommen zu unterschiedlichen Informationen über die Langzeitprognose. Eine kleine prospektive Studie mit zwei gematchten Kohorten (25 Kinder mit, 25 Kinder ohne Bronchiolitis) ergab keine Belege dafür, dass eine ambulant behandelbare Bronchiolitis langfristig zu einem erhöhten Asthmarisiko führt. Mögliche Störgrößen dieser Studie sind Unterschiede im Schweregrad der Krankheit, Tabakexposition und beengte Lebensverhältnisse. In einer prospektiven Studie mit 50 randomisiert selektierten Kindern, die wegen Bronchiolitis stationär aufgenommen, über Fragebogen fünf Jahre nachbeobachtet und im fünften Jahr zusätzlich besucht wurden, zeigte sich dagegen im Vergleich mit der Gesamtbevölkerung eine Verdoppelung der Asthmainzidenz. Allerdings kam es in dieser Studie bei der Nachbeobachtung zu einem großen Verlust an Studienteilnehmern (30 %) und es fehlte eine gematchte Kontrollgruppe.

Kommentar

Johannes Forster

Die „Bronchiolitis" des angelsächsischen Sprachraums entspricht klinisch im Wesentlichen der deutschen „obstruktiven Bronchitis".
Die Versorgung schwerkranker Kinder beginnt mit der Sauerstoffgabe (hier liegen natürlich keine randomisierten klinischen Studien vor, es besteht direkte Evidenz). Ein Behandlungsversuch mit Bronchodilatatoren ist angezeigt, selbst wenn nur kurzfristige Erfolge beim klinischen Krankheitsbild erzeugt werden, da die benutzten Scores recht gut auch das Krankheitsgefühl und damit die aktuelle Hilfsbedürftigkeit der Kinder widerspiegeln. Ebenso ist ein Behandlungsversuch mit Kortikosteroiden angezeigt, da auch geringe Verbesserungen bei marginal noch kompensierten Patienten bedeutsam sein können.
Eine wichtige Option, um eine volle Beatmung zu vermeiden, ist die Verwendung von CPAP (1,2, Evidenzstärke II-III).
Bei der Prävention besteht kein Zweifel, dass Palivizumab symptomatischen Infektionen vorbeugt. Unklar ist jedoch noch, ob relevante klinische Endpunkte (Beatmungspflichtigkeit, Tod, chronische Lungenerkrankung) beeinflusst werden. Da das Medikament überdies sehr teuer ist, besteht in Deutschland nur eine Empfehlung für Kinder mit chronischer Lungenerkrankung, die im letzten Vierteljahr vor der RSV-Saison behandlungspflichtig war, bis zum Alter vor 2 Jahren, sowie für begründete Einzelfälle im Rahmen der Zulassung (Frühgeborene unter 32 Schwangerschaftswochen und jünger als drei Monate zu Beginn der RSV-Saison) (3).
Prognostisch ist für das nicht atopische Kind die RSV-Erkrankung ein Risikofaktor für bronchiale Hyperreagibilität, aber nur bis zum Schulalter (4, Evidenzstufe I). Die Prognose der atopischen Kinder ist letztlich von der Atopie-Expression bestimmt.

1. Beasley JM, Jones SE. Continuous positive airway pressure in bronchiolitis. Br Med J (Clin Res Ed). 1981; 283:1506–8.
2. Soong WJ, Hwang B, Tang RB. Continuous positive airway pressure by nasal prongs in bronchiolitis. Pediatr Pulmonol. 1993;16:163–6.
3. Akademie für Kinderheilkunde und Jugendmedizin, Kommission für Infektionskrankheiten und Impffragen in Zusammenarbeit mit der Deutschen Gesellschaft für Pädiatrische Infektiologie. 1997. Empfehlungen zur Therapie und Prophylaxe von RSV-Infektionen im Krankenhaus. Der Kinderarzt 28: 11–12
4. Stein RT, Sherrill D, Morgan WJ, Holberg CJ, Halonen M, Taussig LM, Wright AL, Martinez FD. Respiratory syncytial virus in early life and risk of wheeze and allergy by age 13 years. Lancet. 1999;354:541–5.

Depressionen bei Kindern und Jugendlichen

Suchdatum: Mai 2001

Philip Hazell

Frage **Welche Effekte haben unterschiedliche Behandlungsmethoden?**

Nutzen belegt

Kognitive Psychotherapie (bei leichter bis mittelschwerer Depression)
Einer systematischen Übersicht bei Kindern und Jugendlichen mit leichter bis mittelschwerer Depression zufolge kann eine kognitive Verhaltenstherapie im Vergleich zu einer unspezifischen supportiven Therapie die Symptome signifikant verbessern.

Nutzen wahrscheinlich

Interpersonelle Psychotherapie bei Jugendlichen (bei leichter bis mittelschwerer Depression)
Zwei RCTs zufolge erhöht eine interpersonelle Psychotherapie im Vergleich zu klinischem Monitoring oder Wartelisten-Kontrollgruppe die Zahl der Heilungen innerhalb von 12 Wochen signifikant.

Nutzen unbekannt

Elektrokrampftherapie; Langzeiteffekte psychologischer oder medikamentöser Behandlungen; Johanniskraut
Es fanden sich keine RCTs bei Kindern und Jugendlichen, welche die Wirksamkeit dieser therapeutischen Maßnahmen untersucht hätten.

Familientherapie; Gruppentherapien (mit Ausnahme der kognitiven Psychotherapie); Lithium; MAO-Hemmer
Es fanden sich bei Kindern und Jugendlichen keine ausreichenden Belege über die Wirksamkeit dieser Interventionen.

Selektive Serotonin-Rückaufnahme-Inhibitoren (SSRI) und verwandte Medikamente
Zwei RCTs lieferten widersprüchliche Belege über die Wirksamkeit von Fluoxetin verglichen mit Placebo. In einer kleinen RCT war hinsichtlich der Symptome kein signifikanter Unterschied zwischen Venlafaxin plus Psychotherapie und Placebo plus Psychotherapie zu erkennen. Es fanden sich keine RCTs über die Wirkungen anderer SSRIs.

Nutzen unwahrscheinlich

Trizyklische und heterozyklische Antidepressiva bei Jugendlichen
In systematischen Übersichten, die trizyklische Antidepressiva bei Jugendlichen mit Placebo verglichen, war in Bezug auf Therapieversager kein signifikanter Unterschied zu erkennen. Bei der Beurteilung des Depressionsgrades auf einer Skala zeigten sich jedoch unter antidepressiver Therapie deutlich bessere Werte.

Unwirksamkeit oder Schädlichkeit wahrscheinlich

Trizyklische und heterozyklische Antidepressiva bei Kindern
Systematische Übersichten bei präpubertären Kindern ergaben hinsichtlich der Zahl an Therapieversagern oder der Depressions-Scores keinen signifikanten Unterschied zwischen trizyklischen Antidepressiva und Placebo.

Definition	Siehe Definition der Depressiven Störungen, S. 463. Verglichen mit der Erwachsenenform beginnt eine Depression bei Kindern und Jugendlichen oft schleichender, ist stärker durch erhöhte Reizbarkeit als durch Traurigkeit gekennzeichnet und tritt häufiger in Verbindung mit anderen Störungen wie Angst, Verhaltensstörungen, Hyperaktivität und Lernschwierigkeiten auf.
Inzidenz/ Prävalenz	Die Schätzungen zur Prävalenz einer Depression bei Kindern und Jugendlichen liegen bei 2–6 %. Die Prävalenz tendiert mit zunehmendem Alter zu höheren Werten, mit einem starken Anstieg zu Beginn der Pubertät. Bei Kindern ist die Geschlechtsverteilung gleich, während Depressionen in der Pubertät verstärkt bei Mädchen zu beobachten sind.
Ätiologie/ Risikofaktoren	Die Ätiologie ist unklar, kann aber sowohl auf Kindheitsereignisse als auch auf aktuellen psychosozialen Schwierigkeiten beruhen.
Prognose	Siehe prognostische Angaben bei depressiven Störungen, S. 463. Bei Kindern und Jugendlichen liegen die Raten, für Rezidive innerhalb von 5 Jahren, bei 70 % – das entspricht der Rezidivrate bei Erwachsenen. Bei jungen Menschen mit mittelschwerer bis schwerer Depression ist die Gefahr für manische Phasen innerhalb der nächsten Jahre erhöht. Studien zur Behandlung von Depressionen bei Kindern und Jugendlichen zeigten hohe Spontanheilungsraten (in manchen Klinikstudien bis zu zwei Drittel der Fälle).

Dreimonatskoliken (Schrei-Baby)

Suchdatum: September 2001

Teresa Kilgour und Sally Wade

Frage **Welche Effekte haben unterschiedliche Behandlungsmethoden?**

Nutzen wahrscheinlich

Molkeproteinhydrolysat

Eine RCT lieferte anhand von Daten aus Elterntagebüchern Hinweise dafür, dass der Ersatz von Kuhmilch durch hypoallergene Säuglingsnahrung auf Molke-Basis die Schreiintensität verringerte.

Nutzen und Schaden abzuwägen

Dicycloverin

Eine systematische Übersicht lieferte Hinweise dafür, dass Dicycloverin (Dicyclomin) die Schreiintensität von Babys mit Koliken gegenüber Placebo reduziert. Einer RCT zufolge senkt Dicycloverin (Dicyclomin) gegenüber Placebo den Prozentsatz der an Koliken leidenden Säuglinge signifikant (NNT 3). Die RCTs zeigen jedoch auch, dass Dicycloverin gegenüber Placebo zu erhöhter Benommenheit, Obstipation oder weichem Stuhl führte, wobei die Unterschiede keine statistische Signifikanz erreichen. Fallstudien/Fallberichte über unerwünschte Nebenwirkungen reichen von Atemschwierigkeiten über Krampfanfälle, Synkopen, Asphyxie und Muskelhypotonie bis zum Koma.

Nutzen unbekannt

Kaseinproteinhydrolysat

In RCTs fanden sich keine eindeutigen Effekte des Einsatzes von hypoallergenen Milchpräparaten auf der Basis von Kaseinproteinhydrolysat anstelle von Kuhmilch.

Kraniale Osteopathie-Behandlung

Es fanden sich keine RCTs, die Hinweise für die Wirksamkeit einer kranialen Osteopathie-Behandlung (d. h. vorsichtige Manipulation im Kopfbereich durch einen Osteopathen) bei Säuglingen mit Koliken erbracht hätten.

Kräutertees

Einer kleinen RCT zufolge führt Kräutertee (mit Extrakten aus Kamille, Eisenkraut, Lakritze, Fenchel und Zitronenmelisse in Zuckerlösung) gegenüber reiner Zuckerlösung nach Angaben der Eltern innerhalb von 7 Tagen zu einer signifikanten Besserung der Koliksymptome (NNT 3).

Säuglingsmassage

In einer RCT fand sich kein signifikanter Unterschied zwischen Massage und einem „Wiegenvibrator“ bezüglich der Wirkung auf die Schreiintensität oder die von den Eltern bewerteten Koliksymptome.

Laktosereduzierte Säuglingsmilch

RCTs zeigten hinsichtlich der Ergebnisse keinen signifikanten Unterschied zwischen laktosereduzierten Milchpräparaten und unbehandelter (nicht mit Laktase behandelter) Milch.

Reduktion externer Stimulation des Säuglings

Eine RCT fand begrenzte Belege dafür, dass eine spezifische Beratung der Mutter, externe Stimulation des Säugling zu reduzieren (nicht klopfen, hochnehmen, leicht rütteln; weniger Geräusche) – verglichen mit einem allgemein gehaltenen Beratungsgespräch – die Schreiintensität bei Säuglingen unter 12 Wochen innerhalb von 7 Tagen signifikant verringerte (NNT 2).

Sojamilch-Präparate

Einer kleinen RCT zufolge führt Säuglingsnahrung auf Sojabasis verglichen mit Kuhmilch zu einer signifikanten Reduktion der Schreidauer.

Spinale chiropraktische Manipulation

Zwei RCTs erbrachten keine schlüssigen Ergebnisse hinsichtlich der Effekte chiropraktischer Manipulation im Bereich der kindlichen Wirbelsäule.

Zuckerlösung

Eine kleine randomisiert-kontrollierte Crossover-Studie lieferte Hinweise dafür, dass eine Saccharoselösung gemäß elterlicher Bewertung gegenüber Placebo zu einer signifikanten Besserung der Symptome führt.

Nutzen unwahrscheinlich

Vermehrtes Herumtragen

Eine RCT ergab hinsichtlich der täglichen Schreidauer keinen signifikanten Unterschied zwischen einer Gruppe von Müttern, die den Rat erhalten hatte, ihr Baby vermehrt herumzutragen (mindestens drei zusätzliche Stunden – und zwar auch in Zeiten, in denen es nicht schreit) und einer Kontrollgruppe, die allgemeine Verhaltensratschläge für den Fall des Schreiens erhalten hatte (hochnehmen, Windel kontrollieren, füttern, Schnuller geben, in der Nähe der Mutter plazieren, leise Hintergrundstimuli – wie Musik – einsetzen). Die Mütter der Verum-Gruppe trugen ihre Babys im Durchschnitt täglich 4,5 Stunden, während es in der Kontroll-Gruppe nur 2,6 Stunden waren.

Simethicon (aktiviertes Dimeticon)

In RCTs zeigte sich kein signifikanter Unterschied zwischen Simethicon und Placebo hinsichtlich der Wirkung auf eine bestehende Kolik (Bewertung durch Pflegepersonal) oder bezüglich einer Besserung (bewertet durch Elterninterviews, 24–Stunden-Protokolle oder Verhaltensbeobachtung). Eine RCT schlechter Qualität kam zu dem Ergebnis, dass Simethicon die Zahl der Schreiattacken nach 4- bis 7-tägiger Behandlung signifikant senken kann.

Definition

Dreimonatskoliken sind gekennzeichnet durch exzessive Schreiattacken bei ansonsten gesunden Säuglingen, die typischerweise in den ersten Lebenswochen beginnen und sich im vierten. oder fünften Lebensmonat von alleine geben. Als exzessiv bezeichnet man ein Schreien, das über einen Zeitraum von drei Wochen an drei Wochentagen für mindestens drei Stunden anhält.

Inzidenz/ Prävalenz

Jede sechste Familie sucht wegen einer Dreimonatskolik medizinische Hilfe. Eine systematische Übersicht aus 15 bevölkerungsbezogenen Studien zeigte eine starke Variation in der Prävalenz, was auf ein unterschiedliches Studiendesign und unterschiedliche Dokumentationsmethoden zurückzuführen ist. Die beiden besten in der Übersicht identifizierten prospektiven Studien ergaben Prävalenzraten von 5% und 19%. Einer RCT (89 gestillte oder mit künstlicher Säuglingsnahrung ernährte Kinder) zufolge beträgt bei zwei Wochen alten Säuglingen die Prävalenz für ein mehr als dreistündiges Schreien am Tag in der Gruppe der Flaschenkinder 43 % und in der Gruppe der gestillten Kinder 16 %. Im Alter von sechs Wochen betrug die Prävalenz 12 % für Flaschenkinder und 31 % für gestillte Kinder.

Ätiologie/ Risikofaktoren Die Ätiologie der Dreimonatskoliken ist bisher nicht wirklich geklärt und könnte trotz der Bezeichnung „Kolik" andere als abdominelle Ursachen haben. Es könnte sich z. B. um eine Extremvariante des normalen kindlichen Schreiverhaltens handeln. Andere mögliche Erklärungen sind schmerzhafte Darmkrämpfe, Laktoseintoleranz, Blähungen oder elterliche Fehlinterpretation des normalen Schreiverhaltens.

Prognose Eine Dreimonatskolik bessert sich mit der Zeit von alleine. Eine Studie kam zu dem Ergebnis, dass 29 % der ein bis drei Monate alten Säuglinge länger als drei Stunden am Tag schreien, während die Prävalenz bis zum Alter von vier bis sechs Monaten auf 7–11 % gefallen ist.

Kommentar

Peter Greiner

Auch die Leitlinien der Gesellschaft für pädiatrische Gastroenterologie und Ernährung (http://www.uni-duesseldorf.de/WWW/AWMF/ll/pgast004.htm) sprechen noch von Dreimonatskoliken. Allerdings hat sich international die Problem-beschreibende Diagnose „excessive crying infant", „Schreibaby" mittlerweile etabliert (1, 2). Prävalenz und Häufigkeit der Risikofaktoren schwanken in Abhängigkeit von der Falldefinition (2). Beunruhigend ist, dass in einer Fallkontrollstudie (3) Schreibaby-Eigenschaft und Hyperaktivitätsprobleme im späteren Alter assoziiert waren.

Zugrundeliegende somatische Diagnosen, die zeitweise überwiegend für die Schreibaby-Eigenschaft ursächlich geglaubt wurden, wie der gastroösophageale Reflux, haben diese Rolle verloren. Sie haben in Wirklichkeit keine enge Verknüpfung zu dem Störungsbild, und sind für sich genommen nur sehr ungenau zu diagnostizieren (4, 5). Gegenwärtig wird beim Schreibaby von einem Regulations- und Interaktionsproblem ausgegangen, entsprechende Verhaltenstherapien werden derzeit evaluiert (6).

Unmittelbare praktische Hilfen (wenn auch noch nicht durchgehend evaluiert) können bei der Gesellschaft zur Förderung der seelischen Gesundheit in der frühen Kindheit (GAIMH, www.gaimh.de) erhalten werden.

1. Papouek, M., & Papouek, H. (1996). Infantile colic, state regulation, and interaction with parents: A systems approach. In M. H. Bornstein & J. Genevro (Eds.), Child development and behavioral pediatrics: Toward understanding children and health. Hillsdale, NJ: Lawrence Erlbaum.
2. Reijneveld SA, Brugman E, Hirasing RA. Excessive infant crying: definitions determine risk groups. Arch Dis Child. 2002; 87:43–4.
3. Wolke D, Rizzo P, Woods S. Persistent infant crying and hyperactivity problems in middle childhood. Pediatrics. 2002; 109:1054–60.
4. Heine RG, Cameron DJ, Chow CW, Hill DJ, Catto-Smith AG. Esophagitis in distressed infants: poor diagnostic agreement between esophageal pH monitoring and histopathologic findings. J Pediatr. 2002; 140:14–9.
5. Putnam PE. GERD and crying: cause and effect or unhappy coexistence? J Pediatr. 2002; 140:3–4
6. Hiscock H, Wake M. Randomised controlled trial of behavioural infant sleep intervention to improve infant sleep and maternal mood. BMJ. 2002; 324:1062–5.

Enuresis nocturna

Suchdatum: Oktober 2001

Sara Bosson und Natalie Lyth

Frage **Welche Effekte haben unterschiedliche Behandlungsmethoden?**

Nutzen belegt

Enuresis-Alarm (Langzeiteffekte)
Einer systematischen Übersicht zufolge erreichten signifikant mehr Kinder mit einem elektrischen Weckapparat (Klingelmatratze/-hose) – im Vergleich zu Nichtbehandlung – eine 14tägige Periode ohne nächtliches Einnässen. 31–61 % der Kinder waren auch nach drei Monaten noch trocken. In der Übersicht zeigte sich, dass Kinder, die den elektrischen Weckapparat verwendeten, neunmal seltener Rückfälle erlitten als Kinder unter Desmopressintherapie. Einer RCT zufolge erreicht eine signifikant höhere Zahl von Kindern unter einer Kombinationstherapie aus elektrischem Weckapparat und intranasal appliziertem Desmopressin (40 µg) verglichen mit einer alleinigen Therapie mit Weckapparat eine durchgehende 4-Wochen-Periode ohne Enuresis nocturna.

Desmopressin (intranasal)
Einer systematischen Übersicht zufolge führt die intranasale Applikation von Desmopressin gegenüber Placebo signifikant zu einer Reduktion des Bettnässens um mindestens 1 Tag/Woche und einer Erhöhung der Chancen für ein 14-tägiges durchgehendes Intervall ohne Enuresis.

Nutzen wahrscheinlich

Indometacin
Einer kleinen RCT zufolge führt Indometacin bei über 6–jährigen Kindern mit primärer Enuresis verglichen mit Placebo zu einer signifikanten Erhöhung der Zahl der Nächte ohne Einnässen.

Laserakupunktur
Eine RCT erbrachte bei Kindern über fünf Jahren hinsichtlich der Zahl der Nächte mit Enuresis keinen signifikanten Unterschied zwischen Laserakupunktur und intranasal appliziertem Desmopressin.

Nutzen und Schaden abzuwägen

Trizyklische Antidepressiva (Thymoleptika)
Einer systematischen Übersicht zufolgen erhöhen trizyklische Antidepressiva (Imipramin, Desipramin) verglichen mit Placebo die Chance, eine 14-tägige durchgehend trockene Periode zu erreichen, signifikant. Im Vergleich mit einem elektrischen Weckapparat zeigte sich, dass während der Dauer der Behandlung hinsichtlich der positiven Effekte kein signifikanter Unterschied besteht, dass aber nach Therapieende bei den Kindern, die den Weckapparat verwendet hatten, die Zahl der Nächte mit Enuresis pro Woche geringer ist.

Nutzen unbekannt

Geeignetes Alter für Therapiebeginn
Es fanden sich keine RCTs, die untersucht hätten, welches Alter für den Beginn einer Therapie bei Enuresis am geeignetsten ist. Erfahrungen aus Einzelfallberichten weisen darauf

hin, dass es bis zu einem Alter von sieben Jahren ausreicht, die Eltern des Kindes wiederholt zu beruhigen.

Carbamazepin

Einer kleinen RCT zufolge kann Carbamazepin verglichen mit Placebo die Zahl der Nächte ohne Enuresis bei über siebenjährigen Kindern mit Detrusor-Instabilität signifikant erhöhen.

Retentions-Kontroll-Training (Langzeiteffekte)

Eine systematische Übersicht zeigte, dass mit einer Trainingstherapie signifikant mehr Kinder eine 14-tägige, durchgehend trockene Periode erreichen als ohne Behandlung. Langfristig ergibt sich aber kein signifikanter Unterschied hinsichtlich des Prozentsatzes an Nächten ohne Einnässen.

Standard-Weckapparat in häuslicher Umgebung (Langzeiteffekte)

Einer RCT zufolge erreichen mithilfe eines Standard-Weckapparates zu Hause signifikant mehr Kinder eine 14-tägige, durchgehend trockene Periode als durch ein Aufwecken nach den ersten drei Stunden Schlaf. Nach drei Monaten ist jedoch kein signifikanter Unterschied hinsichtlich des Anteils an Nächten ohne Enuresis zu erkennen.

Ultraschalltherapie

Es fanden sich keine RCTs über die Verwendung von Ultraschall bei Enuresis nocturna. Einer kleinen kontrollierten Studie zufolge kann eine Ultraschalltherapie verglichen mit einer Kontrollgruppe den Anteil der Nächte ohne Einnässen bis zu 12 Monate lang signifikant erhöhen.

Definition
Unter Enuresis nocturna versteht man einen unwillkürlichen nächtlichen Abgang von Urin bei einem über 5 Jahre alten Kind ohne angeborene oder erworbene zentralnervöse Innervationsstörungen. Organische Ursachen können durch sorgfältige Anamnese, körperliche Untersuchung und Urinanalysen ausgeschlossen werden. Ausschließlich nächtliche Symptome findet man in 85 % der Fälle. Kommt es tagsüber zu Einnässen, spricht man von Enuresis diurna. Man bezeichnet die Störung als primär, wenn das Kind noch nie länger als sechs Monate trocken war. Kommt es nach einer solchen Zeit mit vollständiger Blasenkontrolle zu einem erneuten Einnässen, spricht man von sekundärer Enuresis.

Inzidenz/ Prävalenz
Zwischen 15 % und 20 % der fünfjährigen, 7 % der siebenjährigen, 5 % der zehnjährigen, 2–3 % der 12–14-jährigen und 1–2 % der über 15-jährigen nässen im Durchschnitt zweimal wöchentlich ein.

Ätiologie/ Risikofaktoren
Eine Enuresis nocturna wird verursacht durch verschieden Faktoren, wie eine kleine funktionelle Blasenkapazität, nächtliche Polyurie und Störungen der Weckmechanismen. Genetische Studien konnten mit der Störung verbundene Genloci auf Chromosom 8q, 12q, 13q und 22q11 identifizieren.

Prognose
Der Verlauf einer Enuresis reicht vom spontanen Verschwinden der Symptome bis zu einer vollständigen Resistenz gegenüber allen bekannten Therapieansätzen. Etwa 1 % der Betroffenen bleiben auch im Erwachsenenal-

ter enuretisch. 15 % der Kinder werden dagegen jedes Jahr auch ohne Behandlung trocken.

Kommentar

Martin Pohl

Die Enuresis nocturna ist, wie aus der hohen Inzidenz ersichtlich, ein häufiges Problem im Kindesalter und ein häufiger Grund für eine Vorstellung bei Ärzten verschiedener Fachrichtungen (Kinderärzte, Allgemeinärzte, Kinder- und Jugendpsychiater, Urologen). Daher ist es nicht erstaunlich, dass drei AWMF-Leitlinien vorliegen, alle ohne expliziten Bezug zur EbM in der Therapie: Kinderchirurgie: http://www.uni-duesseldorf.de/WWW/AWMF/ll/ki-ch014.htm, Kinder- und Jugendpsychiatrie: http://www.uni-duesseldorf.de/WWW/AWMF/ll/kjpp-026.htm, Kinder-Urologie: http://www.uni-duesseldorf.de/WWW/AWMF/ll/urol-010.htm.

Diese schlagen mit geringen Unterschieden folgende Basis-Diagnostik vor:
- Anamnese (inklusive Familien- und Sozialanamnese)
- körperliche urologische und orientierende neurologische Untersuchung
- Urinstatus (Harnsediment, Harnkultur, spezifisches Gewicht)
- Sonographie (Restharn, Blasenwanddicke und Fehlbildungen/Harntransportstörungen)
- Miktionsprotokoll, Miktionsbeobachtung (nach Infektbehandlung)
- Uroflowmetrie (in der AWMF der Gesellschaft für Kinderchirurgie).

Liegen unauffällige Ergebnisse vor, ist eine weiterführende Diagnostik nicht notwendig und die im vorliegenden Artikel evaluierten Behandlungsmethoden, deren Evidenzniveau bzgl. der Effektivität dargelegt ist, sind einsetzbar. Allerdings beeinflussen sowohl die Praktikabilität als auch das Risiko von Nebenwirkungen die Therapiewahl zusätzlich. Hier unterscheiden sich die Therapiemöglichkeiten erheblich und gerade bei einem in der Regel spontan sistierendem und körperlich ungefährlichen Zustand sind hohe Anforderungen an die Therapiesicherheit zu stellen.

Die Imipramintherapie ist mit dem Risiko tödlicher Überdosierungen beim Patienten oder bei Kleinkindern mit Zugang zur Medikation behaftet und wird aus diesem Grunde (und wegen der hohen Rezidivrate) nicht favorisiert. Bei der Desmopressintherapie besteht das Risiko einer Wasserintoxikation bei zu großer Flüssigkeitsaufnahme nach Applikation, die in seltenen Fällen beschrieben wurde. Auf der anderen Seite ist die langfristig effektivste und physisch nebenwirkungsärmste Methode, der Enuresis-Alarm („Klingelhose“), aufwändig und erfordert ein hohes Mass an Kooperation der nächsten Bezugspersonen. Für eine gute Erfolgsaussicht ist eine intensive Vorbereitung und Therapiebegleitung der 6- bis maximal 16–wöchigen Therapie durch erfahrene Kräfte (z. B. durch Kinder- und Jugendpsychiater) sinnvoll. In einer durch die Enuresis nocturna des Kindes belasteten Familiensituation und auch im Hinblick auf eine möglichst unbeschwerte Interaktion mit dem weiteren sozialen Umfeld während wichtiger kindlicher Entwicklungsphasen ist dieser Aufwand jedoch gerechtfertigt.

Gastroenteritis, akute bei Kindern

Suchdatum: Oktober 2001

Jaqueline Dalby-Payne und Elizabeth Elliott

Frage **Welche Effekte haben unterschiedliche Behandlungsmethoden?**

Nutzen belegt

Intravenöse Rehydrierung (genauso effektiv wie orale Rehydrierung)
Eine systematische Übersicht bei Kindern mit leichter bis mittelschwerer Dehydratation ergab hinsichtlich der Dauer der Diarrhö, der Verweildauer im Krankenhaus oder der Gewichtszunahme bei Entlassung keinen signifikanten Unterschied zwischen intravenöser Rehydrierung und oralen Rehydrierungslösungen. Einer RCT bei Kindern mit schwerer Dehydratation zufolge führt eine intravenöse Rehydrierung gegenüber einer Therapie mit oralen Rehydrierungslösungen signifikant zu einer Verlängerung der Diarrhö, einer verringerten Gewichtszunahme bei Entlassung und stärkeren Nebenwirkungen.

Orale Rehydrierung (genauso effektiv wie intravenöse Rehydrierung)
[Unter oralen Rehydrierungslösungen verstehen wir in diesem Zusammenhang Arzneimittellösungen zur Rehydrierung mit definiertem Kohlenhydrat und Elektrolytgehalt – Anmerkung des Hrsg.]
Zur Studienlage: siehe die Ausführungen unter „Intravenöse Rehydrierung".

Nutzen wahrscheinlich

Laktosefreie Ernährung (für die Dauer der Diarrhö)
Eine systematische Übersicht kam zu dem Ergebnis, dass laktosefreie Ernährung die Durchfalldauer bei Kindern mit leichter bis schwerer Dehydratation gegenüber laktosehaltiger Ernährung verringern kann. Eine nachfolgend durchgeführte RCT erbrachte jedoch widersprüchliche Belege.

Loperamid (verkürzt die Durchfalldauer; aber Nebenwirkungen sind unklar)
Zwei RCTs zufolge kann Loperamid bei Kindern mit leichter bis mittelschwerer Dehydratation die Durchfalldauer gegenüber Placebo signifikant senken. In einer anderen RCT zeigte sich hinsichtlich dieses Parameters jedoch kein signifikanter Unterschied. In Bezug auf unerwünschte Nebenwirkungen fanden wir eine ungenügende Datenlage.

Nutzen unbekannt

Trinkwasser, Sprudel, Fruchtsäfte zur Rehydrierung (ausgenommen sind definierte orale Rehydrierungslösungen)
Es fanden sich keine systematische Übersicht oder RCTs, die die Wirkung von Trinkwasser, kohlensäurehaltigen Getränken und klaren Fruchtsäften zur Behandlung einer leichten oder mittelschweren, durch akute Gastroenteritis verursachten Dehydratation mit der von definierten oralen Rehydrierungslösungen [mit definiertem Kohlenhydrat und Elektrolytgehalt – Anmerkung des Hrsg.] verglichen hätten.

Definition Eine akute Gastroenteritis ist gekennzeichnet durch eine plötzlich auftretende Diarrhö mit oder ohne Erbrechen, Übelkeit, Fieber und Bauchschmerzen. Bei Kindern können die Symptome und klinischen Zeichen sehr unspezifisch sein. Diarrhö ist definiert als das häufige Absetzen von ungeformtem flüssigem Stuhl.

Inzidenz/ Prävalenz Weltweit treten bei Kindern unter 5 Jahren jährlich 3–5 Milliarden Fälle von akuter Gastroenteritis auf. In Großbritannien verursachen sie in dieser Altersgruppe jedes Jahr 204/1 000 Hausarztkonsultationen. Die Zahl der Krankenhauseinweisungen aufgrund dieser Erkrankung liegt in Großbritannien für Kinder unter fünf Jahren bei 7/1 000, in den USA bei 13/1 000. In Australien sind Gastroenteritiden die Ursache für 6 % aller stationären Aufnahmen von Kindern unter 15 Jahren.

Ätiologie/ Risikofaktoren In den Industrienationen wird eine akute Gastroenteritis im wesentlichen (87 %) durch Viren, und hier vor allem durch das Rotavirus verursacht. Bei den restlichen Fällen handelt es sich meist um bakterielle Infektionen und zwar bevorzugt durch Campylobacter, Salmonellen, Shigellen und Escherischia coli. In Entwicklungsländern sind die bakteriellen Infektionen häufiger. Das Rotavirus ist jedoch auch dort eine der Hauptursachen für eine Magen-Darm-Infektion.

Prognose Eine akute Gastroenteritis heilt normalerweise von alleine ab, kann jedoch bei fehlender Behandlung, infolge des Wasser- und Elektrolytverlust auch zu schwerer Krankheit und Tod führen. Akute Durchfälle verursachen in Asien (China ausgenommen), Afrika und Lateinamerika bei Kindern unter fünf Jahren jährlich 4 Millionen Todesfälle, von denen 80 % bei Kleinkinder unter zwei Jahren auftreten. In den Industrienationen sind Todesfälle selten. Schwere Erkrankung und Krankenhausaufnahme infolge der Exsikkose im Verlauf der Gastroenteritis sind jedoch auch dort häufig.

Kommentar

Klaus-Michael Keller

Im Gegensatz zum Problem in Entwicklungsländern ist die europäische Perspektive der akuten Gastroenteritis bei Kindern charakterisiert durch eine geringe Prävalenz von Malnutrition und eine hohe Rate viral bedingter Durchfälle. So hat die ESPGHAN für Europa angesichts der hierzulande zu erwartenden Natriumverluste vorgeschlagen, den Salzgehalt der oralen Rehydratationslösungen (ORL) zu reduzieren (1). Die ORL sind Standard in der Behandlung der akuten Durchfallerkrankung und nutzen den glukosegekoppelten Natriumtransport im Dünndarm. So ist es unsinnig, systematische Therapiestudien mit klaren Flüssigkeiten oder süßen Säften /Limonaden im Vergleich zu ORL zu erwarten oder zu planen.
Angesichts der ökonomischen Rahmenbedingungen im Gesundheitswesen und der zu erwartenden DRGs ist es auch bei vollstationärer Behandlung entscheidend, zu berücksichtigen, daß die orale (oder nasogastrale) Rehydratation der intravenösen eher überlegen, zumindestens aber gleichwertig ist.
Die Standardbehandlung der akuten Gastroenteritis besteht aus einer raschen und adäquaten oralen Rehydratation und einer frühestmöglichen Realimentation. Dabei sollte kein Nahrungswechsel im Vergleich zur vorher üblichen Kost erfolgen, eine generelle Laktosereduktion ist nicht erforderlich. Der Nahrungsaufbau ist meist viel schneller möglich als allgemein angenommen (2). Die früher übliche Teepause ist obsolet. Die Gefahr einer iatrogenen hypokalorischen Ernährung aus „stuhlkosmetischen Gründen“ ist verbreitet und gut dokumentiert (3).

Aus der Erkenntnis, daß für Loperamid zu wenig Evidenz für Nebenwirkungen existiert, darf nicht die Konsequenz einer Indikation für den Einsatz dieses Medikaments gezogen werden. Auch andere Medikamente wie Adsorbentien oder Motilitätshemmer sind nicht erforderlich (4).
Neu und vielversprechend (Evidenzstufe 1a) sind Kombinationen von bestimmten Probiotika (Lactobacillus rhamnosus GG) mit ORL (5). Es liegt eine Metaanalyse mit positivem Resultat vor (6).

1. Booth I, Desjeux J-F, Ferreire RC et al. Recommendations for composition of oral rehydration solutions for the children of Europe. Report of an ESPGAN Working group. J Pediatr Gastroenterol Nutr 1992; 14: 113–115.
2. Armitstead J, Kelly D, Walker-Smith J. Evaluation of infant feeding in acute gastroenteritis. J Pediatr Gastroenterol Nutr 1989; 8: 240–244.
3. Baker SS, Davis AM. Hypocaloric oral therapy during an episode of diarrhea and vomiting can lead to severe malnutrition. J Pediatr Gastroenterol Nutr 1998; 27: 1–5.
4. Editorial. Antidiarrhoeal drugs for acute diarrhoea in children – none work, and many may be dangerous. Brit Med J 1992; 304: 1–2.
5. Guandalini S, Pensabene L, Abu Zikri M, et al. Lactobacillus GG administered in oral rehydration solution to children with acute diarrhea: A Multicenter European trial. J Pediatr Gastroenterol Nutr 2000; 30: 54–60.
6. Van Niel CW, Feudtner C, Garrison MM, Christakis DA. Lactobacillus therapy for acute diarrhea in children: A meta-analysis. Pediatrics 2002; 109: 678–684.

Gastroösophagealer Reflux bei Kindern

Suchdatum: September 2001

Yadlapalli Kumar und Rajini Sarvananthan

Frage **Welche Effekte haben unterschiedliche Behandlungsmethoden?**

Nutzen unbekannt

H2–Antagonisten

Einer kleinen RCT zufolge kann Cimetidin die klinischen und endoskopischen Kennzeichen eines gastroösophagealen Refluxes mit Ösophagitis über eine Beobachtungsdauer von 12 Wochen gegenüber Placebo signifikant verbessern (NNT 2).

Nahrungseindicker

Es fanden sich keine eindeutigen Belege über die Wirksamkeit einer Nahrungseindickung. Einer kleinen RCT, die elterliche Angaben auswertete, zufolge besteht hinsichtlich der Regurgitationen kein signifikanter Unterschied zwischen mit Johannisbrotmehl angedickter Nahrung und mit Placebo angedickter Nahrung. Eine andere kleine RCT kam zu dem Ergebnis, dass mit Johannisbrotmehl eingedickte Nahrung gegenüber traditioneller mit Reis angedickter Säuglingsnahrung zu einer signifikanten Reduktion der Refluxsymptome und Häufigkeit des Erbrechens führt.

Protonenpumpenhemmer; Operation (Fundoplikatio)

Es fanden sich keine RCTs über die Wirksamkeit dieser therapeutischen Maßnahmen.

Natriumalginat

Einer kleinen RCT zufolge führt Natriumalginat nach Angaben der Eltern über einen Beobachtungszeitraum von 8 Tagen gegenüber Placebo zu einer signifikanten Verringerung des Refluxes.

Unwirksamkeit oder Schädlichkeit wahrscheinlich

Cisaprid

In einer systematischen Übersicht zeigte sich hinsichtlich der klinischen Symptome kein signifikanter Unterschied zwischen Cisaprid und Placebo. Cisaprid ist nur in wenigen Ländern für den Gebrauch bei Kindern zugelassen. In verschiedenen Ländern wurde wegen unter Cisaprid auftretender Herzrhythmusstörungen auch die Zulassung für Erwachsene zurückgezogen oder die Indikation zumindest stark eingeschränkt.

Linksseitenlage; Bauchlage

Kleinen RCTs zufolge verbessert die Lagerung des Säuglings in Bauchlage oder Linksseitenlage die Ösophagus-pH-Werte gegenüber der Lagerung in Rückenlage. Problematisch bleibt jedoch, dass beide Lagerungsvarianten Risikofaktoren für den plötzlichen Kindstod (SIDS) darstellen.

Definition Unter Refluxkrankheit versteht man das passive Rückströmen (Regurgitation) von Mageninhalt in die Speiseröhre aufgrund einer passageren oder chronischen Insuffizienz des unteren Ösophagussphinkters. Eine Erhebung bei 69 Kindern (medianes Alter 16 Monate) mit Refluxkrankheit in einem Zentrum der Maximalversorgung ergab als geschilderte Symptomatik rezidivierendes Erbrechen (72 %), epigastrische und abdominelle Schmerzen

(36 %), Fütterungsprobleme (29 %), Gedeihstörungen (28 %) und Reizbarkeit (19 %). Bei 90 % der Säuglinge begann das Erbrechen bereits vor der sechsten Lebenswoche. Seltene Komplikationen der Erkrankung sind: Ösophagitis mit Hämatemesis und Anämie, Atemstörungen (Husten, Apnoe und rezidivierendes Giemen) und Gedeihstörungen. Eine kleine Vergleichsstudie (40 Kinder) deutete darauf hin, dass die Entwicklung der Essfähigkeiten bei Säuglingen mit Refluxkrankheit im Vergleich zu gesunden Kindern langsamer verläuft und Verhaltensprobleme sowie Probleme mit dem Schlucken, der Nahrungsaufnahme und in der Mutter-Kind-Beziehung auftreten.

Inzidenz/ Prävalenz

Ein gastroösophagealer Reflux wird als Problem betrachtet, wenn er häufig und anhaltend auftritt. Reflux tritt bei 18 % der gesamten Säuglingspopulation auf. In einer Studie, welche die Prävalenz einer Refluxkrankheit bei Kindern mit respiratorischen Funktionsstörungen (62 Kinder) mit derjenigen in einer Kontrollgruppe (387 Kinder) verglich, lag die Prävalenz für einen – über eine pH-Messung diagnostizierten – exzessiven gastroösophagealen Reflux bei 42 % in der Reflux- und 8 % in der Kontrollgruppe.

Ätiologie/ Risikofaktoren

Risikofaktoren einer Refluxkrankheit sind Unreife des unteren Ösophagussphinkters, chronische Erschlaffung des Sphinkters, erhöhter Innendruck im Bauchraum, Magenerweiterung, Hiatushernie und Störungen der Ösophagusperistaltik. Frühgeborene und Kinder mit schweren neurologischen Entwicklungsstörungen oder angeborenen Ösophagusanomalien haben ein erhöhtes Erkrankungsrisiko.

Prognose

Der Reflux ist in der Regel harmlos und sistiert in den meisten Fällen im Alter von 12–18 Monaten spontan. Wird die Refluxkrankheit durch eine Hiatushernie verursacht, persistieren die Beschwerden jedoch in 30 % der Fälle bis zum Alter von 4 Jahren.

Harnwegsinfektionen bei Kindern

Suchdatum: May 2001

James Larcombe

Frage Welche Effekte haben Präventivmaßnahmen?

Nutzen wahrscheinlich

Immuntherapie
Einer systematischen Übersicht bei unreifen Neugeborenen und bei small-for-date-Babys zufolge können intravenös applizierte Immunglobuline das Auftreten schwerer Infektionen, einschließlich Harnwegsinfektionen gegenüber Placebo über eine Beobachtungsdauer von 1 Monat signifikant senken (NNT 24). In einer RCT zeigte sich, dass Pidotomid (ein Immuntherapeutikum) das Wiederauftreten von Harnwegsinfektionen bei Kindern signifikant verringern kann.

Prophylaktische Antibiotikatherapie nach dem ersten oder nach wiederholten Harnwegsinfekten
Zwei kleine RCTs ergaben eingeschränkte Hinweise dafür, dass eine prophylaktische Antibiose (Cotrimoxazol oder Nitrofurantoin) die Zahl der Reinfektionen nach einer 12-monatigen Beobachtungsdauer gegenüber Placebo signifikant senken kann. Es fanden sich keine RCTs, welche die Langzeiteffekte oder die optimale Dauer einer Prophylaxe untersucht hätten.

Nutzen unwahrscheinlich

Operative Korrektur kleinerer funktioneller Fehlbildungen
Es fanden sich keine RCTs. Eine Beobachtungsstudie deutet darauf hin, dass Kinder mit kleinen Fehlbildungen keine Parenchymnarben entwickeln und eine Operation deshalb keinen Vorteil bringt.

Operative Korrektur bei mittlerem bis schwerem vesikoureteralem Reflux (gleicher Nutzen wie medikamentöse Behandlung)
In einer systematischen Übersicht und einer nachfolgend durchgeführten RCT zeigte sich, dass trotz einer erfolgreichen Unterbindung des Refluxes bei der Operation zwischen operativer und medikamentöser (prophylaktische Antibiotikatherapie) Behandlung bezüglich Reinfektionen und Komplikationen von Harnwegsinfektionen in einem Beobachtungszeitraum von sechs Wochen bis fünf Jahren nach der Operation kein signifikanter Unterschied zu finden war.

Frage Welche Kinder profitieren von bildgebenden Diagnoseverfahren?

Nutzen unwahrscheinlich

Routinemäßiger diagnostischer Einsatz von bildgebenden Verfahren bereits beim erstem Harnwegsinfekt
Eine systematische Übersicht aus beschreibenden Studien ergab keine Belege für einen Nutzen einer routinemäßigen Diagnostik mit bildgebenden Verfahren bereits bei der ersten Harnwegsinfektion. Es fanden sich indirekte Belege, die darauf hinweisen, dass Kinder mit einem erhöhten Risiko von diesen Untersuchungsverfahren profitieren können.

Frage **Welche Effekte haben unterschiedliche Behandlungsmethoden bei akuten Infektionen?**

Nutzen belegt

Antibiotikatherapie über 7–10 Tage (besser als kürzere Therapiedauer)
Zwei RCTs zufolge führt eine antibiotische Therapie über mindestens sieben Tage gegenüber einer Einzeldosis oder einer Kurztherapie über einen Tag nach einer Beobachtungszeit von vier Tagen zu einer signifikant höheren Heilungsrate (Keimelimination).

Nutzen wahrscheinlich

Orale (statt intravenöse) Antibiotikatherapie zur Akutbehandlung bei Kindern unter zwei Jahren mit normalem Harntrakt oder leichtem vesikoureteralen Reflux
Einer RCT bei Kindern unter zwei Jahren mit unkompliziertem erstem Harnwegsinfekt zufolge besteht hinsichtlich der medianen Fieberdauer, der Reinfektionsrate oder dauerhafter Nierenparenchymschäden kein signifikanter Unterschied zwischen oraler und intravenöser Antibiose.

Nutzen unbekannt

Empirisch begründete Frühtherapie statt Abwarten der Ergebnisse der mikroskopischen Untersuchung oder der Erregerkultur
Es fanden sich keine RCTs, welche die Folgen eines verzögerten Therapiebeginns (bis zum Vorliegen der Mikroskopie- oder Kulturbefunde) untersucht hätten. Fünf retrospektiven Studien zufolge kann eine Verzögerung von vier bis sieben Tagen zu einer erhöhten Rate an Parenchymnarben führen. Es fanden sich jedoch keine schlüssigen Belege dafür, dass eine kürzere Verzögerung schädliche Folgen hat.

Orale (statt intravenöse) Antibiotikatherapie zur Akutbehandlung bei Kindern unter zwei Jahren mit leichtem oder schwerem vesikoureteralen Reflux.
Eine RCT lieferte über eine nachträgliche Subgruppenanalyse bei Kindern mit Grad III-IV Reflux schwache Belege dafür, dass eine orale Antibiotikatherapie gegenüber einer intravenösen Therapie nach einer Beobachtungszeit von sechs Monaten zu vermehrten Parenchymnarben führen kann.

Definition Harnwegsinfektionen sind definiert über den mikrobiologischen Nachweis von mehr als 10^5 koloniebildenden Keimen pro ml Kulturmedium (Monokultur). Auch geringere Erregermengen können – vor allem bei Knaben und bei Katheterurin – klinisch von Bedeutung sein. Bei Uringewinnung durch suprapubische Blasenpunktion gilt jegliches Wachstum typischer pathogener Urinkeime als klinisch relevant. In der Praxis unterscheidet man normalerweise drei Altersgruppen mit unterschiedlichem Risiko und unterschiedlichen Behandlungserfordernissen: Säuglinge unter 1 Jahr; jüngere Kinder (1–4, 5 oder 7 Jahre, je nach Quelle) und ältere Kinder (bis 12–16 Jahre). Als Reinfektion bezeichnet man eine neuerliche Infektion mit einem anderen Erreger, während mit Rezidiv das Wiederauftreten einer Infektion mit dem gleichen Erreger gemeint ist.

Inzidenz/ Prävalenz In den ersten drei Lebensmonaten sind Knaben häufiger betroffen. Danach ist die Inzidenz bei Mädchen jedoch wesentlich höher. Schätzungen über die wahre Inzidenz von Harnwegsinfektionen sind abhängig von den Diagnose- und Untersuchungsraten. Mindestens 8 % der Mädchen und 2 % der Knaben haben einmal in ihrer Kindheit einen Harnwegsinfekt.

Ätiologie/ Risikofaktoren

Der Harntrakt ist normalerweise steril. Eine Kontamination durch Darmflora kann zu einer Harnwegsinfektion führen, wenn ein ausreichend virulenter Erreger beteiligt oder das Kind immunsupprimiert ist. Bei Neugeborenen kann die Infektion aus anderen Quellen stammen. Escherichia coli macht dreiviertel aller pathogenen Keim aus. Bei Knaben ist Proteus für etwa 30 % der Infektionen verantwortlich. Obstruktive Harnwegsanomalien fanden sich bei 0–4 % und ein vesikoureteraler Reflux bei 8–40 % der Kinder, die wegen Erstmanifestation eines Harnwegsinfektes untersucht wurden. Auch wenn ein vesikoureteraler Reflux ein Hauptrisikofaktor für eine Nierenschädigung ist, sind daran evtl. auch noch andere, bisher nicht identifizierte Triggerfaktoren beteiligt.

Prognose

Nach der Erstinfektion werden die Hälfte der Mädchen im ersten Jahr und dreiviertel der Mädchen innerhalb der nächsten zwei Jahre von einer weiteren Infektion betroffen. Es fanden sich keine Daten über Knaben, aber eine Übersicht weist darauf hin, dass Reinfektionen innerhalb des ersten Lebensjahres häufig, danach jedoch selten sind. Nierenparenchymschäden treten bei 5–15 % der Kinder innerhalb von ein bis zwei Jahren nach der Erstinfektion auf. 32–70 % davon werden allerdings bereits bei der ersten Untersuchung registriert. Die Inzidenz für Nierenparenchymschäden steigt mit jeder Infektion im Kindesalter. Eine RCT, die eine orale mit einer intravenösen Antibiotikatherapie verglich, ergab retrospektiv, dass neue Parenchymnarben nach einer Erstinfektion bei Kindern mit vesikoureteralem Reflux häufiger auftraten als bei in dieser Hinsicht gesunden Kindern (in der logistischen Regression ergab sich: AR für narbigen Umbau bei Reflux 16/107 [15 %] gegenüber 10/165 [6 %] ohne Reflux; RR 2,47, 95 %-CI 1,17 bis 5,24). Eine Studie (287 Kinder mit schwerem vesikoureteralem Reflux entweder medikamentös bei den jeweiligen Harnwegsinfektionen oder chirurgisch behandelt) wertete das Risiko für narbige Veränderungen anhand serieller DMSA-Szintigraphie über einen Zeitraum von fünf Jahren aus. Dabei zeigte sich, dass bei Kindern unter zwei Jahren unabhängig von der zugeteilten Therapie ein höheres Risiko für eine Vernarbung besteht als bei älteren Kindern (AR für Verschlechterung in der DMSA-Szintigraphie über 5 Jahre 21/86 bei Kindern unter zwei Jahren versus 27/201 bei älteren Kindern; RR 1,82, 95 %-CI 1,09 bis 3,03). Parenchymnarben sind mit weiteren Komplikationen assoziiert: geringeres Nierenwachstum; rezidivierende Pyelonephritis im Erwachsenenalter; gestörte Nierenfunktion; Frühhypertonie und terminale Niereninsuffizienz. Eine Kombination aus wiederkehrenden Harnwegsinfektionen, schwerem vesikoureteralem Reflux und Parenchymnarben bereits bei der Erstvorstellung ist prognostisch am ungünstigsten.

Kommentar

Martin Pohl

Harnwegsinfektionen haben bei Kindern andere Ursachen und andere Folgen als bei Erwachsenen (z. B. der häufigere vesiko-ureterale Reflux und das höhere Risiko von Parenchymnarben im Säuglingsalter). Ihre klinische Präsentation ist vor allem im Säuglings- und Kleinkindalter verschieden von der Symptomatik Erwachsener. Daher lassen sich die Erfahrungen aus Studien an Erwachsenen nur sehr beschränkt auf das Kindesalter übertragen und eigenständige Untersuchungen an Kindern sind trotz der schwierigeren klinischen Einschätzung unerlässlich.

Harnwegsinfektionen sind insbesondere im Kindesalter ein häufiger Grund für eine Antibiotikatherapie.

Im ambulanten Bereich ist die sichere Diagnose beim Säugling und Kleinkind eine Herausforderung, da eine Untersuchung eines Beutelurins zwar einen Harnwegsinfekt ausschliessen kann, jedoch bei Nachweis von Leukozyten und/oder Bakterien im derart gewonnenen Urin nicht spezifisch genug ist. Die generelle Durchführung (Empfehlung in der Leitlinie der Urologen: Urologie: http://www.uni-duesseldorf.de/WWW/AWMF/ll/urol-014.htm von 1998) einer Blasenpunktion oder einer Blasenkatheterisierung als sicherste Nachweismethode ist bei der Häufigkeit des Verdachtes in der ärztlichen Praxis nicht praktikabel. So wird üblicherweise eine signifikante Keimzahl mit signifikanter Leukozyturie in einem sauber gewonnenen Mittelstrahlurin als ausreichend akzeptiert, aber gerade beim (kranken) Säugling und jungen Kleinkind ist die Gewinnung einer solchen Probe ebenfalls schwierig, so dass die Gefahr falsch positiver Befunde bei nicht adäquater Technik hoch ist. Wegen der umfänglichen diagnostischen (Leitlinie der Kinderradiologen: http://www.uni-duesseldorf.de/WWW/AWMF/ll/prad-07.htm) und therapeutischen Konsequenzen muss jedoch vor weiteren Schritten die Sicherung der Diagnose durch die Plausibilität des Krankheitsverlaufes und durch die Untersuchung eines adäquat gewonnenen Urins einschließlich Urinkultur gefordert werden.

Der vesiko-ureterale Reflux ist einer der häufigsten Ursachen (wiederholter) Harnwegsinfektionen im Säuglings- und Kindesalter, die diesbezüglichen AWMF-Leitlinien zu Diagnostik und Therapie stammen von 1998 und sind nicht evidenzbasiert, so dass durch die hier zitierten Studien die Entscheidungsgrundlage verbessert wird. Andererseits decken die hier dargelegten evidenzbasierten Befunde nicht alle klinisch häufig vorkommenden Fragestellungen ab. Auf die aktuellen Leitlinien der österreichischen Gesellschaft für Kinder- und Jugendheilkunde und der schweizerischen Arbeitsgemeinschaft für Pädiatrische Nephrologie wird daher hingewiesen (http://www.dgkj.de/aktuell.htm, http://www.ssp.hin.ch/paediatrica/vol12/n1/pyelores_ge.htm; PAEDIATRICA Vol. 12 (1):16–21).

Herz-Kreislauf-Stillstand bei Kindern

Suchdatum: Februar 2002

Kate Ackermann und Davis Creery

Frage **Welche Effekte haben unterschiedliche Behandlungsmethoden bei nicht durch Ertrinken ausgelöstem Herz-Kreislauf-Stillstand, der außerhalb einer medizinischen Einrichtung aufgetreten ist?**

Nutzen wahrscheinlich

Kardiopulmonale Reanimation durch Passanten

Eine Reanimation bei Kindern mit Herz-Kreislauf-Stillstand ist unerlässlich, so dass placebokontrollierte Studien aus ethischen Gründen nicht durchführbar sind. Einer systematischen Übersicht von Beobachtungsstudien zufolge überleben Kinder, die eine kardiopulmonale Reanimation durch Passanten erhalten, mit höherer Wahrscheinlichkeit als Kinder, denen diese Hilfe nicht zuteil wird.

Nutzen unbekannt

Freimachen der Atemwege und Beatmung; Gleichstrom-Defibrillation; Adrenalin-Injektion (Standarddosis)

Auch wenn sich keine direkten Belege für den Nutzen dieser Maßnahmen fanden, besteht dank indirekter Belege und Extrapolation von Erwachsenendaten ein weitgehender Konsens darüber, dass sie bei Kindern mit Herz-Kreislauf-Stillstand wenn immer notwendig durchgeführt werden sollen. Placebokontrollierte Studien sind aus ethischen Gründen nicht zu vertreten.

Hochdosiertes Adrenalin (Epinephrin) intravenös; Bicarbonat intravenös; Calcium intravenös; Erste-Hilfe-Kurse für Eltern

Es fanden sich weder RCTs noch prospektive Kohortenstudien über die Wirksamkeit dieser therapeutischen Maßnahmen bei Kindern mit akzidenziellem Herz-Kreislauf-Stillstand außerhalb einer medizinischen Einrichtung.

Intubation versus Maskenbeatmung

Einer kontrollierten Studie zufolge besteht in Bezug auf die Überlebensrate oder neurologische Schäden kein signifikanter Unterschied zwischen Intubation und Maskenbeatmung.

Definition Bei den hier behandelten Formen von Herz-Kreislauf-Stillstand bei Kindern geht es um eine akute Symptomatik mit Bewusstlosigkeit, Atem- und Kreislaufstillstand, die außerhalb einer medizinischen Einrichtung auftrat und nicht durch Ertrinken ausgelöst wurde.

Inzidenz/Prävalenz Es fanden sich 12 Studien (3 prospektive, 9 retrospektive) über die Inzidenz von Herz-Kreislauf-Stillstand bei Kindern, die außerhalb einer medizinischen Einrichtung auftraten und nicht durch Ertrinken ausgelöst wurden (Tab. 1, S. 322). Elf Studien lieferten Daten über die Inzidenz bei Erwachsenen und Kindern. Acht untersuchten die Inzidenz nur bei Kindern. Die jährliche Inzidenz für einen Herz-Kreislauf-Stillstand liegt in der Gesamtbevölkerung zwischen 2,2–5,7/100 000 (Mittelwert 3,1; 95 % CI =2,1– 4,1). Bei Kindern liegt sie zwischen 6,9–18,0/100 000 (Mittelwert 10,6; 95 % KI=7,1–14,1). Eine prospektive Studie (300 Kinder) ergab, dass die Hälfte der außerhalb einer Klinik auftretenden Herz-Kreislauf-Stillstände bei Säuglingen unter 12 Monaten und zwei Drittel aller Fälle bei Kleinkindern unter 18 Monaten auftreten.

Ätiologie/ Risikofaktoren Es fanden sich 26 Studien, welche die Ursachen für nicht durch Ertrinken verursachten Herz-Kreislauf-Stillstand bei insgesamt 1574 Kindern untersuchten. Am häufigsten waren nicht näher bestimmte Gründe, wie z. B. plötzlicher Kindstod (39 %), Trauma (18 %), chronische Krankheit (7 %) und Pneumonie (4 %) (Tab. 2, S. 323).

Prognose Es fand sich keine systematische Übersicht, die ausschließlich nicht durch Ertrinken bedingte Fälle untersucht hätte. Die allgemeine Überlebensrate nach einem außerhalb des klinischen Bereichs erlittenen Herz-Kreislauf-Stillstand betrug 5 % (87 Kinder). 19 von diesen Studien (1 140 Kinder) zufolge zeigten von den 48 überlebenden Kindern 12 (25 %) keine oder nur leichte und 36 (75 %) mittelschwere oder schwere neurologische Folgeschäden. Eine systematische Übersicht (Suchdatum 1997) berichtet über die Ergebnisse nach kardiopulmonaler Reanimation. Allerdings sind in dieser Übersicht außerhalb und innerhalb einer Klinik aufgetretene Fälle jeglicher Genese, einschließlich Ertrinkens eingeschlossen. Studien, bei denen das Kind verstarb, wurden ausgeschlossen. Die Übersicht fand in prospektiven und retrospektiven Beobachtungsstudien Belege dafür, dass die außerhalb des Klinikbereichs aufgetretenen Fälle allgemein eine schlechtere Prognose haben. (132/1 568, d. h. 8 % dieser Kinder überlebten, während 129/544 Kindern, d. h. 24 % überlebten, wenn das Ereignis in einer Klinik stattgefunden hatte.) Etwa die Hälfte der Überlebenden wurden in Studien über neurologische Ergebnisse eingeschlossen. Die Quote von guten neurologischen Ergebnissen (Normalbefund oder leichte Einschränkungen) war in diesen Fällen ebenfalls höher für die Kinder, deren Herz-Kreislauf-Stillstand in einer Klinik aufgetreten war (60/77 überlebende Kindern [78 %] aus der Klinikgruppe im Vergleich zu 28/68 [41 %] der Kinder aus der anderen Gruppe).

Kommentar zur Reanimation bei Kindern außerhalb von Kliniken, ohne Berücksichtigung von Beinahe-Ertrinkungen

Thomas Nicolai

Die hier vorliegende Analyse der Evidenz bezüglich Reanimationsmaßnahmen beim Kind zeigt im Wesentlichen, dass es diesbezüglich keinerlei randomisierte oder gar Placebo-kontrollierte Studien gibt. Dies ist wenig überraschend, und für viele der angesprochenen Fragestellungen sind auch für die Zukunft kaum derartigen Studien denkbar.
Auf absehbare Zeit wird man daher Studien aus der Erwachsenenmedizin auf Kinder übertragen müssen, wobei auch hier die Datenlage meist wenig überzeugend ist. Insbesondere die Diskussion, ob man bei der Reanimation von Erwachsenen zugunsten einer reinen Thoraxkompression auf die Beatmung verzichten kann, ist aber wohl nicht auf Kinder mit erfahrungsgemäß häufig obstruierten Atemwegen zu übertragen.
Dennoch kann zu manchen Punkten auch die Analyse einzelner nicht-randomisierter Studien oder auch allgemeiner Erfahrungen hilfreich sein. Insbesondere wurde berichtet, dass sich bei älteren Kindern im Rahmen von Reanimationen auch defibrillierbare Herzrhythmusstörungen finden und dass das Überleben dieser Kinder von der Verwendung eines Defibrillators abhängig war. Dies ist eine für den Bereich der Pädiatrie relativ neue Erkenntnis. Weiterhin fand eine Studie keinen günstigen Effekt der gegenüber den empfohlenen Standarddosen (10-fach) erhöhten Adrenalindosen bei der Wiederbelebung in der Klinik.

Eine weitere Neuerung betrifft die Verwendung intraossärer Nadeln für den Gefäßzugang bei Kindern unter Reanimationsbedingungen: hier erscheint eine randomisierte placebokontrollierte Studie ebenfalls unethisch, die individuelle Erfahrung reicht aber bei vielen Kinderreanimationen aus, um den Einsatz generell zu empfehlen. Technische Einzelheiten wie die Verwendung einer Rachenbeatmung mit einem transnasalen Tubus bei der Säuglingsreanimation und die Wichtigkeit des Zuges am Unterkiefer zur Sicherstellung einer ausreichenden Beatmung lassen sich aus der Kinderanästhesie mühelos in Empfehlungen zur Reanimation übertragen, ohne dass es bei diesen Erkenntnissen einer RPC-Studie bedürfte.

1. Atkins DL; Hartley LL; York DK. Accurate recognition and effective treatment of ventricular fibrillation by automated external defibrillators in adolescents. Pediatrics. 1998; 101: 393–7
2. Carpenter TC; Stenmark KR. High-dose epinephrine is not superior to standard-dose epinephrine in pediatric in-hospital cardiopulmonary arrest. Pediatrics. 1997; 99: 403–8
3. Johnson L; Kissoon N; Fiallos M; Abdelmoneim T; Murphy S. Use of intraosseous blood to assess blood chemistries and hemoglobin during cardiopulmonary resuscitation with drug infusions. Crit Care Med. 1999; 27: 1147–52
4. Sorribes del Castillo J, Carrion-Perez C, Sanz-Ribera J. Nasal route to ventilation during basic cardiopulmonary resuscitation in children under two months of age. Resuscitation 1997; 35:249–52
5. Roth B, Magnusson J, Johansson I, Holmberg S, Westrin P. Jaw lift – a simple and effective way to open the airway in children. Resuscitation 1998; 39: 171–4

Tabelle 1 **Inzidenz von nicht durch Ertrinken ausgelösten Herz-Kreislauf-Stillständen bei Kindern im ambulanten Versorgungsbereich (Zahl der Fälle pro 100 000 Einwohner bzw. Kinder pro Jahr).**

Ort	Jahr	Inzidenz pro 100 000 Personen der Gesamtbevölkerung	Inzidenz pro 100 000 Kinder
Manitoba, Kanada	1982	2,9	Keine Daten
King County, USA	1983	2,4	9,9
Jerusalem, Israel	1986	2,5	6,9
Fresno, USA	1987	5,7	Keine Daten
Midwestern, USA	1990	4,7	Keine Daten
King County, USA	1992	2,4	10,1
Taipei, Taiwan	1994	1,3	Keine Daten
San Francisco, USA	1995	2,2	16,1
Helsinki, Finnland	1995	1,4	9,1
Birmingham, USA	1995	Keine Daten	6,9
Houston, USA	1999	4,9	18,0
Südisrael	2000	3,5	7,8

Tabelle 2 **Ursachen von nicht durch Ertrinken ausgelösten Herz-Kreislauf-Stillständen bei Kindern im ambulanten Versorgungsbereich (Zahl der Fälle).**

Ursache	Fälle (%)	Überlebende (%)
Ungeklärt	691 (43,9)	1 (0,1)
Trauma	311 (19,8)	10 (3,2)
Chronische Erkrankung	126 (8,0)	9 (7,1)
Pneumonie	75 (4,8)	6 (8,0)
Nicht-unfallbedingte Verletzung	23 (1,5)	2 (8,7)
Aspiration	20 (1,3)	0 (0)
Überdosis	19 (1,2)	28 (15,8)
Andere	309 (19,6)	28 (9,1)
Zusammen	**1 574 (100)**	**59 (3,7)**

Krupp

Suchdatum: Mai 2001

Martin Osmond

Frage Welche Effekte haben unterschiedliche Behandlungsmethoden in verschiedenen Umgebungen?

Nutzen belegt

Inhalative Steroide versus Placebo im ambulanten Bereich
RCTs zufolge reduzieren inhalative Steroide bei Kindern unter Sauerstofftherapie im Vergleich zu Placebo signifikant unzureichendes Ansprechens auf die Therapie nach 2–5 Stunden sowie der Zahl der notwendigen Hospitalisierungen (NNT 4). In Hinsicht auf die Zahl neuerlicher Arzt- oder Krankenhauskonsultationen nach einer Woche zeigte sich kein signifikanter Unterschied.

Inhalative Steroide versus Placebo bei stationärer Behandlung
RCTs zufolge reduzieren inhalative Steroide gegenüber Placebo signifikant Krupp-Symptome nach zwei Stunden (NNT 2) sowie die stationäre Verweildauer und Rate erneuter medizinischer Betreuungen innerhalb von drei Tagen nach Entlassung.

Systemische Steroide versus Placebo im ambulanten Bereich
RCTs zufolge reduziert die Einzeldosis eines oral oder intramuskulär applizierten Steroids gegenüber Placebo signifikant Krupp-Symptome innerhalb von fünf Stunden, die Hospitalisierungsrate (NNT 2) und die Rate erneuter ambulanter oder stationärer ärztlicher Betreuung in der ersten Woche nach Entlassung (NNT 12).

Systemische versus inhalative Steroide im ambulanten Bereich
RCTs ergaben in Bezug auf Symptombesserung und Wiedervorstellung nach Entlassung keinen signifikanten Unterschied zwischen systemischem Dexamethason und inhalativem Budesonid, zeigten jedoch eine signifikante Senkung der Hospitalisierungsrate nach Dexamethasongabe.

Systemische Steroide versus Placebo bei stationärer Behandlung
RCTs zufolge führen systemische Steroide gegenüber Placebo zu signifikanter Symptombesserung nach 12–24 Stunden (NNT 7) und Verkürzung der stationären Verweildauer.

Nutzen wahrscheinlich

Adrenalin-Inhalationen versus Placebo bei stationärer Behandlung
Einer kleinen RCT zufolge bessern Inhalationen mit Adrenalin (Epinephrin) verglichen mit Placebo die Symptome innerhalb von 30 Minuten signifikant. Über einen Beobachtungszeitraum von zwei Stunden war jedoch kein signifikanter Unterschied mehr zu erkennen. Zwei kleine RCTs ergaben keinen signifikanten Unterschied zwischen inhalativem Adrenalin und Placebo. Die Studien waren aber eventuell zu klein, um einen klinisch bedeutsamen Unterschied auszuschließen.

Adrenalin-Inhalationen versus Placebo im ambulanten Bereich
Einer kleinen Studie bei Kindern mit Ruhestridor zufolge bessern Inhalationen mit Adrenalin (Epinephrin) die Symptome gegenüber Placebo innerhalb von 30 Minuten signifikant. Bei einem Drittel der Kinder verschlechtert sich das Krankheitsbild jedoch nach zwei Stunden wieder auf den ursprünglichen Schweregrad.

Nutzen unbekannt

Hochdosierte versus niedrigdosierte systemische Steroidtherapie bei stationärer Behandlung; Dampfinhalation/Dampfinhalation mit Sauerstoffzusatz bei stationärer Behandlung; Adrenalin-Inhalationen versus Steroidtherapie bei stationärer Behandlung
Es fanden sich keine ausreichenden Belege über unterschiedliche Effekte der genannten Therapieformen.

Systemische versus inhalative Steroide bei stationärer Therapie; Behandlung im hausärztlichen Bereich
Es fanden sich keine RCTs über diesen Vergleich bzw. keine Information zu diesem Versorgungsniveau.

Definition

Unter Krupp versteht man ein hochakutes klinisches Syndrom, das charakterisiert ist durch harten, bellenden Husten, inspiratorischen Stridor und Heiserkeit aufgrund einer Obstruktion in Larynx oder Trachea. Mögliche Begleitsymptome sind leichtes Fieber und Erkältungssymptome. Die wichtigsten Differentialdiagnosen sind: akute Epiglottitis, Fremdkörper-Inhalation und bakterielle Tracheitis. Kinder mit Fehlbildungen der oberen Atemwege, vorausgegangener langfristiger Intubation, schwerem Kruppsyndrom (Zyanose und Bewusstseinsstörungen) und nur kurz zurück liegender Steroidmedikation waren bei den in dieser Übersicht analysierten RCT ausgeschlossen. Die gezogenen Schlussfolgerungen sollen deshalb auf diese Kinder nicht kritiklos übertragen werden.

Inzidenz/ Prävalenz

Ein Kruppsyndrom tritt jährlich bei etwa 3 % der Kinder unter sechs Jahren auf und verursacht in Großbritannien 2–3 % der Krankenhauseinweisungen von Kleinkindern. Eine retrospektive belgische Studie bei fünf- bis achtjährigen kam zu dem Ergebnis, dass 16 % der Kinder einmal einen Kruppanfall durchgemacht hatten. 5 % der Kinder litten unter einem rezidivierenden Kruppsyndrom (drei oder mehr Anfälle).

Ätiologie/ Risikofaktoren

Das Kruppsyndrom ist wahrscheinlich überwiegend viralen Ursprungs. Eine atopische Veranlagung spielt in manchen Fällen jedoch ebenfalls eine Rolle. Die am häufigsten isolierten Krankheitserreger sind Parainfluenzaviren Typ 1, 2 und 3. Andere sind Influenzaviren, Adenoviren, RS-Viren und Rhinoviren.

Prognose

In Großbritannien müssen weniger als 2 % der Kinder hospitalisiert werden, und nur 1–2 % benötigen eine Intubation. Die Mortalität ist gering. Von 208 Kindern, die in den Achtzigerjahren in Australien intubiert (87 %) oder tracheotomiert (13 %) werden mussten, starben im Verlauf von zehn Jahren zwei Kinder. Die Symptome, die durch die Obstruktion der oberen Atemwege verursacht werden, können für die betroffenen Kinder und ihre Familien extrem beängstigend sein.

Kommentar

Thomas Nicolai

Da zirka 16 % aller Kinder zwischen fünf bis acht Jahren einmal eine Kruppepisode erleiden, ist die richtige Behandlung zur Vermeidung von stationären Aufenthalten (zirka. 2 % der Erkrankten) und der Ateminsuffizienz (zirka 2 % der stationär Aufgenommenen) von großer Relevanz.

Eine ausreichende Anzahl von Untersuchungen hat die Nützlichkeit von systemischen Steroiden (oral, i.m.) bei Krupp sowohl in Notfallambulanzen als auch in der Klinik gezeigt. Der günstige Effekt hält über mindestens 12–24 Stunden an und reduziert auch die Anzahl der erneuten Vorstellungen in den nächsten Tagen nach der Gabe. Die Verwendung rektaler Applikationsformen ist durch keine Untersuchung belegt, eine Wirkung wie bei der oralen Gabe ist jedoch prinzipiell erwartbar. Obwohl nur 1–2 % der stationär aufgenommenen Kinder intubiert werden müssen und bei diesen wiederum eine Letalität von 1 % angegeben wird, ist doch die Morbidität bei diesen Kindern mit gelegentlicher sekundärer entzündlicher Larynxstenose bis hin zur Tracheotomie nicht zu vernachlässigen. Eine Längsschnittuntersuchung zeigte, dass nach Einführung der Steroidtherapie die Zahl der intubierten Kinder schlagartig fast auf Null sank. Für wenige medikamentöse Interventionen wurden so eindrucksvolle Ergebnisse (mit einer Number needed to treat von 2–4!) nachgewiesen wie für die Steroidgabe bei Krupp.

Die Gabe von inhalierten Steroiden in Klinik oder Aufnahmestation ist ebenfalls sinnvoll, ihre Wirkung auf die Notwendigkeit der stationären Aufnahme allerdings schwächer als die der systemischen Gabe, und die Studiengröße bzw. Schweregradverteilung in den Studien könnte zu klein gewesen sein um einen relevanten Unterschied in der Symptomverbesserung zu entdecken. Zudem ist die inhalative Anwendung mit dem Feuchtvernebler notwendig (Dosieraerosol und Inhalierhilfe sind wegen der zu geringen Tröpfchengröße nicht zur Applikation geeignet), und erfordert einen erheblichen Zeit- und Energieaufwand (dichtsitzende Maske für zehn Minuten bei dyspnoischem Kind). Insofern bleibt die inhalative Anwendung mit gewissen technischen Unsicherheiten behaftet, besonders wenn sie durch die Eltern erfolgen soll. Besonders bei weniger schweren Fällen kann sie jedoch in der Arztpraxis oder Aufnahmestation sehr nützlich sein.

Ob die Rezeptur von systemischen oder inhalativen Steroiden zur Applikation durch die Eltern bei Rezidiven sinnvoll und sicher ist, wurde bisher nicht untersucht. Zur Wirksamkeit der üblicherweise empfohlenen nicht medikamentösen Maßnahmen wie feuchte Luft (kalte oder warme Dusche oder nur Fenster öffnen?) gibt es keine Untersuchungen.

Die Adrenalingabe zeigt, wie zu erwarten, eine gute Kurzzeitwirkung, die jedoch nach zwei Stunden abgeklungen ist und den Verlauf letztlich nicht beeinflusst. Die Verwendung von Suprarenin zur intravenösen Applikation (1 mg/ml, davon 2–5 ml) ist ebenso wirksam wie die Gabe einer äquipotenten Menge an razemischem Adrenalin (Micronephrin, verdünnt), so dass letzteres nicht mehr verwendet werden sollte (teurer Import, nicht zugelassen). Die Gabe erfolgt mit dem Kompressorvernebler, für eine andere Anwendungsform (Pumpspray, Dosieraerosol) gibt es keine Evidenz. Die Adrenalingabe ohne Steroide ist sicher nicht sinnvoll.

1. Geelhoed GC: Sixteen years of croup in a Western Australian teaching hospital: effects of routine steroid treatment. Ann Emerg Med. 1996; 28: 621–6
2. Waisman Y; Klein BL; Boenning DA; Young GM; Chamberlain JM; O'Donnell R; Ochsenschlager DW: Prospective randomized double-blind study comparing L-epinephrine and racemic epinephrine aerosols in the treatment of laryngotracheitis (croup). Pediatrics 1992; 89: 302–6
3. Roorda RJ; Walhof CM: Effects of inhaled fluticasone propionate administered with metered dose inhaler and spacer in mild to moderate croup: a negative preliminary report. Pediatr Pulmonol 1998; 25: 114–7

Masern

Suchdatum: November 2001

Anna Donald und Vivek Muthu

Frage **Welche Effekte haben Präventivmaßnahmen?**

Nutzen belegt

Kombinierter Masern-Mumps-Röteln-Lebendimpfstoff (MMR); monovalenter Lebendimpfstoff

Großen Kohortenstudien, großen Querschnittstudien und Bevölkerungsdaten aus verschiedenen Ländern zufolge senken Impfprogramme mit einem kombinierten Masern-Mumps-Röteln-Lebendimpfstoff (MMR-Impfstoff) oder mit einem monovalenten Masern-Lebendimpfstoff das Risiko für eine Maserninfektion vor allem in Populationen mit guter Durchimpfung auf nahezu Null.

Es fanden sich keine RCTs, welche die Effekte einer MMR-Impfung auf die Infektionsraten mit denen von Placebo oder Nichtimpfung verglichen hätte. Solche Studien würden aufgrund der zahlreichen Belege für eine positive Wirkung der Impfung wahrscheinlich als unethisch betrachtet werden.

Im Gegensatz zum monovalenten Impfstoff schützt der MMR-Kombinationsimpfstoff auch gegen Mumps und Röteln, die ebenfalls schwere Komplikationen (Orchitis, Pankreatitis, Infertilität, Meningoenzephalitis, Taubheit und angeborene Fehlbildungen durch Mumps; Taubheit, Blindheit, Herzfehler, Leber-, Milz- und ZNS-Schäden und Totgeburt durch Röteln) verursachen können.

Eine systematische Übersicht, eine RCT, eine große Überwachungs-Studie und eine Bevölkerungsstudie lieferten keine Belege dafür, dass eine MMR-Impfung verglichen mit Placebo oder Nichtimpfung zu einer Entwicklungsretardierung führt. Große Querschnittstudien erbrachten übereinstimmend keinerlei Hinweise auf einen Zusammenhang zwischen MMR- Impfung oder monovalenter Impfung und Autismus.

In einer großen Längsschnitt-Bevölkerungstudie und einer repräsentativen Fall-Kontrollstudie zeigten sich keinerlei Belege für einen Zusammenhang zwischen MMR-Impfung oder monovalenter Impfung und chronisch entzündlichen Darmerkrankungen.

Einer systematischen Übersicht und einer zusätzlichen RCT zufolge beinhalten sowohl der Kombinationsimpfstoff als auch die monovalente Impfung ein kleines Risiko für Fieber innerhalb der ersten 3 Wochen nach der Impfung, dem allerdings ein hundertprozentiges Fieberrisiko im Erkrankungsfall gegenüber zu stellen ist.

Definition

Bei Masern handelt es sich um eine Viruskrankheit, die durch ein RNA-Virus aus der Gruppe der Paramyxoviren verursacht wird. Die Krankheit ist gekennzeichnet durch eine 10 bis 12-tägige Inkubationszeit; ein Prodromalstadium von 2–4 Tagen mit katarrhalischen Symptomen; Koplik-Flekken auf der Mundschleimhaut; anhaltend hohes Fieber und ein zentrifugales makulopapulöses Exanthem, das über 5–6 Tage bestehen bleibt.

Inzidenz/ Prävalenz

Die Inzidenz variiert stark in Abhängigkeit vom Durchimpfungsgrad einer Bevölkerung. Weltweit schätz man die Zahl der jährlichen Maserninfektionen auf 30 Millionen. In Ländern mit guter Durchimpfung wie USA, Großbritannien, Mexiko, Indien, China, Brasilien und Australien liegt die Inzidenz dagegen nur bei 0–10/100 000. In den USA waren vor Einführung einer effektiven Impfung mehr als 95 % der Menschen bis zum Alter von 15 Jahren infiziert. Nach Einführung der Impfung 1963 fiel die Inzidenz um

98 %. In Finnland lag die mediane Inzidenz 1970 bei 366/100 000, fiel jedoch bis zum Ende der neunziger Jahre nahezu auf Null. Entsprechend fielen in den neunziger Jahren mit Einführung von Impfprogrammen die jährlichen Inzidenzen in Chile, dem englischsprachigen Bereich der Karibik und auf Kuba.

Ätiologie/ Risikofaktoren

Die Krankheit wird über Tröpfcheninfektion übertragen. In geschlossenen Räumen ist die Übertragung bis zu zwei Stunden nach Anwesenheit einer infizierten Person nachgewiesen. Masern sind hochinfektiös. Wie bei anderen Infektionskrankheiten sind Menschenansammlungen, geringe Kohortenimmunität und Immunsuppression zusätzliche Risikofaktoren. Immunsupprimierte Menschen, Kinder unter fünf Jahren und Erwachsene über 20 Jahre haben ein höheres Risiko für schwere Komplikationen, die zum Tod führen können. Auch bei völlig gesunden Menschen kann es jedoch zu Todesfällen kommen (siehe unten: Prognose). Neugeborene haben ein geringeres Erkrankungsrisiko als ältere Säuglinge, da sie durch mütterliche Antikörper geschützt werden. Allerdings war in den USA die Schutzwirkung in kürzlich untersuchten Epidemien niedriger als erwartet.

Prognose

Die WHO schätzt, dass durch Masern im Jahr 2000 777 000 Todesfälle und eine Krankheitslast von 27,5 Millionen krankheitsadjustierter Lebensjahre verursacht wurden.

Krankheitsverlauf bei gesunden Menschen: In Industrienationen kommen die meisten prognostischen Daten aus der Zeit vor Beginn der allgemeinen Impfungen und von Epidemien in nicht geimpften Populationen. In den USA kommt es bei 30 % der dokumentierten Masernerkrankungen zu komplizierten Verläufen. Zwischen 1989 und 1991 führte ein erneutes Aufflackern von Masern bei ungeimpften Kleinkindern unter fünf Jahren zu 55 622 Erkrankungsfällen mit mehr als 11 000 stationären Einweisungen und 125 Todesfällen. Mögliche Komplikationen sind Durchfall (8 %), Otitis media (7 %), Pneumonie (6 %), Tod (0,1–0,2 %), akute Enzephalitis (~0,1 %; tödlicher Verlauf in 15 %, bleibende neurologische Schäden in etwa 25 % der Fälle), Krampfanfälle (mit oder ohne Fieber in 0,6–0,7 %), idiopathische Thrombozytopenie (1/6000 Fälle) und subakute sklerosierende Panenzephalitis mit ZNS-Degeneration und Tod nach durchschnittlich sieben Jahren (Spannweite 1 Monat-27 Jahre; 0,5–1,0/100 000 Fälle). Masern während der Schwangerschaft führen zu einem erhöhten Risiko für Frühgeburt, Spontanabort und Mangelgeburt. Ob ein Zusammenhang zu angeborenen Fehlbildungen besteht, bleibt unsicher.

Krankheitsverlauf bei unterernährten oder abwehrgeschwächten Menschen: Bei unterernährten oder abwehrgeschwächten Menschen, vor allem solchen mit Vitamin-A-Mangel kann die Todesrate bei 25 % liegen. Weltweit sind Masern einer der Hauptrisikofaktoren für Blindheit und verursachen außerdem 5 % der Todesfälle bei Kleinkindern unter fünf Jahren.

Kommentar

Johannes Forster

Die Masern-Impfung ist ohne Zweifel wirkungsvoll und gut verträglich. Insgesamt sind die schweren Nebenwirkungen bei der Masern-Impfung 1 000- bis 10 000-mal seltener als bei den natürlichen Masern. Gleichwohl sind in Deutschland die Durchimpfungsraten noch weit davon entfernt, das WHO-Ziel der Ausrottung der Masern auch nur in Sichtweite zu bringen.

Masern

Wegen der durch die Masernimpfung bevölkerungsbezogen etwas abgesunkenen Serum-Antikörper auch der Mütter ist die erste Masernimpfung in den letzten Jahren etwas vorverlegt worden. Sie erfolgt jetzt im 11. bis 14. Monat. Wegen der schlechten Akzeptanz einerseits und andererseits um Impfversager durch hochtitrige mütterliche Antikörper zu erreichen, ist die zweite Impfung – früher vor Schuleintritt – jetzt in das zweite Lebensjahr (15. bis 23. Monat) verlegt worden.

Erwähnt werden muss auch, dass die Masernimpfung als Inkubationsimpfung vom 1. bis 3. Tag nach Kontakt die natürliche Infektion „überholen" kann und damit das Auftreten der Wild-Masern verhindert.

Die Masern-Impfung gehört zu den öffentlich empfohlenen Impfungen, d. h. etwaige Impfschäden werden vom Staat entschädigt. In den Genuss dieser Entschädigungen kommen jedoch nur Impflinge, die nach dem aktuell gültigen Impfplan geimpft werden. Dieser wird von der Ständigen Impfkommission (STIKO) am Robert-Koch-Institut erarbeitet und ist im Internet unter http://www.rki.de/GESUND/STIKO/STIKO.HTM zu finden.

Nasenbluten, rezidivierendes

Suchdatum: Februar 2002

Gerald McGarry

Frage **Welche Effekte haben unterschiedliche Behandlungsmethoden?**

Nutzen unbekannt

Antiseptische Creme versus Kauterisation

In einer kleinen RCT zeigte sich nach acht Wochen hinsichtlich des verminderten Auftretens von Nasenbluten kein signifikanter Unterschied zwischen einer Chlorhexidin/Neomycin-Creme und einer Silbernitrat-Kauterisation. Einige Kinder empfanden den Geruch und den Geschmack der Creme als unangenehm. Die Kauterisation wurde trotz lokaler Anästhesie von allen Kindern als schmerzhaft beschrieben.

Antiseptische Creme versus andere Creme/Salbe; Kauterisation versus Nichtbehandlung

Es fanden sich keine RCTs, welche die Effekte dieser therapeutischen Maßnahmen untersucht hätten.

Kauterisation plus antiseptische Creme versus alleinige Therapie mit antiseptischer Creme

Eine kleine RCT erbrachte keine ausreichenden Belege über die Wirksamkeit einer Kombinationstherapie aus Silbernitrat-Kauterisation und Chlorhexidin/Neomycin-Salbe gegenüber einer Monotherapie mit Chlorhexidin/Neomycin-Creme.

Definition Unter rezidivierender idiopathischer Epistaxis versteht man rezidivierende, selbst limitierende Anfälle von Nasenbluten, für die sich keine spezifischen Ursachen finden lassen. Es existiert keine Einigkeit, wie häufig und schwer das Nasenbluten sein muss, um therapeutisch einzuschreiten.

Inzidenz/ Prävalenz Eine Querschnitts-Studie bei 1218 Kindern zwischen 11 und 14 Jahren ergab, dass 9 % der Kinder häufig unter Nasenbluten litten. Es ist wahrscheinlich, dass der größte Teil kindlichen Nasenbluten von ärztlicher Seite nicht registriert werden kann und nur in den schwersten Fällen eine Behandlung in Erwägung gezogen wird.

Ätiologie/ Risikofaktoren Bei Kindern hat Nasenbluten seinen Ursprung meistens in der vorderen Nasenscheidewand im Bereich des Locus Kieselbachi. Auslösende Faktoren sind Entzündung, Austrocknung der Schleimhaut und lokale Verletzung (z. B. durch „Nasenbohren“). Nasenbluten aufgrund anderer spezifischer lokaler (z. B. Tumor) oder systemischer Ursachen (z. B. Gerinnungsstörung) ist an dieser Stelle nicht berücksichtigt.

Prognose Rezidivierendes Nasenbluten ist bei Jugendlichen über 14 deutlich seltener zu beobachten. Bei vielen Kindern „wächst“ sich das Problem damit einfach von selber aus.

Obstipation bei Kindern

Suchdatum: August 2001

Gregory Rubin

Frage	Welche Effekte haben unterschiedliche Behandlungsmethoden?

Nutzen wahrscheinlich

Biofeedback-Training (nur kurzfristiger Nutzen)

RCTs zufolge führt ein Biofeedback-Training in Ergänzung zu einer konventionellen Therapie (Laxanzien oder eine Kombination aus Laxanzien, Ernährungsberatung und Toilettentraining) während einer drei- bis siebenmonatigen Beobachtungszeit gegenüber einer alleinigen konventionellen Therapie zu einer signifikanten Verbesserung der Defäkationsmechanismen und einer geringeren Häufigkeit von Kotschmieren.
In zwei der RCTs zeigte sich jedoch nach einem Jahr kein signifikanter Unterschied zwischen den beiden Therapieansätzen mehr.

Medikamentöse Therapie plus Toilettentraining

Einer kleinen RCT zufolge ist Toilettentraining in Ergänzung zu einer medikamentösen Therapie (Klistier und Laxanzien) kurzzeitig wirksam.

Osmotische Laxanzien

RCTs, die verschiedene osmotische Laxanzien miteinander verglichen, lieferten begrenzte Hinweise dafür, dass Laxanzien nach einer Beobachtungszeit von zwei Wochen zu weicherem Stuhl und erhöhter Stuhlfrequenz führen können.

Nutzen und Schaden abzuwägen

Cisaprid

RCTs über die Anwendung von Cisaprid bei ambulanten Patienten in der Notfallversorgung zufolge führt das Medikament gegenüber Placebo nach einer 8- bis 12-wöchigen Behandlung zu einer signifikanten Besserung der Stuhlfrequenz und der klinischen Symptome. In entsprechenden Studien aus dem hausärztlichen Bereich fanden sich dafür jedoch keine Belege. Cisaprid wurde in verschiedenen Staaten wegen seiner vermuteten unerwünschten kardialen Nebenwirkungen vom Markt genommen.

Nutzen unbekannt

Ballaststoffreiche Ernährung; stuhlfördernde Laxanzien, insbesondere Mineralöl

Es fanden sich keine RCTs über die Wirkungen dieser Therapieformen.

Definition Eine Obstipation ist gekennzeichnet durch unregelmäßige Darmentleerungen mit harten, kleinen Stuhlbrocken, Schmerzen und Schwierigkeiten bei der Darmentleerung. Die Stuhlfrequenz hingegen ist physiologischerweise von Kind zu Kind sehr unterschiedlich. Von Enkopresis spricht man, wenn es bei Kindern über vier Jahren mindestens einmal im Monat und über einen Zeitraum von mindestens drei Monaten hinweg immer wieder zu unwillkürlichem Absetzen von Stuhl kommt.

Inzidenz/ Prävalenz Obstipation mit oder ohne Enkopresis ist bei Kindern häufig zu beobachten. In den USA ist sie für 3 % der Konsultationen in Polikliniken und für 25 % der pädiatrischen gastrointestinalen Konsultationen verantwortlich.

Die höchste Inzidenz findet man bei den Zwei- bis Vierjährigen. Etwa 1,5 % der Schulanfänger leiden noch an Enkopresis.

Ätiologie/ Risikofaktoren Bei 90–95 % der Kinder mit Obstipation lässt sich keine auslösende Ursache eruieren. Ballaststoffarme Ernährung und eine familiäre Veranlagung können verstärkende Faktoren sein. Man vermutet oft psychologische Faktoren, obwohl die meisten betroffenen Kinder ganz normal entwickelt sind. Chronische Obstipation kann zu einer zunehmenden Stuhlretention mit einer sekundären Erweiterung des Dickdarms und einem Verlust der sensorischen und motorischen Funktionsfähigkeit führen. Zu den seltenen organischen Ursachen einer chronischen Obstipation gehören Morbus Hirschsprung (1:5 000 Geburten; Verhältnis Knaben: Mädchen = 4:1 mit von Geburt an bestehender Obstipation), Mukoviszidose, anorektale Fehlbildungen, Analfissuren, Medikamente mit obstipierender Wirkung, dehydrierende Stoffwechselstörungen und andere Malabsorptions-Syndrome.

Prognose Obstipation bei Kindern kann schwer zu behandeln sein und erfordert oft eine langandauernde Betreuung mit Beratung und medikamentöser Behandlung. In einer Langzeit-Beobachtungsstudie von Kindern, die im Alter von fünf Jahren vorgestellt wurden, verschwanden die Beschwerden bei 50 % innerhalb eines Jahres und bei 65–70 % innerhalb von zwei Jahren. Die verbleibenden Kinder benötigten langfristig Tag für Tag Laxanzien, um die Darmfunktion anzuregen, oder litten noch über Jahre an Kotschmieren. Man weiß nicht, wie viele der Kinder bis ins Erwachsenenalter unter Problemen leiden. Erwachsenen mit Megarektum oder Megakolon hatten anamnestisch jedoch häufig bereits im Kindesalter Darmprobleme.

Kommentar

Klaus-Michael Keller

Die chronische Obstipation mit und ohne Enkopresis ist ein häufiges Problem in der kinderärztlichen Praxis und in pädiatrisch-gastroenterologischen Spezialambulanzen. Bei bis zu 95 % der Kinder liegt ein habituelles bzw funktionelles Problem vor.
Die Behandlung ist langwierig, aber an sich nicht schwierig, muß jedoch nach einem exakten, gut organisierten Plan erfolgen („Teufelskreis"). Häufig werden nicht alle Faktoren der Pathophysiologie ausreichend berücksichtigt. Zeitdruck und Entgeltstrukturen verhindern, daß dem wichtigsten Behandlungsfaktor „Aufklärung und Schulung" von Patient und Eltern die notwendige Zeit eingeräumt wird. Initial sind 30 Minuten obligat. Die weiteren drei Behandlungsstufen sind rektale Stuhlentleerung (Desimpaktion), Vermeidung erneuter Stuhlakkumulation (Stuhlaufweichen) und die Rekonditionierung des normalen Defäkationsverhaltens („gastrokolischer Reflex").
Das Biofeedbackverfahren ist nur bei größeren Kindern etabliert, aber nicht überall verfügbar. Langzeiteffekte fehlen. Als „kleine Psychotherapie" des Kinderarztes ist die Verhaltenstherapie obligater Bestandteil jeder Erstbehandlung (Evidenzstufe 1b). Ein systematischer Cochrane Review steht aus, ein Protokoll liegt vor (1). Osmotische Laxanzien und Gleitmittel werden häufig eingesetzt, sie sind auch weitgehend sicher und effektiv, obwohl die wissenschaftlich untersuchte Evidenz begrenzt ist. Neu und vielversprechend ist das Therapieprinzip Polyethylenglykol (2). Die Entwicklung neuer Prokinetika ist für die nahe Zukunft zu erwarten.

1. Brazzelli M, Griffiths P. Behavioural and cognitive interventions for faecal incontinence in children (Protocol for a Cochrane Review). The Cochrane Library, Issue 3, 2001.
2. Pashankar DS, Bishop WP. Efficacy and optimal dose of daily polyethylene glycol 3350 for treatment of constipation and encopresis in children. J Pediatr 2001; 139: 428–32

Otitis media, akute bei Kindern

Suchdatum: Juni 2001

Paddy O'Neill

Frage Welche Effekte haben unterschiedliche Behandlungsmethoden?

Nutzen wahrscheinlich

Ibuprofen

Einer RCT bei Kindern unter Antibiotikatherapie zufolge kann Ibuprofen die Ohrenschmerzen nach zwei Tagen gegenüber Placebo signifikant lindern. Bewertet wurden die Beobachtungen der Eltern.

Paracetamol

Einer RCT bei Kindern unter Antibiotikatherapie zufolge kann Paracetamol die Ohrenschmerzen nach zwei Tagen gegenüber Placebo signifikant lindern. Die Bewertung beruht auf den elterlichen Beobachtungen.

Nutzen und Schaden abzuwägen

Antibiotika

Systematische Übersichten lieferten im Vergleich zu Placebo widersprüchliche Ergebnisse hinsichtlich der Wirkungen von Antibiotika bei akuter Otitis media.
Der neuesten Übersicht zufolge verringern Antibiotika die Zahl der Kinder, die nach zwei bis sieben Tagen noch an Schmerzen leiden (NNT 17), sowie das Risiko für eine kontralaterale Otitis media gegenüber Placebo signifikant. Auf der anderen Seite zeigte sie, dass bei Antibiotika ein höheres Risiko für Erbrechen, Durchfall und die Entwicklung eines arzneimittelbedingten Exanthems besteht (NNT 17). In einer anderen systematischen Übersicht fanden sich keine eindeutigen Belege für die Überlegenheit eines bestimmten Antibiotikums. Einer RCT zufolge senkt eine früh einsetzende Therapie gegenüber der später einsetzenden Therapie die Zahl der Schmerztage, das Risiko für eine Trommelfellperforation und den täglichen Paracaetamolbedarf (nach den ersten 24 Stunden). Bezüglich der täglichen Schmerz-Scores zeigte sich jedoch kein Unterschied. Die Nebenwirkung „Diarrhö" tritt im Vergleich mit der Spättherapie bei früh einsetzender Behandlung signifikant häufiger auf. Einer systematischen Übersicht und zwei nachfolgend durchgeführten RCTs zufolge verringert eine 10-tägige Antibiotikatherapie verglichen mit der 5-tägigen Antibiotikatherapie das Risiko eines Therapieversagens, eines Rückfalls oder einer Reinfektion in einem Beobachtungszeitraum von 8–10 Tagen signifikant. Nach 20–30 Tagen findet sich jedoch kein signifikanter Unterschied zwischen der Wirksamkeit beider Therapieformen mehr.

Frage Welche Effekte haben prophylaktische Maßnahmen?

Nutzen wahrscheinlich

Xylit-Kaugummi oder Xylit-Sirup

Einer RCT zufolge reduziert Xylit-Sirup oder -Kaugummi die Inzidenz für akute Otitis media gegenüber einer Kontrollgruppe signifikant. Es zeigte sich jedoch kein signifikanter Unterschied zwischen Xylit-Lutschbonbons und Kontroll-Kaugummi. In der Xylitgruppe kam es wegen Bauchschmerzen oder aus anderen nicht spezifizierten Gründen gegenüber der Kontrollgruppe häufiger zu einem vorzeitigen Studienabbruch.

Nutzen und Schaden abzuwägen

Langzeitprophylaxe mit Antibiotika

Einer systematischen Übersicht (945 Personen) zufolge verringert eine Langzeitprophylaxe mit Antibiotika die Zahl von Otitisrezidiven gegenüber Placebo nach einer einmonatigen Beobachtungsphase signifikant. (NNT 9). In einer nachfolgend durchgeführten RCT (194 Kinder) fand man jedoch zwischen Antibiotikaprophylaxe und Placebo keinen signifikanten Unterschied hinsichtlich der Rezidivprävention. Es fanden sich keine ausreichenden Belege über den Typ des zu verwendenden Antibiotikums, die Therapiedauer und die Zahl an vorausgegangenen Entzündungen, ab der eine prophylaktische Therapie gerechtfertigt ist.

Definition

Unter Otitis media versteht man eine Entzündung der Mittelohrschleimhaut. Man unterscheidet dabei eine akute Mittelohrentzündung (AOM), eine rezidivierende AOM und eine chronische Mittelohrentzündung. Die AOM entwickelt sich sehr rasch und zeigt neben lokalen Beschwerden auch Allgemeinsysmptome. Ein Mittelohrerguss, der über 3 Monate ohne Infektionszeichen persistiert, ist das diagnostische Kriterium für ein Seromukotympanon – auch bekannt als „Leimohr". Eine chronische Otitis media ist gekennzeichnet durch eine chronisch persistierende Entzündung im Bereich des Mittelohrs mit Sekretion (Otorrhö) durch das perforierte Trommelfell.

Inzidenz/ Prävalenz

Die akute Otitis media ist eine häufige Erkrankung mit hoher Morbidität und geringer Mortalität. In Großbritannien kommen jedes Jahr 30 % der unter Dreijährigen wegen einer akuten Mittelohrentzündung zum niedergelassenen Arzt. 97 % davon erhalten eine antibiotische Therapie. 10 % der Säuglinge haben bereits bis zu ihrem dritten Lebensmonat eine AOM durchgemacht. In den USA ist die AOM der häufigste Grund für eine ambulante Antibiotikatherapie.

Ätiologie/ Risikofaktoren

In den USA und in Großbritannien sind die häufigsten Erreger einer bakteriellen Mittelohrentzündung Streptococcus pneumoniae, Haemophilus influenzae und Moraxella catarrhalis. In Kolumbien sind es die gleichen Erreger. Die Zahl der penicillinresistenten Pneumokokkenstämme ist generell gestiegen, unterscheidet sich jedoch von Land zu Land. Die entscheidenden Risikofaktoren für AOM sind: geringes Lebensalter und Unterbringung in ganztägigen Betreuungseinrichtungen, wie z. B. Kinderkrippen. Zusätzliche Risikofaktoren sind: Zugehörigkeit zur weißen Rasse, männliches Geschlecht, vergrößerte Rachenmandeln (adenoide Vegetationen), Tonsillitis, Asthma, häufige vorausgegangene Mittelohrentzündungen, Flaschenernährung, familiäre Belastung für Ohrinfektionen und der Gebrauch von Schnullern oder Nuckelflaschen. Die Effekte von Tabakrauch in der Umgebungsluft sind umstritten.

Prognose

In etwa 80 % der Fälle heilt die Entzündung innerhalb von 3 Tagen ohne Antibiotikatherapie ab. Schwere Komplikationen wie Hörverlust, Mastoiditis, Meningitis und rezidivierende Entzündungen sind glücklicherweise selten. Die WHO schätzt aber, dass in den Entwicklungsländern jährlich 51 000 Kinder unter fünf Jahren an den Folgen von Komplikationen sterben.

Kommentar

Dirk Bassler

Die akute Mittelohrentzündung stellt einen der häufigsten Gründe für einen Arztbesuch im Kindesalter dar. Meistens wird der niedergelassene Kinderarzt konsultiert, aber aufgrund der teilweise starken Schmerzen kommt es auch regelmäßig zu Vorstellungen in Notfallpraxen oder Klinikambulanzen. Die Diagnosestellung stützt sich im Wesentlichen auf die Anamnese und die körperliche Untersuchung. Die Therapie der akuten Mittelohrentzündung wird in der Pädiatrie immer wieder als ein Paradebeispiel der evidenzbasierten Medizin präsentiert und hat nicht zuletzt deswegen in den letzten Jahren einen erheblichen Wandel erfahren.

Das die Kinder am meisten beeinträchtigstende Symptom der akuten Mittelohrentzündung ist der Ohrschmerz. Zu seiner Behandlung gibt es wirksame (Evidenzstärke Ib) und im Allgemeinen gut verträgliche Mittel, wie Ibuprofen und Paracetamol.

Aus pathophysiologischer Sicht macht die Anwendung von Adrenergika Sinn. Klinische Studien haben jedoch gezeigt, dass die orale Verabreichung keinen zusätzlichen Nutzen bringt (Evidenzstärke Ib), und kontrollierte Studien auf hohem Evidenzniveau zur Überprüfung der Wirkung einer lokalen Anwendung stehen noch aus. Eine kurzfristige intranasale Applikation ist in dem Bewusstsein, dass Nutzen und Schaden derzeit noch in klinischen Studien getestet werden, zu erwägen.

Am kontroversesten diskutiert wird die Frage nach dem Nutzen und Schaden einer antibiotischen Behandlung. Die Angst vor den gravierenden Komplikationen der Otitis media (Meningitis, Mastoiditis etc.) veranlasst manche Ärzte zur Antibiotikatherapie. Diese stellt aber keinen hundertprozentigen Schutz vor Komplikationen dar. Inzwischen liegen neben den zitierten weitere randomisierte klinische Studien und Metaanalysen vor, die Antibiotika bei an Mittelohrentzündung erkrankten Kindern unterschiedlicher Altersgruppen testen. Die Ergebnisse sind nahezu kongruent mit den zitierten Arbeiten und belegen, dass der undifferenzierte Einsatz von Antibiotika bei älteren Kindern, aber auch bei Kindern unter zwei Jahren hinterfragt werden muss (Evidenzstufe Ia/Ib). Ein primärer Verzicht auf Antibiotika bei der Behandlung der unkomplizierten Otitis media ist nach der gegenwärtigen Evidenzlage zu rechtfertigen. Es sollte allerdings eine Verlaufskontrolle gewährleistet sein.

Eine Langzeitprophylaxe zur Prävention der akuten Mittelohrentzündung mit Antibiotika oder Xylit-Präperaten ist nach dem aktuellen Stand der Erkenntnis nicht zu empfehlen. Zwar gibt es Hinweise aus randomisierten Studien, dass die dauerhafte Anwendung von Xylit-Präperaten die Inzidenz der Otitis media signifikant reduziert. Eine andere randomiserte Studie hat gezeigt, dass Xylit, verabreicht nur in Zeiten von akuten Luftwegsinfektionen, nicht in der Lage ist, die Inzidenz der Otitis media zu senken. Es liegen zu wenig Daten zur empfehlenswerten Dosis und zu Langzeitauswirkungen von Xylit vor, so dass derzeit nur im Einzelfall eine Prophylaxe erwogen werden sollte.

Plötzlicher Kindstod (SIDS)

Suchdatum: November 2001

David Creery und Angelo Mikrogianakis

Frage	Welche Wirkungen haben Vorbeugemaßnahmen hinsichtlich der Risikoreduktion bei SIDS?

Nutzen belegt

Rat, Bauchlage zu vermeiden

Einer nichtsystematischen Übersicht aus Beobachtungsstudien und 11 zusätzlichen Beobachtungsstudien zufolge sind Informationskampagnen, die raten, auf Bauchlagerung möglichst zu verzichten, von einer geringeren SIDS-Inzidenz gefolgt. Es ist bei diesem Krankheitsbild unwahrscheinlich, dass RCTs durchgeführt werden können.

Nutzen wahrscheinlich

Rat, Tabakrauch-Exposition zu vermeiden

Eine nichtsystematische Übersicht aus Beobachtungsstudien und 3 zusätzliche Beobachtungsstudien ergaben, dass Informationskampagnen, in denen auch Tabakrauch-Exposition zu den Risikofaktoren gezählt wird, von einer geringeren SIDS-Inzidenz gefolgt sind. Es ist bei diesem Krankheitsbild unwahrscheinlich, dass RCTs durchgeführt werden können.

Nutzen unbekannt

Rat, nicht mit dem Baby das Bett zu teilen

Einer Beobachtungsstudien zufolge ist eine Informationskampagne über SIDS-Risiken, in der auch geraten wird, nicht gemeinsam mit dem Baby in einem Bett zu schlafen, von einer geringeren SIDS-Inzidenz gefolgt. Es ist bei diesem Krankheitsbild unwahrscheinlich, dass RCTs durchgeführt werden können.

Rat, Überhitzung und zu warme Kleidung zu vermeiden

Eine nichtsystematische Übersicht aus Beobachtungsstudien und eine zusätzliche Beobachtungsstudie kamen zu dem Ergebnis, dass Informationskampagnen, in denen auch zu warme Kleidung und zu dicke Bettdecke zu den Risikofaktoren gezählt werden, von einer geringeren SIDS-Inzidenz gefolgt sind. Es ist bei diesem Krankheitsbild unwahrscheinlich, dass RCTs durchgeführt werden können.

Rat, auf weiche flauschige Bettauflagen zu verzichten; Rat, den Schnullergebrauch zu fördern

Es fanden sich keine Belege über die Wirksamkeit dieser Vorbeugemaßnahmen.

Rat zu stillen

Einer nichtsystematischen Übersicht aus Beobachtungsstudien und zwei zusätzlichen Beobachtungsstudien zufolge sind Informationskampagnen über SIDS-Risiken, in denen zum Stillen geraten wurde, von einer geringeren SIDS-Inzidenz gefolgt. Es ist bei diesem Krankheitsbild unwahrscheinlich, dass RCTs durchgeführt werden können.

Definition	Unter plötzlichem Kindstod (SIDS) versteht man den plötzlichen unerwarteten Tod eines Säuglings im 1. Lebensjahr, der weder durch die Krankengeschichte, noch durch die Untersuchung der örtlichen Todesumstände oder die Obduktionsbefunde zu erklären ist.
Inzidenz/ Prävalenz	Die Inzidenz hat sich im Laufe der Zeit verändert und unterscheidet sich auch zwischen verschiedenen Staaten. (SIDS-Inzidenz pro 1 000 Lebendgeborene im Jahr 1996: Niederlande 0,3; Japan 0,4; Kanada 0,5; England und Wales 0,7; USA 0,8; Australien 0,9).

Ätiologie/ Risikofaktoren	Laut Definition sind die Gründe für SIDS nicht bekannt. Beobachtungsstudien ergaben jedoch eine Assoziation zwischen SIDS und einer Reihe von Risikofaktoren wie Bauchlage als Schlafposition, prä- oder postpartale Tabakrauch-Exposition, weiche, flauschige Bettauflagen, Überhitzung durch Raumluft, Kleidung oder Bettdecken, gemeinsames Schlafen im Elternbett (vor allem bei rauchender Mutter), fehlendes Stillen und Schnullergebrauch.
Prognose	Auch wenn man laut Definition bei einem betroffenen Kind nicht von einer Prognose sprechen kann, lässt sich doch feststellen, dass die SIDS-Inzidenz für Geschwisterkinder erhöht ist.

Kommentar

Christian F. Poets

Der plötzliche Kindstod (SIDS) eignet sich kaum zur Durchführung randomisiert-kontrollierter Studien: der primäre Endpunkt (Tod) macht diese ethisch schwer vertretbar, der extrem rasche Verlauf mit vorheriger Unklarheit, wann welches Kind davon betroffen wird, macht entsprechende Studien kaum durchführbar, und seine relative Seltenheit (0,6/1000) erfordert extrem hohe Probandenzahlen. Evidenz lässt sich hier insofern nur dadurch verbessern, dass der Effekt von Kampagnen zur Primär-Prävention, die aus der Analyse von Risikofaktoren abgeleitet wurden, systematisch überprüft wird. Gleichzeitig muss nach Nebenwirkungen dieser Interventionen gesucht werden.

Besonders sorgfältig erfolgte dies für den Risikofaktor Bauchlage. Hier wurde in zahlreichen Ländern gezeigt, dass die SIDS-Inzidenz zeitgleich mit der Durchführung von Kampagnen, die hiervor warnten, um >50 % zurückging. Ferner besteht eine Dosis-Wirkungs-Beziehung in dem Sinn, dass die Bauchlage das Risiko im Vergleich zur Rückenlage um das 9-fache erhöht, die Seitlage noch um das 3-fache (1).

Für die anderen vermeidbaren Risikofaktoren ist die Evidenzlage schlechter: So wurde für das Rauchen in und nach der Schwangerschaft zwar gezeigt, dass das Population-attributable Risk bei 33 % liegt, d. h. die SIDS-Inzidenz würde bei Vermeidung dieses Faktors theoretisch um ⅓ zurückgehen; aber praktisch erweist sich das Rauchverhalten als extrem schwer zu beeinflussen.

Dennoch: In Staaten bzw. Regionen, wo die Öffentlichkeit besonders konsequent über die präventive Bedeutung der Rückenlage, der rauchfreien Umgebung, des Schlafens im Schlafsack, des Stillens und des Schlafens im eigenen Bett, aber im elterlichen Schlafzimmer, aufgeklärt wurde, ging die SIDS-Häufigkeit um jeweils > 80 % zurück, ohne dass es zu einer Zunahme von Morbidität kam (2–5). Auch wenn methodisch unbefriedigend bleibt, dass die Bedeutung jedes einzelnen Effekts innerhalb dieser Kampagnen nicht präzise quantifiziert werden kann, stützen diese Zahlen m. E. einen ausreichenden Evidenzlevel, um die allgemeine Umsetzung dieser Präventionsmaßnahmen zu fordern.

1. Poets CF, Jorch G. Plötzlicher Säuglingstod: aktuelle Empfehlungen. Stellungnahme im Auftrag der Deutschen Akademie für Kinderheilkunde und Jugendmedizin. Monatsschrift Kinderhlkd 2000; 148:1064–1066
2. Kurz R. Modell des Präventionsprogramms gegen den plötzlichen Säuglingstod (SIDS) in der Steiermark. In: Kurz R, Kenner T, Poets CF (eds). Der plötzliche Säuglingstod. Springer Verlag, Wien 2000, 243–266
3. L'Hoir MP, van Well GTJ. Prevention of cot death in The Netherlands. Brussels: Proceedings of Workshop on Infant Mortality and SIDS, March 5–6, 1999
4. Skadberg BT, Morild I, Markestad T. Abandoning prone sleeping: Effect on the risk of sudden infant death syndrome. J Pediatr 1998; 132:340–343
5. Hunt L, Fleming P, Golding J. Does the supine sleeping position have any adverse effects on the child? I. Health in the first six months. The ALSPAC Study Team. Pediatrics. 1997; 100:E11

Windpocken

Suchdatum: Juli 2001

Gerge Swingler und Jimmy Volmink

Frage **Welche Effekte haben Präventivmaßnahmen?**

Nutzen belegt

Orales Aciclovir bei gesunden Personen (<24h vor Ausbruch des Exanthems verabreicht)
RCTs zufolge kann oral verabreichtes Aciclovir, das innerhalb von 24 Stunden vor Ausbruch des Varizella-Exanthems verabreicht wurde, die Schwere der Symptome signifikant reduzieren.

Hochdosiertes Aciclovir (>3200 mg/d) bei Patienten mit HIV-Infektion
Eine systematische Übersicht kam zu dem Ergebnis, dass die Gabe von hochdosiertem Aciclovir (mindestens 3200 mg/d) über einen Zeitraum von 22 Monaten das Auftreten einer klinisch sichtbaren Windpockeninfektion gegenüber Placebo signifikant reduziert (NNT 23) und insgesamt die Sterblichkeit senkt.

Attenuierte Lebendvakzine bei gesunden Kindern
Zwei RCTs zufolge verringert die attenuierte Varizella-Lebendvakzine das Auftreten einer klinisch sichtbaren Windpockeninfektion gegenüber Placebo signifikant. Es kommt nicht zu einem signifikanten Anstieg an unerwünschten Nebenwirkungen.

Nutzen wahrscheinlich

Zoster-Immunglobulin versus humanes Serumglobulin bei gesunden Kindern
Eine kleine RCT bei Kindern mit Kontakt zu erkrankten Geschwistern kam zu dem Ergebnis, dass Zoster-Immunglobulin (ZIG) gegenüber humanem Serumglobulin in einem Zeitraum von 20 Tagen bei den exponierten Kindern das Auftreten der klinisch manifesten Infektion signifikant reduziert.

Nutzen unbekannt

Aciclovir bei Patienten mit nicht HIV-bedingter Abwehrschwäche
Es fanden sich keine RCTs

Attenuierte Lebendvakzine bei Patienten mit Abwehrschwäche
Es fanden sich keine RCTs, welche die Effekte einer Impfung mit attenuiertem Lebendimpfstoff bei Menschen mit Abwehrschwäche untersucht hätten.

Varizella-Zoster-Immunglobulin versus ZIG bei Kindern mit Abwehrschwäche
Eine RCT bei abwehrgeschwächten Kindern mit Kontakt zu einem erkrankten Geschwister ergab hinsichtlich der Häufigkeit einer klinisch manifesten Infektion keinen signifikanten Unterschied zwischen der Wirkung einer passiven Impfung mit Varizella-Zoster-Immunglobulin (VZIG) und ZIG.

Frage **Welche Effekte haben unterschiedliche Behandlungsmethoden?**

Nutzen wahrscheinlich

Aciclovir intravenös bei Kindern mit bösartiger Erkrankung /Malignom

Zwei RCTs verglichen Aciclovir-Infusionen mit Placebo. Eine der Studien ergab, dass Aciclovir die Gefahr einer klinischen Verschlechterung signifikant verringert, während die andere bei sehr kleiner Patientenzahl zwischen Aciclovir und Placebo keinen signifikanten Unterschied hinsichtlich der klinischen Parameter finden konnte.

Nutzen unbekannt

Orales Aciclovir bei gesunden Personen (>24 Stunden nach Ausbruch des Exanthems verabreicht)

RCTs zufolge besteht hinsichtlich der Symptomatik kein signifikanter Unterschied zwischen oral verabreichtem Aciclovir und Placebo, wenn die Therapie mehr als 24 Stunden nach Ausbruch des Exanthems einsetzt.

Definition Windpocken sind die Folge einer Primärinfektion mit Varizella-Zoster-Viren (VZV). Bei gesunden Menschen handelt es sich um eine in der Regel gutartige spontan abheilende Erkrankung mit leichtem Fieber, Unwohlsein und einem generalisierten juckenden vesikuläres Exanthem.

Inzidenz/ Prävalenz Windpocken sind extrem ansteckend. Über 90 % der nicht Geimpften infizieren sich. Allerdings geschieht dies in unterschiedlichen Regionen der Welt in verschiedenen Altersstufen. Während in den USA, Großbritannien und Japan 80 % der Menschen bereits bis zum 10. Lebensjahr infiziert sind, wird diese Rate in Indien, Südostasien und der Karibik erst ab dem 30. Lebensjahr erreicht.

Ätiologie/ Risikofaktoren Windpocken werden durch eine Infektion mit dem Varizella-Zoster-Virus verursacht.

Prognose **Säuglinge und Kinder:** Bei gesunden Kindern verläuft die Krankheit normalerweise relativ mild und heilt spontan ab. In den USA liegt die Todesrate für 1–14jährige Kinder bei etwa 1.4/100 000 und für Säuglinge bei 7/100 000. In Australien liegt die Letalität für 1–11jährige bei etwa 0,5–0,6/100 000 und bei 1,2/100 000 für Säuglinge. Die häufigste Komplikation bei Kindern unter 5 Jahren ist eine septische bakterielle Sekundärinfektion der Haut. Bei älteren Kindern ist es eine akute zerebelläre Ataxie. Beide Komplikationen führen bei 2–3/100 000 Kindern zu einer stationären Aufnahme.

Erwachsene: Bei Erwachsenen liegt die Letalität mit 31/100 000 höher. Die häufigste Komplikation ist in diesem Fall eine Varizellenpneumonie, die zu 20–30 Krankenhauseinweisungen/100 000 Erwachsene führt. Die Reaktivierung einer latenten VZV-Infektion führt zu Gürtelrose oder Herpes zoster (siehe postherpetische Neuralgie, S. 152).

Immunsupprimierte Kinder unter Chemotherapie: Eine Fallserie (77 krebskranke Kinder mit Windpocken) ergab, dass Kinder unter Chemotherapie im Vergleich zu solchen in Remission häufiger schwere disseminierte Varizellen mit Beteiligung multipler innerer Organe entwickelten (19/69 [32 %] gegen 0/17 [0 %]) und häufiger starben (4/60 [7 %] gegen 0/17 [0 %]).

Kinder mit HIV-Infektion: Eine retrospektive Fallserie kam zu dem Ergebnis, dass jedes 4. HIV-infizierte Kind, das sich im Krankenhaus Windpocken zuzog, eine Pneumonie entwickelte und dass 5 % der Kinder starben.

In einer retrospektiven Kohortenstudie (73 HIV-infizierte Kinder mit Windpocken) dauerte die Infektion bei 10 Kindern (14 %) über 2 Monate hinaus an. Bei 38 Kindern (55 %) kam es zu rekurrierenden Infektionen, von denen sich die Hälfte mit einem generalisiertem Exanthem und die andere Hälfte als Herpes zoster manifestierte.

Neugeborene: Es fanden sich keine Kohortenstudien von unbehandelten Neugeborenen mit perinataler Exposition gegenüber Windpocken. Eine Kohortenstudie (281 Neugeborenen, die VZIG erhalten hatten, weil ihre Mütter in einem Zeitraum von 2 Monaten um die Entbindung an Windpocken erkrankt waren) zeigte, dass 134 (48 %) eine klinisch manifeste Infektion und 19 (14 %) sogar schwere Windpocken entwickelten. Die schweren Erkrankungen traten bei Neugeborenen auf, bei deren Müttern das Exanthem in einem zeitlichen Bereich von 7 Tagen vor der Entbindung aufgetreten war.

Kommentar

Johannes Forster

Die zweifelsohne wirksame aktive Varizellen-Impfung ist in Deutschland von der Ständigen Impfkommission beim Robert-Koch-Institut zur Zeit noch als Indikationsimpfung eingestuft für: ungeimpfte 12– bis 15–jährige Jugendliche ohne Varizellenanamnese, seronegative Frauen mit Kinderwunsch, seronegative Patienten vor geplanter immunsuppressiver Therapie oder Organtransplantation, seronegative Patienten unter immunsuppressiver Therapie und mit Leukämie (dabei sind spezielle Voraussetzungen zu beachten), empfängliche Patienten mit schwerer Neurodermitis und letztlich empfängliche Personen mit engem Kontakt zu den Immunsupprimierten, onkologischen und Neurodermitis-Patienten.
Weitherin ergeben sich Indikationen für Personal in Krankenhäusern und Versorgungseinrichtungen.
Die aktuellen Empfehlungen können unter http://www.rki.de/GESUND/STIKO/STIKO.HTM eingesehen werden.
Neugeborene, bei deren Müttern 5 Tage vor bis 2 Tage nach Entbindung ein Varizellenexanthem ausbricht, sind bekannte Risikokinder für einen schweren und letalen Verlauf. Bei ihnen wird die prophylaktische Gabe von Varizellen-Zoster Immunglobulin (VZIG) empfohlen (3). Die Wirksamkeit dieser Maßnahme ist allgemein anerkannt, wenn auch teilweise lückenhaft (2). Daher wird jetzt versucht, die Protektion zu optimieren. Dieses ist in einer Kohortenstudie mit differenziertem Risiko (Evidenzstufe III) gelungen durch unmittelbare postpartale Applikation von VZIG sowie Aciclovir intravenös, beginnend 7 Tage nach Exanthemausbruch bei der Mutter (1).

1. Huang YC, Lin TY, Lin YJ, Lien RI, Chou YH. Prophylaxis of intravenous immunoglobulin and acyclovir in perinatal varicella. Eur J Pediatr. 2001;60:91–4.
2. Miller E, Cradock-Watson JE, Ridehalgh MK. Outcome in newborn babies given anti-varicella-zoster immunoglobulin after perinatal maternal infection with varicella-zoster virus. Lancet. 1989 II:371–3.
3. Recommendations of the Immunization Practices Advisory Committee (ACIP) Varicella-Zoster Immune Globulin for the Prevention of Chickenpox, MMWR, 1984 /33(7);84–90,95–100

Diabetische Retinopathie

Suchdatum: Januar 2002

Simon Harding

Frage **Welche Effekte haben unterschiedliche Behandlungsmethoden bei diabetischer Retinopathie?**

Nutzen belegt

Diabeteseinstellung (siehe Glykämieeinstellung bei Diabetes, S. 85)

Hypertonieeinstellung (siehe Primärprävention, S. 12)

Unterlassen des Rauchens (siehe Primärprävention, S. 12)

Laserkoagulation der Makula bei Menschen mit klinisch signifikantem Makulaödem
RCTs zufolge führt eine Laserkoagulation der Makula bei Augen mit klinisch signifikantem Makulaödem nach einer Beobachtungszeit von 3 Jahren im Vergleich zu Nichtbehandlung zu einer signifikanten Verringerung des Visusverlustes (NNT 8), wobei einige Belege dafür vorhanden waren, dass der Nutzen bei Augen mit besserer Sehkraft höher ist.

Periphere Laserkoagulation der Retina bei Personen mit präproliferativer (mäßiger/schwerer nichtproliferativer) Retinopathie
RCTs zufolge verringert eine periphere Laserkoagulation der Retina nach 5-jähriger Beobachtungsphase im Vergleich zu Nichtbehandlung signifikant das Risiko eines schweren Visusverlustes. Die Teilnehmer der Studie litten allerdings zusätzlich zu ihrer präproliferativen Retinopathie an einer Makulopathie; ob diese Kombination einen Einfluss auf das Ergebnis hatte, ist unklar.

Periphere Laserkoagulation der Retina bei Personen mit proliferativer Retinopathie
RCTs zufolge reduziert eine periphere Laserkoagulation das Risiko für einen schweren Visusverlust nach 2- bis 3-jähriger Beobachtungszeit signifikant.

Nutzen wahrscheinlich

Grid-(Gitter)-Laserkoagulation in Bereichen mit ödematöser Retinaverdickung bei Personen mit diabetischer Makulopathie
In einer RCT fand sich nach 12 Monaten (NNT 4) und nach 24 Monaten (NNT 3) im Vergleich zu unbehandelten Augen eine signifikante Verbesserung der Sehschärfe in Augen, die mit Grid- oder Gittertechnik koaguliert worden waren. Die Laserkoagulation verringerte das Risiko für einen mäßigen Visusverlust um 50–70 %.

Nutzen unbekannt

Laserkoagulation der Makula bei Personen mit Makulopathie ohne klinisch signifikantes Makulaödem
Die Funktion einer Laserkoagulation in dieser Patientengruppe bleibt unklar.

Frage **Welche Effekte haben unterschiedliche Behandlungsmethoden bei Glaskörperblutungen?**

Nutzen wahrscheinlich

Vitrektomie bei Personen mit schweren Glaskörperblutungen und proliferativer Retinopathie (bei frühzeitiger Durchführung)

Einer RCT zufolge verringert eine frühzeitige Vitrektomie, bei Augen mit schweren Glaskörperblutungen und proliferativer Retinopathie, den Visusverlust, bei Nachuntersuchungen nach 1, 2 und 3 Jahren – im Vergleich zu einer um 1 Jahr zurückgestellten Vitrektomie – signifikant (NNT 10).

Nutzen unbekannt

Vitrektomie bei Personen mit Makulopathie

Die Funktion einer Vitrektomie in dieser Patientengruppe bleibt unklar.

Definition Eine diabetische Retinopathie ist gekennzeichnet durch Mikroaneurysmen, Blutungen, Exsudate (harte Exsudate), Venenveränderungen, Gefäßneubildungen und Netzhautverdickungen. Betroffen von den Veränderungen sind die Netzhautperipherie, die Makula oder beide Bereiche. Der Schweregrad der Retinopathie reicht von der Hintergrundretinopathie (milde nicht proliferative R.) über die präproliferative (mäßige/ schwere nichtproliferative R.) und die proliferative R. bis zur fortgeschrittenen Retinopathie. Hinsichtlich der Makulabeteiligung unterscheidet man fokale, diffuse, ischämische oder gemischte Formen.

Inzidenz/ Prävalenz Eine diabetische Retinopathie ist in Großbritannien der häufigste Erblindungsgrund. 12 % der nach den gesetzlichen Definitionen als Blindheit registrierten Fälle bei Menschen zwischen 16 und 64 Jahren werden durch Diabetes mellitus verursacht.

Ätiologie/ Risikofaktoren Zu den Risikofaktoren gehören Alter, Diabetes mellitus (abhängig von Dauer und Einstellung), Hypertonie und Hyperlipidämien.

Prognose Studien zum natürlichen Krankheitsverlauf aus den 60er Jahren kamen zu dem Ergebnis, dass die Krankheit, bei mindestens der Hälfte der Menschen mit proliferativer diabetischer Retinopathie, innerhalb von 3 bis 5 Jahren zu einer Reduktion der Sehschärfe bis auf weniger als Snellen 6/60 (20/200) führt. Nach einer Nachbeobachtungsphase von 4 Jahren lagen die Raten, für eine Verschlechterung der Sehschärfe im besseren Auge bis auf Werte unter 6/60 (20/200), bei 1,5 % für Typ 1-Diabetiker, bei 2,7 % für nicht insulinabhängige Typ 2-Diabetiker und bei 3,2 % für insulinpflichtige Typ 2-Diabetiker.

Glaukom

Suchdatum: Dezember 2001

Rajiv Shah und Richard Wormald

Frage **Welche Effekte haben unterschiedliche Behandlungsmethoden bei primärem Offenwinkelglaukom?**

Nutzen wahrscheinlich

Lasertrabekuloplastik (versus medikamentöse Therapie)

Einer RCT zufolge senkt eine kombinierte Therapie mit einer initialen Lasertrabekuloplastik und anschließender medikamentöser Therapie im Vergleich zu einer alleinigen medikamentösen Therapie signifikant den Augeninnendruck und verringert eine Verschlechterung des funduskopischen Papillenbefundes. Bei einer Nachbeobachtung nach durchschnittlich 7 Jahren zeigte sich in der Gruppe mit Kombinationstherapie außerdem eine signifikante Verbesserung des Gesichtsfeldes.

Medikamentöse Lokaltherapie

Eine systematische Übersicht ergab begrenzte Belege dafür, dass lokale medikamentöse Behandlungen den intraokulären Druck im Vergleich zu Placebo signifikant senken, erbrachte aber hinsichtlich der Gesichtsfeldverluste in einer Langzeit-Nachbeobachtung keinen signifikanten Unterschied zwischen den Behandlungen. Die eingeschlossenen Therapien wurden in der Übersicht allerdings nicht klar definiert.

Nutzen und Schaden abwägen

Chirurgische Trabekulektomie

RCTs zufolge reduziert eine chirurgische Trabekulektomie sowohl den intraokulären Druck als auch den Gesichtsfeldverlust – im Vergleich zu einer medikamentösen Therapie – signifikant. Allerdings war hinsichtlich der Sehschärfe nach 5 Jahren kein signifikanter Unterschied zwischen den Behandlungsmaßnahmen zu erkennen. Auch im Vergleich zu einer Lasertrabekuloplastik ergaben RCTs eine signifikante Besserung des intraokulären Drucks durch den chirurgischen Eingriff. Die Ergebnisse hinsichtlich der Visusveränderungen nach 5–7 Jahren waren jedoch widersprüchlich.

Nutzen unbekannt

Lasertrabekuloplastik (versus operative Therapie)

RCTs zufolge führt eine Lasertrabekuloplastik im Vergleich zu einer chirurgischen Trabekulotomie zu einer signifikant geringeren intraokulären Druckreduktion; hinsichtlich der Visusveränderungen nach 5–7 Jahren waren die Resultate aber widersprüchlich.

Frage **Welche Effekte hat eine Senkung des Augeninnendrucks bei Normaldruckglaukom?**

Nutzen wahrscheinlich

Senkung des Augeninnendrucks

Einer RCT zufolge verlangsamen chirurgische und/oder medikamentöse Behandlungen die Progression der Gesichtsfeldverluste signifikant (NNT 5); gleichzeitig zeigte sich aber, dass chirurgische Eingriffe das Risiko für die Entwicklung eines Kataraktes nach einem Beobachtungszeitraum von 8 Jahren signifikant erhöhen.

Frage **Welche Effekte haben unterschiedliche Behandlungsmethoden bei akutem Engwinkelglaukom?**

Nutzen unbekannt

Medikamentöse Therapien bei akutem Engwinkelglaukom

Placebokontrollierte RCTs fanden sich nicht, aber der starke Konsens bei diesem Thema lässt annehmen, dass medikamentöse Therapien wirkungsvoll sind. In einer RCT war hinsichtlich des intraokulären Drucks nach 2 Stunden kein signifikanter Unterschied zwischen niedrig dosiertem Pilocarpin und einer intensiven Pilocarpintherapie oder Pilocarpin-Implantate festzustellen. Zu anderen medikamentösen Therapieansätzen fanden sich keine RCTs.

Operative Therapie eines akuten Engwinkelglaukoms

Placebokontrollierte RCTs fanden sich nicht, aber der starke Konsens bei diesem Thema lässt annehmen, dass operative Maßnahmen wirkungsvoll sind. Eine RCT ergab – in Bezug auf Sehschärfe oder intraokulären Druck nach einer Beobachtungsphase von 3 Jahren – keinen signifikanten Unterschied zwischen chirurgischer Iridektomie und Laser-Iridektomie.

Definition

Mit dem Begriff Glaukom bezeichnet man eine Gruppe von Krankheiten, die durch eine progrediente Optikusneuropathie gekennzeichnet sind. Die Krankheit tritt normalerweise bilateral auf, ist aber asymmetrisch und kann mit beliebigen Werten innerhalb einer großen Spannweite von intraokulären Drücken auftreten. Alle Formen zeigen als auffallendstes Zeichen eine Papillenexkavation mit zentraler Blässe (Glaukompapille), die einhergeht mit peripheren Gesichtsfeldausfällen. Von **primärem Offenwinkelglaukom** spricht man, wenn ein Glaukom trotz offenem Abflusskanal und ohne sekundär identifizierbare Ursachen auftritt. Bei **Normaldruckglaukom** treten die typischen glaukomatösen Veränderungen bei intraokulären Drücken auf, die konstant unter 21 mm Hg liegen (ein Wert zwei Standardabweichungen oberhalb des Bevölkerungsmittels). Beim **akuten Engwinkelglaukom** (Glaukomanfall) kommt es durch einen Verschluss im Bereich des zu engen Kammerwinkels zu einem raschen, gefährlichen intraokulären Druckanstieg.

Inzidenz/ Prävalenz

Glaukome treten bei 1–2 % der über 40-jährigen Weißen auf und nehmen bis zum Alter von 70 Jahren auf 5 % zu. 2/3 der Betroffenen leiden an primären Offenwinkelglaukomen, etwa 1/4 an Normaldruckglaukomen. Bei Schwarzen zeigen Glaukome eine höhere Prävalenz, treten in früherem Alter mit höheren Drücken auf, sind schwieriger unter Kontrolle zu bekommen und stellen den Hauptgrund für irreversible Erblindung dar. In Großbritannien verursachen Glaukome 8 % aller neu registrierten Erblindungen.

Ätiologie/ Risikofaktoren

Der Hauptrisikofaktor für die Entwicklung eines primären Offenwinkelglaukoms ist ein erhöhter Augeninnendruck. Schwächere Risikofaktoren sind positive Familienanamnese und ethnische Herkunft. Das Verhältnis zwischen systemischem Blutdruck und intraokulärem Druck ist ein bestimmender Faktor für den Blutfluss zur Sehnervenpapille und folglich ein möglicher Risikofaktor für die Entwicklung eines Glaukoms. Systemische Hypotonie, Gefäßspasmen (einschließlich Raynaud-Syndrom und Migräne) und starke Blutverluste wurden in Krankenhausstudien als Risikofaktoren für die Entstehung von Normaldruckglaukomen gemeldet. Risikofaktoren für ein akutes Engwinkelglaukom sind: positive Familienanamnese, weibliches Geschlecht, Weitsichtigkeit und Katarakt. Eine kürzlich durchgeführte systematische Übersicht konnte keinerlei Belege für die Theorie finden, dass eine routinemäßige Pupillendilatation mit kurzwirksamen Mydriatika einen Risikofaktor für ein akutes Engwinkelglaukom darstellt.

Prognose

Ein fortgeschrittener Gesichtsfeldverlust muss bei 20 % der Personen mit primärem Offenwinkelglaukom bereits bei der Diagnosestellung registriert werden und ist ein wichtiger Risikofaktor für ein völliges Erblinden. Die Blindheit resultiert entweder aus einer massiven Gesichtsfeldeinschränkung oder einem Verlust der zentralen Sehstärke. Nachdem erste Gesichtsfeldausfälle aufgetreten sind, können unbehandelte Personen, mit einem intraokulären Druck über 30 mm Hg, den Rest ihres Sehvermögens innerhalb von drei oder weniger Jahren verlieren. Mit fortschreitender Erkrankung bekommen Menschen mit Glaukom Schwierigkeiten, von einem hellen Raum in einen dunkleren zu gehen und Stufen und Randsteine zu erkennen. Bei Normaldruckglaukomen schreitet der Visusverlust häufig langsamer voran. Ein akutes Engwinkelglaukom führt sehr rasch zu einem Sehverlust, der anfangs durch ein Hornhautödem und später durch eine ischämische Optikusneuropathie verursacht wird.

Herpes-simplex-Infektion des Auges

Suchdatum: August 2001

Nigel Barker

Frage **Welche Effekte haben unterschiedliche Behandlungsmethoden und therapeutische Maßnahmen hinsichtlich der Rezidivprävention?**

Nutzen belegt

Interferon zur Behandlung der Hornhautepithelerkrankung
Einer systematischen Übersicht zufolge erhöht eine lokale Interferontherapie die Zahl der Personen, die bei Nachbeobachtungen sowohl nach 7 als auch nach 14 Tagen geheilt waren, signifikant.

Orale Langzeittherapie mit Aciclovir zur Rezidivprävention
Einer großen RCT bei Personen mit mindestens einer epithelialen oder stromalen Keratitis innerhalb des vorausgegangenen Jahres zufolge senkt eine orale Langzeittherapie mit Aciclovir das Risiko für Rezidive nach einer Beobachtungsphase von 1 Jahr gegenüber Placebo signifikant.

Topische Virostatika zur Behandlung der Hornhautepithelerkrankung
Einer systematischen Übersicht zufolge erhöhen Idoxuridin oder Vidarabin die Zahl der nach einer 14-tägigen Beobachtungsphase geheilten Personen im Vergleich zu Placebo signifikant. Zusätzlich zeigte sich für Trifluridin oder Aciclovir bereits nach 7 und auch nach 14 Tagen eine gegenüber Idoxuridin signifikant bessere Heilungsrate.

Topische Glukokortikoide zur Behandlung einer stromalen Keratitis
Einer RCT zufolge verlangsamen topisch applizierte Glukokortikoide im Vergleich zu Placebo die Progression und verkürzen die Dauer der stromalen Keratitis.

Nutzen wahrscheinlich

Orale Aciclovirtherapie zur Rezidivprävention bei Personen mit Hornhauttransplantation aufgrund einer Herpes-simplex-Infektion
Eine kleine RCT mit begrenzter Aussagekraft ergab begrenzte Belegen dafür, dass eine prophylaktische orale Aciclovirtherapie die Rezidivhäufigkeit signifikant verringern und die Überlebenszeit des Implantates verbessern kann.

Nutzen unbekannt

Debridement bei epithelialer Keratitis
In einer systematischen Übersicht zeigte sich hinsichtlich der relativen Zahl an Heilungen kein signifikanter Unterschied zwischen Debridement und Placebo. Es wurde aber deutlich, dass eine Kombinationstherapie aus Debridement und antiviraler Therapie, nach einem Beobachtungszeitraum von 7 und 14 Tagen, signifikant häufiger zu einer Heilung führt als Debridement allein.

Nutzen unwahrscheinlich

Orale Aciclovirtherapie zur Behandlung einer stromalen Keratitis
In einer RCT bei Personen mit stromaler Keratitis unter lokaler antiviraler Behandlung war – in Hinsicht auf die relative Häufigkeit von Behandlungsfehlschlägen nach 16 Wochen

– kein signifikanter Unterschied zwischen oral appliziertem Aciclovir und Placebo zu erkennen.

Orale Kurzzeittherapie mit Aciclovir zur Rezidivprophylaxe

Eine RCT bei Personen mit epithelialer Keratitis, die lokal mit Trifluorothymidin behandelt wurden, ergab – hinsichtlich der Rate an stromaler Keratitis oder Iritis nach einem Beobachtungszeitraum von 1 Jahr – keinen signifikanten Unterschied zwischen einer oralen Kurzzeitprophylaxe mit Aciclovir und Placebo.

Definition

Eine Herpes-simplex-Infektion der Augen wird normalerweise durch Herpes-simplex-Virus Typ 1 (HSV-1), in Einzelfällen aber auch durch HSV-Typ 2 verursacht. Die Manifestationen einer okulären Infektion sind vielfältig und reichen von Blepharitis, obstruktiver Kanalikulitis, Konjunktivitis, oberflächliche Keratitis und Iritis bis zu einer Retinitis. Man unterscheidet neonatale, primäre (HSV bei einer Person ohne vorherige Virusexposition) und rezidivierende HSV-Infektionen (vorausgegangene Virusexposition mit humoraler und zellulärer Immunität).

Inzidenz/ Prävalenz

Die Erstinfektion mit HSV erfolgt normalerweise bereits im frühen Kindesalter. In einer US-Studie fanden sich bei 50 % der Menschen mit hohem und bei 80 % der Menschen mit niedrigem sozioökonomischen Status bis zum Alter von 30 Jahren Antikörper gegen HSV-1. Trotzdem gab es nur bei etwa 20–25 % der Personen mit Antikörpern anamnestische Hinweise auf klinische Manifestationen einer okulären oder kutanen Herpeserkrankung. Eine okuläre Herpesinfektion ist in den reichen Industrienationen die häufigste Ursache für eine hornhautbedingte Blindheit und weltweit betrachtet die häufigste Ursache einer unilateralen hornhautbedingten Erblindung. Eine über 33 Jahre laufende Bevölkerungsstudie in Rochester, Minnesota, kam zu dem Ergebnis, dass die jährliche Inzidenz für neue okuläre Herpesinfektionen bei 8,4/100 000 (95 % CI 6,9 bis 9,9) liegt und die jährliche Gesamtinzidenz (Erstmanifestation und Rezidive) bei 20,7/100 000 (95 % CI 18,3 bis 23,1) liegt. Die Prävalenz für okuläre Herpesinfektionen in der Bevölkerung lag bei 149 Fälle/10 000 Einwohner (95 % CI 115 bis 183). Zwölf Prozent der Betroffenen litten unter einer bilateralen Erkrankung.

Ätiologie/ Risikofaktoren

Die epitheliale Keratitis entsteht aus einer produktiven lytischen viralen Infektion der Hornhautepithelzellen. Man nimmt an, dass stromale Keratitis und Iritis die Folge einer Kombination aus Virusinfektion und Abwehrschwäche darstellen. Wir konnten keine quantifizierten Risikomessfaktoren identifizieren.

Prognose

Eine epitheliale HSV-Keratitis hat die Tendenz, innerhalb von 1–2 Wochen spontan abzuheilen. In einer Studie mit 271 Teilnehmern, die lokal mit Trifluorothymidin behandelt wurden und randomisiert den Gruppen mit oraler Aciclovirtherapie beziehungsweise Placebo zugeteilt wurden, waren die Epithelläsionen in der Placebogruppe nach einer Woche in 89 % und nach 2 Wochen in 99 % der Fälle völlig abgeheilt oder zumindest unter 1 mm zurückgegangen. In etwa 25 % der Fälle kommt es nach einer epithelialen Keratitis zu einer stromalen Keratitis oder einer Iritis. Mögliche Folgen einer Stromaentzündung sind: Vernarbungen, Gewebezerstörungen, Neovaskularisationen, Glaukom und persistierende Epitheldefekte. Die Rezidivrate für eine okuläre Herpesinfektion beträgt im ersten Jahr nach der Erstmanifestation 10 %, nach 2 Jahren 23 % und nach 10 Jahren 50 %. Fünf Prozent der Hornhauttransplantationen, die in Australien in einem

10-Jahres-Zeitraum durchgeführt wurden, wurden bei Personen mit Sehbehinderung beziehungsweise aktueller oder drohender Hornhautperforation, infolge einer stromalen HSV-Infektion, durchgeführt. HSV-Rezidive auf einem Hornhauttransplantat haben einen entscheidenden Einfluss auf die Lebensdauer des Implantates. Über Daten aus dem Australian Corneal Graft Registry /australische Hornhauttransplantationsregister konnte gezeigt werden, dass, über einen Nachbeobachtungszeitraum von 9 Jahren, bei 58 % der fehlgeschlagenen, wegen einer HSV-Keratitis durchgeführten, Hornhauttransplantationen mindestens ein HSV-Rezidiv aufgetreten war.

Konjunktivitis, bakterielle

Suchdatum: Februar 2002

Christine Chung, Elisabeth Cohen und Justine Smith

Frage **Welche Effekte haben Antibiotikatherapieen?**

Nutzen belegt

Antibiotikatherapie bei bakterieller Konjunktivitis mit positiver Bakterienkultur
Einer systematischen Übersicht zufolge führen Antibiotika (Polymyxin-Bacitracin, Ciprofloxacin oder Ofloxacin) im Vergleich zu Placebo nach 3–5 Tagen zu einer signifikant erhöhten klinischen und mikrobiologischen Heilungsrate. RCTs, die verschiedene Antiotika miteinander verglichen, lieferten jedoch widersprüchliche Ergebnisse zur Frage, ob sie sich in Bezug auf klinische und mikrobiologische Heilungsraten in ihren Wirkungen unterscheiden.

Nutzen wahrscheinlich

Empirische Antibiotikatherapie bei Verdacht auf bakterielle Konjunktivitis
Einer systematischen Übersicht mit begrenzter Aussagekraft zufolge führt topisch appliziertes Norfloxacin im Vergleich zu Placebo nach 5 Tagen zu einer signifikant höheren Rate an klinischen und mikrobiologischen Besserungen oder Heilungen. RCTs, die verschiedene Antiotika miteinander verglichen, konnten jedoch hinsichtlich der klinischen und mikrobiologischen Heilungsraten keinen signifikanten Unterschied zwischen verschiedenen Wirkstoffen erkennen. Eine dieser RCTs zeigte – in Bezug auf die Zahl der Fälle mit klinischer oder mikrobiologischer Besserung – auch zwischen lokaler Polymyxin-Bacitracin-Therapie und oraler Cefixim-Therapie keinen signifikanten Unterschied.

Definition Mit dem Begriff Konjunktivitis bezeichnet man alle Formen einer Bindehautentzündung, die ganz allgemein durch Reizung, Juckreiz, Fremdkörpergefühl, Lichtscheu, Tränenträufeln oder Sekretion gekennzeichnet sind. Eine bakterielle Konjunktivitis kann von den anderen Konjunktivitisformen normalerweise durch eine eitrige Sekretion unterschieden werden. Es findet sich normalerweise auch eine papilläre Reaktion (kleine entzündlich infiltrierte Knötchen mit fibrovaskulärem Zentrum im Bereich der Augenlider, die der Bindehautoberfläche ein samtiges Aussehen geben). Eine bakterielle Konjunktivitis tritt üblicherweise beidseitig auf. In der vorliegenden Darstellung werden nur bakterielle Konjunktivitiden behandelt, die nicht durch Gonokokken verursacht wurden.

Inzidenz/ Prävalenz Zu Inzidenz und Prävalenz einer bakteriellen Konjunktivitis fanden sich keine guten Belege.

Ätiologie/ Risikofaktoren Eine Konjunktivitis kann infektiös (durch Viren, Bakterien) oder durch allergische Reaktionen verursacht werden. Bei Erwachsenen sind bakterielle Bindehautentzündungen seltener als virale Formen, obwohl die Schätzungen dazu weit auseinander liegen (nach vorliegenden Berichten verursachen Viren 8–75 % der akuten Konjunktivitiden). Bei Erwachsenen sind Staphylokokkenspezies, gefolgt von Streptococcus pneumoniae und Haemophilus influencae die häufigsten Erreger einer bakteriellen Konjunktivitis. Bei Kindern sind bakterielle Bindehautentzündungen häufiger als virale. Sie werden hauptsächlich durch H. influencae, S. pneumoniae und Moraxella catarrhalis verursacht.

Prognose

In den meisten Fällen heilt einer bakterielle Konjunktivitis spontan ab. In einer systematischen Übersicht (Suchdatum 2002) fand man bei 64 % der Betroffenen (99 % CI 54 % bis 73 %) unter Placebo innerhalb von 2–5 Tagen eine klinische Heilung oder eine signifikante Besserung der Symptome. Einige Krankheitserreger verursachen jedoch Hornhautschäden und/oder systemische Komplikationen oder beides. 25 % der Kinder mit H. influencae-Konjunktivitis entwickeln eine Otitis media, und bei 18 % der Personen mit Meningokokkenkonjunktivitis kommt es zu einer komplizierenden Meningitis.

Makuladegeneration, altersabhängige

Suchdatum: Juli 2001

Jennifer Arnold und Shirley Sarks

Frage **Welche Effekte haben präventive Eingriffe und Behandlungsmethoden?**

Nutzen belegt

Photodynamische Therapie mit Verteporfin

Zwei RCTs bei ausgewählten Patientengut mit exsudativer altersabhängiger Makuladegeneration zufolge verringert eine photodynamische Therapie mit Verteporfin das Risiko für mittelschwere bis schwere Sehverluste nach einer Behandlungsdauer von 1–2 Jahren signifikant (NNT etwa 7). In der ersten RCT deutete eine Subgruppenanalyse darauf hin, dass der Nutzen bei Menschen mit überwiegend klassischen Läsionen in der Fluoreszenzangiographie besonders groß ist. In der zweiten RCT war der Nutzen bei Personen mit okkulten (nichtklassischen) Läsionen in der Fluoreszenzangiopraphie im zweiten Behandlungsjahr eher nur noch mäßig.

Nutzen und Schaden abwägen

Thermische Laserkoagulation

Großen RCTs bei Personen mit exsudativer seniler Makuladegeneration und klar abgegrenzten Läsionen zufolge reduziert eine thermische Laserkoagulation die Rate an schweren Sehverlusten im Vergleich zu Nichtbehandlung signifikant und erhält die Kontrastsensitivität. Innerhalb von 2 Jahren treten jedoch bei der Hälfte der auf diese Weise therapierten Personen chorioidale Neovaskularisationen (CNV) auf. Nach der Laserkoagulation kommt es außerdem zu einem initialen Visusabfall.

Nutzen unbekannt

Lasertherapie von Drusen

Es fanden sich keine ausreichenden Belege dafür, dass eine Laserbehandlung von Drusen eine spätere altersabhängige Makuladegeneration (CNV oder geographische Atrophie) verhindern kann. Einer RCT und drei Pilotstudien für RCTs zufolge führt eine Lasertherapie bei Augen mit Hochrisikodrusen nach 2 Jahren zu einer signifikanten Visusverbesserung (NNT 9). Dagegen verbessert sich einer anderen RCT zufolge die Sehschärfe nach Lasertherapie nur in einer Untergruppe, in der eine Reduktion der Drusen um mehr als 50 % gelungen war. Einer dritten RCT zufolge führt eine Laserbehandlung von Drusen – besonders bei Personen, bei denen es im anderen Auge bereits zu einer exsudativen altersabhängigen Makuladegeneration gekommen war – zu einer kurzfristig signifikant erhöhten Inzidenz für chorioidale Neovaskularisationen.

Protonenstrahl-Therapie und Skleraplaque-Bestrahlung

Nichtrandomisierte Pilotstudien lieferten keine überzeugenden Belege über verschiedene Dosierungs- und Zeitvarienten von Protonenstrahl-Therapien oder lokalen Skleraplaque-Bestrahlungen.

Subretinale Makulachirurgie

Es fanden sich keine ausreichenden Belege über die Effekte von subretinalen Operationstechniken. Die Rezidivraten für chorioidale Neovaskularisationen sind hoch, und die Operationstechniken sind mit ein klinisch bedeutsamen Komplikationsrisiko behaftet, das zu Visusverlust und der Notwendigkeit weiterer chirurgischer Eingriffe führen kann.

Nutzen unwahrscheinlich

Niedrig dosierte Röntgenbestrahlung
In einer großen RCT bei Personen mit exsudativer altersabhängiger Makuladegeneration, die eine niedrig dosierte Röntgenbestrahlung mit Placebo verglich, war hinsichtlich der Zahl der Menschen mit mäßigem Visusverlust nach 1 Jahr kein signifikanter Unterschied zu erkennen. Kleinere RCTs, die sowohl niedrig als auch hoch dosierte Röntgenbestrahlung mit Placebo oder Nichtbehandlung verglichen, lieferten widersprüchliche Belege. Über mögliche Langzeitschäden fanden sich keine ausreichenden Belege, obwohl in den RCTs bei Kontrollen nach 12 bis 24 Monaten keine Belege für toxische Wirkungen auf Sehnerv oder Netzhaut zu finden waren.

Unwirksamkeit oder Schädlichkeit wahrscheinlich

Subkutanes Interferon α-2a
Einer großen RCT zufolge führen subkutane Interferon α-2a-Injektionen im Vergleich zu Placebo eher zu einer Verstärkung des Sehverlustes nach 1 Jahr, obwohl der Unterschied nicht signifikant war. Zusätzlich fanden sich jedoch Belege über schwere okuläre und systemische Nebenwirkungen.

Definition Die altersabhängige Makuladegeneration (AMD) ist das Spätstadium der altersabhängigen Makulopathie. Man unterscheidet zwei Formen der AMD: die atrophische (trockene) AMD mit geographischer Atrophie und die exsudative (feuchte) AMD mit chorioidaler Neovaskularisation (CNV), die eventuell disziforme Narben erzeugen kann.

Inzidenz/ Prävalenz AMD ist in den Industrienationen eine häufige Ursache für Erblindung. Die atrophische Form ist häufiger als die das Sehvermögen stärker bedrohende exsudative Form. Sie ist bei 85 % der Menschen mit AMD zu beobachten. Bei 2 % aller über 50-Jährigen findet man eine AMD im Endstadium (zur Erblindung führend), wobei die Inzidenz mit dem Alter zunimmt (0,7–1,4 % in der Altersgruppe der 65- bis 75-Jährigen; 11–19 % bei Menschen > 85 Jahre).

Ätiologie/ Risikofaktoren Alter ist der größte Risikofaktor für die Entwicklung einer AMD. Zu den okulären Risikofaktoren für die Entwicklung einer exsudativen AMD zählen: weiche Drusen, Pigmentveränderungen der Makula und chorioidale Neovaskularisationen im anderen Auge. Systemische Risikofaktoren sind: Hypertonie, Rauchen und eine positive Familienanamnese. Man nimmt an, dass auch Ernährung und UV-Exposition ätiologisch wichtige Faktoren darstellen, hat dafür jedoch noch keine Beweise.

Prognose AMD führt zu einer Verschlechterung der zentralen Sehschärfe, die für Tätigkeiten wie Lesen, Autofahren, das Erkennen von Gesichtern und alle Aufgaben, die ein scharfes Sehen erfordern, notwendig ist. Die **atrophische AMD** verläuft über viele Jahre langsam progredient mit einer hohen Variabilität hinsichtlich des Zeitraumes, nach dem ein – gesetzlich als Blindheit definierter – Sehverlust eingetreten ist (normalerweise etwa 5–10 Jahre). Die **exsudative AMD** ist sehr viel häufiger Visus-bedrohend. 90 % der Menschen mit einem schweren AMD-bedingten Sehverlust leiden an der exsudativen Form. Diese manifestiert sich normalerweise über eine plötzlichen Visusverschlechterung und Verzerrungen (Metamorphopsie) im Bereich des zentralen Gesichtsfeldes. Eine primär aus Kohortenstudien abgeleitete Hochrechnung ergab für Menschen mit bilateralen weichen Drusen hinsichtlich der Entwicklung einer exsudativen AMD ein Risiko von 1–5 % nach 1 Jahr und 13–18 % nach 3 Jahren. Das beobachtete 5-Jahres-Risiko aus einer Bevölkerungsumfrage lag bei 7 %. In den meisten Fällen (Schätzungen schwanken von 60–90 %) schreitet eine exsudative AMD über die Entwicklung eines zentralen Gesichtsfeldausfalls (zentrales Skotom) bis zur Erblindung fort. Das periphere Gesichtsfeld bleibt erhalten, wodurch sich die betroffene Person räumlich orientieren und ihr Leben alleine bewältigen kann. Ob eine Lesefähigkeit mit Sehhilfen erhalten werden kann, ist abhängig von Größe und Dichte des zentralen Skotoms und dem Grad an verbliebener Kontrastsensitivität. Sobald sich in einem Auge eine exsudative AMD entwickelt hat, ist das andere Auge stark gefährdet (kumulative geschätzte Inzidenz: 10 % nach 1 Jahr, 28 % nach 3 Jahren und 42 % nach 5 Jahren).

Kommentar

Bernd Kirchhof

Die dargestellten Therapieoptionen betreffen die exsudative/feuchte Verlaufsform der altersabhängigen Makuladegeneration (AMD). Die vielfältigen Bemühungen, die Prognose zu verbessern, sollen nicht darüber hinweg täuschen, dass bisher überhaupt nur eine Minderheit der Patienten behandelt wird. 80 % der Patienten leiden nämlich unter der atrophischen Erscheinungsform der AMD. Für die atrophische Verlaufsform der AMD existiert noch kein Behandlungskonzept. Die atrophische/geographische AMD ist zwar weniger rasch progredient als die exsudative Form, und trägt zum kleineren Teil zur gesetzlichen Erblindungen bei, sie bedroht aber nichts desto weniger die Lesefähigkeit, die Führerscheintauglichkeit, das Gesichtererkennen, und somit die Selbständigkeit und die Lebensqualität der Patienten.
Aktuelle evidenzbasierte Therapie wird ganz wesentlich auch am Zugewinn an Lebensqualität gemessen. Das *National Eye Institute Visual Function Questionnaire* (NEI-VFQ) wird allgemein anerkannt um die augenspezifische Lebensqualität zu erfassen. G.H. Franke hat den Bogen für die deutsche Sprache adaptiert und validiert (1998). Im Zusammenhang mit Therapiestudien zur AMD sind noch keine Daten zur Lebensqualität veröffentlicht worden. Erhalt der Lesefähigkeit ist dringendster Wunsch der AMD-Patienten, nicht nur weil Lesefähigkeit für Lebensqualität und Unabhängigkeit steht, sondern weil Lesefähigkeit auch weitere Anforderungen an die Sehkraft impliziert: Gesichtererkennen, ev. sogar PKW-Führerscheintauglichkeit. Diese Korrelation ist bei Betrachtung des Fernvisus (Einzeloptotypen) weniger gegeben. Dem Lesevisus, besser der Lesegeschwindigkeit, wird deshalb – auch in klinischen Studien – zunehmend Bedeutung beigemessen.
Die im englischen Original vorgeschlagenen Therapieoptionen sind aktuell zu ergänzen um folgende Verfahren (die wissenschaftlich nachgewiesene Wirksamkeit der hinzugekommenen Behandlungsverfahren wird in Anlehnung an die Empfehlungen der Ärztlichen Zentralstelle Qualitätssicherung und der Arbeitsgemeinschaft der Wissenschaftlichen Medizinischen Fachgesellschaften bewertet):
Wirksamkeit von Maßnahmen, um AMD zu verhindern: Medikamentöse Therapie. Nahrungsergänzungsprodukte mit antioxidativen Eigenschaften vermögen die Entwicklung von AMD zu verlangsamen. Die vom National Institute of Health (NIH) durchgeführte multizentrische randomisierte AREDS (Age Related Eye Disease) Studie verabreichte täglich oral 500 mg Vitamin C, 400 IU Vitamin E und 15 mg Beta Karotin plus Zink an Risikopatienten. Risikopatienten sind definiert durch extensive kleine Drusen, oder mittelgroßen Drusen, oder Pigmentverschiebungen in der Makula oder das Vollbild der AMD am Partnerauge. Risikopatienten hatten ein signifikant geringeres Risiko das Vollbild der AMD (ggf. am zweiten Auge) zu entwickeln, wenn eine Kombination aus Zink mit den o. g. Antioxidantien eingenommen wurde. Zink und Antioxidantien alleine waren weniger wirksam als die Kombination von beidem. Daraus folgt die Empfehlung der Studie: Perso-

nen älter als 55 Jahre mit erheblichen mittelgroßen Drusen, oder mindestens einer großen Druse, oder geographischer oder exsudativer AMD im Partnerauge und ohne Gegenindikationen wie Rauchen sollten in Betracht ziehen, mit Hilfe der Studienmedikation das AMD-Risiko zu vermindern (Evidenzklasse Ib, Härtegrad A).

Wirksamkeit von Maßnahmen gegen die exsudative Form der AMD:

a) (Thermo-) Laserkoagulation. Die Argon/Krypton-Koagulation ist heute nur noch für die Untergruppe der extrafoveal gelegenen klassischen Neovaskularisationen – also ca. 5 % der exsudativen AMD-Fälle – von Bedeutung. Auch wenn davon wiederum 50 % der Augen Rezidive entwickeln, so hat man einer – wenn auch sehr kleinen – Gruppe von Patienten mit wenig Aufwand helfen können. Auch wenn die Laserkoagulation juxta- und subfovealer Neovaskularisation in Verlaufsbeobachtungen über mehrere Jahre die Prognose signifikant verbessern mag, so verbietet sich diese Option meines Erachtens dennoch, da die Hitzekoagulation der Fovea die zentrale Sehschärfe unmittelbar und irreversibel verschlechtert. und da heutzutage weniger destruktive Therapieoptionen zur Verfügung stehen. Einzig Patienten, die unter Metamorphopsien leiden und bereits sehr schlecht sehen (kein 5-Meter Visus), mögen von der zentralen Koagulation mit Stabilisierung einer extrafovealen Fixation profitieren.

b) Submakuläre Chirurgie. Die chirurgische Extraktion der submakulären Läsion transformiert die exsudative in die atrophische Verlaufsform der AMD. Lesevisus ist nicht möglich. Die Fixation ist exzentrisch. Nur ausnahmsweise mag ein Patient durch ruhigere (exzentrische Fixation) und Reduktion der Metamorphopsien profitieren. Diese beschränkte Prognose lässt sich durch zentrale Laserkoagulation möglicherweise einfacher erzielen.

c) Makulatranslokation mit 360 Grad-Retinotomie. Die Verlagerung der Makula auf weniger erkranktes retinales Pigmentepithel vermag das zentrale Sehen zu stabilisieren und sogar zu verbessern. Eckardt und Eckardt (1999) berichten in ihrer prospektiven nicht-randomisierten Untersuchung von Wiederlangung der Lesefähigkeit in 50 % der Augen. Erholung der zentralen Sehschärfe und dabei insbesondere der Lesesehschärfe wird in weiteren prospektiven nicht-randomisierten Studien bestätigt. Die Komplikationen sind zahlreich: Diplopie, Hornhautödem, Hypotonie, zystoides Makulaödem, subretinales Perfluorkarbon, Blutung, Rezidiv der Neovaskularisation, und proliferative Vitreoretinopathie mit Netzhautablösung. Die schwerwiegendste Komplikation ist die proliferative Vitreoretinopathie bei 20 bis 30 % der Patienten (Evidenzklasse III, Härtegrad).

d) Makulatranslokation mit Skleraeinfaltung. Die funktionellen Ergebnisse bleiben bei der AMD hinter denen der Makulatranslokation mit 360 Grad-Retinotomie zurück, möglicherweise deshalb, weil die subfovealen Läsionen im allgemeinen zu groß sind, als dass der „limitierte“ Umfang der Verlagerung intaktes Pigmentepithel erreichen kann. Bessere Ergebnisse werden mit dieser Methode bei Myopie oder der Histoplasmose aufgrund der kleineren Neovaskularisationen dort erreicht (Bernard 2001, Fuji 2001) (Evidenzklasse III, Härtegrad B).

e) Photodynamische Therapie. Zweifellos zeigt die TAP-Studie einen statistisch signifikanten Behandlungserfolg gegenüber der Kontrollgruppe. Dennoch bleiben Zweifel an der klinischen Relevanz dieses Ergebnisses. Die Zulassung der Verteporphin-Therapie in Europa – zuletzt sogar für okkulte sufoveale Neovaskularisationen – bleibt weltweit ohne Beispiel. Weder die USA, noch England oder Japan haben bisher die photodynamische Therapie für AMD zugelassen. Ist die Verzögerung eines „schweren Visusverlustes“ ausreichende Evidenz für Wirksamkeit? Die Daten der TAP-Studie zur Verbesserung der Lebensqualität könnten helfen diese Frage zu klären. Sie sollten dringend veröffentlich werden. Der klinisch praktische Umgang mit diesen Patienten zeigt die Wichtigkeit von Lesefähigkeit. Lesegeschwindigkeit und Lebensqualität sind m. E. unverzichtbare Parameter einer evidenzbasierten klinischen Studie über Wirksamkeit einer Behandlung der AMD.

f) Therapeutische Apherese. Die Membran-Differentialfiltration (Rheopherese®) erreicht bei Frühformen der AMD (Drusen und beginnender Pigmentepithel-Atrophie) eine Erholung der Makulafunktion. Die Behandlung muss wiederholt werden um den Effekt aufrecht zu erhalten. Der Mechanismus ist eine Verbesserung der chorioidalen Mikrozirkulation. Die einzige kontrollierte Studie hierzu hat trotz kleiner Fallzahl eine statistisch signifikante Verbesserung der Prognose für den Fernvisus. Die Halbzeitergebnisse einer größeren randomisierten Studie (MIRA-I) bestätigen die Wirksamkeit der Rheopherese für die o. g. Untergruppe der AMD. Lesegeschwindigkeit und Lebensqualität werden in der MIRA-I Studie registriert (Evidenzklasse Ib, Härtegrad A).

Trachom

Suchdatum: Oktober 2001

Nicole Fraser-Hurt und Denise Mabey

Frage **Welche Effekte haben Maßnahmen zur Reduktion des aktiven Trachoms auf die Prävention der Narbenbildung?**

Nutzen wahrscheinlich

Antibiotika (versus Placebo oder Nichtbehandlung)

Einer unveröffentlichten systematischen Übersicht mit begrenzter Aussagekraft aus RCTs mit niedriger Power zufolge reduzieren Antibiotika – im Vergleich zu einer Kontrollgruppe – die Aktivität einer Chlamydienkonjunktivitis nach 3 und 12 Monaten signifikant. Einer zusätzlichen RCT zufolge führt eine lokale Tetracyclintherapie in Verbindung mit regelmäßigem Waschen des Gesichtes – im Vergleich zu Nichtbehandlung – nach 3 Monaten zur signifikanten Reduktion der Zahl an kindlichen Trachomfällen.

Orale Azithromycintherapie (versus lokale Tetracyclintherapie)

Einer unveröffentlichten systematischen Übersicht aus drei RCTs mit begrenzter Aussagekraft zufolge führt eine orale Azithromycintherapie nach 3 Monaten im Vergleich zu einer lokalen Tetracyclintherapie zur signifikanten Besserung der Trachomaktivität. Die RCTs hatten jedoch eine geringe statistische Power oder ein ungewöhnliches Studiendesign, und bei einer Nachbeobachtung nach 12 Monaten waren die Unterschiede zwischen den Therapieformen verschwunden. Einer nachfolgend durchgeführten RCT zufolge verbessert eine orale Azithromycintherapie das klinische Abheilen der trachomatösen Veränderungen nach 10 Wochen und 6 Monaten im Vergleich zu einer lokalen Tetracyclintherapie signifikant.

Häufigeres Waschen plus lokale Tetracyclintherapie

Einer in zwei systematischen Übersichten identifizierten RCT zufolge verringert häufigeres Waschen des Gesichtes plus lokale Tetracyclintherapie die Rate an schweren Trachomerkrankungen nach einem Beobachtungszeitraum von 1 Jahr im Vergleich zu einer alleinigen Tetracyclintherapie signifikant. Hinsichtlich der allgemeinen Trachomhäufigkeit war jedoch kein signifikanter Unterschied zu erkennen; die RCT war allerdings zu klein, um einen klinisch bedeutsamen Effekt auszuschließen. Einer zusätzlichen großen RCT zufolge führt Waschen des Gesichtes alleine – im Vergleich zu Nichtbehandlung – nach 3 Monaten nicht zu einer signifikanten Reduktion der Zahl an kindlichen Trachomfällen, während eine kombinierte Therapie aus Gesichtswäsche und topischen Tetrazyklinen in dieser Hinsicht zu einer signifikanten Besserung führt.

Frage **Welche Effekte haben chirurgische Eingriffe im Narbenstadium eines Trachoms (Entropium und Trichiasis)?**

Nutzen wahrscheinlich

Bilamelläre Tarsusrotation (versus andere Lidoperationen) bei Durchführung durch einen erfahrenen Operateur

Es fanden sich keine RCTs über die Wirkungen einer Operation zur Besserung der Sehschärfe bei Patienten mit Narbentrachom. Bei Personen mit schwerer Trichiasis kam eine RCT mit begrenzter Aussagekraft zu dem Ergebnis, dass eine Tarsusrotation im Vergleich zu anderen Operationstechniken (eversion splinting, tarsal advance oder tarsal grooving) nach 2 Wochen zu einem signifikant höheren Operationserfolg führt, während zwischen

Tarsusrotation und Tarsusvorlagerung und -rotation hinsichtlich des operativen Erfolgs nach 2 Wochen kein signifikanter Unterschied zu erkennen war. Einer zweiten RCT zufolge kann eine Tarsusrotation im Vergleich zu Kryoepilation oder Elektrolyse nach 25 Monaten einen signifikant höheren Operationserfolg vorweisen.

Definition

Unter **floridem Trachom** versteht man eine chronische Entzündung der Augenbindehaut durch eine Infektion mit Chlamydia trachomatis. Nach der WHO-Klassifikation für ist ein leichtes Trachom (TF) durch den Nachweis von fünf oder mehr Follikeln von mindestens 0,5 mm Durchmesser im Bereich des Oberlides gekennzeichnet. Ein schweres Trachom (TI) ist durch eine ausgeprägte entzündliche Verdickung der Oberlid-Konjunktiva, die mehr als die Hälfte der in normaler Tiefe gelegenen Gefäße verdeckt, definiert. Ein **narbiges Trachom**, als Endstadium der Entzündung, wird durch wiederholte Infektionen mit C. trachomatis verursacht, die schließlich zu einer narbigen Verkürzung und Einwärtsdrehung des Oberlides (Entropium) führen, wodurch die Wimpern an der Hornhaut scheuern (Trichiasis). Die resultierende Erblindung ist die Folge einer Hornhauttrübung, die abhängig ist vom Ausmaß des Entropiums / der Trichiasis.

Inzidenz/ Prävalenz

Das Trachom ist weltweit betrachtet die führende Ursache für eine vermeidbare Erblindung und wird zahlenmäßig nur vom Katarakt als Gesamtgrund für Blindheit übertroffen. Insgesamt leiden 150 Millionen Menschen, die meisten davon Kinder an floriden Trachomen. Etwa 5,5 Millionen Menschen sind infolge eines Trachoms erblindet oder in Gefahr zu erblinden. Das Trachom ist eine Armutskrankheit, die unabhängig ist von geographischen Faktoren. Das narbige Trachom ist prävalent in großen Gebieten Afrikas, dem mittleren Osten, Südwest-Asien, dem indischen Subkontinent und in Aborigines-Gemeinschaften in Australien. Auch in Zentral- und Südamerika gibt es kleine Endemiegebiete. In Gebieten mit einer durchgehend hohen Trachomprävalenz, wird die floride Krankheitsform über 50 % der Vorschulkinder gefunden und kann eine Prävalenz von 60–90 % haben. Die Prävalenz für ein florides Trachom nimmt mit zunehmendem Alter ab, so dass nur noch 5 % der Erwachsenen Zeichen einer floriden Erkrankung zeigen. Obwohl die floride Erkrankung gleich häufig bei Knaben und Mädchen auftritt, sind die Spätfolgen, wie Trichiasis, Entropium und Hornhauttrübung bei Frauen häufiger als bei Männern. 75 % der Frauen und 50 % der Männer über 45 Jahre können Zeichen eines narbigen Trachoms aufweisen.

Ätiologie/ Risikofaktoren

Das Auftreten eines floriden Trachoms ist assoziiert mit geringem Lebensalter und engem Körperkontakt. Augen- und Nasensekrete sind mögliche Quellen für wiederholte Reinfektionen. Das Teilen des Schlafzimmers mit einer erkrankten Person muss als Risikofaktor betrachtet werden. Gesichtskontakt mit Fliegen wurde mit dem Auftreten von floriden Trachomen assoziiert. Studien, die über diese Beziehung berichteten, verwendeten allerdings eine schwache Methodik.

Prognose

Die Hornhautschädigung beim Trachom wird durch zahlreiche Prozesse verursacht. So können z. B. Vernarbungen zu einem unzureichenden Tränenfilm, und damit einem trockenen Auge führen, das reibenden Wimpern im Vergleich zu empfindlicher ist, was schließlich die Hornhauttrübung bewirkt. Die Prävalenz von Vernarbungen und nachfolgender Erblindung nimmt mit steigendem Alter zu, weshalb diese Erscheinungen vor allem bei älteren Erwachsenen zu beobachten sind.

Uveitis anterior, akute

Suchdatum: Februar 2002

André Curi, Kimble Matos und Carlos Pavesio

Frage **Welche Effekte haben entzündungshemmende Augentropfen?**

Nutzen unbekannt

Nichtsteroidale Augentropfen

In RCTs zeigte sich hinsichtlich der klinischen Heilungsrate kein signifikanter Unterschied zwischen nichtsteroidalen Augentropfen und Placebo oder nichtsteroidalen und steroidalen Augentropfen.

Steroidale Augentropfen

Eine kleine RCT ergab hinsichtlich der Schwere der Symptomatik nach 14 oder 21 Tagen keinen signifikanten Unterschied zwischen steroidhaltigen Augentropfen (Betamethasonphosphat/Clobetasonbutyrat) und Placebo. In zwei RCTs war – in Bezug auf die Zahl der Vorderkammerzellen pro Untersuchungsfeld (ein Marker für die Schwere der Erkrankung bei akuter Uveitis anterior) – kein signifikanter Unterschied zwischen Prednisolon und Rimexolon zu erkennen; zwei anderen RCTs zufolge erhöht jedoch Prednisolon gegenüber Loteprednol nach 28 Tagen die Zahl der Personen mit weniger als fünf Vorderkammerzellen pro Untersuchungsfeld signifikant. Den RCTs zufolge ist die Gefahr einer intraokulären Drucksteigerung bei Rimexolon und Loteprednol geringer als bei Prednisolon; allerdings waren die Unterschiede nicht signifikant.

Definition

Unter Uveitis anterior versteht man eine Entzündung der Uvea mit Iritis und Iridozyklitis, die sich nach ihrem klinischen Verlauf in eine akute und eine chronische Form und aufgrund ihrer morphologischen Veränderungen in eine granulomatöse oder nichtgranulomatöse Form unterteilen lässt. Eine akute Uveitis anterior ist charakterisiert durch ein extrem schmerzhaftes, gerötetes Auge, häufig begleitet von einer Photophobie und gelegentlich assoziiert mit einer verminderten Sehschärfe. Von chronischer Uveitis anterior spricht man, wenn die Beschwerden über 6 Wochen hinaus anhalten. Diese Form verläuft normalerweise asymptomatisch, bei vielen Betroffenen sind allerdings in Exazerbationsphasen doch leichte Symptome zu beobachten.

Inzidenz/ Prävalenz

Die akute Uveitis anterior ist eine seltene Erkrankung mit einer jährlichen Inzidenz in der Gesamtbevölkerung von 12/100 000. In Finnland ist die Erkrankung, wahrscheinlich aufgrund genetischer Faktoren, wie der hohen Frequenz von HLA-B27 in der finnischen Bevölkerung, häufiger (jährliche Inzidenz 22,6/100 000, Prävalenz 68,7/100 000). Die Inzidenz ist bei beiden Geschlechtern gleich. Weniger als 10 % der Fälle treten vor dem 20. Lebensjahr auf.

Ätiologie/ Risikofaktoren

In 60–80 % der Fälle ist keine Ursache für die akute Entzündung auszumachen. Systemische Erkrankungen, die mit akuter Uveitis anterior einhergehen können, sind: Spondylitis ankylosans (M. Bechterew), Reiter-Syndrom, juvenile rheumatoide Arthritis, Kawasaki-Syndrom, infektiöse Uveitis, Behçet-Syndrom, chronisch entzündliche Darmerkrankungen, interstitielle Nephritis, Sarkoidose, Multiple Sklerose, Wegener-Granulomatose, Vogt-Koyanagi-Harada-Syndrom und maskierte Syndrome. Eine akute Uveitis anterior kann bei Personen mit HLA-B27 allerdings auch ohne systemische Erkrankung auftreten oder die Manifestation einer isolierten Augenerkrankung, wie Fuchs-Heterochromiezyklitis, Posner-Schlossmann-Syndrom oder Schwartz-Syndrom darstellen. Weitere mögliche Ursachen sind: Augenoperation, Medikamentennebenwirkung oder allergische Reaktion.

Prognose Eine akute Uveitis anterior heilt oft von alleine ab. Es fanden sich allerdings keine Belege darüber, bei welchem Personenkreis es, wie häufig und in welchem Zeitraum, zu einer Spontanheilung kommt. Mögliche Komplikationen sind: hintere Synechien, Katarakt, Glaukom und chronische Uveitis. In einer Studie mit 154 Teilnehmern (232 Augen) mit akuter Uveitis anterior (119 Personen HLA-B27-positiv) war die Sehschärfe bei 209 von 232 Augen (90 %) besser als 20/60, bei 23 von 232 Augen (10 %) 20/60 oder schlechter und bei 11 von 232 Augen (5 %) schlechter als 20/200 (nach gesetzlichen Kriterien blind).

Menière

Suchdatum: Juni 2001

Adrian James und Marc Thorp

Frage **Welche Effekte haben unterschiedliche Methoden bei der Behandlung der akuten Menière-Attacke?**

Nutzen unbekannt

Anticholinergika; Benzodiazepine; Betahistin
Zur Wirksamkeit dieser Behandlungsmethoden während einer akuten Menière-Attacke fanden sich keine RCTs.

Frage **Welche Effekte haben prophylaktische Maßnahmen?**

Nutzen unbekannt

Betahistin (gegen Schwindel und Übelkeit)
In RCTs fanden sich widersprüchliche Belege hinsichtlich der Auswirkungen von Betahistin – im Vergleich zu Placebo – auf Häufigkeit und Schwere der Schwindelanfälle, Tinnitus und Druckgefühl.

Ernährungsumstellung; psychologische Unterstützung; systemische Aminoglykosidtherapie
Es fanden sich keine RCT, die die präventiven Effekte dieser Maßnahmen in Bezug auf Schwindelanfalle und Tinnitus untersucht hätten.

Diuretika
Eine RCT ergab keine ausreichenden Belege über die Wirksamkeit von Diuretika im Vergleich zu Placebo.

Trimetazidin
Es fanden sich keine RCTs, die Trimetazidin mit Placebo verglichen hätten. RCTs bei Menschen mit verifiziertem Morbus Menière oder Verdacht auf Morbus Menière ergaben hinsichtlich der Effekte auf Hörvermögen oder Tinnitus keinen signifikanten Unterschied zwischen Trimetazidin und Betahistin. In Hinblick auf das Symptom Schwindel waren die Belege widersprüchlich.

Nutzen unwahrscheinlich

Betahistin (gegen Hörminderung)
In vier RCTs zeigte sich in Bezug auf das über Hörschwellenaudiometrie bewertete Hörvermögen kein signifikanter Unterschied zwischen Betahistin und Placebo.

Unwirksamkeit oder Schädlichkeit wahrscheinlich

Lithium
Kleine randomisiert-kontrollierte Cross-over-Studien bei Patienten mit Verdacht auf Morbus Menière ergaben hinsichtlich der Effekte auf Schwindel, Tinnitus, Druckaura oder Hörvermögen keinen Unterschied zwischen Lithium und Placebo. Eine Lithiumtherapie führt aber zu unerwünschten Nebenwirkungen wie Tremor, Durstgefühl und Polyurie.

Definition

Morbus Menière ist gekennzeichnet durch wiederholte akute Drehschwindelattacken und eine fluktuierende uni- oder bilaterale Schallempfindungsschwerhörigkeit mit Tinnitus und Druckgefühl im betroffenen Ohr. Die Anfälle können clusterartig 6- bis 11-mal pro Jahr auftreten. Ebenso sind jedoch völlig symptomfreie Phasen von mehreren Monaten Dauer möglich. Die Diagnosestellung erfolgt anhand klinischer Parameter. Es ist wichtig einen Morbus Menière differenzialdiagnostisch von anderen Erkrankungen (z. B. benigner Lagerungsschwindel, akute Labyrinthitis) abzugrenzen, die sich ebenfalls mit Schwindel, Hörminderung und Tinnitus manifestieren können, aber einen anderen therapeutischen Ansatz erfordern. Die Aufstellung strenger Diagnosekriterien ist dafür hilfreich. In dieser Übersicht verwendeten wir die Klassifikation der American Academy of Otolaryngology-Head and Neck Surgery (AAO-HNS) für die Bewertung der diagnostischen Exaktheit in den untersuchten RCTs (Tab. 1).

Inzidenz/ Prävalenz

Morbus Menière ist in der Altersgruppe der 40- bis 60-Jährigen am häufigsten zu beobachten, kann aber auch schon in jüngerem Alter auftreten. In Europa liegt die jährliche Inzidenz für die Erkrankung bei ungefähr 50–200/100 000. Eine Begutachtung der hausärztlichen Krankenakten von 27 365 Personen ergab für den Zeitraum eines Jahres eine Inzidenz von 43 Personen (157/100 000). In dieser Übersicht fehlten jedoch einheitliche diagnostische Kriterien. Ein Überblick über mehr als 8 Millionen Menschen in Schweden zeigte bei einer Diagnosestellung – ausschließlich auf der Basis einer kompletten Symptomtrias Schwindel, Hörminderung und Tinnitus – eine jährliche Inzidenz von 46/100 000. Berücksichtigt man die Ergebnisse kleinerer Studien, scheint die Inzidenz in Uganda geringer und in Japan höher (350/100 000 basierend auf einer nationalen Übersicht zu den stationären Behandlungszahlen einer einzigen Woche.)

Ätiologie/ Risikofaktoren

Morbus Menière steht im Zusammenhang mit einen endolymphatischen Hydrops (erhöhter endolymphatischer Druck im häutigen Labyrinth), aber ein kausaler Zusammenhang zwischen beiden Erscheinungen ist immer noch nicht bewiesen. Erkrankungen, die einen endolymphatischen Hydrops auslösen (Schläfenbeinfraktur, Syphilis, Hypothyreose, Cogan-Syndrom und Mondini-Syndrom) können sehr ähnliche Symptome verursachen.

Prognose

Morbus Menière ist eine chronisch progressive Erkrankung mit einem nicht vorhersehbaren wechselhaften Verlauf, so dass es schwierig ist, eine spontane Besserung von einem Behandlungseffekt zu unterscheiden. Eine signifikante Besserung des Schwindels findet man meistens in der Placebogruppe der RCT. Die Häufigkeit der Schwindelattacken steigert sich vielfach in den ersten Jahren der Erkrankung und fällt dann wieder mit dem Auftreten eines dauerhaften Hörverlustes. In den meisten Fällen sistieren die Schwindelanfälle irgendwann vollständig. In einer über 20 Jahre laufenden Kohortenstudie mit 34 Teilnehmern, kam es bei 28 (82 %) zumindest zu einem mäßigen Hörverlust (medianer audiometrisch gemessener Hörverlust > 50 dB) und bei 16 (47 %) zur Entwicklung einer bilateralen Erkrankung. Die anderen Symptome verbessern sich bei 60–80 % der Betroffenen unabhängig von einer Therapie.

Tabelle 1 **Definition der American Academy of Otolaryngology-Head and Neck Surgery (AAO-HNS) zur Sicherheit der Diagnose „Morbus Menière".**

Gesichert	Definitiver M. Menière plus postmortale Bestätigung
Definitiv	≥ 2 Schwindelepisoden* mit audiometrisch bestätigter Schallempfindungsschwerhörigkeit, Tinnitus oder Druckgefühl im betroffenen Ohr und Ausschluss anderer Ursachen
Wahrscheinlich	Eine Schwindelepisode* mit audiometrisch bestätigter Schallempfindungsschwerhörigkeit, Tinnitus oder Druckgefühl im betroffenen Ohr und Ausschluss anderer Ursachen
Möglich	Schwindelepisoden* ohne Hörverlust oder mit Schallempfindungsschwerhörigkeit und Gleichgewichtsstörungen; andere Ursachen ausgeschlossen

* Definiert als spontan auftretender Drehschwindel von > 20 Min. Dauer

Ohrenschmerzen und Mittelohrverletzungen bei Flugreisen

Suchdatum: März 2002

Simon Janvrin

Frage **Welche Effekte haben Präventivmaßnahmen?**

Nutzen wahrscheinlich

Oral wirksame abschwellende Mittel bei Erwachsenen

Zwei RCTs ergaben begrenzte Hinweise dafür, dass oral verabreichtes Pseudoephedrin im Vergleich zu Placebo zu einer signifikanten Verringerung der Ohrenschmerzen und der Hörminderung während einer Flugreise führt.

Nutzen unbekannt

Oral wirksame abschwellende Mittel bei Kindern

In einer kleinen RCT zeigte sich in Hinblick auf die Ohrenschmerzen bei Start und Landung kein signifikanter Unterschied zwischen oral appliziertem Pseudoephedrin und Placebo.

Abschwellende Nasentropfen bei Erwachsenen

Eine kleine RCT lieferte im Vergleich mit Placebo keine ausreichenden Belege über die Effekte von abschwellenden Nasentropfen bei Flugreisen.

Definition	Flugreisen können zu Trommelfellschmerzen, Schwindel, Hörverlust und Trommelfellperforation führen.
Inzidenz/ Prävalenz	Die Prävalenz von Symptomen ist abhängig von Flughöhe, Flugzeugtyp und individuellen Faktoren. Eine Studie zur Punktprävalenz ergab, dass 20 % der Erwachsenen und 40 % der Kinder nach einem Flug einen negativen Mittelohrdruck und 10 % der Erwachsenen und 22 % der Kinder otoskopisch sichtbare Anzeichen für Trommelfellschäden aufwiesen. Es fanden sich keine Daten über die Inzidenz von Trommelfellperforationen, die jedoch im kommerziellen Fluggeschäft extrem selten aufzutreten scheinen.
Ätiologie/ Risikofaktoren	Während eines Sinkfluges fällt der Druck im Mittelohr im Vergleich zu demjenigen im Gehörgang. Bei anatomisch engen Verhältnissen, Entzündung oder aus anderen Gründen behinderter Tubenfunktion kann der notwendige Lufteinstrom ins Mittelohr nicht ausreichend erfolgen. Durch die steigende Druckdifferenz zwischen Gehörgang und Mittelohr wird das Trommelfell nach innen gesaugt (retrahiert).
Prognose	In den meisten Fällen verschwinden die Symptome von alleine. Erfahrungen aus dem Bereich der militärischen Luftfahrt zeigen, dass auch die meisten Trommelfellperforationen spontan heilen.

Otitis media, chronische

Suchdatum: November 2001

Jose Acuin

Frage **Welche Effekte haben unterschiedliche Behandlungsmethoden bei Erwachsenen?**

Nutzen wahrscheinlich

Lokale Antibiotikatherapie

RCTs ergaben begrenzte Hinweise dafür, dass eine lokale Therapie mit Gyrasehemmern zu einer Besserung des otoskopischen Befundes führt. Für signifikante Unterschiede zwischen verschiedenen topischen Antibiotika lassen sich keine klare Belege aus RCTs finden. Fallstudien berichten bei Therapie mit Nicht-Gyrasehemmern von ototoxischen Erscheinungen, die vor allem das Gleichgewichtsorgan betreffen. In RCTs zeigten sich jedoch bei Kurzzeittherapien nur wenige unerwünschte Nebenwirkungen.

Nutzen unbekannt

Ohrtoilette

Zur Wirksamkeit einer sorgfältigen Ohrreinigung im Vergleich mit Placebo fanden sich keine RCTs.

Orale und intravenöse Antibiotikatherapie

RCTs ergaben keine ausreichenden Belege über die Wirksamkeit von oral oder intravenös applizierten Antibiotika im Vergleich zu Placebo oder Nichtbehandlung. Einer systematischen Übersicht zufolge ist eine orale Antibiotikatherapie – hinsichtlich der Reduktion von otoskopischen Charakteristika einer chronischen Otitis media – signifikant weniger wirksam als eine topische Therapie. Für die Effekte einer Langzeittherapie fanden sich keine Belege.

Topische Antiseptika

Es fanden sich keine RCTs, die topische Antiseptika mit Placebo oder Nichtbehandlung verglichen hätten. Eine RCT verglich eine lokale antiseptische Therapie einschließlich mikroskopisch kontrollierter Ohrtoilette mit einer topischen beziehungsweise oralen Antibiotikatherapie. Dabei ergab sich kein signifikanter Unterschied hinsichtlich der Zahl der Fälle, in denen die Entzündung otoskopisch dokumentiert persistierte. Die Studie war jedoch zu klein, um einen klinisch relevanten Effekt auszuschließen.

Topische Steroide

Es fand sich keine RCT, die eine lokale Steroidtherapie mit Placebo oder Nichtbehandlung verglichen hätte.

Tympanoplastik mit oder ohne Mastoidektomie

Es fand sich keine RCT, die bei chronischer Otitis media ohne Cholesteatom den Einsatz einer Tympanoplastik (mit oder ohne Mastoidektomie) mit konservativer Therapie verglichen hätte.

Frage **Welche Effekte haben unterschiedliche Behandlungsmethoden bei Kindern?**

Nutzen unbekannt

Ohrtoilette

Eine systematische Übersicht ergab hinsichtlich der Wirksamkeit auf die Symptome „persistierende Otorrhö" oder „Trommelfellperforation" keinen signifikanten Unterschied zwischen einer einfachen Ohrtoilette und Kontrollgruppen ohne diese Intervention.

Orale und intravenöse Antibiotikatherapie

In RCTs fanden sich keine ausreichenden Belege über die Wirkungen einer systemischen Antibiotikatherapie bei Kindern mit chronisch suppurativer Otitis media.

Lokale Antibiotikatherapie

Es fand sich keine RCT, die eine lokale Antibiotikatherapie mit Placebo verglichen hätte. Eine kleine und kurze RCT ergab hinsichtlich der Zahl der Fälle mit otoskopisch unveränderter Otorrhö keinen signifikanten Unterschied zwischen der Wirksamkeit einer Kombinationstherapie aus topischen Antibiotika, Steroiden und Ohrtoilette und der Wirksamkeit einer alleinigen Ohrtoilette. Das Konfidenzintervall war allerdings sehr breit, so dass ein klinisch relevanter Effekt nicht ausgeschlossen werden kann.

Topische Antiseptika

In RCTs zeigte sich im Vergleich zu Placebo nach einer 2-wöchigen Beobachtungsphase keine signifikante Verringerung der Otorrhö durch lokal applizierte Antiseptika. Eine RCT ergab hinsichtlich der Auswirkungen auf die Otorrhö keinen signifikanten Unterschied zwischen lokal applizierten Antiseptika und lokaler Antibiotika-Steroid-Therapie. Die RCTs waren allerdings zu klein, um einen klinisch relevanten Effekt auszuschließen.

Topische Steroide

Es fand sich keine RCT, die topisch applizierte Steroide mit Placebo verglichen hätte.

Tympanoplastik mit oder ohne Mastoidektomie

Es fanden sich keine RCT, die bei chronischer Otitis media ohne Cholesteatom den Einsatz einer Tympanoplastik (mit oder ohne Mastoidektomie) mit konservativer Therapie verglichen hätte.

Definition Unter chronischer Otitis media versteht man eine persistierende Entzündung der Mittelohrschleimhaut oder des Mastoids. Synonyme sind z. B. „chronisch eitrige Otitis media", „chronische Mastoiditis" und „chronische Tympanomastoiditis", „chronische mesotympanale eitrige Otitis media" (H 66.1. nach ICD–10).

Eine chronische Mittelohrentzündung ist charakterisiert durch eine über 2–6 Wochen anhaltende oder intermittierende Sekretion (Otorrhö) durch ein perforiertes Trommelfell. Zum typischen Befund gehört außerdem eine hyperplastische entzündete Mittelohrschleimhaut, Schleimhautpolypen und ein Cholesteatom im Bereich des Mittelohres. Man unterscheidet die „chronische Otitis media" (engl. „chronic suppurative otitis meda") vom „chronischen Paukenerguss" (engl. „chronic otitis media with effusion"), der durch intaktes Trommelfell sowie Erguss im Mittelohr ohne aktive Infektion gekennzeichnet ist. Auch eine nicht verheilende Trommelfellverletzung mit bleibender Perforation – ohne oder mit nur gelegentlicher Sekretion – wird, solange keine Anzeichen einer aktiven Infektion exisitieren, – nicht als chronische Otitis media gewertet.

Inzidenz/ Prävalenz

Weltweit liegt die Inzidenz für chronische Otitis media bei 65–330 Millionen. Davon leiden zwischen 39 und 200 Millionen (60 %) unter einer signifikanten Einschränkung ihres Hörvermögens. Man hat geschätzt, dass Otitis media im Jahr 2000 zu 28 000 Toten und zu 2 Millionen DALYS (disability adjusted life years = verlorene Jahre gesunden Lebens) geführt hat, von denen 95 % der Fälle in den Entwicklungsländern aufgetreten sind. Die meisten dieser Todesfälle gehen vermutlich auf das Konto einer chronischen Mittelohrentzündung, da eine akute Otitis media von selber ausheilt.

Ätiologie/ Risikofaktoren

Man nimmt an, dass die chronische Otitis media eine der möglichen Komplikationen nach akuter Otitis media darstellt. Die Risikofaktoren für die Entstehung einer chronischen Entzündung sind jedoch unklar. Gehäufte Atemwegsinfektionen und schlechte sozioökonomische Lebensbedingungen (beengte Wohnverhältnisse mit schlechter Ernährung und schlechten hygienischen Verhältnissen) können in Beziehung stehen zur Entwicklung einer chronischen Entzündung. Eine Verbesserung der Wohnverhältnisse, der Hygiene und der Ernährung bei Maorikindern war assoziiert mit einer Halbierung der Prävalenz von chronischer Otitis media zwischen 1978 und 1987. Zu Risikofaktoren siehe akute Otitis media, S. 334.

Prognose

Bei den meisten Kindern mit chronischer Otitis media kommt es – nach Begutachtung von Daten bei Kindern in Afrika, Brasilien, Indien und Sierra Leone und allgemeinen Bevölkerungsdaten in Thailand – zu einer leichten bis mittelschweren Hörminderung (Erhöhung der Hörschwelle um etwa 26–60 dB). In vielen Entwicklungsländern ist die chronische Otitis media die häufigste Ursache für eine mittelschwere Schwerhörigkeit (40–60 dB). Eine anhaltende Schwerhörigkeit während der ersten zwei Lebensjahre führt zu Lernschwierigkeiten und schlechten Schulleistungen. Durch Ausbreitung oder Fortleitung der Infektion kann es zu lebensbedrohlichen Komplikationen wie Meningitis, intrakraniellen Abszessen oder akuter Mastoiditis kommen. In Thailand und Afrika ist die Rate an schweren Komplikationen auf 1/10 gefallen und liegt jetzt bei 0,24 % in Thailand und 1,8 % in Afrika. Man nimmt an, dass dies auf einen erhöhten Einsatz von Antibiotikatherapie, Tympanoplastik und Mastoidektomie zurückzuführen ist.
Eine andere schwere Komplikation einer chronischen Otitis media ist die Entwicklung eines Cholesteatoms, das weltweit mit Wahrscheinlichkeiten von 0–60 % auftritt. In den westlichen Industrienationen ist die Inzidenz gering. (In Finnland lag die jährliche altersstandardisierte Inzidenz eines Cholesteatoms 1993 bei 8/100 000).

Kommentar

Jochen A. Werner

Die „chronic suppurative otitis media“ des angelsächsischen Sprachraums entspricht klinisch im wesentlichen dem im deutschsprachigen Raum gängigen Terminus der „chronischen Otitis media mesotympanica“.
Die chronische Otitis media mesotympanica nimmt ihren Ursprung in aller Regel aus einer seit Kindheit bestehenden, chronischen Tubenfunktionsstörung mit der hieraus resultierenden Minderbelüftung der Paukenhöhle. Die chronisch entzündlichen Prozesse führen schließlich zur Nekrose des Stratum fibrosum des Trommelfells mit hieraus resultierender,

charakteristischer Trommelfellperforation. Das Ausmaß des Zerstörung sowie insbesondere die zusätzliche Affektion der Gehörknöchelchen hängt von der Ausdehnung des befallenen Trommelfellbezirkes sowie der Anzahl der verbleibenden Gefäße ab. Ungeachtet des an sich harmlosen Charakters der chronischen Otitis media mesotympanica können im Falle akut entzündlicher Exazerbationen selten lebensbedrohliche Komplikationen wie eine Sinusthrombose, Hirnabszesse, eine Labyrinthitis oder eine Meningitis beobachtet werden. Im Falle einer akuten Exazerbation wird aus diesem Grunde trotz fehlender Evidenz eine konservative Therapie bestehend aus einer Antibiotikagabe mit zusätzlicher Lokaltherapie empfohlen. Nicht zuletzt resultiert aus einer Nekrose üblicherweise des langen Ambossschenkels eine teilweise erhebliche Schallleitungsschwerhörigkeit.

Vorgenannte Ausführungen verdeutlichen die Notwendigkeit eines bei Erwachsenen wie bei Kindern indizierten operativen Verschlusses der Trommelfellperforation. Hierbei wird der Zeitpunkt des operativen Defektverschlusses im Kindesalter in der internationalen Literatur kontrovers diskutiert, ohne dass prospektiv vergleichende Untersuchungen vorliegen. Unter soziopsychologischen Gesichtspunkten ist eine operative Intervention vor dem Schuleintritt zur Wiederherstellung eines möglichst uneingeschränkten Gehörs zu befürworten. Die Sanierung der Trommelfellperforation ggfs. in Kombination mit einem Höraufbau erfolgt im infektfreien Intervall im Sinne einer Tympanoplastik (1).

Der Erfolg der operativen Therapie ist unmittelbar daran gebunden, inwieweit eine Verbesserung der Mittelohrbelüftung geschaffen werden kann (2). Aus diesem Grunde kann der chirurgischen Behandlung einer chronischen Otitis media eine operative Verbesserung der Belüftungssituation (Verkleinerung der Nasenmuscheln, Septumplastik, Polypenentfernung, Adenotomie oder Tonsillektomie) vorausgehen. Im Intervall schließt sich in derartigen Fällen die operative Versorgung der Trommelfellperforation ggfs. mit Höraufbau an.

1. House JW, Teufert KB. Extrusion rates and hearing results in ossicular reconstruction. Otolaryngol Head Neck Surg 2001;125:135–141
2. Tos M, Stangerup SE, Orntoft S. Reasons for reperforation after tympanoplasty in children. Acta Otolaryngol Suppl 2000;543:143–146

Paukenerguss, chronischer (otitis media with effusion)

Suchdatum: Juli 2001

Ian Williamson

Frage Welche Effekte haben Präventivmaßnahmen?

Nutzen unbekannt

Veränderung modifizierbarer Risikofaktoren
Es fand sich keine RCT über die Effekte, die eine Ausschaltung vermeidbarer Risikofaktoren wie Passivrauchen und Flaschenernährung, in der Prävention eines Seromukotympanons haben kann.

Frage Welche Effekte haben unterschiedliche Behandlungsmethoden?

Nutzen wahrscheinlich

Valsalva-Manöver mit Nasenballon (Kurzzeitnutzen)
Einer systematischen Übersicht zufolge verbessert ein Valsalva-Manöver mit einem Nasenballon die Ergussbildung im Vergleich zu Placebo signifikant. Manche Kinder haben allerdings Schwierigkeiten mit der Handhabung dieser Technik. Zur Wirksamkeit anderer Methoden zur Autoinflation fanden sich keine ausreichenden Belege.

Nutzen und Schaden abzuwägen

Antibiotika (Kurzzeitnutzen)
Eine systematische Übersicht zeigte – im Vergleich zu Placebo oder Nichtbehandlung – eine signifikante Auflösung des Ergusses nach einer Beobachtungsphase von 1 Monat (NNT 7). Bei 2–32 % der Kinder wurde jedoch über unerwünschte Nebenwirkungen (vor allem Übelkeit, Erbrechen und Durchfall) berichtet.

Nutzen unbekannt

Paukenröhrchen mit oder ohne Adenotomie; andere Geräte für Valsalva-Manöver; Tonsillektomie; topische Glukokortikoide
Zur Wirksamkeit dieser Maßnahmen fanden sich keine ausreichenden Belege.

Nutzen unwahrscheinlich

Mukolytika
Eine systematische Übersicht ergab keinen signifikanten Unterschied zwischen 1- bis 3-monatigen Therapien mit Mukolytika und Placebo oder Nichtbehandlung hinsichtlich einer Auflösung des Ergusses.

Unwirksamkeit oder Schädlichkeit wahrscheinlich

Antihistaminika plus abschwellende Mittel
Eine systematische Übersicht ergab nach einer 4-wöchigen Beobachtungsphase keinen signifikanten Unterschied hinsichtlich der Auflösung des Ergusses zwischen einer Kombinationstherapie aus Antihistaminika und oral wirksamen abschwellenden Mitteln und Placebo.

Antibiotika (keine Belege für Langzeitnutzen)
Eine systematische Übersicht erbrachte keinen signifikanten Unterschied zwischen einer Antibiotikatherapie und Placebo in Bezug auf das Vorliegen eines Ergusses nach einer Beobachtungszeit von 6 Wochen bis 11 Monaten. Unerwünschte Nebenwirkungen traten jedoch häufig auf (siehe oben: Kurzzeitnutzen einer Antibiotikatherapie).

Orale Glukokortikoidtherapie
In einer systematischen Übersicht zeigte sich hinsichtlich der Auflösung des Ergusses nach 2 Wochen kein signifikanter Unterschied zwischen einer oralen Glukokortikoidtherapie und Placebo. Die Steroide können jedoch zu Verhaltensänderungen, gesteigertem Appetit und Gewichtszunahme führen.

Definition
Beim chronischen Paukenerguss handelt es sich um eine seröse oder muköse, in keinem Fall jedoch purulente Flüssigkeitsansammlung im Bereich des Mittelohrs. Betroffene Kinder werden normalerweise mit Hörminderung und Sprachproblemen vorgestellt. Im Gegensatz zu Kindern mit akuter Mittelohrentzündung (siehe S. 333) leiden sie jedoch nicht unter akuten Ohrenschmerzen, Fieber oder Unwohlsein. Die Schwerhörigkeit ist normalerweise nur gering und wird oft erst entdeckt, wenn Eltern sich Sorgen über Verhaltensprobleme, Schulschwierigkeiten oder die Sprachentwicklung ihres Kindes machen.

Inzidenz/Prävalenz
5 % der Kinder zwischen 2 und 4 Jahren leiden aufgrund eines Seromukotympanon irgendwann einmal unter persistierender (mindestens 3 Monate) bilateraler Schwerhörigkeit. Die Prävalenz nimmt bis zum Alter von 6 Jahren beträchtlich ab. Etwa 80 % der 10-Jährigen waren einmal in ihrem Leben von der Erkrankung betroffen. In Großbritannien ist sie bei Kindern der häufigste Grund für eine operative Therapie. Bei Erwachsenen kommt es in seltenen Fällen nach einer Infektion der oberen Atemwege oder nach einer Flugreise zu einem Seromukotympanon.

Ätiologie/Risikofaktoren
Infektionen der oberen Atemwege und enge anatomische Verhältnisse in diesem Bereich fördern die Entwicklung eines Seromukotympanon. Durch prospektive Fall-Kontrollstudien wurden verschiedene Risikofaktoren, wie Alter bei Ersterkrankung unter 6 Jahre, Besuch einer ganztägigen Betreuungseinrichtung (Kinderkrippe), hohe Geschwisterzahl, Zugehörigkeit zu einer niedrigen sozioökonomischen Bevölkerungsschicht, häufige Atemwegsinfektionen, Flaschenernährung und Rauchen im Haushalt identifiziert. Die meisten dieser Faktoren führten zu einem etwa doppelt so hohen Erkrankungsrisiko.

Prognose
Bei 5 % der Vorschulkinder mit Seromukotympanon (identifiziert durch eine tympanometrische Screeninguntersuchung) persistiert der Erguss über mindestens ein Jahr. Eine große Kohortenstudie (534 Kinder) zeigte, dass Mittelohrerkrankungen bei 5-Jährigen zu einer erhöhten Zahl dokumentierter Hörprobleme führen (OR 1,44; 95 %-CI 1,18–1,76) und bei Kindern bis zum Alter von 10 Jahren mit einer verzögerten Sprachentwicklung einhergehen.

Kommentar

Jochen A. Werner

Die „otitis media with effusion" des angelsächsischen Sprachraums entspricht klinisch im wesentlichen dem im deutschsprachigen Raum gängigen Terminus des „chronischen Paukenergusses".

Die pathophysiologischen Zusammenhänge, die zu einem chronischen Paukenerguss führen, sind weitaus komplizierter, als allgemein angenommen wird. Die Entstehung eines Paukenergusses ist an das Zusammentreffen verschiedener und individuell in ihrer Gewichtung variabler ätiologisch wirksamer Prozesse gebunden. Im Einzelnen werden lokal entzündliche Reize im Bereich der Rachenmandel, die zur Umwandlung der immunologisch primär indifferenten Mittelohrschleimhaut in eine immunologisch aktiv sezernierende Schleimhaut führen, ebenso diskutiert wie eine direkte Keiminvasion über die Adenoide. Hinsichtlich des Stellenwertes einer Allergie fehlen bisher repräsentative Studien, die den Erfolg einer antihistaminergen Therapie zur Behandlung des chronischen Paukenergusses nachweisen. Die hyperplastische Rachenmandel und deren Grössenzunahme im Rahmen entzündlicher Vorgänge kann über eine mechanische Verlegung der Tube zu einer Störung des physiologischen Gasaustausches zwischen Nasenrachenraum und Mittelohr führen. Dieser Prozess wurde früher häufig als Ursache des chronischen Paukenergusses angesehen. Umfangreiche Untersuchungen weisen jedoch darauf hin, dass eine solche Vorstellung zu einfach und das isolierte mechanische Hindernis hyperplastischer Rachenmandeln für die Entstehung eines chronischen Paukenergusses von eher untergeordneter Bedeutung ist (1).

Die Ergebnisse repräsentativer Studien und Metaanalysen rechtfertigen einen konservativen Therapieversuch mit einer vierzehntägigen Antibiotikabehandlung mit Amoxicillin und Clavulansäure, abschwellenden Nasentropfen und regelmässigen Valsalva-Manövern bzw. bei Kindern die Anwendung eines aufblasbaren Ballons. So konnten mikrobiologische Untersuchungen der Ergussflüssigkeit in 30–70 % ein pathologisches Keimwachstum zeigen konnten. Es handelt sich bei den nachgewiesenen Keimen vor allem um die Trias aus Hämophilus influenza, Streptococcus pneumoniae und Moraxella catarrhalis (2). Dies entspricht den Keimen, die auch im adenoidalen Gewebe nachgewiesen werden konnten.

Gegenwärtig existieren zwei Metaanalysen (3, 4), die einen positiven Kurzzeiteffekt von Antibiotika bei der Behandlung des chronischen Paukenerguss zeigen konnten. Hinzu kommen drei prospektiv randomisierte Studien zur erfolgreichen konservativen Therapie chronischer Paukenergüsse, die eine statistisch signifikante Wirkung von Amoxicillin und Clavulansäure im Vergleich zu einer Placebogruppe nachwiesen (5–7). Der statistisch signifikante Therapieerfolg nach 2-wöchiger Antibiotikagabe von Amoxicillin und Clavulansäure bleibt auch im Falle einer Infektion der oberen Luftwege sowie bei Vorliegen von Adenoiden über den Beobachtungszeitraum von 3 Monaten erhalten (8). Hämophilus influenza produziert in ca. 65 % der Fälle und M. catarrhalis immer Beta-Laktamase (1). Dies erklärt die Überlegenheit einer medikamentösen Therapie mit Beta-Laktamase-resistenten Antibiotika.

Basierend auf randomisierten Untersuchungen ist bei ausbleibendem Behandlungserfolg eine dann frühzeitige chirurgische Behandlung des chronischen Paukenergusses für die sprachliche Entwicklung der Kinder von eindeutig belegtem Vorteil. Die chirurgische Therapie sollte bei Persistenz des chronischen Paukenergusses eingeleitet werden (9).

Obwohl die Annahme, beim Ersteingriff müsse grundsätzlich ein Paukenröhrchen eingelegt werden, bereits in den neunziger Jahren mehrfach widerlegt wurde, werden in Deutschland im Falle eines persistierenden Paukenrgusses oftmals auch bei initialem Befund Paukenröhrchen eingelegt. Dem stehen evidenzbasierte Daten gegenüber, die eine Adenotomie kombiniert mit einer beidseitigen Parazentese beim Ersteingriff sinnvoll erscheinen lassen (10–13). Die zurückhaltende Indikationsstellung zur initialen Paukenröhrcheneinlage resultiert aus der in randomisiert-prospektiven Studien mehrfach nachgewiesenen äquivalenten Effektivität beider Behandlungsverfahren. Sie basiert außerdem auf möglichen Spätfolgen nach der Einlage von Paukenröhrchen. Ein Rezidiv-Paukenerguss sollte bei geringgradiger Hörminderung zunächst erneut konservativ nach o. g. Schema therapiert werden. Bei einer nachgewiesenen Hörminderung von über 20 dB oder einer Sprachentwicklungsverzögerung wird eine Epipharyngoskopie, ggfs. Re-Adenotomie und eine beidseitige Paukenröhrcheneinlage empfohlen.

1. Dünne AA, Werner JA. Stand der kontroversen Diskussion um die Pathogenese und Behandlung des chronischen Paukenergusses im Kindesalter. Laryngorhinootol. 2001;80:1–10
2. Post JC, Proston RA, Aul JJ. Molecular analyses of bacterial pathogenesis in otitis media with effusion. JAMA 1995; 273: 1598–160
3. Rosenfeld RM, Post JC Meta-analysis of antibiotics for treatment of otitis media with effusion. Otolaryngol Head Neck Surg 1992;106:378–386
4. Williams RL, Chalmers TC, Stange KC, Chalmers FT, Bowlin SJ. Use of antibiotics in preventing recurrent otitis media and in treating otitis media with effusion. JAMA 1993; 270: 1344–1351
5. Thomsen J, Sederberg-Olsen J, Balle V, Vejlsgaard R Standerup SE, Bondessen G. Antibiotic treatment of children with secretory otitis media. Arch Otorlaryngol Head Neck Surg 1989; 115: 447–451
6. Podoshin L, Fradis M, Ben-David Y, Faraggi D. The efficacy of oral steroids in the treatment of persistent otitis media with effusion. Arch Otolaryngol Head Neck Surg 1990; 116: 1404–14
7. Mandel EM; Rockette HE; Bluestone CD, Paradise JL, Nozza RJ. Efficacy of amoxicillin with or without decongestant-antihistamine for otitis media with effusion. N Engl J Med 1987; 316: 432–437
8. van Belen FAM, de Melker RA, Touw-Otten FWMM. Duoble-blind randomised trial of co-amoxiclav versus placebo for persistent otitis media with effusion in generale practice. Lancet 1996; 348: 713–716
9. Maw R, Wilks J, Harvey I, Peters TJ, Golding J. Early surgery compared with watchful waiting for glue ear and effect on language development in preschool children: a randomised trial. Lancet 1999; 3: 960–963
10. Black NA, Sanderson CFB, Freeland AP, Vessey MP. A randomised controlled trial of urgery for glue ear. Br Med J 1990; 300: 1551–1556
11. Bulman CH, Brook SJ, Berry G. A prospective randomized trial of adenotomy versus grommet insertion in the treatment of glue ear. Clin Otolaryngol 1984; 9: 67–75
12. Mandel E, Rockette HE, Bluestone CD, Paradise JL, Nozza JR. Myringotomy with and without tympanostomy tubes for chronic otitis media with effusion. Pediatr Infect Dis J 1992; 11: 270–277
13. Maw AR. Chronic otitis media with effusion (glue ear) and adenotonsillectomy: prospective randomised controlled study. Br Med J 1983; 287: 1586–1588

Tinnitus

Suchdatum: Mai 2001

Angus Waddell und Richard Canter

Frage **Welche Effekte haben unterschiedliche Behandlungsmethoden bei chronischem Tinnitus?**

Nutzen unbekannt

Akupunktur; Antiepileptika; Baclofen; Benzodiazepine; Cinnarizin; elektromagnetische Stimulation; Hypnose; Low-Power-Laser; Nicotinamid; Tinnitusmasker; Zink
Zur Wirksamkeit dieser therapeutischen Maßnahmen fanden sich keine ausreichenden Belege.

Psychotherapie
In zwei systematischen Übersichten fanden sich begrenzte Hinweise dafür, dass Psychotherapie den Symptom-Score bei Menschen mit chronischem Tinnitus verbessern kann. Aufgrund der methodische Schwäche dieser Übersicht und der darin eingeschlossenen Studien müssen die Effekte einer Psychotherapie allerdings weiterhin als unklar gelten.

Trizyklische Antidepressiva
Es fanden sich keine Belege über die Wirksamkeit von trizyklischen Antidepressiva bei Menschen, die an chronischem Tinnitus, nicht aber an depressiven Symptome leiden. Bei Menschen mit depressiver Störung und Tinnitus ergaben systematische Übersichten begrenzte Evidenz dafür, dass trizyklische Antidepressiva die tinnitusbedingte Beeinträchtigung, die audiometrisch bestimmte Tinnituslautstärke und die depressiven Symptome im Vergleich zu Placebo verbessern können. In der Übersicht zeigte sich jedoch kein signifikanter Unterschied hinsichtlich des Tinnitus-Schweregrades.

Unwirksamkeit oder Schädlichkeit wahrscheinlich

Tocainid
Eine RCT erbrachte in Bezug auf die Besserung der Symptome keinen signifikanten Unterschied zwischen Tocainid und Placebo, lieferte aber Belege dafür, dass Tocainid über einen Beobachtungszeitraum von 30 Tagen signifikant mehr unerwünschte Nebenwirkungen verursacht.

Definition In dieser Darstellung ist Tinnitus definiert als die Wahrnehmung eines Geräusches, das weder aus der äußeren Umgebung stammt, noch von theoretisch außerhalb des Körpers hörbaren körpereigenen Geräuschen (dies schließt Strömungsgeräusche und andere Gefäßgeräusche aus) oder von akustischen Halluzinationen bei psychischen Erkrankungen. Tinnitus kann als Einzelsymptom oder in Zusammenhang mit Schwerhörigkeit, Morbus Menière oder anderen Erkrankungen auftreten. An dieser Stelle geht es ausschließlich um die Behandlung eines chronischen Tinnitus in den Fällen, in denen er einziges oder zumindest wichtigstes Symptom ist.

Inzidenz/ Prävalenz Bis zu 14 % der Bevölkerung in den Industrienationen leiden geringfügig unter chronischem Tinnitus. Schwer betroffen sind dagegen nur 2 %.

Ätiologie/ Risikofaktoren Tinnitus ist in Verbindung mit einer Einschränkung des Hörvermögens bei Menschen mit Altersschwerhörigkeit, Lärmschwerhörigkeit und Morbus

Menière zu finden. Bei toxischer Innenohrschädigung durch Acetylsalicylsäure oder Chinin kann der Tinnitus als isoliertes Symptom bei normalen Hörschwellen auftreten. Tinnitus tritt häufig in Verbindung mit einer depressiven Störung auf, wobei unklar ist, in welchem Prozentsatz die Depression Folge des Tinnitus und in welchem der Tinnitus Erscheinungsform einer Depression ist.

Prognose

Tinnitus beginnt oft schleichend und manifestiert sich erst nach einer langen subklinischen Phase so eindeutig, dass er diagnostiziert wird. Vor allem, wenn er im Rahmen einer Schallempfindungsschwerhörigkeit auftritt, bleibt er über Jahre oder Jahrzehnte bestehen. Bei Morbus Menière ist der Tinnitus häufig fluktuierend. Schwerer Tinnitus kann so quälend sein, dass sich daraus Schlafstörungen, Konzentrationsunfähigkeit und depressive Störungen entwickeln.

Tonsillitis, rezidivierende

Suchdatum: Juli 2001

Ian Williamson

Frage **Welche Effekte hat eine Tonsillektomie bei schwerer Tonsillitis im Kindes- und Erwachsenenalter?**

Nutzen unbekannt

Tonsillektomie versus Antibiotika

Es fand sich keine RCT, die eine Tonsillektomie bei Erwachsenen evaluiert hätte. Eine RCT bei Kindern mit schwerer Tonsillitis lieferte begrenzte Evidenz dafür, dass eine Tonsillektomie die Zahl der Pharyngitiden in den ersten 2 Jahren nach der Behandlung im Vergleich zu Placebo verringert. Nach 3 Jahren war jedoch kein signifikanter Unterschied mehr festzustellen.

Definition Unter Tonsillitis versteht man eine Infektion des Gaumenmandel-Parenchyms. Rezidivierende schwere Tonsillitiden führen zu einer signifikanten Morbidität mit krankheitsbedingten Fehlzeiten in Schule oder am Arbeitsplatz. Die Definition der schweren Tonsillitis ist im Grunde willkürlich. Der Schweregrad der Erkrankung wird derzeit anhand folgender Kriterien eingeschätzt: jährlich 5 und mehr Episoden einer echten Tonsillitis; mindestens ein Jahr dauernde Symptome; Episoden, die zur Arbeitsunfähigkeit führen und normale Aktivitäten verhindern.

Inzidenz/ Prävalenz Rezidivierende Halsentzündungen haben in Großbritannien im hausärztli chen Bereich eine jährliche Inzidenz von 1/10. Akute Tonsillitiden kommen häufiger im Kindesalter vor.

Ätiologie/ Risikofaktoren Häufige bakterielle Krankheitserreger sind β-hämolysierende Streptokokken und andere Streptokokken. Allerdings lassen sich nur bei einem kleineren Teil der Patienten mit Tonsillitis erfolgreich Bakterien anzüchten. Welche Rolle Viren in der Ätiologie der Tonsillitis spielen, ist unklar.

Prognose Es fanden sich keine guten Daten über den natürlichen Verlauf von Tonsillitiden oder rezidivierenden Halsentzündungen bei Kindern und Erwachsenen. Teilnehmer einer randomisiert-kontrollierten Studie, die gemäß ihrer medikamentösen Therapie randomisiert wurden (Antibiotika falls nötig) zeigten mit der Zeit eine Tendenz zur Verbesserung.

Kommentar: Tonsillektomie bei rekurrierender Tonsillitis – häufiger Eingriff bei spärlicher Evidenz

Hannelore Wächtler

Schwere, Anzahl und Dauer von Halsinfektionen bei Kindern bestimmen wesentlich die Sorge der Eltern und das Drängen auf operative Behandlung (1) und sind der Hauptanlass zur Tonsillektomie (2).

Operative Eingriffe an Gaumen- und Rachenmandeln waren 1997 in Deutschland bei Kindern bis zu vierzehn Jahren die häufigsten stationär durchgeführten Operationen. Adenotomien und Tonsillektomien hielten sich ungefähr die Waage, bei etwa jedem fünften Patienten wurde beides durchgeführt (3).

Verblüffend knapp und ernüchternd stellt sich im Vergleich dazu die Evidenzlage dar mit dem Gesamturteil „Nutzen unbekannt". Für Verwirrung sorgen außer den spärlichen Forschungsergebnissen die Probleme bei der Definition der „schweren rekurrierenden Tonsillitis", welche die Uneinheitlichkeit der Krankheitsbilder und ihre meist unklare Ätiologie widerspiegeln; auch zum Spontanverlauf gibt es kaum Daten, so dass sich beim Arzt in der Entscheidungsfindung mit dem Patienten eine gewisse Ratlosigkeit einstellen mag. Diese wird noch verstärkt durch zunehmende Zweifel am Sinn einer routinemäßigen antibiotischen Therapie bei Tonsillopharyngitiden (4).

Die Verunsicherung kann zur weiteren Recherche, zum Beispiel in Pubmed, motivieren: Eine im Juli 2002 veröffentlichte, ergänzende Untersuchung an „moderately affected children" (5) durch dieselbe Arbeitsgruppe, die den in „Clinical Evidence" kommentierten RCT an „severely affected children" (6) durchgeführt hat, bestätigt die Tendenz zu einem günstigen Verlauf auch bei nicht operierten Kindern. Die Autoren schließen, dass ein allenfalls bescheidener Benefit durch Tonsillektomie oder Adenotonsillektomie bei dieser Patientengruppe (die Resultate beider Eingriffe unterscheiden sich nicht) die Risiken, Morbidität und Kosten der Operation nicht rechtfertige. Möglicherweise fördern die Ergebnisse die Erarbeitung von klinischen Kriterien einer rekurrierenden oder chronischen Tonsillitis, die nach Schweregraden differenzieren und die Entscheidung zur Operation im Einzelfall beeinflussen könnten. Die Kriterien, die für eine Tonsillektomie erfüllt sein sollten, werden voraussichtlich deutlich strenger sein, als sie bei uns aufgrund der Zahl der Operationen als handlungsbestimmend zu vermuten sind.

Man darf gespannt sein auf die Beurteilung im nächsten Update von „Clinical Evidence".

1. Howel D, Webster S, Hayes J, Barton A, Donaldson L. The impact of recurrent throat infection on children and their families. Family Practice 2002; 19: 242–246
2. Blair RL, McKerrow WS, Carter NW, Genton A. The Scottish tonsillectomy audit. J Laryngol Otol 1996; 110(suppl 20): 1–25
3. WIdO-Krankenhaus-Report 1998: http://www.wido.de/Krankenhaus/Krankenhausreport/Report1998/Kap1698.htm/#16.1Operationen
4. Del Mar CB, Glasziou PP, Spinks AB. Antibiotics for sore throat (Cochrane Review). In: The Cochrane Library, Issue 3, 2002. Oxford: Update Software
5. Paradise JL, Bluestone CD, Colborn DK, Bernard BS, Rockette HE, Kurs-Lasky M. Tonsillectomy and Adenotonsillectomy for Recurrent Throat Infection in Moderately Affected Children. Pediatrics 2002; 110: 7–15
6. Paradise JL, -Bluestone CD, Bachmann RZ, et al. Efficacy of tonsillectomy for recurrent throat infection in severely infected children. N Engl J Med 1984; 310: 674–683

Zeruminalpfropf

Suchdatum: Dezember 2001

George Browning

Frage **Welche Effekte haben unterschiedliche Methoden bei der Entfernung eines symptomatischen Zeruminalpfropfes?**

Nutzen und Schaden abzuwägen

Ohrhäkchen

Es besteht Konsens darüber, dass die Zerumenentfernung mithilfe eines Ohrhäkchens oder einer Ohrkürette wirksam ist, jedoch fand sich keine RCT, die diese Behandlungsmethode mit Nichtbehandlung oder einer anderen Therapie verglichen hätte. Eine Befragung kam allerdings zu dem Ergebnis, dass 38 % von 274 Hausärzte, die diese Methode anwendeten, von Komplikationen berichteten, wie Otitis externa, akzidenzieller Trommelfellperforation, Hautverletzungen im Gehörgang, Tinnitus, Schmerzen und Schwindel.

Nutzen unbekannt

Manuelle Entfernung

Zu manuellen Methoden zur Zerumenentfernung fanden sich keine RCTs.

Aufweichende Mittel/Otologika

Einer kleinen RCT zufolge schneiden aufweichende Substanzen hinsichtlich einer kompletten Gehörgangsreinigung ohne Ohrhäkchen im Vergleich zu Nichtbehandlung besser ab (NNT 5). In fünf RCTs zeigten sich jedoch keine konsistenten Belege für die Überlegenheit eines speziellen Substanztyps. Die RCTs lieferten außerdem keine ausreichenden Belege für die Bewertung der Wirksamkeit von aufweichenden Mitteln im Vergleich zur Zerumenentfernung mittels Ohrhäkchen.

Definition Zerumen im äußeren Gehörgang ist etwas völlig Normales und erhält erst dann einen Krankheitswert, wenn es zu Hörminderung, Schmerzen oder anderen Symptomen von Seiten der Ohren führt. Auch vor einer Trommelfellinspektion kann eine Entfernung eines die Sicht versperrenden Zeruminalpfropfes notwendig sein. Der Begriff „Zeruminalpfropf" wird unterschiedlich verwendet und kann lediglich das Zusammentreffen eines obstruierenden Zerumenansammlung mit Beschwerden im gleichen Ohr ausdrücken.

Inzidenz/Prävalenz Es fanden sich vier Befragungsberichte zur Prävalenz eines Zeruminalpfropfes (Tab. 1, S. 378). Die gefundene Inzidenz lag höher bei Männern als bei Frauen, bei Älteren als bei Jüngeren und bei geistig behinderten als bei geistig Gesunden. Eine Befragung bei 289 schottischen Hausärzten ergab, dass zu jedem von ihnen monatlich durchschnittlich neun Patienten mit dem Wunsch auf Zerumenentfernung kamen.

Ätiologie/Risikofaktoren Alle Faktoren, die die normale Zerumenausscheidung aus dem Gehörgang behindern (z. B. Tragen eines Hörgerätes oder die Verwendung von Wattestöpseln/Wattestäbchen), erhöhen das Risiko für eine Zerumenansammlung.

Prognose In den meisten Fällen entleert sich das Zerumen spontan. Solange der Zeruminalpfropf nicht völlig den Gehörgang verschließt oder am Trommelfell haftet, kommt es maximal zu einer ganz leichten Hörminderung. Eine Befragung von 21 nicht selektionierten ambulanten Patienten mit komplett obstruierendem Zeruminalpfropf ergab, dass die durchschnittliche Besserung des Hörvermögens nach einer Entfernung des Pfropfes mithilfe eines Ohrhäkchens 5,5 dB (95 % CI 0,6 bis 10,5 dB) betrug.

Tabelle 1 **Empirische Erhebungen zur Prävalenz eines Zeruminalpfropfs in spezifischen Populationen.**

Referenz	Staat	Population	% mit Zeruminalpfropf
Kalantan u. K.	Saudi-arabien	1 278 Patienten aus dem hausärztlichen Bereich	25 %
Minja et al.	Tanzania	802 Grundschüler	16 %
Swart et al.	Swaziland	Vorschulkinder	7 %
Lewis-Cullinan et al.	USA	Hospitalisierte ältere Personen aus allen Abteilungen mit Ausnahme des Intensivbereichs	35 %

Aphthen, chronisch rezidivierende

Suchdatum: August 2001

Stephen Porter und Crispian Scully

Frage **Welche Effekte haben unterschiedliche Behandlungsmethoden?**

Nutzen wahrscheinlich

Chlorhexidin (allerdings ohne Effekt auf Rezidivraten)
RCTs zufolge können Chlorhexidingluconat-Lösungen im Vergleich zu Placebo bei jedem Krankheitsausbruch Dauer und Ausmaß der Aphthenbildung reduzieren, Erkrankungsrezidive jedoch nicht beeinflussen.

Nutzen unbekannt

Topische Glukokortikoide
Kleine RCTs ergaben hinsichtlich der Inzidenz neuer Aphthen keinen konsistenten Unterschied zwischen der Applikation topischer Steroide und Kontrollpräparaten. Sie lieferten schwache Belege dafür, dass topische Glukokortikoide die Dauer der Erkrankung verkürzen und die Schmerzlinderung beschleunigen können.

Nutzen unwahrscheinlich

Hexetidin
In RCTs zeigte sich hinsichtlich Inzidenz oder Dauer der Erkrankung kein signifikanter Unterschied zwischen einer Hexetidin-Gurgellösung oder einem entsprechenden Markenpräparat und einer Kontroll-Lösung.

Definition	Chronisch rezidivierende Aphthen sind oberflächliche rundliche Schleimhauterosionen, die schubweise im Abstand von wenigen Tagen bis zu einigen Monaten rezidivieren.
Inzidenz/ Prävalenz	Die Punktprävalenz für rezidivierende Aphthen wurde bei schwedischen Erwachsenen mit 2 % angegeben. In bestimmten Kindergruppen kann die Prävalenz bei 5–10 % liegen. Bis zu 66 % aller jungen Erwachsenen berichten über einer Krankheitsgeschichte, die zur Diagnose rezidivierende Aphthen passen würde.
Ätiologie/ Risikofaktoren	Die Ursachen der rezidivierende Aphthen sind weiterhin unbekannt. Zusammenhänge mit Hämoglobinmangel, Infektionen, gluteninduzierter Enteropathie (Zöliakie), Nahrungsmittelallergien und psychischem Stress konnten kaum bestätigt werden. Ähnliche Ulzera findet man beim Behcet-Syndrom.
Prognose	Etwa 80 % der Patienten mit rezidivierenden Aphthen entwickeln nur einige weniger als 1 cm im Durchmesser messende Schleimhauterosionen, die innerhalb von 5–14 Tagen ohne Narbenbildung abheilen (Minorformen). Die Aphthen rezidivieren typischerweise nach einem Zeitraum von 1–4 Monaten. Jeder 10. Betroffene leidet jedoch an einer schweren Form der Erkrankung (Majorform) mit Erosionen >1 cm, kürzeren Krankheitsintervallen und möglicher Narbenbildung. Wiederum jeder 10. von diesen entwickelt zahlreiche winzige Ulzera (herpetiforme Ulzeration).

Kommentar

Irène Hitz Lindenmüller und Andreas Filippi

Die Therapie chronisch rezidivierender Aphthen hat sich seit der Ausgabe 2000 von *Clinical Evidence* nicht geändert. Noch immer ist lediglich eine rein symptomatische Behandlung möglich; auch die Rezidivneigung ist bisher lediglich bedingt beeinflussbar.
Empfohlen werden vor allem **lokale** Behandlungen mit **glukokortikoid-haltigen** Haftsalben oder mit Spüllösungen unterschiedlicher Wirkstoffe, da bei diesen Applikationsformen mit wenig Nebenwirkungen zu rechnen ist. Die Wirkungsdauer ist jedoch aufgrund der Verabreichungsform kurz (1).
Zum Schutz vor Superinfektionen der offenen Ulzera werden vorzugsweise **Spüllösungen** eingesetzt, die Chlorhexidin oder Triclosan (2) enthalten. Beide Wirkstoffe besitzen antibakterielle, Triclosan zusätzlich entzündungshemmende und analgesierende Eigenschaften. Eine schwedische Untersuchung (3) konnte zeigen, dass tägliche Spülungen mit einer Lösung aus Amyloglucosidase und Glucoseoxidase die Anzahl neu entstehender Aphthen sowie den Schmerz reduzieren; Rezidive waren deutlich seltener.
Vom Einsatz **systemischer** Glukokortikoide, Colchicine und Thalidamide bei einzelnen, kleineren Aphthen wird abgeraten. Da mit entsprechenden Nebenwirkungen zu rechnen ist, sollte dies nur bei sehr großen und/oder multiplen Aphthen diskutiert werden (4).
Der Einsatz des **CO_2-Lasers** scheint den Schmerz und die Entzündung einzelner ulzerierender Aphthen zu reduzieren (5). Zudem wird ein beschleunigtes Abheilen der Aphthe nach CO_2-Laser-Behandlung beobachtet.
Um traumatische Ursachen für die Entstehung chronisch rezidivierender Aphthen durch die Zähne insbesondere am Zungenrand zu minimieren, ist auch die Anfertigung einer **Tiefziehschiene** (die sich bei Strahlentherapie im Kopf-Hals-Bereich als Fluoridierungsschiene zum Schutz der Zähne vor Karies bewährt hat) für den Unterkiefer zu empfehlen.
Die aktuelle Anzahl und Evidenzstärke der Literatur offenbart das niedrige Evidenzniveau bei der Therapie chronisch rezidivierender Aphthen ohne Glukokortikoide. Lediglich Triclosan (2) sowie die Kombination aus Amyloglucosidase und Glucoseoxidase (3) konnten in jeweils einer Untersuchung (Evidenzstärke Ib) als effektiv beurteilt werden. Dies ist angesichts der Häufigkeit rezidivierender Aphthen in der Bevölkerung bemerkenswert.

1. MacPhail L. Topical and systemic therapy for recurrent aphthous stomatitis. *Semin Cutan Med Surg* 1997;16:301–307.
2. Skaare AB, Herlofson BB, Barkvoll P. Mouthrinse containing triclosan reduce the incidence of recurrent aphthous ulcers. *J Clin Periodontol* 1996;23:778–781.
3. Fridh G, Koch G. Effect of a mouth rinse containing amyloglucosidase and glucose oxidase on recurrent aphthous ulcers in children and adolescents. *Swed Dent J* 1999;23:49–57.
4. Barrons RW. Treatment strategies for recurrent oral aphthous ulcers. *Am J Health Syst Pharm* 2001;58:41–50.
5. Colvard M, Kuo P. Managing aphthous ulcers: laser treatment applied. *J Am Dent Assoc* 1991;122:51–53

Mund- und Zungenbrennen

Suchdatum: Februar 2002

John Buchanan und Joanna Zakrzewska

Frage Welche Effekte haben unterschiedliche Behandlungsmethoden?

Nutzen wahrscheinlich

Kognitive Verhaltenstherapie
Einer kleinen RCT zufolge führt eine kognitive Verhaltenstherapie (im Vergleich zur Kontrollgruppe ohne Verhaltenstherapie) nach 6 Monaten zu einer signifikanten Reduktion der Symptomintensität.

Nutzen unbekannt

Antidepressiva; Benzydamin-HCl; Ernährungsergänzung; postmenopausale Hormonersatztherapie
Zur Wirksamkeit dieser therapeutischen Maßnahmen fanden sich keine ausreichenden Belege.

Definition Unter „Burning-Mouth-Syndrom“ versteht man psychisch bedingte oder idiopathische brennende Schmerzen im Mundraum bei Personen mit klinisch unauffälliger Schleimhaut, bei denen internistische oder dentale Ursachen ausgeschlossen wurden. Glossodynie, Stomatodynie und orale Dysästhesie sind ältere Begriffe für dieses Syndrom. Eine Befragung bei 669 Männern und 758 Frauen, die randomisiert aus einer Population von 48.500 Personen im Alter zwischen 20 und 69 Jahren ausgewählt worden waren, ergab, dass Menschen mit Burning-Mouth-Syndrom häufig zusätzlich ein subjektives Trockenheitsgefühl angeben (66 %), Medikamente (64 %) einnehmen oder von anderen systemischen Erkrankungen berichten (57 %) und unter Geschmacksstörungen leiden (11 %). Viele Studien unterscheiden nicht zwischen dem idiopathischen Syndrom und den Beschwerden aufgrund andere Ursachen (z. B. Vitamin-B-Mangel), wodurch die Ergebnisse unzuverlässig werden.

Inzidenz/ Prävalenz Das Burning-Mouth-Syndrom tritt hauptsächlich bei Frauen und hier nach der Menopause auf, wo es eine Prävalenz von 18–33 % erreichen kann. Eine kürzlich in Schweden durchgeführte Studie zeigte für das Symptom der brennenden Schmerzen ohne klinisch sichtbare Schleimhautveränderungen eine Prävalenz von 4 % (11/669 [2 %] Männer, medianes Alter 59 Jahre; 42/758 [6 %] Frauen, medianes Alter 57 Jahre), mit den höchsten Prävalenzwerten (12 %) bei Frauen zwischen 60 und 69 Jahren. Dokumentierte Prävalenzen in Gesamtpopulationen schwanken zwischen 1 % und 15 %. Da Inzidenz- und Prävalenzwerte abhängig sind von den zugrunde gelegten Diagnosekriterien, ist zu beachten, dass viele Studien eher Personen mit dem Symptom „brennende Schmerzen im Mundraum“ als mit dem oben definierten Burning-Mouth-Syndrom untersucht haben.

Ätiologie/ Risikofaktoren Die Ursache des Syndroms ist unbekannt, und es fanden sich auch keine guten ätiologischen Studien. Hormonelle Veränderungen nach der Menopause und psychische Faktoren (wie Angst, Depression, Stress, einschneidende Ereignisse, Persönlichkeitsstörungen und Krebsphobie) sind mögliche Kausalfaktoren. Lokale und systemische Faktoren (wie Infektionen, Allergien, schlecht sitzender Zahnersatz, Überempfindlichkeitsreaktionen und Hormon- oder Vitaminmangel) können ebenfalls brennende Schmerzen im Mundraum verursachen und sollten vor Diagnosestellung ausgeschlossen werden.

Prognose Es fanden sich keine prospektiven Kohortenstudien oder andere verlässliche Belege, die den natürlichen Verlauf eines Burning-Mouth-Syndroms beschreiben würden. Es fanden sich Einzelfallberichte, wonach es bei etwa der Hälfte der Betroffenen innerhalb von 6–7 Jahren zumindest zu einer spontanen Teilremission kommt.

Kommentar

Jens Christoph Türp

Idiopathisches Mund- und Zungenbrennen (Glossodynie; Stomatodynie; engl.: *burning mouth syndrome*) kann lokalisiert (Lippen und/oder Zungenspitze, -ränder, -rücken, Gaumen) oder generalisiert (gesamte Mundhöhle) auftreten. Betroffen von idiopathischem Mund- und Zungenbrennen sind vorwiegend Frauen. Eine solche geschlechtsspezifische Präferenz kommt auch bei den persistierenden schmerzhaften Myoarthropathien (Kaumuskulatur; Kiefergelenke) – den am häufigsten vorkommenden nicht-zahnbezogenen chronischen Schmerzen im Kiefer-Gesichtsbereich – vor. Während aber bei den chronischen muskuloskelettalen Gesichtsschmerzen die weitaus höchste Inzidenz und Prävalenz im Zeitraum zwischen Menarche und Menopause festzustellen ist (1), tritt idiopathisches Mund- und Zungenbrennen vor allem nach der Menopause auf. Neben dem brennenden Schmerz sind als weitere Symptome häufig Mundtrockenheit (bei normalem Speichelfluss) und eine veränderte Geschmacksempfindung (bitter; metallisch) vorhanden (2), was die Verwendung des Begriffs „Syndrom“ rechtfertigt.

Behandler und Patient stehen diesem Schmerzbild meist hilflos gegenüber:

- Die Schmerzen orientieren sich nicht an neuroanatomisch vorgegebene Grenzen.
- Weder klinisch noch röntgenologisch sind pathologische Veränderungen festzustellen.
- Aufgrund der unbekannten Ätiologie ist eine kausale Therapie bislang nicht möglich.
- Die symptomatischen Behandlungsmöglichkeiten sind beschränkt.

Damit unterscheiden sich Glossodynie und Stomatodynie in ihren Hauptcharakteristika prinzipiell nicht von den im Urogenitalsystem lokalisierten idiopathischen „Dynien“ –Vulvodynie; chronische Orchialgie (Orchidynie); Prostatodynie; Kokzygodynie; Proktodynie (vgl. 3, 4).

Von der idiopathischen Glossodynie und Stomatodynie diagnostisch abzugrenzen ist Mund- und Zungenbrennen, welches durch lokale (z. B. Candidiasis, Lingua geographica, Lichen planus, Leukoplakie, Erythroplakie, Prothesenstomatitis), neurologische (Verletzung des N. lingualis) oder systemische Faktoren (z. B. Vitamin-B_1-, -B_2- und/oder -B_6-Mangel) hervorgerufen wurde (5, 6).

Die in dem Beitrag von Buchanan und Zakrzewska zusammengefassten Ergebnisse und Schlussfolgerungen sind eindeutig und entsprechen den Aussagen einer von der Zweitautorin verfassten systematischen Cochrane-Übersicht (7): Das Evidenzniveau der zur Auswahl stehenden Behandlungsmaßnahmen ist schwach. Weder für die angewandten Pharmaka – Antidepressiva (Clomipramin; Minaserin; Trazodon); Benzydamin-Mundspüllösung (0,15 %); Alpha-Liponsäure (600 bzw. 200 mg/Tag) – noch für Hormonersatzbehandlung (Östrogen; Östrogen/Progesteron) waren überzeugende Belege für eine Wirksamkeit vorhanden. Dagegen liegen Hinweise für einen therapeutischen Effekt der kognitive Verhaltenstherapie (8) vor. Zakrzewska et al. (7) bemängeln, dass die wenigen Publikationen zu randomisierten und nicht-randomisierten klinischen Studien zum Teil erhebliche methodische Mängel aufweisen (z. B. keine Kontrollgruppen; keine definierten Ein- und Ausschlusskriterien; keine standardisierten Zielgrößen; zu geringe Patientenzahlen). Diese Kritik – in ähnlicher Form bereits 1992 in einem narrativen Übersichtsartikel geäußert (9) – gilt auch hinsichtlich einer vor kurzem publizierten einfach verblindeten randomisierten Kurzzeitstudie (8 Wochen; keine Placebokontrolle), in welcher sowohl das Benzamid Amisulprid (50 mg/Tag) als auch die selektiven Serotonin-Wiederaufnahmehemmer Paroxetin (20 mg/Tag) und Sertralin (50 mg/Tag) zu einer Verringerung der Schmerzintensität und der schmerzassoziierten Depressivität und Ängstlichkeit führten (10).

Eine jüngst veröffentlichte randomisierte kontrollierte Doppelblindstudie zur Wirkung von Alpha-Liponsäure (600 mg/Tag) zeigte viel versprechende Ergebnisse (11): ein Jahr nach Beginn der Studie gaben 21 der 30 Patienten aus der Alpha-Liponsäure-Gruppe, aber niemand aus der Placebogruppe (n=30), eine Beschwerdebesserung an. Es besteht dringender Bedarf an weiteren randomisierten klinischen Studien, in welchen die zur Diskussion stehenden Behandlungsmaßnahmen – aber auch weitere Medikamente, wie Clonazepam (12) und topisch appliziertes Capsaicin (13, 14) – auf ihre Wirksamkeit überprüft werden. Angesichts der weiterhin bescheidenen Datenlage ist die Verhinderung einer Polypragmasie bei Patienten mit idiopathischem Mund- und Zungenbrennen oberstes Gebot (15). Der Einsatz zweifelhafter Diagnoseverfahren und die Durchführung irreversibler Therapiemaßnahmen müssen unter allen Umständen verhindert werden (vgl. 16). Solange das idiopathische Mund- und Zungenbrennen ein rätselhaftes Schmerzbild bleibt (5), kommen einer genauen Aufklärung sowie Empathie und Verständnis mit den betroffenen Menschen eine ausschlaggebende Bedeutung zu (5–7, 9).

1. Howard JA. Temporomandibular joint disorders, facial pain, and dental problems in performing artists. In: Sataloff RT, Brandfonbrener AG, Lederman RJ, eds. Textbook of Performing Arts Medicine. New York: Raven Press, 1991, 111–169.
2. Dworkin SF, Ohrbach R. Assessment of orofacial pain. Second edition. In: Turk DC, Melzack R, eds. Handbook of Pain Assessment. New York: Guilford Press, 2001, 475–498.
3. Wesselmann U, Reich SG. The dynias. Sem Neurol 1996;16:63–74.
4. Gaitonde P, Rostron J, Longman L, Field EA. Burning mouth syndrome and vulvodynia coexisting in the same patient: a case report. Dent Update 2002;29:75–76.
5. Zakrzewska JM. The burning mouth syndrome remains an enigma [editorial]. Pain 1995;62:253–257.
6. van der Waal I, Schulten EAJM. Burning mouth syndrome. Dtsch Zahnärztl Z 2000; 55:230–233.
7. Zakrzewska JM, Glenny AM, Forssell H. Interventions for the treatment of burning mouth syndrome (Cochrane Review). The Cochrane Library. Oxford: Update Software, 2002,
8. Bergdahl J, Anneroth G, Perris H. Cognitive therapy in the treatment of patients with resistant burning mouth syndrome: a controlled study. J Oral Pathol Med 1995;24:213–215.
9. Tourne LP, Fricton JR. Burning mouth syndrome. Critical review and proposed clinical management. Oral Surg Oral Med Oral Pathol 1992;74:158–167.
10. Maina G, Vitalucci A, Gandolfo S, Bogetto F. Comparative efficacy of SSRIs and amisulpride in burning mouth syndrome: a single-blind study. J Clin Psychiatry 2002;63:38–43.
11. Femiano F, Scully C. Burning mouth syndrome (BMS): double blind controlled study of alpha-lipoic acid (thioctic acid) therapy. J Oral Pathol Med 2002;31:267–269.
12. Grushka M, Epstein J, Mott A. An open-label, dose escalation pilot study of the effect of clonazepam in burning mouth syndrome. Oral Surg Oral Med Oral Pathol Oral Radiol Endod 1998;86:557–561.
13. Epstein JB, Marcoe JH. Topical application of capsaicin for treatment of oral neuropathic pain and trigeminal neuralgia. Oral Surg Oral Med Oral Pathol 1994;77:135–140.
14. Grushka M, Epstein JB, Gorsky M. Burning mouth syndrome. Am Fam Physician 2002;65:615–620.
15. Reiß M, Reiß G. Einige Gesichtspunkte zur Glossodynie. Schweiz Med Wochenschr 1999;129:1461–1466.
16. Staehle HJ. Fragwürdige Behandlungsmethoden. Der Patientin wurde das Gebiss verstümmelt. Zahnärztl Mitt 2000;90:494–501.

Oropharyngeale Candidiasis

Suchdatum: Oktober 2001

Caroline Pankhurst

Frage — Welche Effekte haben Präventivmaßnahmen?

Nutzen belegt

Antimykotische Prophylaxe bei fortgeschrittener HIV-Infektion
RCTs zufolge senkt eine täglich oder wöchentlich durchgeführte antimykotische Prophylaxe mit Fluconazol, Itraconazol oder Nystatin die Inzidenz einer oropharyngealen Candidiasis signifikant.

Antimykotische Prophylaxe bei Neutropenie aufgrund einer maligner Erkrankung
Einer systematischen Übersicht zufolge verringern systemisch oder topisch verabreichte Antimykotika die Zahl von oralen Candidainfektionen im Vergleich zu Placebo oder Nichtbehandlung signifikant (NNT etwa 4).

Nutzen wahrscheinlich

Antimykotische Prophylaxe bei Säugling und Kleinkindern mit Abwehrschwäche
Eine RCT ergab für Fluconazol im Vergleich zu oralen Polyen-Antimykotika eine signifikant reduzierte Inzidenz der oropharyngealen Candidiasis.

Nutzen unbekannt

Chlorhexidin-Gurgellösung bei neutropenischen Erwachsenen unter Chemotherapie
Zwei RCTs lieferten beim Vergleich mit Placebo oder Nystatin widersprüchliche Belege bezüglich der Wirkungen von Chlorhexidin-Gurgellösung.

Kontinuierliche Prophylaxe versus intermittierende Therapie bei Patienten mit HIV-Infektion und akuter oropharyngealer Candidiasis (unter dem Gesichtspunkt Resistenzentwicklung)
In einer RCT fand sich hinsichtlich des Auftretens von antimykotischen Resistenzen kein signifikanter Unterschied zwischen kontinuierlicher Prophylaxe und intermittierender Behandlung.

Prophylaktische Maßnahmen bei Diabetikern
Es fanden sich weder systematische Übersichten noch RCTs.

Frage — Welche Effekte haben unterschiedliche Behandlungsmethoden?

Nutzen belegt

Antimykotische Behandlung bei immunkompetenten und abwehrgeschwächten Säuglingen und Kindern
Bei immunkompetenten Säuglingen ergaben RCTs eine signifikante Erhöhung der klinischen Heilungsraten durch Miconazol-Gel im Vergleich zu Nystatin-Suspension. In einer RCT bei abwehrgeschwächten Säuglingen und Kindern führte Fluconazol im Vergleich zu oralen Polyen-Antimykotika (Nystatin oder Amphotericin B) nach einer zweiwöchigen Beobachtungsphase zu einer signifikant höheren Heilungsrate (NNT 2).

Orale Suspensionen systemischer Azole bei Patienten mit HIV-Infektion

RCT zufolge ermöglichen topische Applikationsformen (Lösung oder Tablette) von Itraconazol, Fluconazol oder Clotrimazol eine wirksame Behandlung von oropharyngealen Candidia-Infektionen bei HIV-infizierten Patienten. Einer RCT zufolge verringert Fluconazol nach einer 14-tägigen Beobachtungsphase Symptome und klinische Zeichen einer oropharyngealen Candidiasis im Vergleich zu topisch appliziertem Nystatin signifikant (NNT 3).

Nutzen unbekannt

Antimykotische Behandlung bei Prothesenstomatitis

RCTs lieferten widersprüchliche Belege über die Effekte von Antimykotika versus Placebo hinsichtlich klinischer Besserung oder Heilung bei Prothesenstomatitis. Zur Studienmethodik gehörte neben einer professionellen Prothesenreinigung zu Studienbeginn eine Beratung zur Prothesenpflege und die Anweisung, die Zahnprothese nachts nicht zu tragen, was die hohe Rate an klinischen Heilungen in der Placebogruppe erklären könnte.

Prothesenhygiene

In zwei RCTs fanden sich im Vergleich zu Placebo keine ausreichenden Belege für die Wirksamkeit von Gurgellösungen oder Desinfektionsmitteln hinsichtlich der Prävention einer Prothesenstomatitis.

Fluconazol versus Amphotericin B bei Erwachsenen unter Chemotherapie

Eine kleine RCT lieferte Evidenz dafür, dass Fluconazol die Zahl der klinischen Heilungen im Vergleich zu Amphotericin B-Tabletten signifikant erhöht.

Behandlungen bei Diabetikern

Es fanden sich keine RCTs, die die Behandlung einer oralen Candidiasis bei Diabetikern bewertet hätten.

Definition

Eine oropharyngeale Candidiasis ist eine opportunistische Schleimhautinfektion, die in über 85 % der Fälle durch Candida albicans verursacht wird. Die vier Hauptmanifestationsformen der oropharyngealen Candidiasis sind: 1. pseudomembranöse C. (Soor) mit einzelnen weißlichen Belägen auf gerötetem Untergrund im Bereich von Wangen- und Rachenschleimhaut, Zunge und Zahnfleisch; 2. erythematöse C. mit glatten, roten Flecken im Bereich von hartem oder weichem Gaumen, Zungenrücken oder Wangenschleimhaut; 3. hyperplastische C. mit normalerweise beidseitig zu findenden, festhaftenden, weißen Pilzbelägen im Bereich der Wangenschleimhaut; 4. Prothesenstomatitis mit glattem oder nässendem Erythem im prothesentragenden Teil des harten Gaumens. Die Symptomatik reicht von fehlenden Beschwerden bis zu brennenden Schmerzen im gesamten Rachenbereich mit Geschmacksstörungen, Schwierigkeiten beim Sprechen und bei der Nahrungsaufnahme und stark eingeschränkter Lebensqualität.

Inzidenz/ Prävalenz

Candida-Spezies gehören zur normalen Bakterienflora des Magen-Darm-Traktes. Die Übertragung erfolgt direkt über infizierte Personen oder über mit Pilzsporen besetzte Materialien. Candida albicans lässt sich auch bei 31–60 % der Gesunden in der Mundhöhle nachweisen. Die Prävalenz einer candidabedingten Prothesenstomatitis liegt bei Trägern von Zahnprothesen bei 65 %. In Phasen medizinisch induzierter Immunsuppression entwickelt sich bei 15–60 % der Tumorpatienten eine oropharyngeale Candidiasis. Bei HIV-Infizierten findet man eine oropharyngeale Candidiasis in 7–48 % der Fälle, bei fortgeschrittener AIDS-Erkrankung sogar in über

90 %. Bei stark immunsupprimierten Patienten sind die Raten für Infektionsrezidive hoch (30–50 %) und diese treten normalerweise bereits innerhalb von 14 Tagen nach Therapieende auf.

Ätiologie/ Risikofaktoren Risikofaktoren für die Entwicklung einer symptomatischen Candidiasis sind: Lokal oder systemisch eingeschränkte immunologischen Potenz, Blutbildungsstörungen, Therapien mit Breitspektrumantibiotika, Inhalationssteroiden oder systemischen Steroiden, Xerostomie, Diabetes und schlecht sitzende, schlecht gepflegte Prothesen, Kronen oder Zahnspangen. Ein und derselbe Candidastamm kann die Schleimhaut über Monate oder Jahre ohne Infektionszeichen besiedeln. Bei Menschen mit HIV-Infektion lässt sich keine direkte Korrelation zwischen Zahl der Hefepilze und klinischer Manifestation der Infektion feststellen. Bei 5 % der Menschen mit fortgeschrittener AIDS-Erkrankung kommt es zu einer symptomatischen oropharyngealen Candidiasis durch Keime mit In-vitro-Resistenz im Vergleich zu Fluconazol. Azol-Resistenzen entstehen im Zusammenhang mit schwerer Immunsuppression (≤ 50 CD4–Zellen/mm^3), häufigen vorangegangenen Antimykotikatherapien und langer medianer Dauer einer systemischen Azoltherapie.

Prognose Unbehandelt bleibt eine Candidiasis über Monate oder Jahre bestehen, wenn die auslösenden Risikofaktoren nicht behandelt oder beseitigt werden können. Bei Neugeborenen kommt es dagegen in der Regel nach 3–8 Wochen zu einer Spontanheilung.

Kommentar

Irène Hitz Lindenmüller und Andreas Filippi

Candida albicans führt am häufigsten zu oropharyngealen Pilzinfektionen. Ein intaktes zelluläres Immunsystem schützt wesentlich vor mukokutanen Candida-Infektionen; daher sind insbesondere Patienten mit reduzierter Immunabwehr betroffen.

Ziel einer medikamentösen **Prophylaxe** bezüglich oropharyngealer Candidiasis ist insbesondere die Prävention invasiver Infektionen. Oberflächlicher Befall ist in der Regel leicht zu therapieren. Häufig betroffen sind **HIV-Patienten mit fortgeschrittener Erkrankung**. Um dem Auftreten oder Rezidiven einer Candidiasis vorzubeugen, wird gelegentlich eine antimykotische Prophylaxe empfohlen. Die Wirksamkeit einer solchen Prophylaxe mit Fluconazol, Nystatin, Clotrimazol, Ketaconazol und Itraconazol ist unter den Aspekten einer Evidence-based Dentistry sehr gut dokumentiert (1). Hingegen ist eine Prophylaxe mit Amphotericin B bezüglich der Wirksamkeit unzureichend. Allerdings muss bei dieser Patientengruppe unter längerdauernder Itraconazol-Prophylaxe mit einem Nachlassen der Empfindlichkeit auf den Wirkstoff und mit einer Kreuzresistenz auf Fluconazol gerechnet werden (2). Daher wird heute bei oberflächlichen Candida-Infektionen ein klassisches Polyen (z. B. Nystatin) empfohlen; dieses ist gut verträglich und führt nur selten zu Resistenzen (3).

Die Wirksamkeit von Fluconazol in der Prävention oberflächlicher Candidainfektionen ist auch bei **Patienten mit soliden Tumoren, hämatologischen Neoplasien oder chemotherapieinduzierten Neutropenien** belegt (4). In einzelnen Stellungnahmen wird von einer routinemäßigen Prophylaxe von oberflächlichen Pilzinfektionen aufgrund der minimalen Mortalität, der möglichen Resistenzentwicklung, eventueller Arzneimittelreaktionen und der entstehenden Kosten abgeraten (4). Ausnahmen sind Patienten mit häufigen und ausgeprägten Rezidiven oropharyngealer Candidiasis oder Candidaösophagitis.

Auch bei **abwehrgeschwächten Säuglingen und Kleinkindern** wird Fluconazol zur Prophylaxe empfohlen. Nystatin reduziert zwar die Häufigkeit der Kolonisation und bereits persistierende oropharyngeale Candida-Kulturen, kann aber eine Ausbreitung der Pilzinfektion nicht aufhalten (5). Vom Einsatz von Ketaconazol bei Kindern und Jugendlichen wird wegen vermehrter Häufigkeit signifikanter Arzneimittelreaktionen bzw. hepatischer und endokriner Nebenwirkungen abgeraten (4). Daten über einen prophylaktischen Einsatz bei **Diabetikern** sind bisher nicht publiziert worden. Zur Prävention einer **Prothesenstomatitis** sollte die Prothesereinigung nach jeder Mahlzeit genügen.

Neben der Prophylaxe vor Pilzinfektionen finden sich auch Daten zur **Therapie** von Candidiasis. Bei **abwehrgeschwächten Säuglingen und Kleinkindern** ist eine Fluconazol-Suspension wirksamer als Nystatin (6). Fluconazol scheint aufgrund der guten Verträglichkeit das Präparat der Wahl zu sein; es zeigt eine gute Wirksamkeit bezüglich Elimination von Candida spp. aus dem Orointestinaltrakt, eine große therapeutische Bandbreite sowie eine gute Verträglichkeit (4). Aktuell ist eine liposomale Variante von Amphotericin B untersucht worden, die bei **Neonaten** Erfolg verspricht (7).

Generell wird zur Behandlung einer unkomplizierten oropharyngealen Candidiasis bei **HIV-Patienten** den topischen Therapeutika aus Gründen möglicher Resistenzbildung der Vorzug gegeben. Auf eine systemische Gabe von Ketoconazol, Itraconazol oder Fluconazol sollte erst bei Nichtansprechen auf lokale Medikation oder bei schwerwiegender oropharyngealer Candidiasis mit ösophagealer Beteiligung zurückgegriffen werden. Zudem sollte die Therapie nur kurzzeitig erfolgen (8). Bei systemischer Gabe von Clotrimazol und Ketoconazol ist die Rezidivgefahr vergleichsweise hoch. Um Rezidive zu vermeiden, wird eher auf ebenfalls systemisch wirksame Agenzien wie Fluconazol oder Itraconazol zurückgegriffen (9).

Bei **älteren Patienten** hat das Tragen von **Zahn-Prothesen** keinen Einfluss auf den Therapieerfolg der Antimykotika. Alternativ zu einer Amphotericin-Suspension ist eine fluconazol-haltige Mundspüllösung zur Therapie einer oropharyngealen Candidiasis empfehlenswert (10).

Bei **Diabetikern** wird routinemäßig Fluconazol als Antimykotikum eingesetzt; die Erfolgsrate ist bei einer täglichen Gabe von 100–200 mg hoch (11).

Schlusswort: Überlegungen zur medikamentösen Prävention oropharyngealer Candidiasis sollten das Erkrankungsrisiko, eine mögliche Resistenzentwicklung, unerwünschte Nebenwirkungen durch das Präparat sowie ökonomische Aspekte berücksichtigen. Neue systemisch wirksame Antimykotika wie Posaconazol, Ravuvonazol, Voriconazol, Anidulofungin, Caspofungin und Micafungin werden derzeit in Multizenterstudien untersucht (4). Diskutiert wird auch die Therapie der oropharyngealen Candidiasis mittels einer mukoadhäsiven Tablette, die u. a. Lactoferrin enthält, welches hemmenden Einfluss auf das Pilzwachstum hat (12).

1. Patton LL, Bonito AJ, Shugars DA. A systematic review of the effectiveness of antifungal drugs for the prevention and treatment of oropharyngeal candidiasis in HIV-positive patients. *Oral Surg Oral Med Oral Pathol Oral Radiol Endod* 2001;92:170–179.
2. Goldman M, Cloud GA, Smedema M, LeMonte A, Conolly P, McKinsey DS, Kauffmann CA, Moskovitz B, Wheat LJ. Does long-term itraconazole prophylaxis result in vitro azole resistance in mucosal Candida albicans isolates from persons with advanced human immunodeficiency virus infection? *Antimicrob Agents Chemother* 2000;44:1585–1587.
3. Alvarez Alvarez ME, Sanchez-Sousa A, Baquero F. A reevaluation of nystatin in prophylaxis and treatment of oropharyngeal candidiasis. *Rev Esp Quimioter* 1998;11:295–315.
4. Groll AH, Ritter FM, Müller C. Prävention von Pilzinfektionen bei Kindern und Jugendlichen mit neoplastischen Erkrankungen. *Klin Paediatr* 2001;213 (Suppl 1):50–68.
5. Taylor TL. Nystatin prophylaxis in immunocompromised children. *Ann Pharmacother* 1996;30:534–535.
6. Flynn PM, Cunningham CK, Kerkering T, San Jorge AR, Peters VB, Pitel PA, Harris J, Gilbert G, Castagnaro L, Robinson P. Oropharyngeal candidiasis in immunocompromised children: a randomised, multicenter study of orally administered fluconazole suspension versus nystatin. *J Pediatr* 1995;127:322–328.
7. Leibovitz E. Neonatal candidosis: clinical picture, management controversies and consensus, and new therapeutic options. *J Antimicrob Chemother* 2002;49 (Suppl 1):69–73.
8. Powderly WG, Mayer KH, Perfect JR. Diagnosis and treatment of oropharyngeal candidiasis in patients infected with HIV: a critical reassessment. *AIDS Res Hum Retroviruses* 1999;15:1405–1412.

9. Vazquez JA. Therapeutic options for the management of oropharyngeal and esophageal candidiasis in HIV/AIDS patients. *HIV Clin Trials* 2000;1:47–59.
10. Taillandier J, Esnault Y, Alemanni M. A comparison of fluconazole oral solution and amphotericin B oral suspension in older patients with oropharyngeal candidosis. *Age Ageing* 2000;29:117–123.
11. Penk A, Pittrow L. Therapeutic experience with fluconazole in the treatment of fungal infections in diabetic patients. *Mycoses* 1999;42 (Suppl 2):97–100
12. Kuipers ME, Heegsma J, Bakker HI, Meijer DK, Swart PJ, Frijlink EW, Eissens AC, de Vries-Hospers HG, van den Berg JJ. Design and fungicidal activity of mucoadhesive lactoferrin tablets for the treatment of oropharyngeal candidosis. *Drug Deliv* 2002;9:31–38.

Weisheitszähne, impaktierte

Suchdatum: Oktober 2001

Stephen Worrall

Frage **Welche Effekte hat die prophylaktische Entfernung impaktierter Weisheitszähne?**

Unwirksamkeit oder Schädlichkeit wahrscheinlich

Extraktion asymptomatischer impaktierter Weisheitszähne
Es fand sich begrenzte Evidenz dafür, dass die durch die Extraktion asymptomatischer impaktierter Weisheitszähne hervorgerufenen Schäden im Vergleich zum Nutzen überwiegen.

Definition Weisheitszähne sind die dritten Molaren, die sich bei nahezu allen Erwachsenen um das 20. Lebensjahr entwickeln. Bei manchen Menschen verkeilen sie sich aus Platzmangel, wegen einer Blockade oder einer Fehllage im Kiefer. Die Diagnose erfolgt über Schmerzen und Schwellung oder zufällig im Rahmen einer radiologischen Untersuchung der Zähne.

Inzidenz/Prävalenz Impaktierte Weisheitszähne kommen häufig vor. Bei über 72 % der schwedischen Bevölkerung zwischen 20 und 30 Jahren fand man mindestens einen verkeilten unteren Weisheitszahn. Die chirurgische Entfernung von impaktierten Weisheitszähnen (symptomatisch oder asymptomatisch) ist der von Kieferchirurgen am häufigsten durchgeführte Eingriff. In England und Wales wird er jährlich bei 4/1000 Personen durchgeführt und gehört damit in die Gruppe der 10 häufigsten stationären oder ambulanten Operationen.

Ätiologie/Risikofaktoren Impaktierte Weisheitszähne sind zum Teil Folge einer verbesserten Mundhygiene und einer geänderten Ernährung. Seltenere Zahnfleischerkrankungen, weniger Karies und geringere Abnutzung der Zähne durch ballaststoffarme Nahrung erhöhen die Wahrscheinlichkeit, die Molaren bis ins Erwachsenenalter zu behalten, wodurch weniger Platz für die Weisheitszähne bleibt.

Prognose Impaktierte Weisheitszähne können sowohl Schmerzen, Schwellungen und Infektionen verursachen als auch angrenzende Zähne oder den umgebenden Knochen zerstören. Die Entfernung kranker und symptomatischer Weisheitszähne lindert Schmerzen und Beschwerden und verbessert die Mundhygiene. Es fanden sich keine guten Belege dafür, was bei Menschen mit asymptomatischen impaktierten Weisheitszähnen im weiteren Verlauf geschieht, wenn sie nicht therapiert werden.

Kommentar

Andreas Filippi und Jens Christoph Türp

Der gegenüber der Ausgabe 2000 von *Clinical Evidence* um die Ergebnisse zweier systematischer Übersichten (1,2) aktualisierte Beitrag kommt zu derselben Aussage wie bereits zwei Jahre zuvor: Die prophylaktische Entfernung symptomloser und pathologiefreier Weisheitszähne wird nicht empfohlen. Diese Feststellung stützt sich in erster Linie auf die

Ergebnisse einer vom britischen *National Institute of Clinical Effectiveness* (NICE) veröffentlichten Studie (1, zusammengefasst und kommentiert in 3).
Eine weitere, in dem Beitrag von Stephen Worrall nicht zitierte Arbeit aus Großbritannien wurde vom *Scottish Intercollegiate Guidelines Network* (SIGN) erarbeitet und publiziert (zusammengefasst und kommentiert in 4). In dieser klinischen Leitlinie kommen die Autoren zu einem vergleichbaren Ergebnis wie diejenigen der NICE-Studie; zusätzlich werden differenzierte Angaben zu Indikationen der Entfernung impaktierter Weisheitszähne gemacht (siehe http://www.sign.ac.uk/; dann „Guidelines" anklicken).
In einer jüngst veröffentlichte Übersicht, deren Ergebnisse sich auf eine Medline-Suche und eine Handsuche stützte, geben Strietzel und Reichart (5) die Empfehlung, dass untere impaktierte Weisheitszähne wegen der im Alter über 25 Jahre größeren Wahrscheinlichkeit des Auftretens von Sensibilitätsstörungen und Wundinfektionen „bei absehbarer Notwendigkeit ihrer Entfernung im Alter von etwa 20 Jahren entfernt werden" sollten.
Der gegenwärtige Stand der zahnmedizinischen Literatur offenbart, auf welch niedrigem Evidenzniveau sich Zahnärzte bewegen, die eine durch wissenschaftliche Studien abgesicherte Entscheidung treffen sollen, ob impaktierte, aber symptomlose und radiologisch unauffällige Weisheitszähne entfernt oder belassen werden sollten. Aktuell wird im Auftrag und unter Koordination der Zahnärztlichen Zentralstelle Qualitätssicherung (ZZQ) im Institut der Deutschen Zahnärzte (IDZ) für die Deutsche Gesellschaft für Zahn-, Mund- und Kieferheilkunde, die Deutsche Gesellschaft für Mund-, Kiefer- und Gesichtschirurgie und die Deutsche Gesellschaft für Kieferorthopädie eine Leitlinie „Therapie der retinierten Weisheitszähne" erarbeitet.

1. Song F, O'Meara S, Wilson P, Golder S, Kleijnen J. The effectiveness and cost-effectiveness of prophylactic removal of wisdom teeth. *Health Technol Assess* 2000;4:1–55. < http://www.hta.nhsweb.nhs.uk/fullmono/mon415.pdf>
2. Pichler JW, Beirne OR. Lingual flap retraction and prevention of lingual nerve damage associated with third molar surgery: a systematic review of the literature. *Oral Surg Oral Med Oral Pathol Oral Radiol Endod* 2001;91:395–401.
3. Precious D. No research evidence to support the prophylactic removal of pathology-free impacted third molars. [Kommentar zu: Song F, O'Meara S, Wilson P, Kleijnen J, Golder S: The effectiveness and cost-effectiveness of the prophylactic removal of widsom teeth. NHS Center for Reviews and Dissemination, University of York, November 1999]. *Evidence Based Dent* 2000;2:42–43.
4. Richards D. Management of unerupted and impacted third molar teeth. [Kommentar zu: Scottish Intercollegiate Guideline Network (SIGN Guideline 43)]. *Evidence Based Dent* 2000;2:44–45.
5. Strietzel FP, Reichart PA. Wundheilung nach operativer Weisheitszahnentfernung. Evidenzgestützte Analyse. *Mund Kiefer Gesichtschir* 2002;6:74–84.

Atopisches Ekzem

Suchdatum: September 2001

Dominic Smethurst

Frage **Welche Effekte haben unterschiedliche Präventivmaßnahmen?**

Nutzen belegt

Lokale Steroidtherapie

Einer systematischen Übersicht zufolge verbessert eine lokale Steroidtherapie im Vergleich zu Placebo die klinischen Befunde und Symptome des atopischen Ekzems nach 1–4 Wochen und ist als Kurzzeittherapie auch unbedenklich. Es fanden sich allerdings nur wenige gute Informationen zu Langzeitnebenwirkungen. Eine RCT lieferte keine ausreichenden Belege über die Wirksamkeit von topischen Steroiden in der Rezidivprävention.

Nutzen wahrscheinlich

Beseitigung von Hausstaubmilben

RCTs lieferten begrenzte Evidenz dafür, dass eine weitgehende Beseitigung von Hausstaubmilben die Beschwerden nach 6–12 Monaten signifikant verringert. Es fanden sich jedoch widersprüchliche Belege hinsichtlich der Effekte einer Milbenelimination bei Menschen mit atopischem Ekzem und positivem Milben-RAST.

Ernährungsumstellung bei stillenden Müttern prädisponierter Säuglinge

Begrenzte Belege aus einer systematischen Übersicht deuten darauf hin, dass Ernährungseinschränkungen während der Stillperiode bei Säuglingen mit familiärer Disposition vor der Entwicklung eines atopischen Ekzems im Alter von 12–18 Monaten schützen können.

Rückfettende Substanzen

Einer systematische Übersicht zufolge bessert eine kombinierte Behandlung aus spezieller Hautpflege (rückfettende Substanzen) und topischen Steroiden im Vergleich zu einer alleinigen lokalen Steroidtherapie die klinischen Befunde und Symptome des atopischen Ekzems nach 3 Wochen signifikant.

Nutzen unbekannt

Vermeiden von Tierkontakten, Impfungen und Waschmitteln

Zur Wirksamkeit dieser Maßnahmen fanden sich keine ausreichenden Belege.

Vermeiden von enzymhaltigen Waschmitteln

In einer systematischen Übersicht zeigte sich hinsichtlich der Schwere des Ekzems nach 1 Monat kein signifikanter Unterschied zwischen enzymhaltigen und enzymfreien Waschmitteln.

Vermeiden bestimmter Textilien

RCTs deuten darauf hin, dass bei Menschen mit atopischem Ekzem die Rauheit der Faser für die irritierende Wirkung wichtiger ist als der Typ eines Stoffes (synthetisch oder natürlich). In einer RCT bei Säuglingen mit atopischem Ekzem ergab sich hinsichtlich der Häufigkeit und Schwere einer atopischen Windeldermatitis nach 26 Wochen kein signifikanter Unterschied zwischen Baumwollwindeln, Papierwindeln und Papierwindeln mit besonderer Saugeinlage.

Ernährungsumstellung
Eine systematische Übersicht bei Kindern und Erwachsenen mit atopischem Ekzem lieferte keine schlüssigen Belege über die Effekte einer Ernährungsumstellung, wie z. B. den Ausschluss von Eiern oder Kuhmilch.

Ernährungsumstellung während der Schwangerschaft bei familiärer Belastung
In einer systematischen Übersicht entwickelte sich im Alter von 12–18 Monaten sowohl bei Kleinkindern, deren Mütter während der Schwangerschaft Ernährungsrestriktionen eingehalten hatten, als auch bei Kleinkindern, deren Mütter sich ohne Restriktionen ernährt hatten, etwa gleich häufig ein atopisches Ekzem.

Verlängerte Stillperiode bei prädisponierten Säuglingen
Begrenzte Belege aus Beobachtungsstudien deuten darauf hin, dass ein ausschließliches Stillen über einen Zeitraum von mindestens 5 Monaten das Risiko, im Alter von 1–3 Jahren zu erkranken, für Kleinkinder aus Allergikerfamilien senkt.

Feuchte Umschläge
Eine systematische Übersicht konnte keine RCTs zu den Wirkungen von feuchten Umschlägen oder anderen Formen von Umschlägen finden.

Nutzen unwahrscheinlich

Lokale antiinfektiöse Therapie plus Steroidtherapie
In einer systematischen Übersicht ergab sich in Bezug auf die Besserung von klinischen Befunde und Beschwerden eines atopischen Ekzems kein signifikanter Unterschied zwischen den Wirkungen einer Kombinationstherapie aus topischen antiinfektiösen Medikamenten und topischen Steroiden und einer reinen lokalen Steroidtherapie.

Definition	Unter atopischem Ekzem (atopische Dermatitis) versteht man eine entzündliche Hauterkrankung, die gekennzeichnet ist durch juckende, erythematöse, schlecht abgegrenzte Effloreszenzen, die bevorzugt auf den Beugeseiten der Gelenke zu finden sind.
Inzidenz/ Prävalenz	In Großbritannien sind 15–20 % der Schulkinder und 2–3 % der Erwachsenen von dieser Krankheit betroffen. Die Prävalenz ist in den letzten 30 Jahren – möglicherweise aufgrund von Veränderungen in Umwelt oder Lebensweise – deutlich angestiegen.
Ätiologie/ Risikofaktoren	Man geht von einer multifaktoriellen Ätiologie aus. In letzter Zeit konzentriert sich das Interesse auf Aeroallergene (Hausstaubmilben, Staub, Pollen, Tierhaare), Umweltverschmutzung, Klima, Ernährung und Faktoren wie Infektionen aus der Pränatal- oder Neonatalzeit.
Prognose	Auch wenn eine Heilung gegenwärtig noch nicht möglich ist, gibt es verschiedene Behandlungsmöglichkeiten zur Linderung der Beschwerden. Bei 60–70 % der Kinder sistiert das Ekzem mit Beginn der Pubertät. Rückfälle können jedoch auftreten.

Faltenbildung

Suchdatum: April 2001

Miny Samuel und Christopher Griffiths

Frage **Welche Effekte haben Präventivmaßnahmen?**

Nutzen unbekannt

Sonnenschutzmittel; Vitamine (Vitamin C und Vitamin E)

Es fanden sich keine RCTs über die Wirksamkeit von Sonnenschutzmitteln oder Vitaminen zur Verhütung von Faltenbildung.

Frage **Welche Effekte haben unterschiedliche Behandlungsmethoden?**

Nutzen belegt

Tretionin (feine Falten nach 6-monatiger Therapie)

RCTs bei Menschen mit leichten bis mittelschweren UV-Schäden zufolge führt eine 6-monatige topische Tretionintherapie im Vergleich zu Placebocreme zu einer signifikanten Besserung feiner Falten. Die Wirkung von Tretionin auf grobe Falten war uneinheitlich. Häufige akute Nebenwirkungen sind Juckreiz, Brennen und der Bildung eines Erythems. Die häufigste persistierende Nebenwirkung ist ein Abschälen der Haut mit einem Maximum um die 12.–16. Woche.

Nutzen und Schaden abwägen

Isotretionin

Zwei RCTs zufolge bessert kamen zu dem Ergebnis, dass Isotretionin bei Menschen mit leichten bis schweren UV-Schäden nach 36 Wochen sowohl feine als auch grobe Falten im Vergleich zu Trägercreme signifikant. In 5–10 % der Fälle kam es jedoch zu schweren Irritationen der Gesichtshaut.

Nutzen unbekannt

Topische Antioxidanzien (Ascorbinsäure)

Eine RCT schlechter Qualität lieferte begrenzte Belege dafür, dass eine 3-monatige Therapie mit ascorbinsäurehaltiger Creme (1x tgl.) im Vergleich zu Placebocreme zu einer signifikanten Besserung feiner und grober Falten führt. Ein beißendes Brennen und ein Erythem wurden häufig beobachtet, waren quantitativ jedoch nicht eindeutig den unterschiedlichen Therapien zuzuordnen.

Kohlendioxidlaser

Es fanden sich keine RCTs, die CO_2 Laser mit Placebo oder Nichtbehandlung verglichen hätten. Eine kleine RCT lieferte begrenzte Belege dafür, dass eine CO_2 -Laser-Therapie die 6-Monatswerte in einem Falten-Score signifikant weniger reduziert als chemische Schältherapien. Eine andere kleine RCT ergab begrenzte Belege dafür, dass bei Oberlippenfalten CO_2-Laser nach 2 Monaten zu einer deutlicheren Besserung führen als Erbium-YAG-Laser. In einer kleinen RCT war hinsichtlich der Besserung von Oberlippenfalten nach einer 4 Monaten kein signifikanter Unterschied zwischen einer kombinierten Therapie aus CO_2 -Laser und Erbium-YAG-Laser und CO_2-Laser alleine festzustellen. Ein Erythem trat häufig auf, ein eindeutiger Unterschied zwischen den verschiedenen Behandlungsansätzen war jedoch nicht zu erkennen.

Dermabrasion

Es fanden sich keine RCTs, in denen ein Vergleich zwischen Dermabrasion und Placebo oder Nichtbehandlung durchgeführt worden wäre. In drei kleinen RCTs bei Frauen mit perioralen Falten zeigte sich hinsichtlich einer Besserung der Falten nach 4–6 Monaten kein signifikanter Unterschied zwischen Dermabrasion und CO_2 -Laser. Nebenwirkungen traten häufig auf. In allen drei RCTs wurden Erytheme dokumentiert, wobei zwei zu dem Ergebnis kamen, dass sie nach Lasertherapie signifikant häufiger auftreten als nach Dermabrasion.

Facelifting

Zur Wirksamkeit eines Facelifting fanden sich weder eine systematische Übersicht noch RCTs.

Orale Therapie mit Polysacchariden aus tierischem Knorpel

Eine RCT lieferte begrenzte Belege dafür, dass ein handelsübliches Knorpelpräparat hinsichtlich der Faltenreduktion nach 3 Monaten nicht wirksamer ist als Placebo. Eine andere RCT kam zu dem Ergebnis, dass ein anderes Knorpelpräparat die Zahl der Frauen, die nach einer 90-tägigen Beobachtungszeit noch mittelschwere bis schwere Falten aufweisen, im Vergleich zu Placebo signifikant verringern kann. Es fand sich begrenzte Evidenz dafür, dass bestimmte Handelspräparate wirksamer sind als andere.

Topische Therapie mit Polysacchariden aus tierischem Knorpel

Eine kleine RCT lieferte begrenzte Belege dafür, dass ein handelsübliches Knorpelpräparat nach 120 Tagen die Zahl feiner und grober Falten im Vergleich zu Placebo signifikant verringert.

Retinylester

Es fanden sich weder eine systematische Übersicht noch RCTs über Retinylester, die klinische Zielkriterien erfasst hätten.

Definition	Falten sind sichtbare Linien oder Falten in der Haut. Falten von weniger als 1 mm Tiefe und Breite bezeichnet man als feine Falten, breitere oder tiefere Falten als grobe Falten. Die meisten RCTs befassten sich mit Falten im Bereich von Gesicht, Unterarmen und Händen.
Inzidenz/ Prävalenz	Es fanden sich keine Informationen über die spezielle Inzidenz von Falten per se, sondern nur über die Inzidenz von chronischen UV-Schäden, zu denen ein ganzes Spektrum von Veränderungen, wie Faltenbildung, Hyperpigmentierung, Trockenheit und Teleangiektasien gehört. Die Inzidenz für UV-bedingte Hautveränderungen steigt mit dem Alter und entwickelt sich über mehrere Jahrzehnte. Eine australische Studie (1539 Personen zwischen 20 und 55 Jahren, die in Queensland lebten) zeigte bereits bei 72 % der Männer und 47 % der Frauen unter 30 Jahre eine mittelschwere bis schwere UV-bedingte Hautalterung. Das Ausmaß der Hautalterung wurde mit steigendem Alter signifikant größer und, war unabhängig davon, mit der Entstehung von aktinischen Keratosen ($P < 0{,}01$) und Hautkrebs ($P < 0{,}05$) assoziiert. Die Faltenbildung trat bei hellhäutigen Menschen, besonders solchen mit Hauttyp I oder II häufiger auf. Eine Studie berichtet, dass die Inzidenz von chronischen UV-Schäden in europäischen und nordamerikanischen Bevölkerungsgruppen mit Hauttyp I, II und III nach Fitz-

patrick bei 80–90 % liegt. Es fanden sich wenig Untersuchungen über chronische UV-Schäden auf schwarzer Haut (Hauttyp IV und V).

Ätiologie/ Risikofaktoren

Falten können sowohl durch intrinsische Faktoren (z. B. Alterungsprozess, Hormonstatus und Erkrankungen) als auch durch extrinsische Faktoren (z. B. UV-Strahlen und Rauchen) verursacht werden. Alle diese Faktoren führen zu einer Verdünnung der Epidermis, zu Elastizitätsverlust, erhöhter Verletzbarkeit und Faltenbildung. Das Ausmaß der chronischen UV-Schäden ist abhängig vom Hauttyp, der sich über Hautfarbe und Bräunungsfähigkeit definiert. Eine Übersicht aus fünf Beobachtungsstudien kam zu dem Ergebnis, dass Falten bei Rauchern unabhängig vom Geschlecht häufiger auftreten als bei Nichtrauchern. Es zeigte sich auch, dass das Risiko für mittelschwere bis schwere Falten bei lebenslangen Dauerrauchern mehr als doppelt so hoch lag wie bei aktuellen Rauchern.
Bei Frauen in der Postmenopause kann das Östrogendefizit an der Entstehung von Falten beteiligt sein.

Prognose

Obwohl Falten nicht als therapiebedürftige Krankheit betrachtet werden können, machen sich, abhängig von geographischen Unterschieden, Kultur und persönlichen Wertvorstellungen, immer mehr Menschen Sorgen über den Alterungsprozess, der die Lebensqualität beeinträchtigt. In Einzelfällen kann Unzufriedenheit mit dem körperlichen Erscheinungsbild sogar zu Störungen sozialer Beziehungen, des beruflichen Erfolgs und des Selbstbewusstseins führen. In Gesellschaften, in denen der Anteil älterer Menschen an der Bevölkerung steigt und hoher Wert auf ein jugendliches Aussehen gelegt wird, gibt es eine zunehmende Nachfrage nach ärztlichen Eingriffen, die die sichtbaren Zeichen des Alterens mildern können.

Fußpilz und Nagelmykose

Suchdatum: Oktober 2001

Fay Crawford

Frage **Welche Effekte haben unterschiedliche Behandlungsmethoden?**

Nutzen belegt

Orale Allylamintherapie bei Fußpilz
Eine in einer systematischen Übersicht identifizierte RCT ergab begrenzte Belege dafür, dass eine 6-wöchige orale Terbinafintherapie im Vergleich zu Placebo nach 8 Wochen zu einer signifikanten Erhöhung der Heilungsraten führt (NNT 2). Einer RCT zufolge führt eine 2-wöchige orale Terbinafintherapie im Vergleich zu einer ebenfalls 2-wöchigen oralen Itraconazoltherapie zu einer höheren Heilungsrate. Beim Vergleich einer 2-wöchigen Terbinafintherapie mit einer 4-wöchigen Itraconazoltherapie ließ sich jedoch kein signifikanter Unterschied feststellen.

Lokale Allylamintherapie bei Fußpilz
Einer systematischen Übersicht und zwei nachfolgend durchgeführten RCTs zufolge erhöhen Allylamine im Vergleich zu Placebo nach 6–16 Wochen den Prozentsatz der geheilten Patienten signifikant (NNT etwa 2). Eine systematische Übersicht und zwei zusätzliche RCTs zeigten für Allylamine eine rascheres Ansprechen auf die Therapie als für Imidazole. Hinsichtlich der Heilungsraten waren jedoch beide Therapieansätze gleichwertig.

Orale Imidazoltherapie bei Fußpilz
Einer in einer systematischen Übersicht identifizierten RCT zufolge führt eine 1-wöchige orale Itraconazoltherapie nach 8 Wochen im Vergleich zu Placebo zu einer deutlichen besseren Heilungsrate. In der Übersicht zeigte sich jedoch hinsichtlich der Heilungsraten kein signifikanter Unterschied zwischen verschiedenen Imidazol-Derivaten und oraler Allylamintherapie oder zwischen oraler Imidazol- und oraler Griseofulvintherapie.

Lokale Imidazoltherapie bei Fußpilz
Einer systematischen Übersicht zufolge verbessert eine 4- bis 6-wöchige Therapie mit imidazolhaltigen Cremepräparaten nach 6–10 Wochen im Vergleich zu Placebo die Heilungsraten (NNT 2). In einer systematischen Übersicht war das therapeutische Ansprechen auf Imidazolpräparate langsamer als dasjenige auf Allylamine. Hinsichtlich der Heilungsraten waren die beiden Therapieansätze jedoch gleichwertig.

Lokale Tolnaftattherapie bei Fußpilz
Einer systematischen Übersicht zufolge verringert eine 4-wöchige Tolnaftattherapie Therapieversager nach 5–8 Wochen im Vergleich zu Placebo signifikant (NNT 2).

Lokale Therapie mit Undecylensäure bei Fußpilz
Einer systematischen Übersicht zufolge reduziert Undecylensäure die Gefahr eines Behandlungsfehlschlages signifikant (NNT 2).

Nutzen wahrscheinlich

Lokale Therapie mit Salicylsäure und Nitraten bei Fußpilz
Eine systematische Übersicht mit lediglich einer RCT lieferte begrenzte Belege dafür, dass eine 4-wöchige Salicylsäure-Therapie mit topischen Nitraten im Vergleich zu einer einfachen Salicylsäure-Therapie zu einer signifikanten Erhöhung der Heilungsraten führt.

Lokale Therapie mit Butenafin bei Nagelmykose

In RCTs ergab sich begrenzte Evidenz dafür, dass Butenafin-Creme in Kombination mit Harnstoff oder Teebaumöl im Vergleich zu Placebo nach 16–36 Wochen zu signifikant höheren Heilungsraten führt (NNT 2).

Lokale Therapie mit Ciclopirox bei Fußpilz

Einer systematischen Übersicht mit nur einer RCT zufolge führt eine 4-wöchige lokale Therapie mit Ciclopirox im Vergleich zu Placebo nach 6 Wochen zu einer signifikanten Verringerung von Therapieversagern (NNT 2).

Lokale Therapie mit Ciclopirox bei Nagelmykose

RCTs zufolge verbessert ciclopiroxhaltiger Nagellack die Heilungsraten im Vergleich zu Placebo nach 48 Wochen signifikant.

Lokale Therapie mit Griseofulvin bei Fußpilz

Einer systematischen Übersicht mit nur einer RCT zufolge reduziert eine lokale Griseofulvintherapie Therapieversager im Vergleich zu Placebo signifikant (NNT 2).

Definition	Fußpilz (Tinea pedis) ist eine Dermatomykose, eine Pilzinfektion der oberen Hautschichten, die Juckreiz, Schuppung und interdigitale Rhagaden verursacht. Eine Nagelmykose (Onychomykose) ist durch Verdickung und Verfärbung des Nagels gekennzeichnet.
Inzidenz/ Prävalenz	In Großbritannien sind etwa 15 % der Gesamtbevölkerung von Fußpilz betroffen, und 1,2 Millionen Menschen leiden an einer Nagelmykose.
Ätiologie/ Risikofaktoren	Theoretisch sollten Schwimmbadbesucher und Industriearbeiter ein erhöhtes Infektionsrisiko aufweisen. Bei einer empirischen Erhebung zeigte sich jedoch nur bei 9 % der Schwimmer eine Pilzinfektion. Die höchste Inzidenz (20 %) fand man bei Männern über 15 Jahren.
Prognose	Pilzinfektionen im Fußbereich sind bei normaler Abwehrlage keine lebensbedrohliche Erkrankung. Sie verursachen allerdings bei manchen Menschen persistierende Beschwerden. Andere sind sich ihrer Infektion offensichtlich ganz einfach nicht bewusst. Die Infektion kann sich in andere Körperregionen ausbreiten und auf andere Menschen übertragen werden.

Herpes labialis

Suchdatum: August 2001

Graham Worrall

Frage **Welche Effekte haben Präventivmaßnahmen?**

Nutzen wahrscheinlich

Orale Therapie mit Aciclovir (ACV-Therapie)

Begrenzte Belege aus RCTs weisen darauf hin, dass eine prophylaktische orale ACV-Therapie die Häufigkeit und die Schwere von Herpesrezidiven im Vergleich zu Placebo verringern kann. Der optimale Zeitpunkt und die optimale Dauer der Therapie sind jedoch noch unklar.

Sonnenschutzmittel

Einer kleinen RCT zufolge kann UV-Schutz Herpesrezidive im Vergleich zu Placebo signifikant verringern.

Nutzen unbekannt

Lokale antivirale Substanzen

Zur Wirksamkeit lokaler antiviraler Substanzen in der Prophylaxe eines Herpesrezidivs fanden sich keine RCTs.

Frage **Welche Effekte haben unterschiedliche Behandlungsmethoden?**

Nutzen wahrscheinlich

Aciclovir oral bei Erstinfektion

RCTs bei Kindern zufolge reduziert eine orale ACV-Therapie Symptom- und Schmerzdauer im Vergleich zu Placebo marginal, aber signifikant.

Aciclovir oral zur Rezidivbehandlung

RCTs zufolge reduziert Aciclovir (wenn es zu Beginn des Rezidivs eingenommen wird) Symptom- und Schmerzdauer im Vergleich zu Placebo marginal, aber signifikant.

Nutzen unbekannt

Lokalanästhetika; lokale antivirale Therapie bei Erstinfektion; Zinkpaste

Zur Wirksamkeit dieser Maßnahmen fanden sich keine ausreichenden Belege.

Lokale antivirale Substanzen zur Rezidivbehandlung

RCTs lieferten begrenzte Belege dafür, dass eine lokale antivirale Therapie Abheilungszeit, Schmerzdauer und Zeit bis zur Verkrustung der Herpesbläschen im Vergleich zu Placebo signifikant verkürzen kann.

Definition Bei Herpes labialis handelt es sich um eine leichte, spontan abheilende Infektion mit Herpes-simplex-Virus Typ 1 (HS V1), die Schmerzen sowie eine labiale und periorale Bläschenbildung (Fieberbläschen) verursacht. Fieber und Allgemeinsymptome sind selten. Bei den meisten Menschen erscheinen die Herpesbläschen ohne Vorwarnung. Andere dagegen verspüren deutliche Prodromalerscheinungen.

Inzidenz/ Prävalenz Herpes labialis ist jedes Jahr verantwortlich für 1 % aller hausärztlichen Konsultationen in Großbritannien. 20–40 % der Gesamtbevölkerung leiden wenigstens einmal in ihrem Leben an dieser Erkrankung.

Ätiologie/ Risikofaktoren Herpes labialis wird durch Herpes-simplex-Virus Typ 1 verursacht. Nach der Erstinfektion, die normalerweise im Kindesalter erfolgt, persistiert das Virus vermutlich latent im Trigeminusganglion. Eine Vielzahl von Faktoren, wie starkes Sonnenlicht, Erschöpfung oder psychischer Stress können ein Herpesrezidiv auslösen.

Prognose Bei den meisten Menschen ist Herpes labialis eine leichte, spontan abheilende Erkrankung. Rezidive sind normalerweise kürzer und weniger schwer als die Erstinfektion. Innerhalb von 7–10 Tagen heilen die Bläschen im Normalfall vollständig und ohne Narbenbildung ab. Wie hoch die Reaktivierungsraten liegen, ist unbekannt. Bei Menschen mit Abwehrschwäche kann es zu ernsten Erkrankungen kommen.

Kopfläuse

Suchdatum: Oktober 2001

Ian Burgess

Frage **Welche Effekte haben unterschiedliche Behandlungsmethoden?**

Nutzen wahrscheinlich

Insektizidhaltige Haarshampoos

RCTs zufolge senken Permethrin bzw. Malathion die Zahl der Patienten mit Kopflausbefall nach einer Woche im Vergleich zu Placebo signifikant (NNT 2 für Malathion). Für Permethrin zeigte sich auch im Vergleich zu Lindan eine signifikant bessere Wirkung.

Nutzen unbekannt

Ätherische Öle und andere antiparasitäre Chemikalien; phytotherapeutische Behandlung; mechanische Entfernung durch Kämmen; Entfernung von lebensfähigen Nissen mittels Nissenkamm

Zur Wirksamkeit dieser Therapieformen fanden sich keine ausreichenden Belege.

Definition Kopfläuse sind obligate Ektoparasiten des sozial aktiven Menschen. Sie leben auf der behaarten Kopfhaut und befestigen ihre Eier (Nissen) an den Haarschäften. Juckreiz aufgrund zahlreicher Bisse ist nicht beweisend für die Diagnose, kann aber einen Verdacht erheblich verstärken. Der Läusebefall kann nur durch den Nachweis von lebenden Läusen bewiesen werden. Nissen sind nicht beweisend für eine aktive Infektion, da diese auch noch Wochen, nachdem sie abgetötet wurden, an den Haaren haften und einen lebensfähigen Eindruck machen können.

Inzidenz/ Prävalenz Es fanden sich keine Studien zur Inzidenz und aus keiner einzigen Industrienation aktuelle Prävalenzzahlen. Fallberichte weisen jedoch darauf hin, das die Prävalenz in den letzten Jahren in den meisten Gemeinden Großbritanniens oder der USA gestiegen ist.

Ätiologie/ Risikofaktoren Beobachtungsstudien zeigen, dass Läusebefall am häufigsten bei Schul- und Kindergartenkindern auftritt, obwohl eine kausale Verbindung mit dem Schul- oder Kindergartenbesuch nicht bewiesen ist. Es fanden sich keine Belege für die Behauptung, dass Läuse sauberes Haar schmutzigem vorziehen würden.

Prognose Die Erkrankung ist an sich harmlos. Eine Sensibilisierung auf Läusespeichel und Kot kann jedoch zu lokalisierten Reizungen und Rötungen (Läuseekzem) führen. Auch Sekundärinfektionen im Bereich der Kratzspuren sind möglich. Man hat Läuse als primäre mechanische Vektoren von durch Staphylokokken und Streptokokken verursachten Kopfhaut-Pyodermien identifizieren können.

Malignes Melanom, nicht metastatisches

Suchdatum: Oktober 2001

David Crosby, Thomas Crosby und Malcolm Mason

Frage **Welche Effekte haben unterschiedliche Präventivmaßnahmen und Behandlungsmethoden?**

Nutzen wahrscheinlich

Hochdosiertes adjuvantes Interferon α-2b
RCTs zufolge verlängert adjuvant gegebenes hochdosiertes Interferon α-2b die Remissionsphase im Vergleich zu Kontrollen ohne adjuvante Therapie signifikant und verbessert möglicherweise insgesamt die Überlebensraten; allerdings sind Toxizität (Myelosuppression, Hepato- und Neurotoxizität) und Abbruchraten hoch.

Nutzen unbekannt

Niedrigdosiertes adjuvantes Interferon α-2b
In RCTs fanden sich widersprüchliche Belege hinsichtlich der Effekte von niedrigdosiertem Interferon α-2b auf die Überlebensrate im Vergleich zur Behandlung ohne adjuvante Therapie. In 10 % der Fälle kam es zu toxischen Nebenwirkungen.

Andere adjuvante Therapien (unspezifische Immun- und Chemotherapie)
RCTs ergaben keine Belege für eine verbesserte Überlebensrate infolge einer unspezifischen Immuntherapie (z. B. BCG oder Corynebacterium parvum). Hinsichtlich der Überlebensrate zeigte sich auch kein Unterschied zwischen zytostatischen Monotherapien (vor allem Darcarbazin), Immunchemotherapie oder zytostatischer Kombinationstherapie einerseits und Placebo andererseits.

Prophylaktische Anwendung von Sonnenschutzmitteln
Es fanden sich keine RCTs, die die präventiven Wirkungen von Sonnenschutzmitteln untersucht hätten.

Nutzen unwahrscheinlich

Prophylaktische Lymphadenektomie
In vier RCTs fand sich hinsichtlich der Gesamtüberlebensrate kein signifikanter Unterschied zwischen einer elektiven Entfernung klinisch unauffälliger Lymphknoten und einer Resektion erst im Falle eines Rezidivs. Ein Effekt innerhalb bestimmter Untergruppen kann jedoch nicht ausgeschlossen werden.

Großzügige Primärexzision (nicht besser als weniger radikale Operationen)
Hinsichtlich Überlebenswahrscheinlichkeit oder Gefahr eines Lokalrezidivs ergaben RCTs keinen Unterschied zwischen einer großzügigen Primärexzision (4–5 cm Sicherheitsabstand) und einer knappen Exzision (1–2 cm Sicherheitsabstand). Eine großzügige Exzision zwingt jedoch zu einer Hauttransplantation.

Malignes Melanom, nicht metastatisches

Definition

Maligne Melanome sind bösartige Tumoren der Haut, die aus den Melanozyten der unteren Hautschichten entstehen. Nach der Entartung kommt es zu einem invasiven Wachstums innerhalb der Epidermis (horizontal) aber auch in tiefere Hautschichten (vertikal).

Inzidenz/ Prävalenz

Die Inzidenz in den Industrienationen ist in den letzten 20 Jahren um 50 % gestiegen. In verschiedenen Populationen sind die Inzidenzen unterschiedlich (Tab. 1) und bei Weißen 10-mal höher als bei nichtweißen Bevölkerungsgruppen. Trotz des Inzidenzanstieges ist die Mortalität in etwa gleich geblieben oder in bestimmten Populationen (z. B. Frauen und junge Männer in Australien) sogar gefallen. Im gleichen Zeitraum ist die Inzidenz für ein Carcinoma in situ auf das Sechsfache angestiegen, was auf eine frühere Entdeckung bösartiger Veränderungen hinweist.

Ätiologie/ Risikofaktoren

Die Zahl normaler, atypischer oder dysplastischer Nävi steht in enger Korrelation zum Risiko für die Entwicklung eines malignen Melanoms. 5–10 % aller Fälle liegt eine genetische Prädisposition zugrunde. Obwohl das Erkrankungsrisiko für hellhäutige Weiße, die in Äquatornähe leben erhöht ist, ist die Beziehung zwischen Sonnenexposition, Sonnenschutz und Hauttyp nicht eindeutig geklärt. Exposition im Vergleich zu intensiver Sonnenstrahlung und schwerer Sonnenbrand in der Kindheit sind mit einem erhöhten Malignomrisiko im Erwachsenenalter assoziiert. Allerdings entwickeln sich die Tumoren durchaus nicht immer in besonders sonnenexponierten Hautbereichen.

Prognose

Die Prognose für Frühmelanome (Stadium I-III, vgl. Tab. 2) ist abhängig von der Eindringtiefe in die Haut, vom Auftreten einer Ulzeration und der Beteiligung regionaler Lymphknoten, wobei sich die Prognose mit zunehmender Zahl befallener Lymphknoten verschlechtert. Ein Mensch mit einem oberflächlichen Tumor (max. vertikale Tumordicke nach Breslow < 0,75 mm) und unauffälligen Lymphknoten hat eine Metastasierungsrisiko von nur 3 % und eine 5-Jahres-Überlebenschance von 95 %. Wenn regionale Lymphknoten bereits sichtbar befallen sind, beträgt die 5-Jahres-Überlebenswahrscheinlichkeit nur noch 20–50 %. In den meisten Studien war die Prognose für Frauen und bei Tumoren an den Extremitäten besser als bei Tumoren am Stamm.

Tabelle 1 **Melanom-Inzidenz und -Mortalität in verschiedenen Populationen.**[2]

Population	Inzidenz (pro 100 000 Menschen)	Anzahl der Neuerkrankungen pro Jahr	Anzahl der Todesfälle pro Jahr
Asien/Orient	0,2	Nicht erhältlich	Nicht erhältlich
Großbritannien	8	4 000	1 500
USA	12	32 000	6 700
Weiße in Queensland, Australien	40	Nicht erhältlich	Nicht erhältlich

Tabelle 2 **Stadien des malignen Melanoms und Fünfjahresüberlebensrate.**

Stadium	Beschreibung	Fünfjahresüberlebensrate in % (ungefähr)
I	Primärtumor < 0,75 mm (T1) oder > 0,75 mm bis 1,5 mm (T2), keine Lymphknotenbeteiligung (N0)	95
II	Primärtumor > 1,5 bis 4 mm (T3), keine Lymphknotenbeteiligung (N0)	50–70
III	Primärtumor > 4 mm oder Satellit(en) innerhalb von 2 cm, Lymphknotenbeteiligung < 3 cm (N1) oder > 3 (N2). Keine Fernmetastasen (M0).	20–50
IV	Metastasen (M1)	0–5

Phlegmone und Erysipel

Suchdatum: Oktober 2001

Andrew Morris

Frage **Welche Effekte haben unterschiedliche Behandlungsmethoden?**

Nutzen wahrscheinlich

Antibiotika

Es fanden sich keine RCTs, die eine antibiotische Therapie mit Placebo verglichen hätten. In RCTs, die verschiedene antibiotische Monotherapien miteinander verglichen, war bei 50–100 % der Betroffenen innerhalb von 4–30 Tagen eine klinische Heilung zu beobachten. Das Studiendesign war jedoch nicht geeignet, um einen klinisch bedeutsamen Unterschied zwischen verschiedenen Antibiotika aufzudecken.

Nutzen unbekannt

Unterschiedliche antibiotische Therapieschemata; orale versus intravenöse Antibiotikatherapie; Kurzzeit- versus Langzeittherapie

Es fanden sich keine RCTs mit einem Vergleich zwischen oraler Therapie und intravenöse-Therapie oder von Therapien mit unterschiedlicher Dauer. RCTs, die verschiedene Therapieschemata miteinander verglichen, waren nicht geeignet, einen klinisch signifikanten Unterschied aufzudecken.

Behandlung von prädisponiierenden Faktoren zur Rezidivprophylaxe

Es fanden sich weder RCTs noch Beobachtungsstudien zur Wirksamkeit einer Behandlung von prädisponierenden Faktoren hinsichtlich eines Phlegmone- oder Erysipelrezidivs.

Definition Unter Phlegmone versteht man eine sich im Bereich von Dermis und subkutanem Fettgewebe ausbreitende bakterielle Infektion. Sie führt zu lokalen Entzündungszeichen, wie Überwärmung, Rötung, Schmerz, Lymphangitis und häufig zu systemischen Begleitsymptomen, wie Fieber und Leukozytose. Ein Erysipel unterscheidet sich von der Phlegmone insofern, als die Entzündung in diesem Fall eher oberflächlicher bleibt und klar abgegrenzt erscheint. Obwohl die Entzündungen am häufigsten an den Beinen auftreten, kann prinzipiell jeder Körperbereich betroffen sein.

Inzidenz/ Prävalenz Es fanden sich keine spezifischen Daten über die Inzidenz einer Phlegmone. In Großbritannien waren Phlegmonen und Abszesse im Jahr 1991 für 158 Arztbesuche/10 000 Personenjahre verantwortlich. 1985 führten Haut- und Unterhautinfektionen zu 29 820 Krankenhauseinweisungen und einer täglichen Durchschnittsbelegung von 664 Klinikbetten.

Ätiologie/ Risikofaktoren Die häufigsten Erreger bei Erwachsenen sind Streptokokken (vor allem S. pyogenes) und Staphylococcus aureus. Bei Kindern wird häufig Haemophilus influenzae als Erreger nachgewiesen. In einer Fall-Kontrollstudie (167 Fälle und 295 Kontrollen) wurden folgende Risikofaktoren für die Erkrankungen identifiziert: Lymphödem (OR 71,2, 95 % CI 5,6 bis 908,0), Ulcera cruris (OR 62,5, 95 % CI 7,0 bis 556.0), Intertrigo der Zehen (OR 13,9, 95 % CI 7,2 bis 27,0) und Verletzungen (OR 10,7, 95 % CI 4,8 bis 23,8).

Prognose

Bei Phlegmone können die Erreger über Blutstrom und Lymphbahnen in den ganzen Körper streuen. Eine retrospektive Fallstudie bei Patienten, die mit einer Phlegmone eingewiesen worden waren, zeigte, dass Allgemeinsymptome wie Fieber und Leukozytose in bis zu 42 % der Fälle bei der Eingangsuntersuchung zu beobachten waren. Eine Beteiligung der Lymphgefäße kann zu Vernarbungen führen, die für Entzündungsrezidive anfällig machen. Rezidive können nach kurzer Zeit oder erst nach Monaten oder Jahren auftreten. Eine Studie ergab, dass 29 % der Erysipelpatienten innerhalb von 3 Jahren ein Rezidiv erleiden. Mögliche lokale Folgen der Infektion sind Nekrosen oder Abszesse.

Es ist nicht bekannt, ob sich die Prognose eines Erysipels von der einer Phlegmone unterscheidet. Es fanden sich keine Belege zu prognostischen Faktoren (Rezidiv; schlechtere oder bessere Prognose) und keine guten Belege über die Prognose einer unbehandelten Zellulitis.

Plattenepithelkarzinom der Haut, nicht metastatisches

Suchdatum: Januar 2002

Adèle Green und Robin Marks

Frage **Welche Effekte haben Präventivmaßnahmen?**

Nutzen wahrscheinlich

Sonnenschutzmittel (tägliche versus Verwendung nach Bedarf)
Einer RCT bei Erwachsenen aus einem Ort im subtropischen Australien zufolge senkt die tägliche Verwendung eines Sonnenschutzmittels die Inzidenz von Plattenepithelkarzinomen der Haut nach 4,5 Jahren im Vergleich zu einer (nur gelegentlichen) Verwendung bei Bedarf signifikant.

Sonnenschutzmittel zur Verhütung neuer aktinischer Keratosen (besser als Placebo)
Einer RCT bei Menschen über 40 Jahren mit bekannten aktinischen Keratosen, die in Victoria (Australien) lebten, zufolge senkt die tägliche Anwendung eines Sonnenschutzmittels die Inzidenz neuer aktinischer Keratosen nach einer Anwendungszeit von 7 Monaten im Vergleich zu einer Placebobehandlung signifikant.

Frage **Welche Effekte haben unterschiedliche Behandlungsmethoden?**

Nutzen unbekannt

Mikrographisch gesteuerte Chirurgie (unbekannter Nutzen im Vergleich zu einer Standardexzision)
Es fanden sich keine RCTs, die mikrographisch kontrollierte Exzision und Standardexzision hinsichtlich ihrer Effekte in der Primärbehandlung miteinander verglichen hätten.

Primärexzision (optimaler Sicherheitsabstand unbekannt)
Zu einem möglichen Zusammenhang zwischen dem Sicherheitsabstand bei der Primärexzision und der Lokalrezidivrate fanden sich keine ausreichenden Belege.

Postoperative Strahlentherapie (unbekannter Nutzen im Vergleich zu alleiniger Operation)
Es fanden sich keine RCTs, die eine kombinierte Therapie aus Operation und Bestrahlung mit einer alleinigen operativen Therapie verglichen hätten.

Definition Das Plattenepithelkarzinom der Haut ist ein maligner Tumor aus entarteten Keratinozyten der Epidermis mit histologischem Nachweis eines invasiven Wachstums in tiefere Hautschichten.

Inzidenz/ Prävalenz Die Inzidenzraten werden oft aus entsprechenden Befragungsaktionen gewonnen, da die meisten Krebsregister keine routinemäßige Registrierung von Plattenepithelkarzinomen der Haut durchführen. Weltweit variieren die Inzidenzraten auf sonnenexponierter Haut ausgesprochen stark, in Abhängigkeit von Hautfarbe und Breitengrad. Sie reichen von vernachlässigbaren Werten in schwarzen Bevölkerungen und weißen Bevölkerungsgruppen, die in hohen Breitengraden leben, bis zu Werten von etwa 1 000/100 000 bei weißhäutigen Bewohnern tropischer Gebiete Australiens.

Ätiologie/ Risikofaktoren

Menschen mit heller Haut, die leicht einen Sonnenbrand bekommen und nicht bräunen, Menschen mit Xeroderma pigmentosum und immunsupprimierte Menschen tragen ein besonders hohes Risiko für die Entwicklung eines Plattenepithelkarzinoms der Haut. Der stärkste externe Risikofaktor ist chronische Sonnenexposition. Kohorten- und Fall-Kontrollstudien kamen zu dem Ergebnis, dass klinische Befunde einer chronischen Hautschädigung, besonders aktinische Keratosen, wichtige Faktoren für die Entstehung eines Plattenepithelkarzinoms der Haut sind. Eine Person mit Veranlagung zu schweren Sonnenbränden oder einer entsprechenden Familienanamnese trägt im Vergleich zu Menschen ohne diese Veranlagung ein 3-fach erhöhtes Karzinomrisiko. Bei Menschen mit multiplen aktinischen Keratosen (> 15) ist das Risiko für die Entwicklung eines Plattenepithelkarzinoms sogar 10- bis 15-mal so hoch wie bei Menschen ohne aktinische Keratosen.

Prognose

Die Prognose ist abhängig von Lokalisation und Größe des Tumors, vom histologischen Differenzierungsgrad, von Eindringtiefe, Mitbeteiligung perineuralen Gewebes und Abewehrlage des Patienten. Einer weltweit durchgeführten Übersicht aus 95 Fallserien – jede mit mindestens 20 Teilnehmern – zufolge liegt die allgemeine Metastasierungsrate eines Plattenepithelkarzinoms am Ohr bei 11 % und an der Lippe bei 14 %, während der Durchschnittswert aller möglichen Lokalisationen 5 % beträgt. In einer Übersicht aus 71 Fallserien zeigte sich, dass Tumoren mit einem Durchmesser < 2 cm im Vergleich zu Tumoren mit einem Durchmesser > 2 cm eine weniger als halb so große Lokalrezidivrate aufweisen (7 % versus 15 %). Das Risiko der Metastasierung beträgt für kleine Tumoren sogar nur bei 1/3 desjenigen für größere Tumoren (9 % versus 30 %).

Psoriasis

Suchdatum: September 2001

Luigi Naldi und Bethold Rzany

Frage Welche Effekte haben unterschiedliche Behandlungsmethoden?

Nutzen belegt

Ingram-Schema
Einer großen RCT zufolge liefert die Behandlung einer mittelschweren bis schweren Psoriasis nach dem Ingram-Schema (Kombination aus Steinkohlenteerbad, UVB- Bestrahlung und Dithranol) vergleichbare Ergebnisse wie eine PUVA-Therapie.

Psoralene und UVA-Therapie (PUVA)
Einer systematischen Übersicht zufolge ist die Wahrscheinlichkeit für ein Abheilen der Hautveränderungen bei höheren Psoralendosen größer als bei niedrigen und kann die für ein Abheilen benötigte mittlere kumulative UVA-Dosis durch die Kombination mit Psoralenen signifikant gesenkt werden. Zum Langzeitrisiko der Behandlung gehören vorzeitige Hautalterung und Hautkrebs (hauptsächlich Plattenepithelkarzinome).

Vitamin-D-Derivate
Systematischen Übersichten und zusätzlichen nichtkontrollierten Langzeitstudien zufolge führt Calcipotriol bei Psoriasis im Vergleich zu Placebo zu einer Besserung und ist diesbezüglich mindestens ebenso wirksam wie topische Steroide, Steinkohlenteer und Dithranol. In einer Übersicht zeigte sich allerdings, dass eine Calcipotriol-Monotherapie stärkere Hautirritationen auslöst als potente topische Steroide.

Nutzen wahrscheinlich

Dithranol
Kleinen RCTs zufolge führt Dithranol bei chronischer Psoriasis (Plaquetyp) im Vergleich zu Placebo zu einer Besserung.

Topische Retinoide (Tazaroten)
RCTs zufolge führt Tazaroten bei chronischer Psoriasis auf kurze Sicht im Vergleich zu Placebo zu einer Besserung. Einer RCT zufolge führt eine Kombinationstherapie aus Tazaroten und topischem Steroid zu besseren Kurzzeitresultaten als eine Calcipotriol-Therapie.

UVB-Therapie
Es besteht Konsens über die Wirksamkeit von UVB. Eine systematischen Übersicht konnte jedoch – sowohl bezüglich einer Remissionsinduktion als auch der Erhaltungstherapie – nur unzureichende Belege für die Wirksamkeit von UVB im Vergleich zu anderen Therapieformen oder im Vergleich zwischen Schmalband- und Breitband-Therapie liefern.

Nutzen und Schaden abwägen

Alefacept
Eine RCT lieferte begrenzte Belege dafür, dass Alefacept im Vergleich zu Placebo zu einer Besserung der Psoriasis führt. Zu den unerwünschten Nebenwirkungen dieses Medikamentes gehören Schwindel, Unfälle, Schüttelfrost und Husten.

Ciclosporin

Eine systematische Übersicht ergab ein optimales Nutzen-Risiko-Verhältnis bei einer Tagesdosis von 5,0 mg/kg. Bei höherer Dosierung überwiegen die dosisabhängigen Nebenwirkungen, insbesondere die erhöhte Nephrotoxizität den Nutzen der Therapie.

Etanercept

Eine kleine RCT lieferte begrenzte Belege dafür, dass Etanercept im Vergleich zu Placebo zu einer Besserung der Psoriasis führt. Unter anderem sind Hautreaktionen, Urtikaria und Infektionen der oberen Atemwege als Nebenwirkung dokumentiert.

Infliximab

Eine RCT lieferte begrenzte Belege dafür, dass Infliximab im Vergleich zu Placebo zur Besserung einer Psoriasis führt. Berichte über lupusartige Syndrome und schwere Infektionen als unerwünschte Therapiefolge liegen vor.

Orale Retinoide (Etretinat, Acitretin, Liarozol)

RCTs lieferten begrenzte Evidenz dafür, dass mit einer alleinigen Gabe von oralen Retinoiden bei Menschen mit chronisch-stationärer Psoriasis eine vollständige Abheilung zu erreichen ist. Durch eine Kombination mit PUVA oder UVB lässt sich die Zahl der Fälle mit vollständiger Remission erhöhen. Es fanden sich keine ausreichenden Belege über die Wirksamkeit von Liarozol und nur wenige zuverlässige Belege über die Wirksamkeit von oralen Retinoiden in der Erhaltungstherapie. In 10–20 % der Fälle kam es aufgrund von Nebenwirkungen zu einem Therapieabbruch. Aufgrund ihrer Teratogenität sind orale Retinoide für eine therapeutische Anwendung weniger geeignet.

Topische Steroide

RCTs zufolge können topische Steroide eine Psoriasis auf kurze Sicht bessern. Mögliche Nebenwirkungen sind jedoch Striae distensae und atrophische Hautveränderungen, die in Abhängigkeit von der Potenz des Steroids oder der Verwendung von Okklusionsverbänden verstärkt auftreten. Eine Dauertherapie kann außerdem zu einer Suppression der Nebennierenrinde führen. Fallberichte weisen auf die Möglichkeit schwerer Exazerbationen der Krankheit nach einem Absetzen der Therapie hin.

Tacrolimus

Eine RCT lieferte begrenzte Belege dafür, das Tacrolimus eine Psoriasis im Vergleich zu Placebo bessert. Von Tacrolimus werden in etwa die gleichen Nebenwirkungen gemeldet wie von Ciclosporin.

Nutzen unbekannt

Akupunktur; Streptokokkeneradikation; Balneotherapie; Fischöl; Heliotherapie; Veränderungen der Lebensstils; orale Vitamin-D-Therapie; Stressreduktion; Solarien

Zur Wirksamkeit dieser Therapieformen fanden sich keine ausreichenden Belege.

Rückfettende Substanzen und Keratolytika

Zur Wirksamkeit von rückfettenden Substanzen und Keratolytika fanden sich keine eindeutigen Belege.

Fumarsäure-Derivate

Eine systematische Übersicht lieferte begrenzte Belege dafür, dass Fumarsäureester eine kurzfristige Verbesserung oder sogar ein vollständiges Abheilen der Psoriasis bewirken können. Für Monoethylfumarat selber konnte allerdings kein positiver Effekt nachgewiesen werden. Die Inzidenz für akute Nebenwirkungen (Flush und gastrointestinale Symptome) ist hoch; 30–40 % der Patienten setzen die Therapie aufgrund von Nebenwirkungen, schlechter Compliance oder aus beiden Gründen ab.

Goeckermann-Schema
Zur Wirksamkeit des Goeckermann-Schemas (tägliche Applikation von Steinkohlenteer, gefolgt von UVB-Bestrahlung) fanden sich keine guten Belege.

Methotrexat
Begrenzte Belege aus einer kleinen RCT bei Patienten mit Arthritis psoriatica weisen darauf hin, dass Methotrexat psoriatrische Hautveränderungen bessern kann. Nichtrandomisierte Studien ergaben Hinweise dafür, dass über den Zeitraum der Behandlung eine Remission gehalten wird. Etwa in der Hälfte der Fälle kommt es jedoch innerhalb von 6 Monaten nach Beendigung der Therapie zu einem Rezidiv. Methotrexat kann eine akute Myelosuppression auslösen. Eine Langzeittherapie ist in Abhängigkeit von den verwendeten Dosen außerdem mit der Gefahr einer Leberfibrose oder –zirrhose behaftet.

Teerpräparate
In kleinen RCTs zeigten sich widersprüchliche Ergebnisse hinsichtlich der Effekte von Teerpräparaten in Kombination mit UVB-Bestrahlung.

Definition

Unter chronisch-stationärer Psoriasis versteht man eine chronisch entzündliche Hauterkrankung, die gekennzeichnet ist durch scharfbegrenzte erythematosquamöse Plaques auf den Streckseiten des Körpers und dem behaarten Kopf. Diese können jucken, schmerzen und bluten. Bei mehr als 1/3 der Betroffenen findet man zusätzlich dystrophische Nagelveränderungen, bei 1–3 % eine Arthritis psoriatica. Die Krankheit verläuft schubweise mit großer Variationsbreite hinsichtlich Verlauf und Intensität. Andere Formen der Erkrankung, die sich hinsichtlich Erscheinungsbild und Therapie von der chronisch-stationären Psoriasis unterscheiden, werden unter den Bezeichnungen Psoriasis guttata, Psoriasis inversa, Psoriasis pustulosa und Psoriasis erythrodermatica abgegrenzt.
In dieser Übersicht wird ausschließlich die Therapie einer chronisch-stationären Psoriasis behandelt.

Inzidenz/ Prävalenz

1–2 % der Gesamtbevölkerung leiden unter Psoriasis. Man nimmt an, dass die Erkrankung bei Afrikanern und Asiaten seltener auftritt; allerdings ließen sich keine zuverlässigen epidemiologischen Daten finden.

Ätiologie/ Risikofaktoren

Bei etwa 1/3 der Psoriasispatienten findet man familienanamnestisch Hinweise auf die Erkrankung. Man nimmt jedoch an, dass Hautverletzungen, akute Infektionen oder bestimmte Medikamente (z. B. Lithiumsalze und β-Blocker) als Triggerfaktoren eine wesentliche Rolle spielen. Einige Beobachtungsstudien haben eine Verbindung zwischen stressreichen Lebensphasen oder persönlichen Angewohnheiten (z. B. Zigarettenrauchen und weniger eindeutig Alkoholkonsum) und dem Beginn beziehungsweise dem Wiederaufflammen einer Psoriasiserkrankung aufgedeckt. Andere zeigten eine Assoziation zwischen Psoriasis und Body-Mass-Index und eine inverse Korrelation zum Gemüse- und Obstverzehr.

Prognose

Es fanden sich keine prognostischen Langzeitstudien. Mit Ausnahme der Psoriasis erythrodermatica und der akuten generalisierten Psoriasis pustulosa (schwere Erkrankungen, die in weniger als 1 % der Fälle auftreten und eine intensive stationäre Behandlung erfordern) hat eine Psoriasis nach derzeitigem Wissensstand keinen Einfluss auf die Mortalität. Eine Psoriasis kann jedoch die Lebensqualität in erheblichem Maß beeinträchtigen. Bisher ist eine kausale Therapie der Psoriasis nicht möglich.

Scabies

Suchdatum: September 2001

Godfrey Walker und Paul Johnstone

Frage **Welche Effekte haben unterschiedliche Behandlungsmethoden?**

Nutzen belegt

Permethrin

Einer systematischen Übersicht zufolge führt Permethrin nach 28 Tagen hinsichtlich klinischer und parasitologischer Parameter im Vergleich zu Crotamiton zu einer signifikant besseren Heilungsrate. Die Ergebnisse der Übersicht weisen darauf hin, das Permethrin bei geringeren Nebenwirkungen die gleiche Wirksamkeit aufweist wie Lindan.

Nutzen wahrscheinlich

Crotamiton

In einer systematischen Übersicht zeigte sich in Bezug auf eine klinische Heilung kein signifikanter Unterschied zwischen Crotamiton und Lindan. Die Wirksamkeit von Crotamiton war jedoch schlechter als die von Permethrin.

Orale Therapie mit Ivermectin

Eine systematische Übersicht lieferte begrenzte Belege dafür, dass eine orale Ivermectintherapie die klinischen Heilungsraten im Vergleich zu Placebo signifikant erhöht. Gegenüber einer Lindantherapie war kein signifikanter Unterschied festzustellen. Erfahrungen aus der therapeutischen Anwendung bei Onchozerkose weisen darauf hin, dass die Therapie bei jungen Erwachsenen sicher ist. Für die Anwendung bei Kindern liegen jedoch keine entsprechenden Erfahrungen vor. Todesfälle bei älteren Menschen sind dokumentiert.

Nutzen und Schaden abwägen

Lindan

Einer systematischen Übersicht zufolge weist Lindan in Bezug auf die klinischen Heilungsraten die gleiche Wirksamkeit auf wie Crotamiton, Permethrin oder orales Ivermectin. In der Übersicht fanden sich allerdings auch Einzelberichte über Krampfanfälle und andere schwere unerwünschte Nebenwirkungen.

Nutzen unbekannt

Benzylbenzoat; Schwefelverbindungen

In einer systematischen Übersicht fanden sich keine ausreichenden Belege zur Wirksamkeit dieser Therapieformen.

Malathion

Eine systematische Übersicht konnte keine RCTs über die Wirksamkeit von Malathion finden. In Fallserien zeigte sich unter Malathion eine Heilung in über 80 % der Fälle. Die Sicherheit der Therapie wurde allerdings noch nicht angemessen untersucht und bewertet.

Definition Bei Scabies handelt es sich um eine Infestation der Haut mit der Milbe Sarcoptes scabiei. Typische Lokalisationen der Infestation sind Hautfalten und die Beugeseiten der Extremitäten. Bei Erwachsenen liegen die Prädilektionsstellen in den Interdigitalräumen und auf den Beugeseiten der

Handgelenke, wenngleich sich der Milbenbefall bei älteren Menschen auch als Milbenekzem am ganzen Stamm manifestieren kann. Bei Säuglingen und Kleinkindern sind oft auch Gesicht, Kopfhaut, Handflächen und Fußsohlen befallen.

Inzidenz/ Prävalenz

Scabies ist mit einer geschätzten Prävalenz von weltweit jährlich 300 Millionen Fällen ein häufiges Problem im öffentlichen Gesundheitssystem. Meistens sind Menschen in den Entwicklungsländern betroffen, wo die Prävalenz den Wert von 50 % überschreiten kann. In den Industrienationen tritt die Erkrankung in institutionalisierten Gemeinschaften am häufigsten auf. Fallstudien deuten darauf hin, dass es alle 7–15 Jahre zu epidemieartigen Krankheitszyklen kommt, die zum Teil den Immunstatus der Bevölkerung widerspiegeln dürften.

Ätiologie/ Risikofaktoren

Scabies tritt besonders häufig in desolaten sozialen Verhältnissen, bei engem Körperkontakt aufgrund beengter Lebensverhältnissen und unzureichendem Zugang zu Wasser auf. Kleine Kinder, bettlägerige ältere Menschen und Menschen mit HIV/AIDS oder anderen Formen einer Abwehrschwäche sind prädisponiert für eine Infestation und weisen bei diagnostischen Untersuchungen besonders hohe Milbenzahlen auf.

Prognose

Scabies ist keine lebensbedrohliche Erkrankung, aber der massive, permanente Juckreiz und Sekundärinfektionen können das Allgemeinbefinden erheblich einschränken. Gelegentlich entwickelt sich eine Scabies norvegica, die auf eine Routinetherapie nicht anspricht und dadurch eine Quelle für kontinuierliche Reinfektionen und eine weitere Übertragung darstellt.

Warzen

Suchdatum: September 2001

Michael Bigby, Sam Gibbs, Ian Harvey und Jane Sterling

Frage **Welche Effekte haben unterschiedliche Behandlungsmethoden?**

Nutzen wahrscheinlich

Topische Therapie mit salicylsäurehaltigen Keratolytika

Einer systematische Übersicht zufolge führt eine einfache topische Therapie mit salicylsäurehaltigen Keratolytika im Vergleich zu Placebo nach 6–12 Wochen bei einer signifikant höheren Zahl von Patienten zu einer vollständigen Abheilung, einer erfolgreichen Behandlung oder der Rückbildung von mindestens einer Warze (NNT 4).

Kryotherapie

In einer systematische Übersicht fanden sich in zwei kleinen RCTs begrenzte Belege dafür, dass eine Kryotherapie hinsichtlich der Abheilungsrate nach 2–4 Monaten nicht wirkungsvoller ist als Placebo. Die Übersicht identifizierte allerdings auch zwei größere RCTs, die zu dem Ergebnis gekommen waren, dass eine Kryotherapie hinsichtlich der Abheilungsraten nach 3–6 Monaten ebenso wirksam ist wie Salicylsäure.

Topische Immuntherapie (Dinitrochlorobenzol DNCB)

Eine systematischen Übersicht ergab für eine topische Immuntherapie mit Dinitrochlorobenzol (DNCB) eine signifikant bessere Abheilungsquote als für Placebo.

Nutzen unbekannt

Unterspritzen mit Bleomycin

In RCTs fanden sich widersprüchliche Belege über die Wirksamkeit einer Unterspritzung von Warzen mit Bleomycin. Während zwei RCTs zu dem Ergebnis kamen, dass ein Unterspritzen mit Bleomycin die Zahl der Heilungen nach 6 Wochen im Vergleich zu Placebo signifikant erhöht, zeigte sich in einer anderen RCT hinsichtlich der Heilungsrate nach 30 Tagen,kein signifikanter Unterschied zwischen Bleomycin und Placebo. Eine vierte RCT zeigte nach einer 3-monatigen Beobachtungsphase sogar eine geringere Zahl von Heilungserfolgen durch Bleomycin als durch Placebo. In einer RCT zeigte sich im Hinblick auf die Zahl der nach 3 Monaten abgeheilten Warzen kein signifikanter Unterschied zwischen drei verschiedenen Bleomycinkonzentrationen.

Kohlendioxidlaser

In einer systematischen Übersicht konnten die Autoren keine RCTs über die Effekte von Kohlendioxidlasern identifizieren.

Cimetidin

Drei kleine RCTs ergaben unzureichende Belege für die Wirksamkeit von Cimetidin im Vergleich zu Placebo hinsichtlich der Zahl an Patienten, bei denen die Warzen nach 12 Wochen vollständig abgeheilt waren. Eine andere RCT ergab unzureichende Belege beim Vergleich von Cimetidin mit verschiedenen Lokalbehandlungen.

Fernheilung

Eine RCT erbrachte unzureichende Belege über die Wirksamkeit einer Fernheilung auf die Abheilungsrate von Warzen.

Hypnose
Zur Wirksamkeit einer hypnotischen Suggestivtherapie auf die Abheilungsrate von Warzen fanden sich keine RCTs.

Inosin-Pranobex
In einer RCT fanden sich unzureichende Belege über die Wirksamkeit einer Inosin-Pranobex-Therapie auf die Abheilungsrate von Warzen.

Systemische Therapie mit Interferon-α
Es fanden sich keine RCTs von ausreichender Qualität über eine systemische Therapie mit Interferon-α.

Levamisol
Zwei RCTs und eine kontrollierte klinische Studie ergaben – hinsichtlich der Wirkungen auf die Abheilungsrate von Warzen – unzureichende Belege über die Wirkungen von Levamisol im Vergleich zu Placebo. Einer RCT zufolge führt eine kombinierte Therapie aus Levamisol und Cimetidin im Vergleich zu einer alleinigen Cimetidintherapie bei einer signifikant höheren Zahl von Menschen zur Abheilung der Warzen.

Photodynamische Therapie
RCTs erbrachten unzureichende Belege für die Wirksamkeit einer photodynamischen Therapie auf die Abheilungsrate von Warzen.

Gepulster Farbstofflaser
In einer RCT fanden sich unzureichende Belege über die Effekte eine Farbstofflaser-Therapie auf die Zahl an abgeheilten Warzen hat.

Operative Entfernung
Eine systematische Übersicht konnte keine RCTs identifizieren, die die Wirkungen von operativen Maßnahmen auf die Abheilungsraten von Warzen untersucht hätten.

Nutzen unwahrscheinlich

Homöopathie
Hinsichtlich der Zahl an Patienten, bei denen die Warzen nach 18 Wochen vollständig abgeheilt waren, ließ sich in zwei RCTs kein signifikanter Unterschied zwischen homöopathischer Behandlung und Placebo erkennen.

Definition

Warzen (Verrucae) sind eine extrem häufige, gutartige und normalerweise von selber abheilende Viruskrankheit der Haut. Eine Infektion der epidermalen Zellen mit humanen Papillomviren führt zu einer Zellproliferation mit der Entwicklung eines warzigen Knötchens auf der Haut. Warzen können an allen Stellen des Körpers auftreten, Prädilektionsstellen sind jedoch Hände und Füße. Die Ergebnisse dieser Übersicht gelten nicht für die im Genitalbereich auftretenden Condylomata accuminata (siehe S. 197).

Inzidenz/ Prävalenz

Es gibt nur wenige zuverlässige Populationsdaten über die Inzidenz und die Prävalenz von „gemeinen“ Warzen (Verrucae vulgares). Die Prävalenz unterscheidet sich wahrscheinlich in erheblichem Maß zwischen verschiedenen Altersgruppen, Bevölkerungsgruppen und Zeitspannen. Zwei große Bevölkerungsstudien ergaben Prävalenzraten von 0,84 % in den USA und 12,9 % in Russland. Bei Kindern und jungen Erwachsenen sind die Prävalenzraten am höchsten. Zwei Studien in Schulpopulationen kamen zu Prävalenzraten von 12 % bei 4- bis 6-Jährigen in Großbritannien und 24 % bei 16- bis 18-Jährigen in Australien.

Ätiologie/ Risikofaktoren

Warzen werden durch humane Papillomviren verursacht, von denen es weltweit über 70 verschiedene Typen gibt. Sie treten am häufigsten an Händen und Füßen auf und sind wahrscheinlich die Folge einer Inokulation von Viren in kleinsten Hautverletzungen. Plantarwarzen kann man sich vor allem in öffentlichen Schwimmbädern, Duschen oder Saunas zuziehen, wo allgemein barfuß gegangen wird. In einer Beobachtungsstudie (146 Jugendliche) zeigte sich, bei denjenigen, die Gruppenduschen benutzen, eine Inzidenz für Plantarwarzen von 27 % im Vergleich zu einer Inzidenz von 1,3 % bei denjenigen, die in Einzelkabinen duschten. Warzen im Bereich der Hände gelten bei Metzgern und Personen in der Fleischindustrie auch als beruflich bedingt. Eine Querschnittsumfrage (1 086Teilnehmer) lieferte, in Bezug auf Warzen im Handbereich, Prävalenzwerte von 33 % bei Schlachthausarbeitern, 34 % bei Metzgern im Einzelhandel, 20 % bei Industrieschlossern und 15 % bei Büroangestellten. Eine Immunsuppression ist ebenfalls ein wichtiger Risikofaktor. Eine Beobachtungsstudie bei immunsupprimierten, nierentransplantierten Personen zeigte, dass sich fünf oder mehr Jahre nach der Transplantation bei 90 % der Teilnehmer Warzen entwickelt hatten.

Prognose

Warzen sind bei immunkompetenten Menschen harmlos und bilden sich aufgrund der Entwicklung einer natürlichen Immunität innerhalb von Monaten bis Jahren von selber zurück. Die Rückbildungsraten sind allerdings sehr unterschiedlich und hängen wahrscheinlich von verschiedenen Faktoren wie Wirtsimmunität, Alter, Virustyp und Infektionsort ab. Eine Kohortenstudie (1 000 Kinder aus einer Gemeinschaftseinrichtung) kam zu dem Ergebnis, dass sich 2/3 der Warzen innerhalb von 2 Jahren spontan zurückbilden. Eine systematische Übersicht (Suchdatum 2000, 17 RCTs), die Lokalbehandlungen mit Placebo verglich, ergab, dass 30 % der Personen mit Placebotherapie (Spannweite 0.73 %) nach etwa 10 Wochen (Spannweite 4–24 Wochen) warzenfrei waren.

Dekubitus

Suchdatum: Juni 2001

Nicky Cullum, E. Andrea Nelson und Jane Nixon

Frage **Welche Effekte haben Präventivmaßnahmen?**

Nutzen belegt

Spezial-Schaumstoffe (versus Standard-Schaumstoffmatratze)
Einer systematischen Übersicht bei Hochrisikopatienten zufolge senken Spezial-Schaumstoffe die Dekubitusinzidenz nach 10–14 Tagen im Vergleich zu Standardmatratzen signifikant (NNT 4).

Druckmindernde Auflagen auf Operationstischen
Einer systematischen Übersicht bei Patienten, die sich einer großen elektiven Operation unterziehen mussten, zufolge senken druckmindernde Auflagen die Inzidenz für einen postoperativen Dekubitus im Vergleich zu Standard-OP-Matratzen signifikant.

Nutzen wahrscheinlich

Niederdruckbett auf Intensivstationen (versus Standardbett)
Einer RCT zufolge verringert ein Niederdruckbett die Gefahr für die Entwicklung neuer Druckulzera bzw. eines neuen Dekubitus über die gesamte Studiendauer (nicht spezifiziert) signifikant.

Medizinische Schaffell-Auflagen
Einer RCT an Patienten, die wegen orthopädischer Operationen im Krankenhaus lagen (60 Jahre und älter), zufolge führen medizinische Schaffell-Auflagen im Vergleich zu einer Standardbehandlung zu einer signifikant verringerten Dekubitusinzidenz (NNT 5, Beobachtungszeitraum nicht angegebenen).

Nutzen unbekannt

Wechseldruckmatratzen; Konstantes Niederdrucksystem; verschiedene Sitzkissen; Niederdruckbett (Wasser); Umlagerung (regelmässiges „Drehen"); Lokaltherapie mit Lotionen und Verbänden
Über die Wirksamkeit dieser therapeutischen Maßnahmen zur Prävention eines Dekubitus fanden sich keine ausreichenden Belege.

Unwirksamkeit oder Schädlichkeit wahrscheinlich

Luftgefüllte Kunststoffschuhe mit Fußstütze
Einer kleinen RCT zufolge führen Fußstützen im Vergleich zu normalen Kissen zur beschleunigten Entwicklung eines Dekubitalulkus.

Frage **Welche Effekte haben unterschiedliche Behandlungsmethoden?**

Nutzen wahrscheinlich

Mikroglaskugelbett (versus Standardversorgung)
Zwei RCTs bei Krankenhauspatienten zufolge führen Mikroglaskugelbetten im Vergleich zu einer Standardversorgung häufiger zu einer Heilung bestehender Dekubitalgeschwüre.

Eine RCT bei zu Hause gepflegten Patienten konnte hinsichtlich der Heilungsraten keinen signifikanten Unterschied zwischen Mikroglaskugelbetten und einer Standardversorgung ausmachen. Diese Studie hatte allerdings eine hohe Abbruchrate.

Nutzen unbekannt

Becaplermin (rekombinanter humaner Thrombozytenwachstumsfaktor, rh-PDGF); Debridement; Elektrotherapie; Hydrokolloidverbände (versus in Kochsalzlösung oder Hypochlorit getauchte Gaze); Niederdruckbetten; Low-Level-Laser-Therapie; Zusatzernährung; Sitzkissen; Operation; Unterdrucktherapie; Ultraschalltherapie
Über die Wirksamkeit dieser therapeutischen Maßnahmen zur Heilung eines Dekubitus fanden sich keine ausreichenden Belege.

Definition	Ein Dekubitus (auch bekannt als Druckgeschwür, Druckulkus, Dekubitalulkus, Dekubitalgeschwür, Wundliegen) manifestiert mit Hyperämie, Blasenbildung, Ulzeration und Nekrose, die sich bis in tiefere Gewebe, einschließlich der Muskeln und Knochen, ausbreiten kann. Ob bereits bei unter Druck abblassenden oder erst bei nicht abblassenden Erythemen von einem Dekubitus gesprochen werden kann, bleibt umstritten.
Inzidenz/ Prävalenz	Die umfassendsten Daten zu Prävalenz und Inzidenz des Dekubitus kommen von Krankenhauspopulationen. Studien ergaben Prävalenzen von 6–10 % in Krankenhäusern des britischen Gesundheitsdienstes und von 8 % in US-amerikanischen Universitätskliniken.
Ätiologie/ Risikofaktoren	Dekubitalgeschwüre werden durch anhaltenden Druck, Scherkräfte oder Reibung erzeugt und treten am häufigsten unterhalb der Taille und über knochigen Vorsprüngen wie dem Steißbein, den Fersen und den Hüften auf. Druckgeschwüre kommen in allen Sektoren des Gesundheitssystems vor. Fortgeschrittenes Alter, reduzierte Mobilität und unzureichende Ernährung treten konstant als Risikofaktoren in Erscheinung. Die relative Bedeutung dieser und anderer Faktoren ist allerdings noch nicht abschließend geklärt.
Prognose	Das Auftreten von Dekubitalulzera führt bei älteren Menschen und Intensivpatienten zu einem zwei- bis vierfach erhöhten Mortalitätsrisiko. Die Geschwüre sind dabei allerdings eher ein Indikator für die Schwere der zugrundeliegenden Erkrankung und andere Begleiterkrankungen als ein eigenständiger Mortalitätsfaktor. Dekubitalulzera können in Größe und Schwere erheblich variieren.

Kommentar

siehe S. 421.

Ulcus cruris venosum

Suchdatum: Juni 2001

E. Andrea Nelson, Nicky Cullum und June Jones

Frage **Welche Effekte haben unterschiedliche Behandlungsmethoden?**

Nutzen belegt

Kompressionstherapie
Einer systematischen Übersicht zufolge führt eine Kompressionstherapie – im Vergleich zu einer Behandlung ohne Kompression – zu einer signifikant erhöhten Heilungsrate von venösen Ulzera.

Pentoxifyllin
Einer systematischen Übersicht zufolge führt eine orale Pentoxifyllintherapie (Oxpentifyllin) im Vergleich zu Placebo nach 6 Monaten zu einer signifikant erhöhten Heilungsrate (NNT 6).

Nutzen wahrscheinlich

Flavonoide
Zwei RCTs ergaben für Flavonoide im Vergleich zu Placebo oder Standardversorgung eine signifikant höhere Heilungsrate.

Hautersatzverfahren
Einer RCT zufolge ein Hautersatzverfahren die Zahl der nach 6 Monaten geheilten Ulzera im Vergleich zu nicht-adhäsiven Verbänden signifikant (NNT 7).

Umspritzung mit Granulozyten-Makrophagen-Kolonie-stimulierendem Faktor
Einer RCT zufolge erhöht eine Umspritzung des Ulkus mit Granulozyten-Makrophagen-Kolonie-stimulierendem Faktor die Zahl der nach 6 Monaten verheilten Ulzera signifikant (NNT 2).

Nutzen unbekannt

Zusätzliche intermittierende pneumatische Kompression; Acetylsalicylsäure; Schaum-, Film- oder Alginat- (semi-okklusive) Verbände versus einfache Verbände bei gleichzeitiger Kompressionstherapie; Low-Level-Lasertherapie; Hauttransplantation; Sulodexid; Thromboxan-A2-Antagonisten; Lokaltherapie mit Externa; lokale Unterdrucktherapie; Ultraschalltherapie; Venenoperation; Orale Zinktherapie
Zur Wirksamkeit dieser therapeutischen Maßnahmen hinsichtlich der Ulkusheilung fanden sich keine ausreichenden Belege.

Nutzen unwahrscheinlich

Hydrokolloid-(Okklusiv)Verbände versus einfache Verbände bei gleichzeitiger Kompressionstherapie
In einer systematischen Übersicht fand sich hinsichtlich der Wirkung auf die Ulkusheilung kein signifikanter Unterschied zwischen Hydrokolloidverband plus Kompression und einfachem nicht-adhäsivem Verband plus Kompression.

Lokal appliziertes Thrombozytenlysat

In einer RCT war bezüglich der Zeit bis zur Abheilung der Ulzera kein signifikanter Unterschied zwischen Thrombozytenlysat und Placebo zu erkennen (Beobachtungszeitraum 9 Monate).

Frage **Welche Effekte haben unterschiedliche Maßnahmen zur Rezidivprophylaxe?**

Nutzen wahrscheinlich

Kompressionstherapie

Einer RCT zufolge verringert eine Behandlung mit Kompressionstrümpfen das Risiko für ein Ulkusrezidiv in 6 Monaten – im Vergleich zu einer Behandlung ohne Kompressionsstrümpfe – signifikant.

Nutzen unbekannt

Rutin (Rutosid); Stanozolol; Venenoperation

Zur Wirksamkeit dieser therapeutischen Maßnahmen in Bezug auf die Prävention von Ulkusrezidiven fanden sich keine ausreichenden Belege.

Definition	Es gibt verschiedene Definitionen für Unterschenkelgeschwüre (Ulcera cruris), aber die folgende ist weithin akzeptiert: Hautdefekt im Bereich des Unterschenkels oder des Fußes, der mehr als 6 Wochen zur Abheilung benötigt. Einige Definitionen schließen Geschwüre im Fußbereich aus, während andere Geschwüre der gesamten unteren Extremität einschließen. Diese Übersicht behandelt ausschließlich venöse Ulzera bei Patienten ohne die Begleiterkrankungen Diabetes mellitus, arterielle Insuffizienz oder rheumatoide Arthritis.
Inzidenz/ Prävalenz	Zwischen 1,5 und 3/1 000 Menschen leiden an offenen Unterschenkelgeschwüren. Die Prävalenz steigt mit zunehmendem Alter auf etwa 20/1 000 bei über 80-Jährigen.
Ätiologie/ Risikofaktoren	Das Auftreten von Unterschenkelulzera ist eng mit Venenerkrankungen korreliert. In 20 % der Fälle liegt jedoch eine Arterienerkrankung oder eine kombinierte arteriovenöse Durchblutungsstörung vor, was eine Überweisung zum Spezialisten erforderlich machen kann. Ein Ulcus cruris venosum (auch bekannt als Ulcus varicosum oder Stauungsulkus) wird durch einen venösen Reflux oder ein Hindernis (meist Thrombose) in der venösen Blutbahn mit verringertem Blutabfluss und resultierender venöser Hypertonie verursacht.
Prognose	Menschen mit Unterschenkelgeschwüren haben aufgrund der Schmerzen, dem unangenehmen Geruch und der reduzierten Mobilität im Vergleich zu altersgematchten Kontrollpersonen eine schlechtere Lebensqualität. Untersuchungen in Großbritannien ergaben eine große Variationsbreite an Versorgungsformen (stationär, Ambulanzen, Hausbesuche), Therapieformen (Externa, Verbände, Kompressionsverbände, Kompressionsstrümpfe), sowie Heilungs- und Rezidivraten (26–69 % pro Jahr).

Kommentar zu „Dekubitus“ und „Ulcus cruris venosum“

Stefan Wilm

Mit der wachsenden Lebenserwartung der Bevölkerung hat das Risiko für das Individuum zugenommen, besonders im höheren Lebensalter an einer chronischen Wunde zu erkranken. In *Clinical Evidence* werden der Dekubitus und das Ulcus cruris venosum besprochen. Viele Aspekte chronischer Wunden gelten auch für das diabetische Fußsyndrom, das im Zusammenhang mit Diabetes mellitus dargestellt wird (S. 87).
Chronische Wunden bringen Leid über den Betroffenen und über seine Angehörigen. Die Lebensqualität der Patienten wird durch Immobilisierung, Behinderung von Alltagsaktivitäten, Schmerzen und Geruchsbildung beeinträchtigt. Gerade bei Dekubituspatienten kann der ständige Druck auf den pflegenden Angehörigen bei ihm zu einem „Seelen-Dekubitus“ führen. Im Umgang mit Patienten mit chronischen Wunden müssen wir also stets das Umfeld mit in unsere Behandlung einbeziehen.
Chronische Wunden haben eine schlechte Heilungstendenz und eine starke Neigung zu Rezidiven. Das wichtigste Ziel in der Betreuung von Risikopatienten ist daher die (Rezidiv-) Prävention eines Dekubitus oder eines Ulcus cruris venosum. Hierzu liegen aber kaum Studien vor, die uns mit externer Evidenz Entscheidungen erleichtern. Das regelmäßige Umlagern von durch einen Dekubitus bedrohten Patienten etwa, das pathophysiologisch und empirisch als die wichtigste Maßnahme zur Verhinderung des Wundliegens gelten kann, ist bisher in Studien kaum untersucht.
Neben der Prävention chronischer Wunden sind rasche Abheilung und Verbesserung der Lebensqualität wesentliche Ziele der Behandlung. Aber auch hier ist die Datendecke für viele täglich angewandte Behandlungsformen dünn. Gerade in der Lokalbehandlung führt das Fehlen klarer Empfehlungen zu einer Polypragmasie, bei der zahllose Salben, Desinfizienzien, Lokalantibiotika und Spülungen im wahrsten Sinne „auf dem Rücken unserer Patienten“ ausprobiert werden. Dabei schwört jeder Behandler – Angehöriger, Pflegekraft wie Arzt – auf seine Erfahrung. Die evidenzbasierte Medizin kann dem aus Mangel an Studien nichts entgegensetzen. Gute RCTs sind teuer; und für RCT, die die Ineffektivität oder gar Schädlichkeit lokaler Maßnahmen zeigen, findet sich kaum ein Sponsor.
Deshalb sollten Lagerung, Mobilisation des Patienten und Feuchthalten der Wunde beim Dekubitus ganz im Vordergrund stehen; beim Ulcus cruris venosum kommen der Kompression und dem Feuchthalten der Wunde die Schlüsselrollen zu. Der Verzicht auf Lokalmaßnahmen mit Symbolcharakter („Reinigung“ und „Salbung“) zwingt uns, das Gespräch mit dem Patienten und seinen Angehörigen zu suchen, die Motivation für die langwierigen Behandlungen regelmäßig zu bestärken und gemeinsam mit dem Patienten und dessen Krankheitskonzept von seiner chronischen Wunde die wenigen, aber klaren Behandlungsprinzipien auszuhandeln. Die Erfahrung bei vielen chronischen Erkrankungen lehrt uns, dass dies einen wesentlichen Einfluss auf die Ergebnisse – hier Abheilungszeit und Lebensqualität des Patienten – hat.

Epilepsie

Suchdatum: Dezember 2001

Anthony Marson und Sridharan Ramaratnam

Frage **Welche Effekte haben unterschiedliche Behandlungsmethoden?**

Nutzen belegt

Antiepileptische Monotherapie bei generalisierter Epilepsie

Es fanden sich keine placebokontrollierten Studien über die wichtigsten Antiepileptika (Carbamazepin, Phenobarbital, Phenytoin und Natriumvalproinat); aber es besteht ein weit verbreiteter Konsens darüber, dass die Medikamente wirkungsvoll sind. Systematische Übersichten lieferten keine guten Belege, auf die man eine Bewertung dieser Medikamente in Hinblick auf eine Anfallskontrolle stützen könnte.

Antiepileptische Monotherapie bei fokaler Epilepsie

Es fanden sich keine placebokontrollierten Studien über die wichtigsten Antiepileptika (Carbamazepin, Phenobarbital, Phenytoin und Natriumvalproat); aber es besteht ein weit verbreiteter Konsens darüber, dass die Medikamente wirkungsvoll sind. Systematische Übersichten lieferten keine guten Belege, auf die man eine Auswahl dieser Medikamente in Hinblick auf eine Anfallskontrolle stützen könnte. Einer systematischen Übersicht zufolge wird Phenobarbital, wahrscheinlich aufgrund seiner Nebenwirkungen, häufiger abgesetzt.

Kombination mit Mitteln der zweiten Wahl bei therapieresistenter fokaler Epilepsie

Systematischen Übersichten zufolge kann eine additive Behandlung mit Mitteln der zweiten Wahl die Anfallshäufigkeit bei Menschen mit fokaler Epilepsie, die nicht auf die übliche Behandlung ansprechen, signifikant reduzieren. Jede Zusatztherapie erhöht jedoch die Häufigkeit von Nebenwirkungen und/oder die Gefahr, dass die additive Therapie wieder abgesetzt werden muss. RCTs lieferten keine guten Belege für eine qualitative Bewertung der unterschiedlichen Medikamente.

Nutzen und Schaden abzuwägen

Antiepileptische Therapie nach Erstanfall

RCTs zufolge verringert eine umgehende Behandlung eines Erstanfalls mit Antiepileptika das Risiko für weitere Anfälle innerhalb eines Beobachtungszeitraumes von zwei Jahren im Vergleich zu Placebo um die Hälfte. Diese RCTs lieferten jedoch keine Belege für eine Beeinflussung der Langzeitprognose. Eine antiepileptische Langzeittherapie ist aber in jedem Fall potenziell schädlich.

Nutzen unbekannt

Absetzen der antiepileptischen Therapie bei erreichter Remission

Eine antiepileptische Langzeittherapie ist potenziell schädlich. Einer systematischen Übersicht aus Beobachtungsstudien und einer RCT zufolge ist das Absetzen einer antiepileptischen Therapie bei Personen im Remissionsstadium mit einem höheren Risiko für Anfallsrezidive verbunden als eine kontinuierliche Therapie. Klinische Prädiktoren für das Rückfallrisiko nach einem Absetzten der Therapie sind: Alter, Anfallsart, Zahl der eingenommenen Antiepileptika, Auftreten von Anfällen unter Therapie und Dauer der Anfallsfreiheit bis zum Absetzen der Medikamente.

Biofeedback; Entspannungstherapie, Yoga
In systematischen Übersichten fanden sich keine ausreichenden Belege über diese therapeutischen Maßnahmen.

Kognitive Verhaltenstherapie
In zwei kleinen RCTs zeigte sich hinsichtlich der Anfallshäufigkeit oder psychosozialen Funktionen kein signifikanter Unterschied zwischen kognitiver Verhaltenstherapie und Kontrolle. Einer anderen kleinen RCT zufolge kann eine kognitive Verhaltenstherapie den Depressions-Score bei Personen mit Epilepsie und depressiver Verstimmung im Vergleich zu einer Kontrolltherapie signifikant verbessern.

Schulung von Patienten bzw. Angehörigen
In RCTs zeigte sich im Vergleich zu einer Kontrollgruppe durch Maßnahmen zur Patienten- oder Angehörigenschulung ein verbesserter Kenntnisstand bezüglich Verständnis für und Einstellung zur Erkrankung und zur phychosozialen Funktionsfähigkeit. In den Studien waren jedoch keine Informationen hinsichtlich einer Wirkung auf die Anfallshäufigkeit zu finden.

Familienberatung
Einer kleinen RCT mit schwacher Methodik zufolge führt eine Familienberatung im Vergleich zu Nichtbehandlung zu einer signifikant besseren familiären Akzeptanz, emotionalen Einstellung, zwischenmenschlichen Einstellung, Anfallseinstellung und allgemeiner phychosozialen Funktionsfähigkeit. Die RCT lieferte keine Informationen über eine Beeinflussung der Anfallhäufigkeit.

Entspannungs- plus Verhaltenstherapie
RCTs lieferten keine ausreichenden Belege über die Wirksamkeit einer kombinierten Therapie aus Entspannung und Verhaltensänderung in Bezug auf die Anfallshäufigkeit. Eine RCT kam zu dem Ergebnis, dass Entspannung plus Verhaltenstherapie im Vergleich zu einer Kontrollgruppe zu einer signifikanten Besserung von Angstgefühlen und einer verbesserten Krankheitseinstellung führt.

Definition	Mit dem Begriff Epilepsie wird eher eine Gruppe von Störungen als eine einzelne Krankheit bezeichnet. Die Anfälle können nach ihre Art in partielle oder fokale Anfälle (einfache partielle, komplexe partielle und sekundär generalisierte tonisch-klonische Anfälle) und primär generalisierte Anfälle (generalisierte tonisch-klonische Anfälle, Absencen, myoklonische, tonische und atonische Anfälle) unterteilt werden.
Inzidenz/ Prävalenz	Epilepsie ist eine häufig Erkrankung mit einer geschätzten Prävalenz von 5–10/1 000 in den Industrienationen und einer jährlichen Inzidenz von 50/100 000. Bei etwa 3 % aller Menschen wird im Laufe des Lebens Diagnose Epilepsie gestellt.
Ätiologie/ Risikofaktoren	Epilepsien können auch ätiopathogenetisch, nach ihrer auslösenden Ursache zugeordnet werden. Die idiopathischen generalisierten Epilepsien (wie die juvenile myoklonische Epilepsie oder die kindliche Absence-Epilepsie) sind weitgehend genetisch bedingt. Symptomatische Epilepsien sind die Folge bekannter zerebraler Erkrankungen. So kann z. B. eine Temporallappenepilepsie auf angeborene Defekte, eine mesiale Temporalsklerose oder einen Tumor zurückzuführen sein. Von kryptogener Epilepsie spricht man bei den Formen, die weder zu den idiopathischen noch zu den symptomatischen Epilepsien gezählt werden können und bei denen

zwar kein ursächlicher Faktor identifiziert werden konnte aber angenommen wird.

Prognose

Die meisten Menschen mit Epilepsie haben eine gute Prognose. In etwa 70 % kann mit oder ohne Therapie eine Remission, d. h. eine Anfallsfreiheit über fünf Jahre, erreicht werden. Damit bleiben 20–30 % der Betroffenen, bei denen sich eine chronische Epilepsie entwickelt, die oft mit einer Kombinationstherapie aus mehreren Antiepileptika behandelt werden muss. Nach einem Erstanfall kommt es in 60 % der Fälle, innerhalb eines zweijährigen Beobachtungszeitraumes auch ohne Behandlung nicht zu einem weiteren Anfall.

Fazialisparese, idiopathische

Suchdatum: Juli 2001

Rodrigo Salinas

Frage **Welche Effekte haben unterschiedliche Behandlungsmethoden?**

Nutzen unbekannt

Virostatika

In systematischen Übersichten waren keine eindeutigen Belege über die Langzeitwirkungen von Aciclovir im Vergleich zu Placebo zu finden. Eine RCT lieferte ein begrenztes Maß an Belegen dafür, dass Aciclovir plus Prednison im Vergleich zu einer alleinigen Prednisontherapie nach einem Jahr zu einer besseren Regeneration der Nervenfunktion führt.

Glukokortikoide

RCTs ergaben keine eindeutigen Belege dafür, dass Glukokortikoide die Wiederherstellung der motorischen Fazialisfunktion im Vergleich zu Placebo verbessern kann.

Operation

Eine systematische Übersicht konnte keine RCTs über eine operative Dekompression des knöchernen Fazialiskanals identifizieren.

Definition

Unter idiopathischer Fazialisparese (Bell'sche Lähmung) versteht man eine akute unilaterale Parese oder Paralyse der Gesichtsmuskulatur ohne erkennbare Ursache, deren Verteilungsmuster zu einer peripheren Nervenschädigung passt. Mögliche Zusatzsymptome sind: Schmerzen im Gehörgang oder retroaurikulär, Sensibilitätsstörungen auf der betroffenen Seite, Hyperakusis und Geschmacksstörungen im homolateralen vorderen Zungenbereich.

Inzidenz/ Prävalenz

Die jährliche Inzidenz liegt etwa bei 23/100 000 Einwohner, die Lebenszeitinzidenz bei 1/60–70 Einwohner. Die Geschlechtsverteilung ist weitgehend gleich mit maximalen Inzidenzwerten im Alter zwischen 10 und 40 Jahren. Die Lähmung ist auf beiden Seiten des Gesichtes mit gleicher Häufigkeit zu beobachten.

Ätiologie/ Risikofaktoren

Die Ursache der Erkrankung ist unklar. Virusinfektionen, vaskuläre Ischämie, Autoimmunerkrankungen und erbliche Faktoren wurden als ursächliche Faktoren in Erwägung gezogen. Die virale Theorie wird seit der Isolation eines HSV-1-Genoms aus der Endoneuralflüssigkeit des N.facialis bei Patienten mit idiopathischer Fazialisparese häufiger in Erwägung gezogen.

Prognose

Bei mehr als zwei Drittel der Betroffenen kommt es zu einer vollständigen Restitution. In der größten Fallserie von Personen mit idiopathischer Fazialisparese ohne spezifische Therapie (1011 Personen) zeigten sich bei 85 % der Betroffenen innerhalb von drei Wochen nach Lähmungsbeginn erste Anzeichen einer Nervenregeneration. Bei den restlichen 15 % kam es drei bis sechs Monate später zu einer gewissen Verbesserung der Symptome. Dieser Fallserie zufolge normalisiert sich die Fazialisfunktion bei 71 % der Betroffenen wieder vollständig. Bei 13 % der Fälle bleiben unbedeutende

Restausfallerscheinungen bestehen und bei 16 % kommt es zu dauerhafter Funktionseinschränkung mit Kontrakturen und Synkinesie. Diese Zahlen decken sich im Großen und Ganzen mit den Ergebnissen anderer Fallserien bei Patienten ohne spezifische Therapie.

Migräne

Suchdatum: August 2001

Luis Morillo

Frage **Welche Effekte haben medikamentöse Behandlungsmethoden?**

Nutzen belegt

Eletriptan
Einer systematischen Übersicht und einer nachfolgend durchgeführten RCT zufolge bessert Eletriptan die Kopfschmerzen im Vergleich zu Placebo signifikant. Einer anderen nachfolgend durchgeführten RCT zufolge ist Eletriptan auch im Vergleich zu Sumatriptan signifikant wirksamer.

Naratriptan
Drei RCTs zufolge kommt es unter Naratriptan nach einer Beobachtungszeit von 4 Stunden zu einer – im Vergleich zu Placebo signifikanten – Besserung der Kopfschmerzen. In einer RCT, die Naratriptan mit Sumatriptan verglich, war hinsichtlich der Häufigkeit von Rezidiven kein signifikanter Unterschied zwischen beiden Medikamenten zu erkennen.

Rizatriptan
Einer systematischen Übersicht zufolge lindert Rizatriptan die Kopfschmerzen im Vergleich zu Placebo signifikant.

Salizylate: L-Acetylsalicylsäure (Lysin-ASS) allein oder in Kombination mit Metoclopramid; ASS-Brause in Kombination mit Metoclopramid; ASS in Kombination mit Paracetamol und Coffein
Fünf RCTs zufolge erhöht Lysin-ASS (alleine oder in Kombination mit Metoclopramid) im Vergleich zu Placebo signifikant die Zahl der Patienten, deren Kopfschmerzen sich bessern. Zwei RCTs zufolge bessert ASS-Brause (alleine oder in Kombination mit Metoclopramid) die Kopfschmerzen im Vergleich zu Placebo. Wieder eine andere RCT ergab eine – im Vergleich zu Placebo – bessere Schmerzlinderung durch ASS plus Paracetamol plus Coffein. In einer weiteren RCT war bezüglich der Schmerzlinderung kein signifikanter Unterschied zwischen ASS und Paracetamol plus Coffein zu erkennen.

Sumatriptan
RCTs zufolge lindert sowohl subkutan als auch oral oder intranasal appliziertes Sumatriptan die Kopfschmerzen im Vergleich zu Placebo signifikant.

Zolmitriptan
Großen RCTs zufolge bessert oral appliziertes Zolmitriptan die Kopfschmerzen im Vergleich zu Placebo signifikant. Zwischen den Wirkungen von Zolmitriptan und Sumatriptan war in einer RCT kein signifikanter Unterschied festzustellen.

Nutzen wahrscheinlich

Diclofenac
Drei RCTs zufolge hat Diclofenac im Vergleich zu Placebo einen signifikant positiven Effekt. Einer RCT zufolge führt Diclofenac i.m. – im Vergleich mit Paracetamol i.m. – bei einer größeren Zahl von Betroffenen zu einer partiellen Besserung der Symptome.

Ergotaminderivate

Eine systematische Übersicht zeigte eine – im Vergleich zu Placebo – signifikant stärkere Schmerzerleichterung durch Ergotaminderivate. Eine zusätzliche RCT kam jedoch zu dem Ergebnis, dass Ergotamin plus Coffein im Vergleich zu Sumatriptan in Bezug auf die Schmerzlinderung oder den Bedarf an Notfallmedikation signifikant weniger wirksam war. In einer anderen zusätzlichen RCT war hinsichtlich der Schmerzintensität kein Unterschied zwischen alleinigem Ergotamin und Ergotamin plus Metoclopramid auszumachen. Ein Überblick über die Nebenwirkungen weist auf eine unter Ergotamin im Vergleich zu Placebo erhöhte Rate an Übelkeit und Erbrechen hin.

Ibuprofen

Vier RCTs zufolge führt Ibuprofen im Vergleich zu Placebo zu einer signifikanten Schmerzerleichterung.

Naproxen

Eine Crossover-Studie lieferte begrenzte Belege für eine – im Vergleich mit Placebo – signifikante Reduktion der Schmerzintensität durch Naproxen. In drei RCTs, die Naproxen hinsichtlich seiner Wirkung auf die Schmerzintensität mit Ergotamin verglichen, war Naproxen signifikant stärker wirksam.

Tolfenaminsäure

Eine RCT lieferte begrenzte Belegen für eine – hinsichtlich der Zahl der Menschen mit Schmerzlinderung – im Vergleich zu Placebo signifikant bessere Wirksamkeit von Tolfenaminsäure, ergaben aber keinen signifikanten Unterschied zwischen der Wirkung von Tolfenaminsäure und Sumatriptan. In einer RCT war, in Bezug auf die Migränesymptome, kein signifikanter Unterschied zwischen Tolfenaminsäure und Paracetamol zu erkennen. Einer Crossover-Studie zufolge führt Tolfenaminsäure (alleine oder in Kombination mit Metoclopramid oder Coffein) im Vergleich zu Placebo zu einer signifikanten Senkung der Schmerzintensität.

Definition

Migräne ist eine eigenständige Form der Kopfschmerzen mit periodisch wiederkehrenden meist einseitigen Schmerzattacken, die für gewöhnlich über 4–72 Stunden mit mäßiger bis hoher Intensität andauern und oft mit Übelkeit, zum Teil auch mit Erbrechen, und mit erhöhter Empfindlichkeit auf Licht, Lärm oder andere sensorische Stimuli einhergehen. Nach den IHS-Kriterien von 1988 wird zwischen Migräne mit Aura und Migräne ohne Aura differenziert.

Inzidenz/ Prävalenz

Migräne ist eine weltweit vorkommende Erkrankung. Prävalenzwerte für Frauen werden mit 5–25 %, die für Männer mit 2–10 % angegeben. Insgesamt wurden die höchsten Inzidenzwerte für Migräne ohne Aura mit 10/1 000 Personenjahre in der Altersgruppe der 10- bis 11-Jährigen gemeldet. Die männlichen Spitzenwerte entsprechen diesen, sowohl bezüglich Altersgruppe als auch bezüglich der Höhe. Die weiblichen Spitzenwerte findet man, mit 19/1 000 Personenjahre, bei den 14- bis 17-Jährigen. Bei den Inzidenzwerten für Migräne mit Aura liegen die männlichen Spitzenwerte um das 5. Lebensjahr (7/1 000 Personenjahre) und die weiblichen Spitzenwerte um das 12.-13. Lebensjahr (14/1 000).

Ätiologie/ Risikofaktoren

Daten aus unabhängigen repräsentativen Untersuchungen in Kanada, den USA, verschiedenen lateinamerikanischen Ländern, verschiedenen europäischen Ländern, Hong-Kong und Japan zeigen, dass Frauen im Vergleich zu Männern stärker betroffen sind und der Erkrankungsgipfel bei Frauen mittleren Alters liegt. Es gibt Berichte über ein um 50 % erhöhtes Erkrankungsrisiko für Personen mit Migräne in der Familienanamnese.

Prognose

Der akute Migräneanfall ist selbstlimitierend und führt nur selten zu dauerhaften neurologischen Komplikationen. Eine chronisch rezidivierende Migräne kann jedoch durch die Schmerzen zu einer Behinderung und Beeinträchtigung im Alltag werden, die die Lebensqualität erheblich verringert. Nach dem 45.–50. Lebensjahr hat die Prävalenz für alle Migränearten bei Frauen eine abnehmende Tendenz.

Multiple Sklerose (MS)

Suchdatum: November 2001

Mike Boggild und Helen Ford

Frage **Welche Effekte haben unterschiedliche Behandlungsmethoden?**

Nutzen wahrscheinlich

Interferon β-1a/b

RCTs bei Personen mit ersten klinischen Demyelinisierungszeichen zufolge kann eine Therapie mit Interferon β-1a einen zweiten klinischen Schub im Vergleich zu Placebo signifikant hinauszögern. Eine systematische Übersicht bei Personen mit aktiver schubförmiger multipler Sklerose zeigte, dass Interferon β-1a/b die Rückfallraten über einen Beobachtungszeitraum von zwei Jahren im Vergleich zu Placebo signifikant senken und die Entwicklung von neurologischen Ausfällen verzögern kann. Aus zwei RCTs ergaben sich widersprüchliche Belege über die Wirksamkeit von Interferon β auf die Krankheitsprogredienz bei sekundär progredienter multipler Sklerose.

Intravenöse oder orale Schubtherapie mit Methylprednisolon- oder Corticotropin

Einer systematischen Übersicht bei Personen, die wegen einer akuten Exazerbation therapiert werden mussten, zufolge reduzieren Glukokortikoide (Methylprednisolon oder Korticotropin) das Risiko einer Verschlechterung in den ersten fünf Wochen im Vergleich zu Placebo signifikant. Es besteht aber noch keine Klarheit über die optimale Dosierung, die Applikationsform und die Therapiedauer.

Nutzen unbekannt

Azathioprin

Einer systematischen Übersicht bei Personen mit schubförmiger oder chronisch progredienter MS zufolge hat Azathioprin über einen zweijährigen Beobachtungszeitraum im Vergleich zu Placebo einen zwar nur bescheidenen, aber signifikanten Effekt auf die Schubrate. Es war jedoch kein signifikanter Effekt auf die Behinderung zu erkennen.

Botulinumtoxin (bei fokaler Oberschenkeladduktorenspastik)

Eine kurze RCT erbrachte ein begrenztes Maß an Belegen dafür, dass Botulinumtoxin im Vergleich zu Placebo die Adduktorenspastik verringern kann.

Glatirameracetat

Eine RCT bei Personen mit schubförmiger MS zeigte über einen Beobachtungszeitraum von zwei Jahren eine im Vergleich zu Placebo signifikante Reduktion der Schubrate, aber keine Auswirkungen auf den langfristigen Krankheitsverlauf. Es fanden sich keine guten RCTs über die Wirkungen von Glatirameracetat bei chronisch progredienter MS.

Intravenöse Immunglobuline

Eine RCT bei Personen mit schubförmiger MS lieferte, ausgehend von einem Vergleich der Basisdaten ein begrenztes Maß an Belegen dafür, dass eine intravenöse Therapie mit Immunglobulinen über einen Beobachtungszeitraum von zwei Jahren im Vergleich zu Placebo zu einer geringeren Behinderung führt. Es fanden sich keine guten RCTs über die Wirksamkeit von Immunglobulinen bei chronisch progredienter MS.

Methotrexat
Eine kleine RCT bei Personen mit sekundär chronisch progredienter MS lieferte schwache Belege dafür, dass eine niedrigdosierte Methotrexattherapie (1 Mal pro Woche) die Krankheitsprogression im Vergleich zu Placebo eventuell signifikant verzögern kann.

Mitoxantron
Kleinen RCTs mit begrenzter Aussagekraft zufolge kann eine gepulste intravenöse Therapie mit Mitoxantron bei Patienten mit sehr schwerer MS, bei denen das Risiko einer schweren Behinderung die Risiken der zytotoxischen Therapie überwiegt, zu besseren Ergebnissen führen.

Multidisziplinäre Versorgung (Rehabilitation)
Zwei RCTs ergaben ein begrenztes Maß an Belegen dafür, dass eine drei- bis vierwöchige stationäre Rehabilitation im Vergleich zu einer häuslichen Übungsbehandlung zu einer kurzfristigen Besserung der Behinderungen, aber nicht zu einer Verringerung der neurologischen Defizite führt. Es ist nicht klar, wie lange dieser Effekt anhält. Einer kleinen RCT zufolge führt eine langfristige ambulante Rehabilitation im Vergleich zu Nichtbehandlung zu einer Verringerung der Symptomhäufigkeit und der Müdigkeit.

Plasmaaustausch
Es fanden sich keine ausreichenden Belege über die Wirksamkeit eines Plasmaaustausches auf die neurologischen Ausfälle bei Personen mit akuten Demyelinisierungserscheinungen, die auf eine vorausgegangene intravenöse-Steroidtherapie nicht angesprochen hatten.

Symptomatische Behandlung des Fatigue-Syndroms bei MS (Amantidin, Verhaltensänderung, Übungsbehandlung)
Einer systematischen Übersicht zufolge kann Amantidin die Fatigue bei MS im Vergleich zu Placebo in gewissem Maß verringern. Es fanden sich keine ausreichenden Belege über die Wirkungen von Verhaltenstherapien und Übungsbehandlungen.

Symptomatische Behandlung der Spastik (orale medikamentöse Therapie, Physiotherapie, intrathekales Baclofen)
RCTs lieferten ein begrenztes Maß an Belegen dafür, dass Tizanidin im Vergleich zu Placebo zwar die Spastik reduziert, die Beweglichkeit aber nicht erhöhen kann. Es fanden sich keine ausreichenden Belege über die Wirksamkeit anderer oral wirksamer Medikamente. Einer kleinen RCT zufolge führt eine achtwöchige Physiotherapie kurzfristig zu einer Besserung der Beweglichkeit und des subjektiven Wohlbefindens. Einer kleinen RCT bei stationär behandelten Personen mit symptomatischer Spastik, die nicht auf eine orale Baclofentherapie reagierte, zufolge führen intrathekale Baclofeninjektionen im Vergleich zu Kochsalzinjektionen zu einer Verringerung der Spastik und der Häufigkeit von Spasmen.

Nutzen unwahrscheinlich

Pemolin
In einer systematischen Übersicht war hinsichtlich der subjektiven, vom Betroffenen selbst dokumentierten Fatigue kein signifikanter Unterschied zwischen Pemolin und Placebo zu erkennen.

Definition Bei Multipler Sklerose (MS) handelt es sich um eine chronisch entzündliche Erkrankung des zentralen Nervensystems. Für die Diagnosestellung wird der Nachweis von räumlich und zeitlich getrennt auftretenden Entzündungsherden und der Ausschluss anderer entzündlicher, struktureller oder erblicher Veränderungen gefordert, die ein klinisch ähnliches Bild verursachen könnten. Man unterscheidet drei verschiedene Verlaufsformen der Erkrankung: die schubförmige MS mit einem Wechsel von neurologischen Funktionsstörungen und stabilen Remissionsphasen; die primär chronisch progressive MS, bei der die neurologischen Ausfälle von Krankheitsbeginn an zunehmen und die sekundär chronisch progressive MS, bei der die progredienten neurologischen Ausfälle erst im späteren Krankheitsverlauf auftreten.

Inzidenz/ Prävalenz

Die MS-Prävalenz unterscheidet sich in Abhängigkeit von geographischen und ethnischen Faktoren. Die höchsten Werte findet man in weißen Bevölkerungsgruppen, die in gemäßigten Klimazonen leben. In Europa und den USA liegt die Prävalenz bei 1/800 Einwohner, mit einer jährlichen Inzidenz von 2–10/100 000, womit MS die häufigste Ursache für eine neurologische Behinderung junger Erwachsenen darstellt. Der klinische Beginn der Erkrankung streut über einen weiten Alterbereich mit einem Erkrankungsgipfel zwischen dem 20. und dem 40. Lebensjahr.

Ätiologie/ Risikofaktoren

Die Ursache der MS ist noch nicht geklärt, aber es deutet Einiges darauf hin, dass es sich um eine Autoimmunerkrankung des zentralen Nervensystems handelt, die bei genetisch prädisponierten Menschen durch einen Umweltstimulus ausgelöst wird. Die MS wird als eine Krankheit mit klinischen Variationen angesehen, doch es gibt einige Belege dafür, dass es sich um eine Gruppe verwandter Störungen mit unterschiedlichen immunologischen, pathologischen und genetischen Merkmalen handeln könnte.

Prognose

Bei 90 % der Betroffenen verläuft die Erkrankung anfangs schubförmig. Auch wenn es in manchen Fällen über viele Jahre zu einem relativ gutartigen Verlauf kommt, geht die Krankheit in den meisten Fällen sechs bis zehn Jahre nach ihrem Beginn in eine sekundär progressive Verlaufsform über. Bei 10 % der Betroffenen verläuft die Krankheit von Anfang an primär chronisch progressiv. Abgesehen von einer Minderheit mit aggressiv verlaufender, maligner MS wird die Lebenserwartung der Betroffenen durch die Erkrankung allerdings nicht wesentlich beeinflusst, so dass Krankheitsverläufe über mehr als 30 Jahre keine Seltenheit sind.

Parkinson

Suchdatum: August 2001

Carl Clarke und A. Peter Moore

Frage **Welche Effekte haben unterschiedliche Behandlungsmethoden?**

Nutzen wahrscheinlich

Dopaminantagonisten versus Levodopa bei jüngeren Menschen in frühen Krankheitsstadien
Einer systematischen Übersicht und einer nachfolgend durchgeführten RCT zufolge kann eine Monotherapie mit Dopaminantagonisten die Inzidenz für Dyskinesien und Fluktuationen motorischer Symptome (wie Bradykinesie, Rigidität und Tremor) im Vergleich zu einer Levodopa-Monotherapie verringern.

Nutzen und Schaden abwägen

Dopaminantagonisten plus Levodopa bei Personen mit fluktuierender Reaktion auf Levodopa
Systematische Übersichten bei Personen in einem späteren Krankheitsstadium unter Levodopa-Therapie zeigten, dass eine adjuvante Therapie mit Dopaminantagonisten das Auftreten von „off"-Phasen [d. h. abrupter Wirkungsverlust der Therapie – „On-off-Phänomen: Wechsel zwischen akut einsetzendem Wirkungsverlust und Wirkungseintritt – Anmerkung des Hrsg.] und das Auftreten motorischer Beeinträchtigung (Akinese, Rigor) verringert, die alltäglichen Aktivitäten erleichtert und eine Reduktion der Levodopa-Dosen ermöglicht, aber zu verstärkten dopaminergen Nebenwirkungen und Dyskinesien führt.

Levodopa in frühem Krankheitsstadium
Levodopa zusammen mit Dopa-Decarboxylase verbessert unabhängig von der Zubereitungsform (Kurzzeit- oder Retardpräparat) die motorischen Funktionen (Belege sind in *Clinical Evidence* nicht dargestellt), führt aber zu vermehrter Übelkeit und geht auch mit anderen Nebenwirkungen einher.

Nutzen unbekannt

Beschäftigungstherapie; Physiotherapie; Sprachtherapie bei Sprechstörungen; Schlucktherapie bei Dysphagie
Systematische Übersichten aus qualitativ schlechten RCTs lieferten keine ausreichenden Belege über die Wirksamkeit dieser therapeutischen Maßnahmen bei fortgeschrittenem M.Parkinson.

Pallidotomie
In einer systematischen Übersicht zeigte sich ein begrenztes Maß an Belegen dafür, dass eine unilaterale posteroventrale Pallidotomie im Vergleich zu einer medikamentösen Therapie sowohl zu einer Verringerung von kontralateralem Tremor und kontralateraler Rigidität während der „off"-Phasen als auch der Dyskinesien während der „on"-Phasen führt, aber mit einem signifikanten Morbiditäts- und Mortalitätsrisiko behaftet ist.
Eine bilaterale Pallidotomie ist mit einer Vielzahl von unerwünschter Wirkungen im Bereich von Kopf- und Stammregion – bis hin zu Mutismus – verbunden. Eine RCT ergab keine ausreichenden Belege für eine Bewertung der Pallidotomieeffekte im Vergleich zu einer stereotaktischenn fokalen Elektrostimulation („deep brain stimulation").

Selegilin

RCTs zufolge verbessert Selegilin die Parkinsonsymptome im Vergleich zu Placebo signifikant. In einer der RCTs zeigte sich jedoch eine erhöhte Mortalitätsrate bei mit Selegilin behandelten Patienten. Einer großen RCT im Frühstadium der Erkrankung zufolge kann Selegilin die Notwendigkeit einer Levodopatherapie um neun Monate hinauszögern.

Nutzen unwahrscheinlich

Retardierte Levodopa-Präparate (versus Kurzzeitpräparate)

RCTs bei Personen im Frühstadium der Erkrankung zeigten hinsichtlich der motorischen Komplikationen und der Krankheitskontrolle nach fünfjähriger Beobachtungsdauer keinen signifikanten Unterschied zwischen verschiedenen Zubereitungen von Levodopa.

Definition

Der idiopathische Morbus Parkinson ist eine altersabhängige neurodegenerative Erkrankung und die häufigste Ursache für das Parkinson-Syndrom: eine Kombination aus asymmetrischer Bradykinesie, Hypokinesie und Rigidität, die manchmal kombiniert ist mit Ruhetremor und Haltungsstörungen. Klinische Diagnosekriterien haben, im Vergleich zum Goldstandard der Diagnosestellung bei Autopsie, eine Sensitivität von 80 % und eine Spezifität von 30 %. Pathologisch liegt der Erkrankung primär ein zunehmender Verlust von dopaminproduzierenden Nervenzellen in der Substantia nigra des Hirnstammes zugrunde.
Alle Therapieansätze zielen deshalb auf einen Ersatz oder eine Kompensation des fehlenden Dopamins. Ein gutes Ansprechen auf die Therapie unterstützt einen Verdacht, bestätigt aber nicht die Diagnose. Auch verschiedene andere katecholaminerge Neurotransmittersysteme sind bei einer Parkinsonerkrankung mitbetroffen.

Inzidenz/ Prävalenz

Morbus Parkinson ist eine weltweit auftretende Erkrankung mit gleichmäßiger Geschlechtsverteilung. Bei 5–10 % der Betroffenen tritt die Krankheit vor dem vierzigsten Lebensjahr auf (früh beginnender M.Parkinson), während das Durchschnittsalter für den Krankheitsbeginn bei etwa 65 Jahren liegt. Die altersadjustierte Gesamtprävalenz liegt weltweit bei 1 % und in Europa bei 1,6 %, mit einem Anstieg von 0,6 % in der Altersgruppe der 60- bis 64-jährigen und auf 3,5 % bei den 85- bis 89-jährigen.

Ätiologie/ Risikofaktoren

Die Ursache der Erkrankung ist nicht bekannt. Hinter einer Parkinson-Krankheit verbergen sich aber möglicherweise eine Vielzahl von Erkrankungen mit unterschiedlichen Krankheitsmechanismen, die erst am Ende in ein klinisch einheitliches Erscheinungsbild münden. Möglich ist eine Erkrankung durch unterschiedliche Kombinationen von genetischer Veranlagung und Umweltfaktoren (Viren, Toxine, 1-Methyl-4-Phenyl-1,2,3,6-Tetrahydropyridin, Brunnenwasser, Vitamin E und Rauchen). Direkte Verwandte von erkrankten Personen haben ein zweifach höheres Erkrankungsrisiko (17 % Wahrscheinlichkeit für die Entwicklung eines Morbus Parkinson) als die Normalbevölkerung. Rein genetisch bedingte Krankheitsformen machen allerdings wahrscheinlich nur einen kleinen Teil der Parkinsonerkrankungen aus. In Familien mit mindestens einem frühzeitig auftretenden Morbus Parkinson kann eine Assoziation zum Parkin-Gen auf Chromosom 6 bestehen. Bei idiopathischem Morbus Parkinson mit spätem Krankheitsbeginn können zahlreiche genetische Faktoren, einschließlich des Tau-Gens auf Chromosom 17q21 an der Erkrankung beteiligt sein.

Prognose

Morbus Parkinson ist bis jetzt nicht heilbar. Die Erkrankung verläuft progredient und führt zu einer erhöhten Mortalität (das relative Mortalitätsrisiko liegt im Vergleich mit gematchten Kontrollgruppen zwischen 1,6 und 3). Eine Behandlung kann die Symptome reduzieren und die Progression der Erkrankung verlangsamen, eine komplette Beseitigung der Beschwerden wird aber nur sehr selten erreicht. Die Frage, ob eine Behandlung die Sterblichkeit senken kann, ist nach wie vor umstritten. In Großbritannien schien Levodopa nach seiner Einführung über fünf Jahre hinweg die Mortalität zu senken, bevor es zu einem „Aufhol"-Effekt kam und die Gesamtmortalität wieder auf das ursprüngliche Niveau stieg. Dies weist auf eine nur begrenzte Lebensverlängerung hin. In einer australischen Kohortenstudie wurden 130 Personen, die über zehn Jahre behandelt wurden, beobachtet. Die standardisierte Mortalitätsrate betrug 1,58 ($P < 0,001$). Nach einem Zeitraum von zehn Jahren waren 25 % in ein Pflegeheim eingewiesen worden und nur 4 waren noch beruflich aktiv. Die mittlere Krankheitsdauer bis zum Eintritt des Todes betrug 9,1 Jahre. In einer ähnlich angelegten italienischen Kohortenstudie über einen Beobachtungszeitraum von acht Jahren, lag das relative Mortalitätsrisiko für Betroffene im Vergleich zu gesunden Kontrollpersonen bei 2,3 (95 % CI 1,60 bis 3,39). Das Alter bei Ersterhebung war der wichtigste Prädiktor für das zu erwartende Ergebnis (für Personen <75 Jahre lag das relative Mortalitätsrisiko bei 1,80, 95 % CI 1,04 bis 3,11; für Personen > 75 Jahre dagegen bei 5,61, 95 % CI 2,13 bis 14,8).

Spannungskopfschmerz, chronischer

Suchdatum: Oktober 2001

Peter Goadsby

Frage **Welche Effekte haben unterschiedliche Behandlungsmethoden?**

Nutzen belegt

Amitriptylin (nur Kurzzeitbelege)
Systematischen Übersichten aus kleinen, kurzen RCTs zufolge führt Amitriptylin im Vergleich zu Placebo zu einer Besserung von Dauer und Häufigkeit chronischer Spannungskopfschmerzen.

Nutzen unbekannt

Akupunktur; Botulinumtoxin; kognitive Verhaltenstherapie; Entspannungstherapie und EMG-Biofeedback; selektive Serotoninwiederaufnahmehemmer (SSRI); trizyklische Antidepressiva außer Amitriptylin
Zur Wirksamkeit dieser therapeutischen Maßnahmen fanden sich keine ausreichenden Belege.

Unwirksamkeit oder Schädlichkeit wahrscheinlich

Benzodiazepine
In RCTs fanden sich keine ausreichenden Belege über positive Auswirkungen von Benzodiazepinen, die die negativen Folgen einer regelmäßigen Anwendung überwiegen könnten.

Regelmäßiger Schmerzmittelkonsum
Eine systematische Übersicht aus Beobachtungsstudien weist darauf hin, dass ein regelmäßiger Schmerzmittelkonsum zu täglichen Kopfschmerzen und eine geringeren Wirksamkeit prophylaktisch wirksamer Medikamente führt.

Definition Die 1988 von der International Headache Society (IHS) festgelegten Kriterien für die Diagnose chronischer Spannungskopfschmerzen (CTTH) sind: Kopfschmerzen an mindestens 15 Tagen im Monat (180 Tage/Jahr) über einen Zeitraum von mindestens 6 Monaten; bilateraler drückender Schmerz mit Spannungsgefühl („Ring um den Kopf"), leichte bis mäßige Schmerzintensität, die normale körperliche Aktivitäten nicht beeinträchtigt und dadurch auch nicht verstärkt wird; zusätzliches Auftreten von maximal einen weiteren Symptom (Übelkeit, Licht- oder Lärmempfindlichkeit); kein Erbrechen. Chronische Spannungskopfschmerzen sind nicht gleichzusetzen mit dem Begriff chronische tägliche Kopfschmerzen, der nur als Sammelbegriff für häufig auftretende Kopfschmerzen unterschiedlichste Genese (CTTH, Migräne, analgetikainduzierter Kopfschmerz) zu verstehen ist. Im Gegensatz zum CTTH hält der episodische Spannungskopfschmerz über einen Zeitraum von 30 Minuten bis 7 Tage an und tritt an weniger als 180 Tagen/Jahr auf. Begriffe, die auf der Annahme von Pathomechanismen beruhen (Muskelkontraktions-Kopfschmerzen, Spannungskopfschmerzen) sind nicht operational definiert, so dass alte Studien, die diese Begriffe verwenden, Personen mit vielen verschiedenen Kopfschmerztypen eingeschlossen haben können. Die größte Schwierigkeit bei

	der Untersuchung von Spannungskopfschmerzen liegt im vollständigen Fehlen eines bewiesenermaßen spezifischen oder zuverlässigen, klinisch oder biologisch definierten Charakteristikums für die Erkrankung.
Inzidenz/ Prävalenz	Die Prävalenz chronischer täglicher Kopfschmerzen lag bei einer Bevölkerungsumfrage in den USA bei 4,1 %. In der Hälfte der Fälle waren die CTTH-Kriterien erfüllt. In einer Umfrage bei 2 500 amerikanischen Studenten zeigten sich Prävalenzwerte für CTTH von 2 %. In einer dänischen Befragung von 975 Teilnehmern aus der Allgemeinbevölkerung ergab sich eine CTTH-Prävalenz von 2,5 %.
Ätiologie/ Risikofaktoren	Spannungskopfschmerzen treten bei Frauen häufiger auf (65 % der Fälle in einer Umfrage). Bei 15 % der Betroffenen setzen die Symptome vor dem 10.Lebensjahr ein. Die Prävalenz nimmt dann mit zunehmendem Alter ab. Bei 40 % der Betroffenen finden sich auch familienanamnestisch Hinweise auf Kopfschmerzen.
Prognose	Die Prävalenz von chronischen Spannungskopfschmerzen nimmt mit zunehmendem Alter ab.

Tremor, essenzieller

Suchdatum: Januar 2002

Joaquin Ferreira und Cristina Sampaio

Frage **Welche Effekte haben medikamentöse Behandlungsmethoden bei Personen mit essenziellem Handtremor?**

Nutzen wahrscheinlich

Propanolol (nur Kurzzeitbelege)
Kleinen RCTs zufolge verbessert Propanolol im Vergleich zu Placebo die (kurzfristigen) Klinik-Scores, die Tremoramplitude und die subjektive Einschätzung der Tremorstärke bis zu sechs Wochen signifikant (NNT etwa 2).

Nutzen und Schaden abwägen

Botulinumtoxin A (nur Kurzzeitbelege)
RCTs, die Botulinumtoxin A mit Placebo verglichen, zeigten kurzfristig eine Verbesserung auf klinischen Bewertungsskalen, aber keine konsistente Verbesserung der motorischen Fähigkeiten und der funktionellen Behinderung. Als häufige Nebenwirkung kommt es zu einer dosisabhängigen, reversiblen Schwäche der Hände.

Phenobarbital (nur Kurzzeitbelege)
Eine kleine RCT lieferte ein begrenztes Maß an Belegen dafür, dass Phenobarbital die Klinik-Scores nach einer Beobachtungszeit von fünf Wochen im Vergleich zu Placebo signifikant verbessert. Phenobarbital kann jedoch zu Depressionen und Veränderungen im Verhalten und in kognitiven Bereichen führen.

Primidon (nur Kurzzeitbelege)
Kleine RCTs ergaben ein begrenztes Maß an Belegen für eine im Vergleich zu Placebo signifikante Verbesserung von Klinik-Scores und subjektiver Tremorbewertung durch Primidon nach einer Beobachtungszeit von zwei bis fünf Wochen. Es kommt jedoch wegen akuter toxischer Nebenwirkungen oder unerwünschter Effekte wie Sedation und Depression häufig zu Therapieabbrüchen.

Nutzen unbekannt

Alle Behandlungsoptionen (Langzeiteffekte)
Es fanden sich keine RCTs über die Langzeiteffekte einer medikamentösen Therapie des essenziellen Tremors.

Andere β-Blocker (Atenolol, Metoprolol, Nadolol, Pindolol, Sotalol)
Kleine RCTs lieferten schwache Belege für eine im Vergleich zu Placebo signifikante Verbesserung von Symptomen und subjektiv bewertetem Tremor durch Sotalol oder Atenolol nach zwei Tagen bis vier Wochen.

Kalziumantagonisten (Nicardipin, Nimodipin)
Qualitativ schlechte RCTs lieferten, im Vergleich mit Placebo, widersprüchliche Belege über die Wirkungen von Dihydropyridin-Kalziumantagonisten.

Flunarizin
In einer kleinen RCT fanden sich nur schwache Belege dafür, dass Flunarizin die Symptome im Vergleich zu Placebo nach einer einmonatigen Behandlung verbessern kann.

Gabapentin
Kleine randomisiert-kontrollierte Crossover-Studien lieferten im Vergleich mit Placebo widersprüchliche Belege über die Effekte von Gabapentin.

Methazolamid
Eine kleine RCT zeigte hinsichtlich der Klinik-Scores, der funktionellen Fertigkeiten oder der Selbsteinschätzung keinen signifikanten Unterschied zwischen Methazolamid und Placebo.

Nutzen unwahrscheinlich

Clonidin
In einer RCT war, hinsichtlich der Zahl der Personen, bei denen sich die Symptomatik besserte, keine signifikanter Unterschied zwischen den Wirkungen von Clonidin und Placebo zu erkennen.

Isoniazid
In einer RCT war bezüglich der Klinik-Scores kein signifikanter Unterschied zwischen den Wirkungen von Isoniazid und Placebo festzustellen.

Unwirksamkeit oder Schädlichkeit wahrscheinlich

Benzodiazepine
In zwei kurzen RCTs fanden sich schwache Belege dafür, dass Benzodiazepine bei Personen mit essenziellem Tremor im Vergleich mit Placebo keine signifikanten Vorteile besitzen. Unerwünschte Nebenwirkungen der Benzodiazepine wie Sedation, kognitive Störungen und Verhaltensveränderungen, werden bei anderen Erkrankungen ausführlich beschrieben (siehe Angststörungen, S. 445).

Definition	Unter Tremor versteht man unwillkürliche, rhythmischeZuckungen mindestens eines Körperteils. Den Begriff essenzieller Tremor verwendet man für einen persistierenden bilateralen Tremor der Hände und Unterarme oder einen isolierten Kopftremor ohne Haltungsauffälligkeiten, bei dem durch sorgfältige Untersuchungen alle möglichen zugrunde liegenden Störungen ausgeschlossen wurden. Die Diagnose darf nicht gestellt werden, wenn Hinweise auf neurologische Störungen oder bekannte Ursachen für einen gesteigerten physiologischen Tremor vorliegen, Anzeichen oder anamnestische Hinweise auf einen psychogenen Tremor bestehen oder es zu plötzlichen Änderungen der Tremorstärke kommt. Auch bei primär orthostatischem Tremor, isoliertem Stimmentremor, isoliertem lagerungs- oder aufgabenspezifischem Tremor oder isoliertem Zungen-, Kinn- oder Beintremor darf die Diagnose essenzieller Tremor nicht gestellt werden.
Inzidenz/ Prävalenz	Essenzieller Tremor ist, mit einer allgemeinen Bevölkerungsprävalenz von 0,4–3,9 %, weltweit eine der häufigsten Bewegungsstörungen.
Ätiologie/ Risikofaktoren	In einigen Fällen handelt es sich bei essenziellem Tremor um eine autosomal-dominante Erbkrankheit. 40 % der Betroffenen weisen allerdings keine familienanamnestischen Hinweise auf eine erbliche Genese auf. Alkohol führt bei 50–70 % der Betroffenen zu einer symptomatischen Besserung.
Prognose	Der essenzielle Tremor ist eine chronisch-progrediente Erkrankung. Er beginnt normalerweise im frühen Erwachsenenalter und nimmt langsam an Intensität zu. Nur ein kleiner Teil der Betroffenen sucht medizinischen

Rat, der Anteil aus verschiedenen Umfragen streut zwischen 0,5–11 %. Bei den meisten Betroffenen ist der Tremor nur gering ausgeprägt. Von den Betroffenen, die medizinische Hilfe suchen, sind jedoch viele in einem gewissen Maß behindert und fast alle durch den Tremor sozial benachteiligt. Ein Viertel der Menschen mit therapiebedürftigem Tremor wechselt den Arbeitsplatz oder geht aufgrund der tremorbedingten Behinderung vorzeitig in Rente.

Trigeminusneuralgie

Suchdatum: November 2001

Joanna M. Zakrzewska

Frage **Welche Effekte haben unterschiedliche Behandlungsmethoden?**

Nutzen wahrscheinlich

Carbamazepin

Einer systematischen Übersicht aus drei randomisiert-kontrollierten Crossover-Studien zufolge kann Carbamazepin im Vergleich zu Placebo zwar die Zahl der Personen, bei denen es nach fünf bis vierzehn Tagen zu einer Schmerzlinderung gekommen ist (NNT 3), erhöhen, es führt aber gleichzeitig auch vermehrt zu Benommenheit, Schwindel, Obstipation und Ataxie (NNH 3). Eine zweite systematische Übersicht ergab ähnliche Resultate.

Nutzen und Schaden abwägen

Pimozid

Einer RCT zufolge senkt Pimozid die Schmerzen über einen Beobachtungszeitraum von acht Wochen im Vergleich zu Carbamazepin signifikant (NNT 3), auf der anderen Seite führt es aber verstärkt zu Nebenwirkungen wie Handtremor, Erinnerungslücken und Dyskinesien (NNH 3). Die Einsatzmöglichkeiten für Pimoxid sind durch seine Kardiotoxizität und Berichte über plötzliche Todesfälle eingeschränkt.

Nutzen unbekannt

Baclofen

Es fanden sich in zwei kleinen Crossover-Studien keine ausreichenden Belege über die Wirksamkeit von Baclofen im Vergleich mit Placebo oder anderen Medikamenten.

Kombinierte Nervenblockade mit Streptomycin und Lidocain

Kleine, qualitativ schlechte RCTs lieferten keine ausreichenden Belege über die Wirksamkeit einer kombinierten Streptomycin/Lidocain-Blockade im Vergleich zu einer einfachen Lidocain-Nervenblockade.

Kryotherapie peripherer Nerven; periphere Akupunktur; periphere Alkoholinjektion; periphere Phenolinjektion; periphere Neurektomie/Neurotomie; periphere Radiofrequenz-Thermokoagulation; periphere Lasertherapie

Es fanden sich keine RCTs über die Wirksamkeit dieser therapeutischen Maßnahmen.

Lamotrigin

Eine kleine Crossover-Studie lieferte ein begrenztes Maß an Belegen dafür, dass Lamotrigin im Vergleich zu Placebo (additiv zu Carbamazepin oder Phenytoin) nach zwei Wochen zu einer Schmerzlinderung führt (NNT 2).

Andere Antiepileptika (Phenytoin, Clonazepam, Natriumvalproat, Gabapentin, Mexiletin, Oxcarbazepin)

Es fanden sich keine RCTs über die Wirksamkeit dieser Antiepileptika.

Tizanidin

Eine kleine RCT lieferte keine ausreichenden Belege über die Wirksamkeit von Tizanidin.

Nutzen unwahrscheinlich

Proparacain

In einer RCT zeigte sich, nach einer Beobachtungsphase von 30 Tagen hinsichtlich der Schmerzen kein signifikanter Unterschied zwischen einer einmaligen Applikation von Proparacainhydrochlorid oder von Placebo-Augentropfen in das Auge der betroffenen Seite.

Unwirksamkeit oder Schädlichkeit wahrscheinlich

Tocainid

Eine randomisiert-kontrollierte Crossover-Studie ergab im Vergleich mit Carbamazepin schwache Belege für eine bessere Wirksamkeit von Tocainid. Die Verwendung von Tocainid ist jedoch durch beachtliche Nebenwirkungen eingeschränkt. In einem Nachtrag zu der Studie wird von einem Todesfall aufgrund hämatologischer Nebenwirkungen von Tocainid berichtet.

Definition

Unter der Trigeminusneuralgie versteht man charakteristische Schmerzattacken im Versorgungsgebiet eines oder mehrerer Äste des V. Hirnnerven. Die Diagnose wird rein klinisch gestellt und basiert auf charakteristischen Schmerzmerkmalen. Die Trigeminusneuralgie äußert sich in Form von plötzlichen, wenige Sekunden bis zwei Minuten dauernden, Anfällen. Die Anfallshäufigkeit ist sehr variabel. So kann man neben Patienten mit Hunderten von Anfällen am Tag solche mit langen, mehrjährigen Remissionsphasen beobachten. Die Schmerzen sind extrem stark und werden als unerträglich, blitzartig einschießend, oberflächlich, stechend und brennend bezeichnet. Der Schmerzcharakter bleibt bei ein und derselben Person immer gleich. Häufig werden die Anfälle durch sogenannte Triggerfaktoren, wie die Berührung bestimmter Hautareale, Essen, Sprechen, Waschen des Gesichtes oder Zähneputzen ausgelöst. Zwischen den Anfällen ist der Betroffene symptomlos. Andere Ursachen für Gesichtsschmerzen müssen ausgeschlossen werden. Bei der Trigeminusneuralgie ist der neurologische Befund bei der Untersuchung normalerweise unauffällig.

Inzidenz/ Prävalenz

Die meisten Belege über Inzidenz und Prävalenz der Trigeminusneuralgie stammen aus den USA. Die jährliche Inzidenz (altersadjustiert auf die Altersverteilung in den USA von 1980) liegt bei 5,9/100 000 Frauen und 3,4/ 100 000 Männer. Die Inzidenz tendiert in allen Alterstufen zu höheren Werten bei Frauen. Allgemein steigt die Inzidenz mit zunehmendem Alter an. Bei über 80-jährigen Männern liegt sie bereits bei 45,2/100 000. Andere veröffentlichte Umfragen sind klein. Über eine Fragebogen-Aktion in einem französischen Dorf wurde unter 993 Teilnehmern eine Person mit Trigeminusneuralgie ermittelt.

Ätiologie/ Risikofaktoren

Die genaue Ursache der Trigeminusneuralgie bleibt ungeklärt. Sie tritt gehäuft bei MS-Patienten auf (RR 20, 95 % CI 4,1 bis 59). Hypertonie ist bei Frauen ein weiterer Risikofaktor (RR 2,1, 95 % CI 1,2 bis 3,4), für das männliche Geschlecht ist die Beleglage hierzu weniger klar (RR 1,35, 95 % CI 0,3 bis 4,5). Eine US-Studie kam zu dem Ergebnis, dass Patienten mit Trigeminusneuralgie weniger rauchten, Alkohol tranken, seltener tonsillektomiert waren. Außerdem fanden sich seltener Menschen jüdischen Ursprungs oder Immigranten als in gematchten Kontrollgruppen.

Prognose

In einer Studie zeigte sich keine Verringerung der 10-Jahres-Überlebensrate durch die Trigeminusneuralgie. Es fanden sich keine Belege über den natürlichen Krankheitsverlauf. Die Krankheit ist gekennzeichnet durch Rezidive und Remissionen. Bei vielen Menschen dauern die schmerzfreien Remissionsperioden über Monate oder Jahre an. Einzelberichte weisen darauf hin, dass die Krankheit bei vielen Menschen mit der Zeit schwerer wird und schlechter auf Behandlung anspricht. In den meisten Fällen wird die Erkrankung zu Beginn medikamentös behandelt. Nur ein Teil der Betroffenen wird später operativ behandelt. Es fanden sich jedoch keine guten Belege über den Anteil der Betroffenen, bei dem ein chirurgischer Eingriff zur Beherrschung der Schmerzen notwendig wird.

Angststörung, generalisierte

Suchdatum: Juni 2001

Christopher Gale und Mark Oakley-Browne

Frage **Welche Effekte haben unterschiedliche Behandlungsmethoden?**

Nutzen belegt

Kognitive Psychotherapie

Systematischen Übersichten zufolge kann eine kognitive Psychotherapie (mit einer Kombination aus verhaltenstherapeutischen Verfahren wie Reizüberflutung, Entspannung und kognitiver Umstrukturierung) Angst und depressive Verstimmung stärker bessern als Nichtbehandlung, alleiniges Angstmanagement-Training oder nichtdirektive Beratung.

Nutzen wahrscheinlich

Buspiron

RCTs zufolge führt Busipiron im Vergleich zu Placebo zu einer stärkeren Besserung der seitens des Arztes bewerteten Beschwerden. Anhand von begrenzten Belegen aus den RCTs war kein signifikanter Unterschied zwischen der Wirksamkeit von Buspiron und Benzodiazepinen oder Antidepressiva zu erkennen.

Bestimmte Antidepressiva (Paroxetin, Imipramin, Trazodon, Opipramol, Venlafaxin)

RCTs kamen zu dem Ergebnis, dass Paroxetin, Imipramin, Trazodon, Opipramol und Venlafaxin die Symptome im Vergleich zu Placebo signifikant verbessern. Einer RCT zufolge bessert Paroxetin die Symptome stärker als Benzodiazepine.

Nutzen und Schaden abwägen

Benzodiazepine

Einer systematischen Übersicht zufolge bessern Benzodiazepine die Symptome im Vergleich zu Placebo. Auf der anderen Seite zeigten RCTs und Fall-Kontrollstudien aber auch, dass Benzodiazepine verstärkt zu Abhängigkeit, Sedierung und Verkehrsunfällen führen. Die Einnahme in der Spätschwangerschaft oder der Stillzeit geht mit einer erhöhten Neugeborenen- und Säuglingsmorbidität einher.

Nutzen unbekannt

Abecarnil

RCTs lieferten im Vergleich mit Placebo widersprüchliche Belege über die Effekte von Abecarnil hinsichtlich einer Verbesserung der Werte in der Hamilton-Angstskala/der HAM-A-Scores. Eine RCT zeigte, dass Abecarnil im Vergleich zu Placebo signifikant stärker zu Benommenheit (NNH 4), Müdigkeit (NNH 9) und Gleichgewichtsstörungen führt (NNH 20).

Neuroleptika

Einer RCT zufolge verringert Trifluoperazin verglichen mit Placebo die Angst nach einer Beobachtungsphase von vier Wochen signifikant, es verursacht aber vermehrt Benommenheit, extrapyramidale Nebenwirkungen und andere Bewegungsstörungen.

Angewandte Entspannung; β-Blocker/Betablocker
Es fanden sich keine ausreichenden Belege über die Wirksamkeit dieser therapeutischen Maßnahmen.

Nutzen unwahrscheinlich

Hydroxyzin
In einer nichtsystematischen Übersicht waren keine eindeutigen Belege für eine günstige Wirkung von Hydroxyzin zu erkennen.

Definition Unter generalisierte Angststörung (GAD) versteht man Gefühle von übermäßiger Besorgnis und Anspannung die im Verlauf von mindestens sechs Monaten an den meisten Tagen auftreten und von folgenden Symptomen begleitet sind: motorische Spannung (leichte Ermüdbarkeit, Zittern, Ruhelosigkeit, Muskelanspannung); vegetative Übererregbarkeit (Atemnot, Tachykardie, Mundtrockenheit, kalte Hände und Schwindel) aber keine Panikattacken; Hypervigilanz und erhöhte Aufmerksamkeit (Gefühl des Eingesperrtseins, übermäßige Schreckhaftigkeit, Konzentrationsstörungen). Eine nichtsystematische Übersicht aus epidemiologischen und klinischen Studien zeigte bei Menschen mit Angststörungen (einschließlich der GAD) eine ausgeprägte Verringerung der Lebensqualität und der sozialen Funktionsfähigkeit. Außerdem zeigte sich (unter Anwendung des Composite Diagnostic International Instrument CIDI), dass Menschen mit Angststörungen insgesamt weniger zufrieden mit ihrem Leben sind und unter einer Beeinträchtigung in der Erfüllung ihrer Rolle oder ihrer sozialen Aufgaben leiden

Inzidenz/ Prävalenz Die Bewertung von Inzidenz und Prävalenz ist schwierig, da es in vielen Fällen zu Komorbiditäten mit anderen Angststörungen und depressiven Störungen kommt. Die Zuverlässigkeit der in epidemiologischen Studien zugrunde gelegten Maßstäbe ist unbefriedigend. Einer US-Studie mit klar definierten Diagnosekriterien (DSM-III-R) zufolge entwickeln 5 % aller Menschen irgendwann einmal eine GAD. Die Zuverlässigkeit der in Querschnittsstudien zur GAD-Diagnosestellung verwendeten Kriterien sind unbefriedigend. Eine kürzlich durchgeführte Kohortenstudie, die Menschen mit depressiven Störungen und Angststörungen über zwei Jahre nachbeobachtete, kam zu dem Ergebnis, dass die Anfangsdiagnose in 49 % der GAD-Fälle konsistent beibehalten werden konnte. Einer kürzlich durchgeführten, nichtsystematischen Übersicht zufolge ist die GAD-Inzidenz bei Männern nur halb so hoch wie bei Frauen. Eine nichtsystematische Übersicht aus sieben Studien ergab bei älteren Menschen eine Verringerung der Prävalenz für Angststörungen.

Ätiologie/ Risikofaktoren Zwei Studien (eine mit ambulanten und eine mit stationärem Setting) zufolge ist das Auftreten von GAD mit dem zahlenmäßigen Anstieg geringfügiger Stressoren assoziiert, und zwar unabhängig von demographischen Faktoren. Allerdings fanden sich diese Befunde in der Klinikstudie auch bei Patienten mit anderen Diagnose. Eine nichtsystematische Übersicht (fünf Fall-Kontrollstudien) über die psychologischen Folgen eines zivilen Traumas (Katastrophe, Schwerverbrechen o.ä.) kam zu dem Ergebnis, dass die Raten für GAD in vier der fünf Studien im Vergleich zu einer Kontrollpopulation signifikant erhöht waren. (Ratenverhältnis 3,3; 95 % CI 2,0 bis 5,5). Eine systematische Übersicht zufolge ist das gegenseitige Schikanieren im Kindesalter mit dem Auftreten von GAD assoziiert (Effektgröße 0,21).

Prognose GAD ist eine chronische Erkrankung. Sie beginnt oft bereits vor oder im frühen Erwachsenenalter und kann lebenslang Probleme verursachen. Spontanremissionen sind selten.

Kommentar zu „Generalisierte Angststörung" und „Panikstörung"

Wilhelm Dengler

Die Darstellungen zur Behandlung der Panikstörung (S. 465, Suchdatum September 2001) und der generalisierten Angststörung (Juni 2001) geben einen kurzen und prägnanten Überblick zu Teilaspekten wieder. Die Ausführungen sind bei der Panikstörung auf einige Medikamente begrenzt, bei der generalisierten Angststörung werden auch psychotherapeutische Verfahren (kognitive Therapie, angewandte Entspannung „applied relaxation") bewertet.

Die zitierten Arbeiten werden in nachvollziehbarer Weise zusammengefasst und beurteilt. Erschwerend ist jedoch, dass die Messinstrumente und Outcome-Kriterien der Studien unterschiedlich sind und so trotz der Einführung statistischer Maße wie NNH (number needed to harm) oder relativer Risiken die Vergleichbarkeit der einzelnen Studien schwierig ist.

Panikstörung: Trizyklische Antidepressiva (gute Datenlage vor allem zu Imipramin) und Serotonin-Wiederaufnahmehemmer SSRI schneiden am besten ab. Wirksame Dosen sind benannt. SSRI bieten in Bezug auf die Rate möglicher Nebenwirkungen Vorteile. Bezüglich der Dauer einer Akut- und der eventuellen Erhaltungstherapie sowie bezüglich der Dosierung dieser Erhaltungstherapie sind noch Fragen offen.

Generalisierte Angststörung: In größerem Maße als bei der Panikstörung ist die Bewertung von Arbeiten und deren Vergleichbarkeit erschwert.

Dies liegt u. a. an den geänderten Diagnosekriterien im Rahmen der Weiterentwicklung der gängigen Klassifikationsschemata ICD und DSM, an unterschiedlichen Messinstrumenten und Response-Kriterien und auch daran, dass für viele Substanzen zwar Kurzzeituntersuchungen über einige Wochen, jedoch selten Langzeituntersuchungen zu dieser oft chronisch verlaufenden Erkrankung vorliegen. Generell wird die medikamentöse Behandlung als bestenfalls „wahrscheinlich nützlich" (likely to be beneficial) eingestuft: hierunter fallen einige Antidepressiva wie Paroxetin, Imipramin, Trazodon, Opipramol, Venlafaxin als auch Buspiron.

In Anbetracht der erwähnten Neigung zur Chronizität der Störung sind dringend Langzeitstudien erforderlich bzw. müssen die Folgestudien der in den letzten Jahren durchgeführten Kurzzeitstudien abgewartet werden.

Von den untersuchten psychotherapeutischen Verfahren wird kognitive Therapie als „nützlich" (beneficial) eingestuft. Untersuchungen mit positiven Ergebnissen bei katamnestischen Nachuntersuchungen und Vergleiche mit anderen Psychotherapieverfahren liegen vor. Kritisch zu bemerken ist, dass die unter kognitive Therapie subsummierten Verfahren und Therapiebausteine in den einzelnen Studien unterschiedlich gestaltet bzw. gewichtet wurden und sich die Frage stellt, inwieweit sich Studienbedingungen mit der Versorgungspraxis vergleichen bzw. sich auf diese übertragen lassen.

Zusammenfassung und Ausblick: In den Arbeiten werden Teilaspekte zur Behandlung von Angststörungen vorgestellt. Bezüglich der medikamentösen Therapie kann pointiert zusammengefasst werden, dass SSRI bei beiden Störungen „first line"- Medikamente sind.

Kognitive Therapieverfahren sind bei der generalisierten Angststörung wirksam. Wenngleich in den vorliegenden Arbeiten nicht dargestellt und erst für ein späteres Update vorgesehen, ist bezüglich der Panikstörung festzustellen, dass kognitiv-verhaltenstherapeutische Verfahren gerade bei dieser Angsterkrankung eindrücklich ihre Wirksamkeit unter Beweis gestellt haben.

Für die Versorgungspraxis wichtige Fragen wurden nicht bearbeitet: differenzielle Therapieindikation, Indikation zu Kombinationsbehandlungen, Stellenwert psychodynamischer Psychotherapie, Vorgehen bei Therapieversagern, Problematik der Komorbidität, Erhaltungstherapie, Langzeitbehandlung, um nur einige zu nennen. Versuche, sich diesen Themen im Sinne einer evidenzbasierten Medizin zu nähern, liegen vor (1).

1. Dengler, W., Selbmann,H.-K. (Hrsg.): Praxisleitinien in Psychiatrie und Psychotherapie. Bd. II: Leitlinien zur Diagnostik und Therapie von Angsterkrankungen. 2000. Darmstadt: Steinkopff.

Anorexia nervosa

Suchdatum: April 2001

Janet Treasure und Ulrike Schmidt

Frage **Welche Effekte haben unterschiedliche Behandlungsmethoden?**

Nutzen unbekannt

Verschiedene spezialisierte psychologische und psychotherapeutischeMethoden

Einer RCT mit begrenzten Belegen zufolge führt fokal analytische Therapie oder Familientherapie – signifikant im Vergleich zu Normalversorgung – nach einem Jahr zu mehr Heilungen bzw. Besserungen des Krankeitsverlaufs nach der Morgan-Russell-Skala. Eine kleine RCT zeigte nach einem Jahr keinen signifikanten Ergebnisunterschied zwischen Psychotherapie und Diätempfehlung. In einer weiteren RCT (zum Vergleich von kognitiver Pychotherapie mit Ernährungsberatung) wurde die Ernährungsberatungvon allen Patienten abgebrochen. In sieben kleinen RCTs war kein signifikanter Unterschied zwischen verschiedenen Psychotherapien festzustellen. Alle RCTs waren allerdings so klein, dass sie wahrscheinlich nicht genug Aussagekraft hatten, um einen klinisch bedeutsamen Unterschied zwischen den Behandlungsmethoden aufzudecken.

Fluoxetin

In einer kleinen RCT zeigte sich hinsichtlich Gewichtszunahme, Auffälligkeiten im Essverhalten oder depressiver Symptome nach 36-tägiger Behandlung kein signifikanter Unterschied zwischen Fluoxetin und Placebo.

Stationäre versus ambulante Behandlungsansätze (bei Personen, die nicht so krank sind, dass eine notfallmäßige Intervention notwendig wäre)

Eine kleine RCT mit begrenzter Aussagekraft kam zu dem Ergebnis, dass eine ambulante Behandlung, in Hinblick auf Gewichtszunahme und Krankheitsverbesserung nach der Morgan-Russell-Skala nach 1,2 und 5 Jahren, bei Patienten/innen, bei denen keine notfallmäßige Intervention notwendig ist, den gleichen Wirkungsgrad erreicht, wie eine stationäre Therapie (Schlüsselkomponente der stationären Therapie ist kontrollierte Ernährungstherapie mittels strukturierter, überwachter Mahlzeiten. Bei verschiedenen stationären Ansätzen wird die Ernährungstherapie durch unterschiedliche Formen von Psychotherapie und Pharmakotherapie ergänzt).

Östrogentherapie (zur Frakturprävention)

Es fanden sich keine guten Belege über die Effekte einer Hormonbehandlung auf die Frakturraten. In einer kleinen RCT war kein positiver Östrogeneffekt auf die Knochendichte zu erkennen.

Zink

Eine kleine RCT bei Patienten/innen in einer Klinik für Essstörungen ergab in Bezug auf die tägliche Gewichtszunahme keinen signifikanten Unterschied zwischen Zink und Placebo.

Unwirksamkeit oder Schädlichkeit wahrscheinlich

Cisaprid

Hinsichtlich der Gewichtszunahme nach acht Wochen zeigte sich in einer kleinen Studie kein signifikanter Unterschied zwischen Cisaprid und Placebo. Da bei Anorexia nervosa bereits ohne Medikation ein verlängertes QT-Intervall beobachtet wird, ist Cisaprid bei dieser Erkrankung nicht indiziert. In vielen Ländern ist Cisaprid mittlerweile wegen seines erhöhten Risikos für Herzrhythmusstörungen, einschließlich ventrikulärer Tachykardie, Torsades de pointes und plötzlichem Herzstillstand, verboten worden.

Cyproheptadin

In drei kleinen RCTs war in Bezug auf die Gewichtszunahme kein signifikanter Unterschied zwischen Cryptoheptadin und Placebo auszumachen.

Neuroleptika, die das QT-Intervall verlängern

Es fanden sich keine RCTs zu diesem Thema. Nachdem das QT-Intervall bei anorektischen Menschen jedoch verlängert sein kann und viele Neuroleptika (Haloperidol, Pimozid, Sertindole, Thioridazin, Chlorpromazin und andere) einen ebenfalls verlängernden Effekt haben, scheint die Therapieeignung fraglich: Die Verlängerung des QT-Intervalls ist mit einem erhöhten Risiko für ventrikuläre Tachykardien, Torsades de pointes und plötzlichem Herzstillstand assoziiert.

Trizyklische Antidepressiva

Kleine RCTs ergaben hinsichtlich der Ergebnisse keinen signifikanten Unterschied zwischen Amitryptilintherapie und Placebo. Nachdem das QT-Intervall bei Anorexia nervosa verlängert sein kann und viele trizyklische Antidepressiva (Amitryptilin, Protryptilin, Nortryptilin, Doxepin und Maprotilin) dieses ebenfalls verlängern, scheint die Therapieeignung fraglich: Die Verlängerung des QT-Intervalls ist mit einem erhöhten Risiko für ventrikuläre Tachykardien, Torsades de pointes und plötzlichem Herzstillstand assoziiert.

Definition Anorexia nervosa ist gekennzeichnet durch die Weigerung, das Körpergewicht in der Größenordnung des minimalen Normgewichtes oder darüber zu halten (<85 % des auf Alter und Körpergröße bezogenen erwarteten Gewichtes oder BMI <17,5 kg/m^2) oder durch ein Ausbleiben der zu erwartenden Gewichtszunahme während der Wachstumsphase. Hiermit assoziiert sind häufig intensive Angst vor der Gewichtszunahme, übermäßige Beschäftigung mit Gewichtsproblemen, Verleugnung des aktuellen niedrigen Gewichts und seiner schädlichen Wirkungen auf die Gesundheit sowie Amenorrhö. Entsprechend der unterschiedlichen Verlaufsformen werden bei der Anorexie zwei Typen unterschieden: der „Binge-Purge"-Typ (Essattacken – gefolgt von induzierter Entleerung) und der restriktive Typ (Verweigerung der Nahrungsaufnahme).

Inzidenz/ Prävalenz Aus 12 kumulativen Studien ergab sich eine geschätzte mittlere jährliche Inzidenz in der Gesamtbevölkerung von 19/100 000 bei Frauen und 2/100 000 bei Männern. Die höchsten Inzidenzraten zeigten sich bei weiblichen Teenagern (13–19 Jahre). Hier lagen die jährlichen Raten bei 50,8 Fälle/100 000. In einer großen Kohortenstudie wurden schwedische Schüler (4291 Teilnehmer, Alter 16 Jahre) durch Wiegen und anschließende Interviews gescreent. Dabei zeigte sich eine Prävalenz für Anorexia nervosa (definiert nach DSM-III- und DSM-III-R-Kriterien) von 7/1 000 Mädchen und 1/1 000 Knaben. Über die Inzidenzen und Prävalenzen in Asien, Südamerika und Afrika ist wenig bekannt.

Ätiologie/ Risikofaktoren Die Ätiologie der Anorexia nervosa basiert wahrscheinlich auf einem komplexen Wechselspiel von familiären, biologischen, sozialen und kulturellen Faktoren. Studien zufolge ist die Erkrankung mit einer positiven Familienanamnese für Anorexia nervosa (HR 11,4,95 % CI 1,1 bis 89), Bulimie (adjustiertes HR 3,5, 95 % CI 1,1 bis 14), Depressionen, generalisierten Angststörung, Zwangsstörung oder zwanghafter Persönlichkeitsstörung (adjustiertes RR 3,6,95 % CI 1,6 bis 8) verbunden. In einer Zwillingsstudie wurde der Einfluss erblicher Faktoren auf 58 % (95 % CI 33 % bis 77 %) geschätzt, wobei die verbleibenden Unterschiede offensichtlich auf ein nicht gemeinsames soziales Umfeld zurückzuführen sind. Die Studie war jedoch nicht in der Lage mögliche Umwelteinflüsse vollständig auszuschließen. Spezifische kindliche Charaktermerkmale wie Perfektionismus, negative Selbsteinschätzung und extreme Angepasstheit scheinen einen Einfluss zu besitzen. Auch Frühgeburtlichkeit (OR 3,2, 95 % CI 1,6 bis 6,2) scheint von Bedeutung zu sein, vor allem, wenn es sich um ein small-for-date Baby gehandelt hat (OR 5,7, 95 % CI 1,4 bis 4,1).

Prognose

Es fanden sich keine guten Belege über die Prognose bei Menschen, die sich nicht medizinisch behandeln lassen. Eine Zusammenfassung von Behandlungsstudien (68 Studien, die zwischen 1953 und 1989 veröffentlicht worden waren, 3104 Teilnehmer, Nachbeobachtungsdauer 1–33 Jahre) ergab, dass 43 % der Betroffenen völlig gesund werden (Reichweite 7–86 %), bei 36 % eine Besserung eintritt (Reichweite 1–69 %), 20 % eine chronische Essstörung entwickeln (Reichweite 0–43 %) und 5 % aufgrund ihrer Anorexie sterben (Reichweite 0–21 %). Prognostisch günstig wirkt sich ein früher Erkrankungsbeginn und eine kurze Zeit zwischen dem Auftreten der Symptome und dem Beginn der Behandlung aus. Prognostisch ungünstige Faktoren sind Erbrechen, Bulimie, ausgeprägter Gewichtsverlust, Chronizität und anamnestische Hinweise auf prämorbide Entwicklungs- oder Persönlichkeitsstörungen. Das standardisierte Mortalitätsverhältnis aller Essstörungen (Anorexie und Bulimie) wurde auf 538 geschätzt, etwa dreimal so hoch wie bei anderen psychiatrischen Erkrankungen. Das durchschnittliche jährliche Mortalitätsrisiko lag für Frauen in zehn Gruppen mit Essstörungen (1322 Teilnehmer) mit einer minimalen Nachbeobachtungsdauer von bis zu sechs Jahren, bei 0,59 % pro Jahr. Personen mit sehr niedrigem Gewicht oder höherem Alter bei der Erstvorstellung hatten ein höheres Mortalitätsrisiko. Junge Frauen mit Anorexia nervosa weisen später ein erhöhtes Frakturrisiko auf.

Kommentar

Jürgen-Christian Krieg

Ausgangspunkt der Behandlung der Anorexia nervosa ist die Ernährungsrehabilitation mit dem Ziel, bei den Patienten wieder ein normales Körpergewicht herzustellen und ein kalorisch angemessenes, ausgewogenes und strukturiertes Essverhalten zu erlangen. Mit der Normalisierung von Köpergewicht und pathologischem Essverhalten können sowohl medizinische Komplikationen wie neuroendokrine und metabolische Veränderungen, gastrointestinale, kardiovaskuläre und renale Störungen als auch psychopathologische Symptome wie Depressivität, Zwanghaftigkeit, Apathie, Reizbarkeit und auffällige Persönlichkeitsmerkmale beseitigt bzw. in ihrem Ausprägungsgrad vermindert werden. Die günstigsten Kurzzeiterfolge können durch eine Kombination von Gewichtsmanagement, Ernährungsrehabilitation und verhaltensmodifizierenden psychotherapeutischen Maßnahmen erreicht werden, wobei die Erfordernisse einer (anfänglichen) stationären Therapie sich nach dem Ausmaß des Untergewichts, der damit verbundenen medizinischen Komplikationen und der psychiatrischen Komorbidität zu richten haben.

Mit Normalisierung des Körpergewichts und des pathologischen Essverhaltens sind in Anbetracht der Chronizität der Erkrankung im weiteren Behandlungsverlauf einsichtsorientierte psychotherapeutische Behandlungsverfahren wie z. B. kognitiv-verhaltenstherapeutische oder tiefenpsychologisch orientierte Vorgehensweisen entweder als einzel- oder gruppentherapeutische Behandlungsmaßnahmen indiziert. Das Alter der Patienten und deren familiäre Situation werden die Indikation zu einer Familien- oder Paartherapie bestimmen.

Was die medikamentöse Behandlung der Anorexia nervosa betrifft, konnten für die Behandlung mit trizyklischen Antidepressiva, selektiven Serotonin-Wiederaufnahmehemmern, Neuroleptika oder Lithium bisher keine eindeutigen positiven Behandlungseffekte gezeigt werden. Möglicherweise profitieren jedoch anorektische Patienten mit bulimischer Symptomatik von einer Behandlung mit einem selektiven Serotonin-Wiederaufnahmehemmer. Bei psychiatrischer Komorbidität ist der Einsatz von Psychopharmaka dem jeweiligen psychopathologischen Syndrom entsprechend angezeigt.

1. American Psychiatric Association. Practice guideline for eating disorders. American Journal of Psychiatry, 1993, 150, suppl 2:212–228
2. Praxisleitlinien in Psychiatrie und Psychotherapie. Band 4, Behandlungsleitlinie Eßstörungen. Deutsche Gesellschaft für Psychiatrie, Psychotherapie und Nervenheilkunde (Hrsg.). Steinkopff Verlag, Darmstadt, 2000
3. W. Schreiber, J.-C. Krieg: Diagnostik und Therapie von Anorexia nervosa und Bulimia nervosa. Nervenheilkunde 1995, 14:136–142
4. M.M. Fichter: Die medikamentöse Behandlung von Anorexia und Bulimia nervosa. Nervenarzt 1993, 64:21–35

Bulimia nervosa / Bulimie

Suchdatum: September 2001

Philippa Hay und Josue Bacaltchuk

Frage **Welche Effekte haben unterschiedliche Behandlungsmethoden?**

Nutzen wahrscheinlich

Antidepressiva

Systematischen Übersichten zufolge senken Antidepressiva die Symptome im Vergleich zu Placebo kurzfristig signifikant (NNT etwa 9).

Kognitive Psychotherapie

Systematische Übersichten kamen zu dem Ergebnis, dass eine kognitive Psychotherapie die spezifischen Bulimiesymptome (das heißt: unkontrollierbare Essattacken; induzierte Entleerung: selbstinduziertes Erbrechen, Anwendung von Laxanzien, Diuretika bzw. Klistieren; gestörtes Essverhalten) im Vergleich zu Nichtbehandlung signifikant verringert und unspezifische Symptome wie Depressionen verbessert.

Kombinationstherapie mit Antidepressiva und Psychotherapie

Einer systematischen Übersicht zufolge verringert eine Kombinationstherapie (Antidepressiva plus Psychotherapie) die Häufigkeit von „Essattacken" und Depressionssymptomen im Vergleich zu einer alleinigen Antidepressivatherapie, sie hat aber keinen Einfluss auf die Rezidivrate für die „Essattacken". Kurzfristig verschlechtert eine Kombinationstherapie die Remissionraten und die depressiven Symptome im Vergleich zu alleiniger Psychotherapie, sie hat aber keine signifikanten Auswirkungen auf die Häufigkeiten der „Essattacken".

Andere Psychotherapien

Einer systematischen Übersicht und einer nachfolgend durchgeführten RCT zufolge verbessert eine nichtkognitive Psychotherapie im Vergleich zur Nichtbehandlung die Symptome signifikant.

Nutzen unbekannt

Antidepressiva als Erhaltungstherapie

RCTs lieferten keine ausreichenden Belege über die Rolle von Antidepressiva in der Erhaltungstherapie.

Neue Antidepressiva (Venlafaxin, Mirtazapin und Reboxetin)

Es fanden sich keine RCTs über die Wirksamkeit von Venlafaxin, Mirtazapin und Reboxetin.

Selektive Serotonin-Rückaufnahme-Inhibitoren (außer Fluoxetin)

Es fanden sich, abgesehen von Fluoxetin, keine ausreichenden Belege über die Wirksamkeit von SSRI. Unter Fluoxetin blieben die „Essattacken" in den RCTs auf kurze Sicht signifikant häufiger aus.

Bulimia nervosa / Bulimie

Definition

Bei Bulimia nervosa handelt es sich um eine übertriebene Beschäftigung mit dem Körpergewicht und der Figur, die gekennzeichnet ist durch regelmäßig auftretende Episdoden von „Essattacken“ (unkontrollierbare Aufnahme riesiger Nahrungsmengen – sogenanntes „Binge Eating“) verbunden mit der Anwendung extremer Methoden, um den gefürchteten Folgen der übermäßigen Nahrungsaufnahme entgegenzuwirken (induzierte Entleerung – sogenanntes „Purging“). Wenn bei einer Patienten zusätzlich die diagnostischen Kriterien für Anorexia nervosa erfüllt sind, wird dieser Diagnose der Vorrang gegeben.
Es ist häufig schwierig, eine Bulimie zu erkennen, da das typische Verhalten (Essattacken und induzierte Entleerung) stark verheimlicht wird. Das Körpergewicht kann normal sein, oft existieren aber anamnestische Hinweise auf Anorexia nervosa oder Fastenkuren. Bei manchen Menschen existieren wechselnde Phasen von Anorexia nervosa und Bulimia nervosa.

Inzidenz/ Prävalenz

Nach Studien in der Allgemeinbevölkerung liegt die Prävalenz für Bulimie bei jungen Frauen zwischen 0,5 % und 1 % mit gleicher Verteilung über alle gesellschaftlichen Schichten. In 90 % der Fälle sind Frauen betroffen. Die Zahl an Bulimiefällen ist in den Industrienationen in den zehn Jahren nach ihrer Anerkennung in den späten 70er Jahren angestiegen und in allgemeinen Bevölkerungserhebungen wurde ein „Kohorteneffekt“ gemeldet, der einen Anstieg der Inzidenz einschließt. Die Prävalenz von Essstörungen wie Bulimia nervosa ist in nichtindustrialisierten Ländern geringer und unterscheidet sich zwischen ethnischen Gruppen. Bei Afroamerikanerinnen beobachtet man seltener Fastenkuren als bei weißen Amerikanerinnen, während die Raten für „Essattacken“ weitestgehend gleich sind.

Ätiologie/ Risikofaktoren

Junge Frauen aus Industrienationen, die ihre Nahrungsaufnahme bewusst begrenzen, tragen das größte Risiko für Bulimie oder andere Essstörungen. Eine Fall-Kontrollstudie in der Allgemeinbevölkerung, die 102 Personen mit Bulimie mit 204 gesunden Kontrollpersonen verglich, fand bei den Personen mit Essstörung gehäuft folgende Merkmale: Fettsucht, affektive Psychosen, sexueller Mißbrauch, körperliche Misshandlung, elterliche Fettsucht, Drogenmissbrauch, geringes Selbstwertgefühl, Perfektionismus, gestörte Familiendynamik, elterliche Gewichts-/Figursorgen und frühe Menarche. Im Vergleich zu einer Kontrollgruppe von 102 Frauen mit anderen psychischen Erkrankungen litten die Frauen mit Bulimie häufiger unter Problemen mit ihren Eltern oder unter Fettsucht.

Prognose

Eine zehnjährige Nachbeobachtungsstudie (50 Teilnehmerinnen mit Bulimie aus einer früheren Studie zur Mianserintherapie) kam zu dem Ergebnis, dass 52 % völlig geheilt waren und nur 9 % weiter unter Bulimiesymptomen litten. Einer größeren Studie (222 Teilnehmerinnen aus einer Studie über Antidepressiva und strukturierte intensive Gruppentherapie) zufolge erfüllten nach einer mittleren Nachbeobachtungsdauer von 11,5 Jahren 11 % noch die Bulimiekriterien, während sich 70 % in vollständiger oder partieller Remission befanden. Kurzzeitstudien lieferten ähnliche Ergebnisse: In etwa 50 % der Fälle kam es zu einer vollständigen Heilung, in 30 % zu einer Besserung und in 20 % persistierten die Symptome. Es gab nur wenige schlüssige Prädiktoren für die Langzeitergebnisse. Eine gute Prognose wurde assoziiert mit kürzerer Krankheitsdauer, jüngerem Alter zu Krankheitsbeginn, höherer gesellschaftlicher Stellung und Alkoholmissbrauch in der Familienanamnese. Eine schlechte Prognose wurde assoziiert mit Drogenmissbrauch, prämorbider oder elterlicher Fettsucht und – in einigen Studien – Persönlichkeitsstörungen. Eine Studie (102 Teilnehmerinnen) über den natürlichen Verlauf einer Bulimia nervosa kam zu dem Ergebnis, dass nach 15 Monaten noch 31 % und nach 5 Jahren noch 15 % an der Erkrankung litten. Nur 28 % der Betroffenen erhielten während der Nachbeobachtung eine Behandlung. In einer Auswertung über das Ansprechen auf eine kognitive Therapie zeigte sich, dass die Anfangsfortschritte (bis zur sechsten Sitzung) den besten Ergebnisprädiktor darstellten. Eine nachfolgend durchgeführte systematische Literaturübersicht zu den Ergebnissen lieferte aber keine schlüssigen Belege zur Unterstützung der Hypothese von besserer Prognose bei frühzeitigem Therapiebeginn.

Kommentar

Jürgen-Christian Krieg

Wie bei der Behandlung der Anorexia nervosa bilden bei der Bulimia nervosa Ernährungsberatung und Ernährungsrehabilitation einen wesentlichen Bestandteil der therapeutischen Intervention. Viele Formen von psychotherapeutischen Behandlungsverfahren sind im Rahmen von unkontrollierten Studien als erfolgreich beschrieben worden, wobei jedoch nur ein geringer Anteil der betroffenen Patienten dauerhaft symptomfrei blieb. Am Spontanerfolg, aber auch am Langzeiteffekt gemessen, scheinen der kognititiven Verhaltenstherapie sowie der Interpersonellen Psychotherapie eine gewisse Überlegenheit gegenüber anderen Therapieformen zuzukommen. Bei spezieller Indikation können zusätzlich familientherapeutische und paartherapeutische Interventionen erforderlich sein.
Eine stationäre Behandlung der Bulimia nervosa ist meist nicht erforderlich, sie ist jedoch indiziert bei zusätzlich bestehender Depression mit Suizidalität, schwerem Substanzmißbrauch bzw. -abhängigkeit oder schwerer Persönlichkeitsstörung.
Placebokontrollierte Studien konnten als Kurzzeiteffekte eine deutliche Reduktion der bulimischen Symptomatik unter der Behandlung mit trizyklischen Antidepressiva, MAO-Hemmern und den selektiven Serotonin-Wiederaufnahmehemmern Fluoxetin und Fluvoxamin nachweisen, wobei letzteren möglicherweise auch rückfallprophylaktische Eigenschaften zugeschrieben werden können. Der Einsatz so genannter „klassischer“, das heißt irreversibler MAO-Hemmer muss jedoch bei bulimischen Patienten kritisch abgewogen werden, da es gerade bei dieser Patientengruppe zu Schwierigkeiten mit der einzuhaltenden Diät kommen kann. Vergleichsstudien haben gezeigt, dass sowohl die Psychotherapie als auch die medikamentöse Therapie mit einem Antidepressivum einer Placebotherapie überlegen waren, wobei sich die Psychotherapie wiederum gegenüber der rein medikamentösen Therapie als wirksamer erwies. Die Kombination Psychotherapie mit medikamentöser Therapie erbrachte keine zusätzliche Besserung der bulimischen Kernsymptomatik, jedoch war eine Verringerung der depressiven Begleitsymptomatik zu verzeichnen. Bei psychiatrischer Komorbidität ist jedoch der Einsatz von Psychopharmaka dem jeweiligen psychopathologischen Syndrom entsprechend angezeigt.

1. American Psychiatric Association. Practice guideline for eating disorders. American Journal of Psychiatry, 1993, 150, suppl 2:212–228
2. Praxisleitlinien in Psychiatrie und Pschotherapie. Band 4, Behandlungsleitlinie Eßstörungen. Deutsche Gesellschaft für Psychiatrie, Psychotherapie und Nervenheilkunde (Hrsg.). Steinkopff Verlag, Darmstadt, 2000
3. W. Schreiber, J.-C. Krieg: Diagnostik und Therapie von Anorexia nervosa und Bulimia nervosa. Nervenheilkunde 1995, 14:136–142
4. M.M. Fichter: Die medikamentöse Behandlung von Anorexia und Bulimia nervosa. Nervenarzt 1993, 64:21–35

Psychiatrische Erkrankungen

Demenz

Suchdatum: Juni 2001

James Warner und Rob Butler

Frage **Welche Effekte haben unterschiedliche Behandlungsmethoden?**

Nutzen belegt

Donepezil (zur Verbesserung der kognitiven Leistungsfähigkeit, Morbus Alzheimer)
Einer systematischen Übersicht zufolge führt Donepezil im Vergleich zu Placebo nach einer Beobachtungsphase von 12–24 Wochen zu einer signifikanten Leistungssteigerung.

Galantamin (zur Verbesserung der kognitiven Leistungsfähigkeit, Morbus Alzheimer)
Einer systematischen Übersicht zufolge kann Galantamin im Vergleich zu Placebo die Fähigkeit zur Alltagsbewältigung und die kognitive Leistungsfähigkeit nach einer Beobachtungsphase von sechs Monaten signifikant verbessern (NNT 7 für eine Änderung von 4 Punkten in der Bewertung der kognitiven Teilparameter einer Alzheimer-Skala).

Nutzen wahrscheinlich

Carbamazepin (bei Verhaltensauffälligkeiten)
Einer RCT zufolge führt Carbamazepin bei nicht näher spezifizierter Demenz im Vergleich zu Placebo zu einer signifikanten Verringerung von Erregungszuständen und Aggressivität.

Gingko biloba (zur Verbesserung der kognitiven Leistungsfähigkeit, Morbus Alzheimer)
In einer systematischen Übersicht zeigte sich, dass Gingko-Extrakt im Vergleich zu Placebo zu einer signifikanten Steigerung der kognitiven Leistungsfähigkeit führt und gut toleriert wird.

Östrogene (zur Verbesserung der kognitiven Leistungsfähigkeit, Morbus Alzheimer)
Einer systematischen Übersicht bei Frauen mit manifestem Morbus Alzheimer zufolge verbessert eine Hormonersatztherapie (HRT) die kognitive Leistungsfähigkeit im Vergleich zu Nichtbehandlung signifikant.

Olanzepin (bei Erregungszuständen, Halluzinationen und Wahnvorstellungen)
In einer RCT war unter Olanzepin (5–10 mg/Tag) eine im Vergleich zu Placebo signifikante Besserung von Erregungszuständen, Halluzinationen und Wahnvorstellungen festzustellen.

Realitäts-Orientierungstraining (bei kognitiven und verhaltensmäßigen Auffälligkeiten)
Einer systematischen Übersicht bei Personen mit nicht näher spezifizierter Demenz zufolge kann Realitäts-Orientierungstraining (Hilfen für den Kranken über Zeit, Ort, Personen etc.) im Vergleich zu Nichtbehandlung das Verhalten und die kognitive Leistungsfähigkeit signifikant verbessern.

Risperidon (bei psychotischen Symptomen und Aggression)
Einer RCT zufolge kann Risperidon Verhaltensauffälligkeiten im Vergleich mit Placebo nach einer Beobachtungszeit von sechs Wochen signifikant verbessern (Risperidon 2 mg, NNT 6).

Selegilin (zur Verbesserung der kognitiven Leistungsfähigkeit, Morbus Alzheimer)
In einer systematischen Übersicht bei Alzheimer-Patienten zeigte sich, dass Selegilin nach einer Beobachtungsphase von etwa drei Monaten verglichen mit Placebo zu einer signifikanten Verbesserung von kognitiver Leistungsfähigkeit, Verhaltensstörung und depressiver Verstimmung führt. Es fanden sich aber keine Belege für eine Verbesserung des klinischen Gesamtstatus.

Natriumvalproat (bei Verhaltensauffälligkeiten)
Einer RCT zufolge kann Natriumvalproat Erregungszustände bei nicht näher spezifizierter Demenz im Vergleich zu Placebo signifikant dämpfen.

Nutzen und Schaden abwägen

Physostigmin (zur Verbesserung der kognitiven Leistungsfähigkeit, Morbus Alzheimer)
Eine systematische Übersicht mit begrenzter Aussagekraft zeigte, dass lang wirksame Physostigminpräparate die geistige Leistungsfähigkeit im Vergleich zu Placebo signifikant erhöhen. Es kommt jedoch häufig zu unerwünschten Nebenwirkungen wie Übelkeit, Erbrechen, Diarrhö, Schwindelgefühl und Oberbauchbeschwerden.

Rivastigmin (zur Verbesserung der kognitiven Leistungsfähigkeit, Morbus Alzheimer)
Einer systematischen Übersicht zufolge verbessert Rivastigmin im Vergleich mit Placebo zwar die kognitive Leistungsfähigkeit, es führt aber gleichzeitig zu einem häufigeren Auftreten von Übelkeit, Erbrechen, Appetitlosigkeit, Diarrhö und damit auch vermehrt zu Therapieabbrüchen.

Nutzen unbekannt

Verhaltenstherapeutische Interventionen (zur Verbesserung der Verhaltensstörungen)
RCTs bei Personen mit nicht näher spezifizierter Demenz oder Morbus Alzheimer lieferten widersprüchliche Belege über die Wirksamkeit verhaltenstherapeutischer Interventionen.

Donepezil (bei vaskulärer und Lewy-Body-Demenz); Galantamin (bei vaskulärer und Lewy-Body-Demenz); Östrogen (bei vaskulärer und Lewy-Body-Demenz); Physostigmin (bei vaskulärer und Lewy-Body-Demenz); Selegilin (bei vaskulärer und Lewy-Body-Demenz)
Es fanden sich keine RCTs über die Wirksamkeit dieser Behandlungsansätze bei vaskulärer oder bei Lewy-Body-Demenz.

Gingko biloba (bei vaskulärer und Lewy-Body-Demenz)
Eine systematische Übersicht und eine nachfolgend durchgeführte RCT ergaben im Vergleich mit Placebo keine eindeutigen Belege für positive Gingko-Wirkungen bei Personen mit vaskulär bedingter Demenz. Es fanden sich keine RCTs über die Lewy-Body-Demenz.

Haloperidol (zur Verbesserung der Verhaltensstörungen)
In RCTs war unter Haloperidol, im Vergleich mit Placebo, keine signifikante Verbesserung zu erkennen.

Lecithin
In einer systematischen Übersicht bei Alzheimerpatienten zeigte sich hinsichtlich kognitiver oder funktioneller Leistungsfähigkeit, Lebensqualität und Gesamteindruck, kein signi-

fikanter Unterschied zwischen Lecithin und Placebo. Es fanden sich keine ausreichenden Belege über die Wirksamkeit von Lecithin bei vaskulärer oder Lewy-Body-Demenz.

Musiktherapie (zur Verbesserung der Verhaltensstörungen)

Eine systematische Übersicht aus methodisch schwachen Studien lieferte keine ausreichenden Belege über die Wirksamkeit einer Musiktherapie.

Nikotin

Eine systematische Übersicht konnte keine RCTs ausreichender Qualität über die Wirksamkeit von Nikotin identifizieren.

Nichtsteroidale Antiphlogistika

Zwei RCTs lieferten widersprüchliche Belege über die Wirksamkeit nichtsteroidaler Antiphlogistika bei Alzheimerpatienten. Es fanden sich keine Belege über den Einsatz von nichtsteroidalen Antiphlogistika bei vaskulärer oder Lewy-Body-Demenz.

Reminiszenztherapie (zur Verbesserung der Verhaltensstörungen)

Es fanden sich keine ausreichenden Belege über die Wirksamkeit einer Reminiszenztherapie (Motivation des Kranken zum Gespräch über Erinnertes).

Rivastigmin (bei vaskulärer und Lewy-Body-Demenz)

Einer RCT bei Personen mit Lewy-Body-Demenz zufolge kann Rivastigmin sowohl die kognitive Leistungsfähigkeit als auch die Verhaltensveränderungen nach einer Beobachtungsphase von 20 Wochen signifikant bessern (NNT 3 für eine mindestens dreißigprozentige Verbesserung im Neuropsychiatric-Inventory-Score. Therapieabbrüche und unerwünschte Nebenwirkungen wie Übelkeit, Erbrechen, Appetitlosigkeit und Oberbauchbeschwerden sind häufig. Es fanden sich keine ausreichenden Belege über die Wirksamkeit von Rivastigmin bei vaskulärer Demenz.

Tacrin (zur Verbesserung der Verhaltensstörungen)

Systematische Übersichten lieferten begrenzte Belege dafür, dass Tacrin die kognitive Leistungsfähigkeit und den Gesamtzustand bei Morbus Alzheimer im Vergleich zu Placebo signifikant verbessern kann. Unerwünschte Nebenwirkungen wie Übelkeit, Erbrechen, Appetitlosigkeit und Oberbauchbeschwerden sind allerdings häufig. Es fanden sich keine RCTs zu vaskulärer oder Lewy-Body-Demenz.

Trazodon (zur Verbesserung der Verhaltensstörungen)

In einer RCT bei Alzheimerpatienten zeigte sich hinsichtlich der Erregungsdämpfung kein signifikanter Unterschied zwischen Trazodon und Placebo. In einer anderen RCT bei dementiellen Personen mit agitiertem Verhalten war bezüglich der Erregung kein signifikanter Unterschied zwischen den Wirkungen von Trazodon und Haloperidol zu erkennen. Die Studie war jedoch eventuell zu klein um einen klinisch bedeutsamen Effekt auszuschließen.

Vitamin E

Eine RCT über die Gabe von Vitamin E bei Alzheimerpatienten ergab im Vergleich mit Placebo keine eindeutigen Belege für einen positiven Effekt. Es fanden sich keine RCTs über den Einsatz von Vitamin E bei vaskulärer oder Lewy-Body-Demenz.

Definition Eine **Demenz** ist gekennzeichnet durch eine chronische, umfassende, irreversible Beeinträchtigung der zerebralen Funktionsfähigkeit, die sich normalerweise in einer Verschlechterung des Gedächtnisses (anfangs Kurzzeitgedächtnis), dem Verlust von Exekutivfunktionen (wie die Fähigkeit Entscheidungen zu treffen oder komplexe Aufgaben auszuführen) und Persönlichkeitsveränderungen äußert. Der **Morbus Alzheimer** ist ein spezieller Demenztyp mit schleichendem Beginn und langsamer Verschlechterung, bei dem es zu einer Beeinträchtigung des Sprachvermögens, der motorischen Fähigkeiten, der Persönlichkeit und der Exekutivfunktionen kommt. Morbus Alzheimer ist eine Ausschlussdiagnose, die erst gestellt werden darf, nachdem alle anderen möglichen Demenzursachen klinisch und durch laborchemische oder apparative Untersuchungsverfahren ausgeschlossen wurden. Die vaskuläre Demenz (Multiinfarkt-Demenz) äußert sich, anders als die degenerativen Demenzformen, durch die schrittweise Verschlechterung der Exekutivfunktionen (mit oder ohne Sprachstörungen und motorische Symptome) aufgrund wiederholter arterieller Durchblutunsstörungen. Sie tritt bevorzugt bei bestehenden vaskulären Risikofaktoren (Diabetes, Hypertonie, Rauchen) auf. Typischerweise ist sie durch einen plötzlicheren Beginn und eine stärkere Progredienz als die Alzheimer-Demenz gekennzeichnet. Die Lewy-Body-Demenz manifestiert sich durch eine schleichende Beeinträchtigung der Exekutivfunktionen mit (1) Parkinsonismus; (2) visuellen Halluzinationen; (3) fluktuierenden kognitiven Fähigkeiten und erhöhtem Risiko für Stürze oder Synkopen. Sorgfältige klinische Untersuchungen von Personen mit leichter oder mittelgradiger Demenz und die Anwendung etablierter Diagnosekriterien haben, verglichen mit dem Goldstandard der autoptischen Diagnose, einen prädiktiven Wert von 70–90 %.

Inzidenz/ Prävalenz

Etwa 6 % der über 65-Jährigen und 30 % der über 90-Jährigen leiden an irgendeiner Form von Demenz. Vor dem 60. Lebensjahr sind dementielle Erkrankungen dagegen selten. Die häufigsten Demenztypen bei älteren Menschen sind – mit unterschiedlichen Werten in Abhängigkeit von geographischen, kulturellen und ethnischen Faktoren – die Alzheimer-Demenz mit geschätzten 35–50 %, die vaskuläre Demenz (einschließlich Mischformen aus vaskulärer Demenz und Morbus Alzheimer) mit 35–50 % und die Lewy-Body-Demenz mit 20 %.

Ätiologie/ Risikofaktoren

Die Ursachen der Alzheimer-Krankheit sind unklar. Ein pathogenetischer Schlüsselprozess ist die pathologisch vermehrte Ablagerung von anormalem Amyloid in Gehirn. Die meisten Menschen mit dem relativ seltenen präsenilen Morbus Alzheimer mit Beginn vor dem 60. Lebensjahr zeigen eine autosomal-dominante Vererbung (familiäre Form) mit Mutationen in Presenelin (PS)- oder Amyloid-Precursor-Protein (APP)-Genen. Verschiedene Gene (APP, PS-1, PS-2) sind identifiziert worden. Beim spät beginnenden (senilen) Morbus Alzheimer kann man manchmal ebenfalls familiäre Häufungen beobachten, es wurden aber bisher keine spezifischen Genmutationen entdeckt (sporadische Form). Schädel-Hirn-Traumata, Down-Syndrom und niedriger prämorbider Intelligenzquotient oder ein geringer Bildungsgrad sind weitere mögliche Risikofaktoren für Morbus Alzheimer. Die vaskuläre Demenz steht in Beziehung zu kardiovaskulären Risikofaktoren wie Rauchen, Hypertonie und Diabetes. Die Ätiologie der Lewy-Body-Demenz ist unbekannt. Bei vielen Demenzformen kann im Gehirn ein Mangel an Acetylcholin beobachtet werden, dessen Ausmaß mit der Beeinträchtigung der kognitiven Leistungsfähigkeit korreliert. Die derzeit wichtigsten Therapieansätze bei Morbus Alzheimer zielen aus diesem Grund auf eine Steigerung der cholinergen Aktivität ab.

Prognose

Morbus Alzheimer beginnt normalerweise schleichend und führt zu einer progredienten Reduktion der Hirnfunktionen. Im Frühstadium ist die Diagnose schwierig zu stellen. Die durchschnittliche Lebenserwartung nach der Diagnosestelung liegt bei 7–10 Jahren. Menschen mit Lewy-Body-

Demenz haben eine mittlere Lebenserwartung von etwa 6 Jahren nach der Diagnosestellung. Verhaltensstörungen, Depressionen und psychotische Symptome sind bei allen Demenzformen häufig zu beobachten. Im Laufe der Zeit können die Betroffenen selbst einfache Aufgaben kaum mehr ohne Hilfe ausführen.

Kommentar

Ralf Ihl

Praxisrelevante Aussagen zur Alzheimerkrankheit und zur vaskulären Demenz werden vorgestellt. Die Aussagekraft der Analyse ist begrenzt, weil wesentliche systematische Übersichten und Studien nicht eingeschlossen wurden und die Qualität der Studien häufig nicht hinreichend geprüft wurde. So fehlen z. B. eine Aussage zu Memantine, Vergleichsstudien z. B. zu Donepezil vs. Rivastigmin und eine Meta-Analyse zu Ginkgo biloba. Unter Einbezug auch deutschsprachiger Analysen ergibt sich nachfolgendes Bild:

Zur Behandlung der kognitiven Störungen bei Alzheimerkrankheit können in Übereinstimmung mit den Leitlinien der Deutschen Gesellschaft für Psychiatrie, Psychotherapie und Nervenheilkunde (1) Donepezil, Galantamin, Ginkgo biloba, Memantine und Rivastigmin erfolgversprechend eingesetzt werden. Unter diesen Therapien ist eine Verlaufsverzögerung von ca. einem Jahr zu erwarten. Bei schwerer Demenz ist eine Wirksamkeit lediglich für Memantine belegt. Für eine Reihe weiterer Substanzen (z. B. Östrogene, Selegilin, Vitamin E) konnte die Wirksamkeit nicht hinreichend belegt werden, bzw. das Risiko von Nebenwirkungen überwog den positiven Effekt (z. B. Tacrin). Hinweisen auf einen mehr als additiven Efffekt von Kombinationstherapien wird derzeit z. B. im Kompetenznetz Demenzen nachgegangen.

Bei vaskulärer Demenz sind bisher lediglich für Ginkgo biloba und Memantine Besserungen kognitiver Störungen belegt. Studien mit Cholinesterasehemmern sind initiiert.

Bei Verhaltensstörungen kann die Wirksamkeit von Risperidon, Olanzapin und Carbamazepin als belegt und unter Abwägung der Nebenwirkungen als gut angesehen werden. Zu weiteren atypischen Neuroleptika liegen noch keine Studien vor.

Unabhängig von der Art der Demenz finden sich in methodisch noch unzureichenden Untersuchungen Hinweise auf eine Wirksamkeit von nichtmedikamentösen Interventionen bei Verhaltensstörungen (2) wie z. B. Realitäts-Orientierungstraining, Musiktherapie oder Unterstützungsmaßnahmen für Angehörige (3).

Eine optimale Therapie der Demenz besteht demnach in der Gabe eines Antidementivums, der medikamentösen Behandlung von Verhaltensstörungen und unterstützenden psycho- und soziotherapeutischen Maßnahmen.

Eine Prävention ist bisher nicht möglich. Präventionsstudien z. B. zu Galantamin, Ginkgo biloba und Memantine wurden begonnen.

1. Deutsche Gesellschaft für Psychiatrie, Psychotherapie und Nervenheilkunde (DGPPN) (2000) Behandlungsleitlinie Demenz. Steinkopff, Darmstadt.
2. Opie J, Rosewarne R, O'Connor DW. The efficacy of psychosocial approaches to behaviour disorders in dementia: a systematic literature review. Aust N Z J Psychiatry. 1999;33:789–99.
3. Thompson C, Briggs M. Support for carers of people with Alzheimer's type dementia. Cochrane Database Syst Rev 2000;(2):CD000454

Depressive Störungen

Suchdatum: Mai 2001

John Geddes und Rob Butler

Frage **Welche Effekte haben unterschiedliche Behandlungsmethoden?**

Nutzen belegt

Kognitive Psychotherapie (bei leichter oder mittelgradiger Depression)

Einer systematischen Übersicht zufolge kann eine kognitive Therapie die Depressionssymptome im Vergleich zu Placebo signifikant bessern. Dabei wird „Kognitive Psychotherapie" definiert als „kurze (20 Sitzungen über 12–16 Wochen), mit einem hochqualifizierten Therapeuten durchgeführte, strukturierte Behandlung, die auf Veränderung dysfunktionaler Überzeugungen und negativer Zwangsgedanken zielt".

Medikamentöse Erhaltungstherapie (verringert das Rezidivrisiko)

Eine systematische Übersicht und nachfolgend durchgeführte RCTs zeigten, dass eine Fortführung der antidepressiven Therapie über einen Zeitraum von vier bis sechs Monaten nach erreichter Remission zu einer signifikanten Senkung des Rezidivrisikos führt.

Elektrokrampftherapie

Zwei RCTs kamen zu dem Ergebnis, dass eine Elektrokrampftherapie im Vergleich zu einer Scheintherapie bei der Behandlung einer Depression wirksam ist.

Interpersonelle Psychotherapie (bei leichter oder mittelgradiger Depression)

Einer großen RCT zufolge führt eine Interpersonelle Psychotherapie (d. h. eine standardisierte Form einer Kurzzeit-Psychotherapie, die auf Verbesserung der Interaktionsfähigkeit des Kranken zielt sowie auf Identifizierung der mit der Krankheitsmanifestation assoziierten Probleme – Zeitdauer: üblicherweise 12–16 Wochen) nach einer Beobachtungszeit von 16 Wochen zu einer signifikanten Erhöhung der Heilungsraten (NNT 5).

MAO-Hemmer

Einer systematischen Übersicht zufolge sind Antidepressiva in der Akuttherapie von Depressionen unabhängig von Schweregraden, therapeutischer Umgebung/-Settings und physischen Begleiterkrankungen im Vergleich zu Placebo wirksam. In einer RCT zeigte sich, dass MAO-Hemmer bei schwerer Depression weniger wirksam, bei atypischen depressiven Störungen wie z. B. erhöhtem Schlafbedürfnis, gesteigertem Appetit, Stimmungslabilität und Frustrationsintoleranz dagegen aber wirksamer sein können als trizyklische Antidepressiva.

Selektive Serotoninwiederaufnahmehemmer (SSRI) und verwandte Medikamente

Eine systematische Übersicht kam zu dem Ergebnis, dass Antidepressiva in der Akuttherapie von Depressionen unabhängig von Schweregrad, Therapieumgebung/-Settings und physischen Begleiterkrankungen im Vergleich zu Placebo wirksam sind. In systematischen Übersichten zeigte sich, hinsichtlich der Symptomlinderung oder der Inzidenz von unerwünschten Nebenwirkungen, kein signifikanter Unterschied zwischen SSRI und trizyklischen Antidepressiva. In der SSRI-Gruppe kam es jedoch signifikant seltener zu einem Studienabbruch. Es fanden sich keine starken Belege für ein erhöhtes Suizidrisiko unter Fluoxetin.

Trizyklische und heterozyklische Antidepressiva

Einer systematischen Übersicht zufolge sind Antidepressiva in der Akuttherapie von depressiven Störungen unabhängig von Schweregrad, therapeutischer Umgebung/-Settings und physischen Begleiterkrankungen im Vergleich zu Placebo wirksam. In den systematischen Übersichten war hinsichtlich der Symptomlinderung kein signifikanter Unterschied zwischen trizyklischen Antidepressiva und SSRI zu erkennen.

Nutzen wahrscheinlich

Kombinierte medikamentös-psychotherapeutische Behandlung (bei schwerer Depression)

RCTs lieferten begrenzte Belege dafür, dass die Unterstützung einer Psychotherapie durch eine additive medikamentöse Therapie bei schwerer Depression einen signifikanten Nutzen bringen kann.

Problemlösungstherapie (bei leichter oder mittelgradiger Depression)

In kleinen RCTs zeigte sich hinsichtlich der Symptomlinderung kein signifikanter Unterschied zwischen Problemlösungstherapie und medikamentöser Behandlung. Dabei wird „Problemlösungstherapie" definiert als eine in der Primärversorgung einsetzbare Behandlung, die kürzer und einfacher ist als „Kognitive Therapie" und aus den folgenden drei Stufen besteht: 1) Identifizierung der vorrangigen Probleme des Patienten, 2) Entwicklung von Problemlösungen, 3) Erprobung der Lösungsansätze.

Johanniskraut (bei leichter oder mittelgradiger Depression)

Einer systematischen Übersicht aus qualitativ unterschiedlichen RCTs zu leichter bis mittelschwerer Depression zufolge kann Johanniskraut (Hypericum perforatum) die Symptome im Vergleich zu Placebo signifikant verbessern.

Nutzen unbekannt

„Freundschaftliches Gespräch"; „Bibliotherapie"; Sport/körperliche Betätigung

RCTs lieferten begrenzte Belege dafür, dass die Symptome bei leichter bis mittelgradiger Depression durch diese therapeutischen Maßnahmen gebessert werden können. Dabei wird unter „freundschaftlichem Gespräch" [„befriending" im Original] ein mindestens wöchentlich 1 Stunde dauerndes Treffen zwischen Patient und einer als „Freund" agierenden Person verstanden. Unter „Bibliotherapie" versteht *Clinical Evidence*, den Patienten zur Lektüre spezieller, für seinen Zustand als günstig angesehener Lektüre zu motivieren.

Strukturierte Krankenversorgung

Fünf RCTs lieferten begrenzte Belege dafür, dass strukturierte Krankenversorgung – mit Kooperation zwischen Hausarzt und Psychiater, Case Management, Telefonbetreuung und Patientenschulung – im Vergleich mit einer Standardbehandlung zu einer signifikanten Verbesserung der Symptome bei leichter bis mittelgradiger Depression führt.

Nichtdirektive Beratung

Eine systematische Übersicht zu mittelgradiger Depression erbrachte begrenzte Belege dafür, dass eine nichtdirektive Beratung keine effektivere Symptombesserung erzielt als ärztliche Routinebetreuung, aber die Zufriedenheit des Patienten erhöhen kann. Dabei wird unter „nichtdirektiver Beratung" die Unterstützung des Kranken durch den Therapeuten beim Ausdrücken von Gefühlen und bei der Darlegung von Gedanken und Schwierigkeiten verstanden. Der Therapeut schlägt alternative Interpretationen vor, gibt keine direktiven Anweisungen und versucht, den Patienten zur selbständigen Problemlösung zu motivieren.

Psychologische Behandlungsformen bei schwerer Depressionen

Es fanden sich nur begrenzte Belege über die Wirksamkeit psychologischer Behandlungsformen bei schwerer Depression.

Depressive Störungen

Definition

Depressive Störungen sind charakterisiert durch eine anhaltend gedrückte Stimmung, Interesse- und Freudlosigkeit und Antriebsmangel. Diese Symptome sind so stark ausgeprägt, dass die Alltagsbewältigung häufig beeinträchtigt ist. **Ältere Erwachsene:** Personen ab dem 65sten Lebensjahr gelten definitionsgemäß als ältere Erwachsene. Bei diesem Personenkreis kann sich eine Depression atypisch manifestieren. Die gedrückte Stimmung kann maskiert sein und Angst und Gedächtnisstörungen können als Hauptsymptome imponieren. Eine Demenz sollte in der Differenzialdiagnose einer Depression älterer Menschen immer in Betracht gezogen werden.

Inzidenz/ Prävalenz

Jüngere Erwachsene: Depressive Störungen sind häufig. Schwere Depressionen (Major-Depressionen) kann man im ambulanten Versorgungsbereich mit einer Prävalenz von 5–10 % beobachten. Zwei- bis dreimal so viele Menschen zeigen zwar depressive Symptome, erfüllen aber die Kriterien einer schweren Depression (Major-Depression) nicht. Frauen sind doppelt so oft betroffen wie Männer. Depressive Störungen sind weltweit die vierthäufigste Ursache für Behinderungen und werden sich bis zum Jahr 2020 wahrscheinlich zur zweithäufigsten Ursache entwickelt haben. **Ältere Erwachsene:** Zwischen 10 % und 15 % der älteren Menschen zeigen eine signifikante depressive Symptomatik, auch wenn eine schwere Depression (Major-Depression) in dieser Altergruppe relativ selten ist.

Ätiologie/ Risikofaktoren

Die Ursachen sind unklar, es spielen aber vermutlich sowohl Kindheitsereignisse als auch aktuelle psychosoziale Schwierigkeiten eine Rolle.

Prognose

Etwa die Hälfte der Personen mit einer ersten schweren depressiven Episode zeigen innerhalb der nächsten zehn Jahre weitere Symptome. Verschiedene Schweregrade sind gleichbedeutend mit unterschiedlicher Prognose und Behandlungsnotwendigkeit. Eine **leichte bis mittelgradige** Depression ist gekennzeichnet durch depressive Verstimmung und eine gewisse funktionelle Beeinträchtigung. Viele Menschen genesen auf kurze Sicht, aber in der Hälfte der Fälle kommt es wiederholt zu einer ähnlichen Symptomatik. Eine **schwere Depression** ist durch zusätzliche Erregungszustände oder eine psychomotorische Verlangsamung mit ausgeprägten somatischen Symptomen gekennzeichnet. In dieser Übersicht sind wir davon ausgegangen, dass die Wirkungen der Behandlungsansätze bei schweren Depressionen getestet worden waren, wenn stationäre Patienten in die RCTs eingeschlossen waren. Eine **psychotische Depression** ist charakterisiert durch zusätzliche Halluzinationen und/oder Wahnvorstellungen. **Ältere Erwachsene:** Bei älteren Menschen mit chronischem oder rezidivierendem Verlauf ist die Prognose häufig besonders schlecht.

Kommentar

Dietrich van Calker und Michael Berger

Leichte bis mittelschwere Depressionen sprechen nach dem gegenwärtigen, auf RCTs beruhenden Wissen in etwa gleich gut auf eine Behandlung mit Antidepressiva wie auf die Behandlung mit interpersoneller Psychotherapie (IPT) oder kognitiver Psychotherapie (KT) an. Vorteil der medikamentösen Behandlung ist der meist schnellere Wirkungseintritt, Vorteil der psychotherapeutischen Behandlungen eventuell eine bessere Beeinflussung von psychosozialen Faktoren. Schwere Depressionen sollten immer medikamentös behandelt werden, da bei diesen die Gleichwirksamkeit von KT oder IPT mit Antidepressiva nicht überzeugend gezeigt ist. Eine zusätzlich zur medikamentösen Therapie erfolgende psychotherapeutische Behandlung kann im Einzelfall nützlich sein, ein Trend zur Überlegenheit der Kombinationstherapie über die alleinige medikamentöse Behandlung ist jedoch für die Gesamtgruppe der Depressionen statistisch nicht gesichert. Dagegen ist die Überlegenheit einer Kombinationstherapie in der Akutterapie chronischer Depressionen erwiesen und bei der Rezidivprophylaxe älterer Patienten zumindest sehr wahrscheinlich. Bei Kindern und Jugendlichen ist die Wirksamkeit von IPT und KT ebenfalls gut, ein Vergleich mit der Wirksamkeit von Pharmakotherapie ist wegen der unzureichenden Datenlage zur Wirksamkeit von Antidepressiva bei diesen jungen Patienten derzeit nicht möglich.

Wirksamkeitsunterschiede zwischen tri- und tetrazyklischen Antidepressiva und SSRIs sowie anderen neueren Antidepressiva sind zwar bezogen auf die Gesamtgruppe der Depressionen nicht statistisch signifikant, es gibt aber Evidenz dafür, daß Antidepressiva die sowohl die Serotonin- als auch die Noradrenalinaufnahme hemmen (die meisten Trizyklika und Venlafaxin) bei schweren Depressionen wirksamer sind als reine SSRIs.

Nach jeder erfolgreich medikamentös behandelten depressiven Episode sollte die Therapie zur Verhinderung eines Rückfalles noch vier bis sechs Monate fortgesetzt werden (Erhaltungstherapie, engl. „continuation therapy"). Bei zwei und mehr depressiven Episoden innerhalb von zwei Jahren sollte zusätzlich eine Rezidivproylaxe zur Verhinderung einer Wiedererkrankung („recurrence") erfolgen. Auch IPT und KT sind in der Erhaltungstherapie und Rezidivprophylaxe wirksam.

1. Anderson, I.M.: Selective serotonon reuptake inhibitors versus tricyclic antidepressant: a meta-analysis of efficacy and tolerability. Journal of Affective Disorders 2000, 58, 19–36 (CRD Abstract)
2. Blacker D. Maintenance treatment of major depression: a review of the literature. Harvard Review of Psychiatry 1996, 4, 1–9. (CRD-Abstract)
3. Gloagen, V., Cottraux, J., Cucherat, M., Blackburn, I.M.: A meta-analysis of the effects of cognitive therapy in depressed patients. Journal of Affective Disorders 1998, 49, 59–72 (CRD Abstract).
4. Keller MB, McCullough JP, Klein DN, Arnow B, Dunner DL, Gelenberg AJ, Markowitz JC, Nemeroff CB, Russell JM, Thase ME, Trivedi MH, Zajecka J.(2000) A comparison of nefazodone, the cognitive behavioral-analysis system of psychotherapy, and their combination for the treatment of chronic depression N Engl J Med. 342, 1462–70.
5. Reynolds CF 3rd, Frank E, Perel JM, Imber SD, Cornes C, Miller MD, Mazumdar S, Houck PR, Dew MA, Stack JA, Pollock BG, Nortriptyline and interpersonal psychotherapy as maintenance therapies for recurrent major depression: a randomized controlled trial inpatients older than 59 years. JAMA 281 (1999) 39–45.

Panikstörung

Suchdatum: September 2001

Shailesh Kumar und Mark Oakley-Browne

Frage **Welche Effekte haben medikamentöse Behandlungsmethoden?**

Nutzen belegt

Selektive Serotoninwiederaufnahmehemmer (SSRI)

Einer systematischen Übersicht und einer nachfolgend durchgeführten RCT zufolge verbessern SSRIs die Symptome im Vergleich zu Placebo signifikant.

Trizyklische Antidepressiva (Imipramin)

Eine systematische Übersicht und nachfolgend durchgeführte RCTs ergaben, dass Imipramin die Symptome im Vergleich zu Placebo signifikant verbessert. In einer RCT führte Imipramin über einen Beobachtungszeitraum von 12 Monaten zu einer signifikanten Senkung der Rezidivrate (NNT 5).

Nutzen und Schaden abwägen

Benzodiazepine

Einer systematischen Übersicht und einer zusätzlichen RCT zufolge kann Alprazolam im Vergleich zu Placebo die Zahl der Panikattacken reduzieren und die Symptome verbessern. Benzodiazepine sind jedoch mit einer Vielzahl von Nebenwirkungen behaftet, die sowohl während der Behandlung als auch nach dem Absetzen der Therapie auftreten können.

Nutzen unbekannt

Buspiron

In RCTs waren keine ausreichenden Belege über die Wirksamkeit von Buspiron im Vergleich zu Placebo zu finden.

MAO-Hemmer

Es fanden sich keine RCTs über die Wirksamkeit von MAO-Hemmern.

Definition Eine Panikattacke ist eine anfallsartig auftretende intensive Angst, die für den Betroffenen häufig das Ausmaß von Todesangst erreicht und mit dem Gefühl drohenden Unheils verbunden ist. Von einer Panikstörung spricht man bei wiederholt unvorhersehbar auftretenden Panikattacken, die mindestens einen Monat lang von dauerhafter Angst vor neuen Attacken (Erwartungsangst), Sorge über die Bedeutung der Attacken oder ihre Konsequenzen oder einer deutlichen Verhaltensänderung infolge der Attacken gefolgt sind. Der Begriff Panikstörung schließt Panikattacken, die direkt auf die physiologischen Effekte von körperlichen Erkrankungen, Drogen, Medikamenten oder anderen psychischen Störungen zurückzuführen sind, aus. Nach DSM-IV unterscheidet man Panikstörungen mit und ohne Agoraphobie. Alternative Klassifikationen (ICD-10) legen stärkeres Gewicht auf die phobischen Störungen und sprechen von Agoraphobie mit oder ohne Panikstörung.

Inzidenz/ Prävalenz	Eine Panikstörung beginnt oft um das 20. Lebensjahr (zwischen der späten Pubertät und dem dritten Lebensjahrzehnt). Die Lebenszeitprävalenz liegt zwischen 1–3 %. Die Erkrankung ist bei Frauen häufiger als bei Männern. Eine australische Studie in der Allgemeinbevölkerung ergab Einmonats-Prävalenzraten für Panikstörungen (mit oder ohne Agoraphobie) von 0,4 % nach den ICD-10 -Kriterien und von 0,5 % nach den DSM-IV-Kriterien.
Ätiologie/ Risikofaktoren	Häufig scheinen einer Panikstörung einschneidende, angstverursachende Ereignisse vorauszugehen. Allerdings scheint die negative Auslegung dieser Ereignisse zusätzlich zu ihrem Auftreten ein wichtiger ätiologischer Faktor zu sein. Panikstörungen sind assoziiert mit schweren Depressionen (Major Depressionen), sozialen Phobien, generalisierten Angststörungen, Zwangsstörungen und einem beträchtlichen Risiko für Alkohol- oder Drogenmissbrauch. Sie treten auch gehäuft gemeinsam mit vermeidenden, histrionischen und dependenten Persönlichkeitsstörungen auf.
Prognose	Die Schwere der Symptomatik bei Panikstörungen wechselt beträchtlich, wobei attackenfreie Phasen oder leichte Attacken mit geringen Symptomen häufig vorkommen. Zwischen den ersten Symptomen und der Erstvorstellung beim Arzt liegt oft eine lange Zeitspanne. Die Attacken können sich, vor allem wenn sie mit Agoraphobie verknüpft sind, über Jahre wiederholen. Das Ausmaß der sozialen und beruflichen Beeinträchtigung ist unterschiedlich, aber generell stärker bei Menschen mit gleichzeitig bestehender Agoraphobie. Bei Panikstörungen findet man auch erhöhte Raten von – in der Regel nicht erfolgreichen – Selbstmordversuchen.

Kommentar

Siehe S. 447.

Posttraumatische Belastungsstörung (post-traumatic stress disorder)

Suchdatum: Mai 2001

Jonathan Bisson

Frage Welche Effekte haben psychologische Präventivmaßnahmen?

Nutzen wahrscheinlich

Mehrere Sitzungen von kognitiver Verhaltenstherapie oder prolongierter Expositionsbehandlung versus supportive Beratung

Zwei kleinen RCTs bei Menschen mit akuter Belastungsreaktion nach einem traumatischen Ereignis (Unfall oder Verbrechen) zufolge treten sowohl nach jeweils 5 Sitzungen von kognitiver Verhaltenstherapie oder prolongierter Expositionsbehandlung im Vergleich zu einer supportiven Beratung bei signifikant weniger Personen sechs Monate später eine posttraumatische Belastungsstörung (PTSD) auf.

Dabei versteht beziehen sich die Studien auf folgende Interventionen:

Kognitive Verhaltenstherapie: Unterschiedliche therapeutische Ansätze wie „*Imaginal exposure*": Konfrontation mit detailliertem Bericht bzw. Vorstellung des Geschehnisses; „*Real life exposure*": Konfrontation mit angstbesetzten Alltagssituationen; „*Cognitive therapy*": Verzerrte Vorstellungen über das Trauma, das Ich und die Welt werden in Frage gestellt; „*Stress inoculation*": Vermittlung von Coping- und anderen kognitiven Techniken.

Prolongierte Expositionsbehandlung: Eine spezielle kognitive Verhaltenstherapie mit wiederholter Erinnerung an das erlebte Trauma und mit Exposition gegenüber ungefährlichen Alltagssituationen die aus traumabezogener Angst vermieden werden.

Supportive Beratung: non-direktive Intervention, die sich eher mit den aktuellen Problemen als mit dem Trauma selbst beschäftigt – „Krisenintervention"

Nutzen unbekannt

Mehrere Sitzungen von kognitiver Verhaltenstherapie versus Nichtbehandlung oder Standardversorgung

Eine RCT bei Personen, die im vorangegangenen Monat in einen Verkehrsunfall verwickelt waren, ergab hinsichtlich der Zahl an Personen mit PTSD nach sechs Monaten keinen signifikanten Unterschied zwischen edukativer oder kognitiver Verhaltenstherapie (drei bis sechs Sitzungen) und Nichtbehandlung. Einer RCT zufolge führen zwar 1–6 Sitzungen mit kognitiver Verhaltenstherapie nach sechs Monaten im Vergleich zu Standardversorgung zu einer signifikanten Reduktion von Angstgefühlen und sich aufdrängenden Erinnerungen („Flashbacks"); in Bezug auf Depressionen und Vermeidungstendenzen ist aber kein signifikant positiver Effekt zu erkennen.

Nutzen unwahrscheinlich

Einmalige psychologische Maßnahmen (Debriefing)

Eine systematische Übersicht bei Personen, die im vorangegangenen Monat einem traumatischen Ereignis ausgesetzt gewesen waren, zeigte hinsichtlich der Inzidenz einer PTSD nach drei bis fünf Monaten keinen signifikanten Unterschied zwischen Debriefing (detaillierte Analyse des traumatischen Ereignisses) und Nicht-Debriefing. Einer in der systematischen Übersicht identifizierten RCT zufolge erhöht ein Debriefing das Risiko, nach 1 Jahr eine PTSD entwickelt zu haben, sogar signifikant.

Frage **Welche Effekte haben unterschiedliche Behandlungsmethoden?**

Nutzen belegt

Kognitive Verhaltenstherapien

RCTs zufolge können kognitive Verhaltenstherapien im Vergleich zu Nichtbehandlung oder supportiver Beratung die PTSD-Symptome Angst und Depression signifikant bessern.

Nutzen wahrscheinlich

Augenbewegungsdesensibilisierung und -verarbeitung (EMDR)

In RCTs zeigte sich, dass eine EMDR die Symptome im Vergleich zur Nichtbehandlung oder einer Entspannungstherapie bessert. Zwei RCTs ergaben hinsichtlich der Symptomlinderung keinen signifikanten Unterschied zwischen EMDR und prolongierter Expositionstherapie.

Sertralin

Eine RCT lieferte begrenzte Belege für eine im Vergleich zu Placebo signifikant stärkere Linderung der Symptome unter Sertralin.

Nutzen unbekannt

Affektmanagement; Dramatherapie; Hypnotherapie; stationäre Programme; andere medikamentöse Therapien (Fluoxetin, Brofaromin, Amitryptilin, Lamotrigin, Benzodiazepine; Neuroleptika, Carbamazepin, Imipramin oder Phenelzin); psychodynamische Psychotherapie; supportive Psychotherapie

Es fanden sich in Hinblick auf eine Besserung der Symptomatik keine ausreichenden Belege über die Wirksamkeit dieser therapeutischen Maßnahmen.

Definition	Eine posttraumatische Belastungsstörung (PTSD) tritt nach schweren traumatischen Ereignissen auf. Zu den Symptomen gehören: wiederholtes Erleben des Traumas in Erinnerungen und Alpträumen („Flashbacks"), Vermeidungsverhalten, Teilnahmslosigkeit, erhöhte Reizbarkeit und Hypervigilanz.
Inzidenz/ Prävalenz	Eine große Querschnittstudie in den USA kam zu dem Ergebnis, dass 10 % der Frauen und 5 % der Männer irgendwann einmal eine PTSD durchmachen.
Ätiologie/ Risikofaktoren	Zu den Risikofaktoren für die Entwicklung einer PTSD gehören schwere traumatische Ereignisse wie z. B. ein Raubüberfall, akute Belastungsreaktion nach dem traumatischen Ereignis, mangelnde soziale Unterstützung und bestimmte Persönlichkeitsfaktoren (z. B. neurotische Veranlagung)
Prognose	In einer großen amerikanischen Querschnittstudie zeigte sich, dass mehr als ein Drittel der Betroffenen auch sechs Jahre nach der Diagnosestellung noch die PTSD-Kriterien erfüllten. Querschnittstudien liefern bezüglich prognostischer Aussagen allerdings nur schwache Belege.

Kommentar

Michael Berger

Leider wurde im deutschen Sprachraum der Begriff der „post-traumatic stress disorder" mit dem wenig glücklichen Begriff der posttraumatischen Belastungsstörung übersetzt. Außerdem sind die ICD-10-Kriterien so weit und bezüglich der zeitlichen Persistenz der Symptomatik so unscharf gefasst, dass die Tendenz zur inflationären Benutzung der Diagnose besteht. Völlig ungeklärt ist die Frage, ob die Entwicklung einer PTBS nach einem Trauma durch eine Frühintervention verhindert werden kann. Das „debriefing" scheint aufgrund der vorliegenden randomisierten, kontrollierten Studien durch die Gefahr der Retraumatisierung nicht infrage zu kommen. Kognitiv-verhaltenstherapeutische Kurzinterventionen stehen in RCTs in Erprobung. Bezüglich der Therapie sprechen die vorliegenden Studien für die Wirksamkeit von Antidepressiva, jedoch mit hoher Abbruchrate. Von den Patienten werden psychotherapeutische und hier als wirksam belegte kognitive und kognitiv-verhaltenstherapeutische (d. h. Expositionsbehandlungen) Therapien bevorzugt. Die zusätzliche Durchführung von Augenfolgebewegungen (EMDR) hat sich nicht als zusätzlich wirksam erwiesen.

Notwendige nächste Forschungsschritte sind die Therapie der PTBS bei anderen komorbiden Störungen sowie die Prävention von PTBS nach unterschiedlichen Traumata.

1. Stein, D., Zunga-Dirwayl, N., van der Linden, G., Soedat, S: Pharmacotherapy for posttraumatic stress disorder (Cochrane Review). In: The Cochrane Library, Issue 1, Oxford, 2001.
2. Van Etten, M., Taylor, S.: Comparative efficacy of treatments for posttraumatic stress disorder: a meta-analysis. Clin. Psychol. Psychother., 5, 126–145, 1998.
3. Wessely, S., Bisson, J.: Brief psychological interventions („debriefing") for trauma related symptoms and prevention of post traumatic stress disorder (Cochrane Review). In: The Cochrane Library, Issue 1, Oxford, 2001.

Schizophrenie

Suchdatum: August 2001

Stephen Lawrie und Andrew McIntosh

Frage **Welche Effekte haben unterschiedliche Behandlungsmethoden?**

Nutzen belegt

Clozapin bei Personen, die auf Standardbehandlung nicht ansprechen

Einer systematischen Übersicht bei Personen, die nicht auf die Standardtherapie angesprochen hatten, zufolge verbessert Clozapin im Vergleich zu der Standardtherapie die Symptome nach einer Beobachtungsphase von 12 Wochen (NNT 5) und zwei Jahren.

Erhaltungstherapie über 6–9 Monate nach einer akuten Episode

In systematischen Übersichten zeigte sich, dass eine Fortführung der antipsychotischen Medikation als Erhaltungstherapie über mindestens 6 Monate nach einer akuten Episode, über einen Beobachtungszeitraum von 6–10 Monaten, zu einer signifikanten Senkung der Rezidivrate führt (NNT 3) und dass ein gewisser Nutzen der Erhaltungstherapie bis zu zwei Jahre lang spürbar bleibt (NNT 5). Es fanden sich keine Belege für unterschiedliche Rezidivraten zwischen den verschiedenen Standard-Neuroleptika, aber in einer systematischen Übersicht war über einen Beobachtungszeitraum von 12 Wochen eine im Vergleich zu Standard-Neuroleptika stärkere Senkung der Rezidivrate unter Clozapin zu erkennen.

Familientherapie zur Reduktion der Rezidivraten

Einer systematischen Übersicht zufolge verringern familientherapeutische Maßnahmen im Vergleich mit der sonst üblichen Versorgung die Rezidivraten nach 12 und 24 Monaten signifikant. Um ein (zusätzliches) Rezidiv des erkrankten Familienmitgliedes vermeiden zu können, müssen allerdings sieben Familien therapiert werden.

Psychoedukative Maßnahmen zur Reduktion der Rezidivraten

Einer systematischen Übersicht zufolge führen psychoedukative Maßnahmen im Vergleich zu Kontrollmaßnahmen nach 9–18-monatiger Beobachtungsdauer zu einer signifikanten Reduktion der Rezidivraten (NNT 9).

Nutzen wahrscheinlich

Verhaltenstherapie zur Verbesserung der Compliance

Einer RCT zufolge verbessern verhaltenstherapeutische Maßnahmen im Vergleich zu der üblichen Behandlung die regelmäßige Einnahme der antipsychotischen Medikation über einen Beobachtungszeitraum von 3 Monaten. In einer RCT erwiesen sich verhaltenstherapeutische Massnahmen gegenüber psychoedukativen Massnahmen bezüglich der Compliance als besser wirksam.

Kognitive Therapie zur Reduktion der Rezidivraten

RCTs mit begrenzter Aussagekraft weisen darauf hin, dass die Erweiterung einer Standardbehandlung durch eine kognitive Verhaltenstherapie zu einer Senkung der Rezidivraten führt (NNT 6 nach 18 Monaten).

„Compliance"-Training

Drei RCTs lieferten begrenzte Belege für eine im Vergleich mit unspezifischer Beratung verbesserte Einnahme der antipsychotischen Medikation durch ein Compliance-Training.

Psychoedukative Maßnahmen zur Verbesserung der Compliance

In einer systematischen Übersicht zeigten sich begrenzte Belege dafür, dass psychoedukative Maßnahmen die Compliance verbessern können.

Nutzen und Schaden abwägen

Amisulprid; Ioxapin; Molindon; Olanzepin; Pimozid; Quetiapin; Risperidon; Sulpirid; Thioridazin; Ziprasidon; Zotepin

Systematischen Übersichten zufolge weisen diese Neuroleptika bei gleicher Wirksamkeit wie die Standardneuroleptika andere Nebenwirkungsprofile auf.

Chlorpromazin

Einer systematischen Übersicht zufolge kann Chlorpromazin den Anteil der Personen, die nach sechs Monaten keine Verbesserung (NNT 7) beziehungsweise ausgeprägte Krankheitszeichen oder eine Verschlechterung auf einer psychiatrischen Bewertungsskala zeigten (NNT 5) im Vergleich zu Placebo signifikant verringern. Aufgrund der unerwünschten Nebenwirkungen ist eine Chlorpromazintherapie jedoch für viele Betroffene inakzeptabel.

Clozapin

Systematische Übersichten lieferten begrenzte Belege für eine im Vergleich zu Standardneuroleptika bessere Wirksamkeit von Clozapin. Unter Clozapin kann es zu möglicherweise tödlichen Blutbildungsstörungen kommen. In den systematischen Übersichten waren keine guten Belege über Unbedenklichkeit und Wirksamkeit von Clozapin im Vergleich mit neuen Neuroleptika zu finden.

Depot-Haloperidoldecanoat

Einer RCT zufolge verringert Depot-Haloperidoldecanoat die Notwendigkeit einer Zusatzmedikation nach viermonatiger Beobachtungsphase im Vergleich zu Placebo (NNT 2 bei viermonatiger Behandlung). Unter Haloperidol kann es zu akuter Dystonie, Akathisie und Parkinsonismus kommen.

Depot-Pipothiazinpalmitat

In RCTs ist hinsichtlich der Symptomatik nach 18 Monaten kein signifikanter Unterschied zwischen Pipothiazinpalmitat und oralen Standardneuroleptika zu erkennen. Auch in Bezug auf die Zahl der Personen, die zusätzlich anticholinerg wirkende Medikamente benötigen, war kein signifikanter Unterschied festzustellen.

Haloperidol

Einer systematischen Übersicht zufolge führt eine Haloperidoltherapie über einen Zeitraum von bis zu zwei Jahren im Vergleich zu Placebo zu einer globalen Besserung (NNT 3). Die Therapie ist aber mit schweren Nebenwirkungen wie akuter Dystonie (NNH 5), Akathisie (NNH 6) und Parkinsonismus (NNH 3) behaftet.

Nutzen unbekannt

Mehrfach ungesättigte Fettsäuren

Eine systematische Übersicht lieferte ein begrenztes Maß an Belegen dafür, dass mehrfach ungesättigte Fettsäuren den Verbrauch von Neuroleptika innerhalb von 12 Wochen im Vergleich zu Placebo signifikant senken können.

Training sozialer Fertigkeiten zur Rezidiv-Reduktion

Ein begrenztes Maß an Belegen aus RCTs deuten darauf hin, dass ein Training sozialer Fertigkeiten verglichen mit Standardversorgung zu einer Senkung der Rezidivraten führen kann.

Nutzen unwahrscheinlich

Familientherapie zur Verbesserung der Compliance
Eine systematische Übersicht kam zu dem Ergebnis, dass eine Familientherapie die regelmäßige Einnahme der antipsychotischen Medikamente im Vergleich mit Standardversorgung wahrscheinlich nicht verbessern kann.

Definition	Die Schizophrenie ist gekennzeichnet durch eine sogenannte Positivsymptomatik in Form von akustischen Halluzinationen, Wahnvorstellungen und formalen Denkstörungen und eine Negativsymptomatik in Form von Antriebsmangel, Verwahrlosungstendenz und Gefühlsarmut.
Inzidenz/ Prävalenz	Die Krankheit beginnt typischerweise im frühen Erwachsenenalter (Durchschnittsalter 25 Jahre) und zwar bei Männern früher als bei Frauen. Die weltweite Prävalenz liegt bei 2–4/1 000. 1/ 100 Personen entwickelt irgendwann im Lebensverlauf Zeichen einer Schizophrenie.
Ätiologie/ Risikofaktoren	Zu den Risikofaktoren zählen: positive Familienanamnese (auch wenn noch kein ursächliches Gen identifiziert werden konnte); Geburtskomplikationen; Entwicklungsstörungen; ZNS-Infektionen im Kindesalter; Haschischkonsum und akute einschneidende Erlebnisse. Über den ursächlichen Anteil der verschiedenen Faktoren und ihr Zusammenwirken herrscht allerdings noch Unklarheit.
Prognose	Etwa Dreiviertel der Betroffenen leiden an wiederholten Rezidiven und einer dauerhaften Behinderung, obwohl die Ergebnisse sich im Vergleich zu den Zeiten, in denen noch keine Therapie möglich war, verbessert haben. Bei schleichendem Beginn, spät einsetzender Behandlung, sozialer Isolation oder starker familiärer Belastung, bei Menschen in Industrienationen, Männern und Drogenabhängigen sind die Ergebnisse tendenziell schlechter. Die medikamentösen Behandlungsansätze wirken sich im Allgemeinen günstig auf die Positivsymptome aus. Bei einem Drittel der Betroffenen ist der Nutzen allerdings sehr gering und die Negativsymptome sind notorisch schwer zu behandeln. Etwa die Hälfte der Schizophreniepatienten zeigt bereits auf kurze Sicht eine schlechte Compliance, die sich auch längerfristig weiter deutlich verschlechtert.

Kommentar

Wolfgang Gaebel

Schizophrenie gehört zu den schwersten und – infolge hoher indirekter Kosten – teuersten psychischen Erkrankungen. Gleichzeitig existieren heute hochwirksame Behandlungsmöglichkeiten sowohl auf psychopharmakologischem wie psycho-soziotherapeutischem Gebiet. In der therapeutischen Zielsymptomatik müssen neben der so genannten Positiv- und Negativsymptomatik affektive (insbesondere depressive) Symptomatik, kognitive Störungen und instrumentelle sowie sozial-kommunikative Defizite einschließlich ihrer subjektiven Erlebenskorrelate berücksichtigt werden. Entsprechend der multifaktoriellen Krankheitsgenese, dem individuellen Schwerpunkt der Symptomatik sowie dem Zeitpunkt im in der Regel rezidivierenden Verlauf müssen die vorhandenen Therapiemöglichkeiten mit unterschiedlichem Akzent gezielt zum Einsatz gebracht werden. Pharmakotherapie stellt in jedem Fall die Grundlage der Behandlung dar.
Das vorliegende Kapitel fokussiert auf Wirksamkeit und Nebenwirkungen, Maßnahmen bei Therapieresistenz und unzureichender Compliance gegenüber einer Neuroleptikatherapie sowie auf adjuvante psychosoziale Maßnahmen zur Verbesserung der Rückfallpro-

phylaxe. Dementsprechend stehen Interventionen zur Minimierung der Psychopathologie im Akutverlauf sowie zur Rezidivprävention im Langzeitverlauf im Vordergrund. Ausgespart bleiben andere syndromorientierte pharmako-, somato- und verhaltenstherapeutische Maßnahmen, störungs- bzw. defizitorientierte Trainings- und sozialrehabilitative Verfahren sowie neuere Ansätze zur Früherkennung und Frühintervention.
In der Behandlung der akuten Episode, in der regelhaft die Positivsymptomatik dominiert, kommen vorrangig Neuroleptika zum Einsatz. Hier setzen sich zunehmend neue, so genannte atypische Neuroleptika (auch als Neuroleptika der zweiten Generation oder Antipsychotika bezeichnet) durch (Prototyp: Clozapin; weitere in Deutschland verfügbare Präparate: Zotepin, Risperidon, Amisulprid, Olanzapin, Quetiapin, Ziprasidon), die sich – bei gleicher Wirksamkeit auf die Positivsymptomatik wie die so genannten typischen oder Standard-Neuroleptika – vor allem durch ein günstigeres Nebenwirkungsprofil hinsichtlich extrapyramidal-motorischer Symptomatik (EPS) auszeichnen. Weitere Vorteile wie die überlegene Wirksamkeit auf die affektive und kognitive Symptomatik sind für einzelne Substanzen gezeigt worden, nicht aber für die gesamte Gruppe belegt. Dem stehen substanzspezifisch unterschiedlich ausgeprägte Nebenwirkungen wie Gewichtszunahme, Beeinflussung des Glukose- und Lipidstoffwechsels sowie QT_c-Zeit-Verlängerung gegenüber, die zunehmend Beachtung finden. Clozapin mit seinem erhöhten Agranulozytose-Risiko ist ohnehin nur als Medikament zweiter Linie zugelassen bei Unverträglichkeit oder Therapieresistenz gegenüber der Standard-Vorbehandlung, für die seine überlegene Wirksamkeit nachgewiesen ist. Da bei den RCTs zur Einführung der atypischen Neuroleptika in der Regel Haloperidol als Standardneuroleptikum in relativ hoher Dosierung als Vergleichssubstanz Verwendung gefunden hat, Reanalysen hingegen zeigen konnten, dass bei niedrigeren Dosierungen (< 12 mg) Atypika keine Vorteile (bis auf weiterhin niedrigere EPS) aufweisen, sind – nicht zuletzt aus Kostengründen – Standardneuroleptika weiterhin als Mittel der ersten Wahl empfohlen worden (1). Hier ist aber derzeit ein Umdenken im Gange, unter anderem wegen einer in der Erhaltungstherapie nachgewiesenen Überlegenheit atypischer Substanzen nicht nur bezüglich der Rückfallraten (2, 3), sondern auch hinsichtlich der subjektiven Akzeptanz und Lebensqualität. So empfiehlt neuerdings das britische National Institute of Clinical Excellence (NICE) den Einsatz atypischer Substanzen vorzugsweise bei Ersterkrankung sowie intolerablen Nebenwirkungen oder unbefriedigender Einstellung bzw. Rückfällen unter Standardmedikation (4). Grundsätzlich ist aber bezüglich der Methodik zu bedenken, dass die in RCTs an hochselektierten Stichproben belegten Gruppeneffekte nicht in jedem Fall auch in der Routinepraxis nachweisbar sein müssen (sog. efficacy-effectiveness gap). Insofern stellen die neuen Antipsychotika fraglos eine höchst willkommene Erweiterung des verfügbaren pharmakologischen Behandlungsspektrums dar, ohne bisher die Standardmedikation im Einzelfall überflüssig zu machen – mit Ausnahme des Chlorpromazin, dessen Einsatz aufgrund seines ungünstigen Nutzen-Risikoprofils bereits heute obsolet ist.
Unklar ist allerdings, inwieweit die mäßig niedrigeren Rückfallraten unter atypischer (15 %) gegenüber typischer Medikation (23 %; vgl. 3) auf einen substanzeigenen Effekt oder auf eine (in Zusammenhang mit geringeren Nebenwirkungen, besserer subjektiver Toleranz oder günstigerer Beeinflussung kognitiver Defizite stehende) Compliancesteigerung zurückgehen. Hier sind weitere Langzeituntersuchungen – insbesondere auch an ersterkrankten Patienten – erforderlich, wie sie derzeit im Rahmen des Kompetenznetz Schizophrenie (www.kompetenznetz-schizophrenie.de) durchgeführt werden.
In dem heute gängigen Vulnerabilitäts-Stress-Coping-Konzept zu Enstehung und Verlauf schizophrener – wie allgemein psychischer – Störungen ist das Krankheitsrezidiv eine ursächlich mehrfachdeterminierte Verlaufsvariante. Neuroleptische Erhaltungstherapie stellt die bis zu zwei Jahren prospektiv (bzw. bis zu fünf Jahren in Absetzstudien) gesicherte rezidivprophylaktische Maßnahme dar. In Kombination mit Neuroleptika kommen aber auch psychosozialen Maßnahmen wie psychoedukative und familientherapeutische Interventionen mit stress- und bewältigungsorientiertem Schwerpunkt eine gesicherte weitere rückfallreduzierende Bedeutung zu. Noncompliance in bis zu 50 % der Fälle als wesentliche Determinante einer misslingenden Rückfallprophylaxe ist aber selbst multifaktoriell

bedingt: Neben der nebenwirkungsbedingten Akzeptanzproblematik der Medikation spielen auf seiten des Patienten Persönlichkeitsfaktoren, Krankheits- und Behandlungskonzepte, aber auch Einstellungen des Patientenumfeldes sowie die Qualität der Arzt-Patient-Beziehung eine wesentliche Rolle. Folgerichtig sind verhaltensorientierte therapeutische Interventionen entwickelt worden, deren Wirksamkeit belegt werden konnte. In diesem Zusammenhang kommen traditionell auch Depot-Applikationsformen einiger Standardneuroleptika zum Einsatz, an deren compliancesichernder Funktion klinisch (trotz wenig aussagekräftiger RCTs gegenüber oralen Neuroleptika) kein Zweifel besteht. Mit der jüngst auch für ein atypisches Neuroleptikum (Risperidon) entwickelten Depotform muss gezeigt werden, ob sich hier eine Addition compliancesichernder Faktoren erreichen lässt.

Obwohl das mittlerweile vorhandene breite wirksamkeitsgesicherte Behandlungswissen in zahlreichen Behandlungsleitlinien Niederschlag gefunden hat (z. B. 5, 6), werden diese nach entsprechenden Untersuchungen nur zu ca. 50 % befolgt. Eine wesentliche Aufgabe muss daher künftig die systematische Implementierung evidenzbasierter Leitlinien und ihre Einbindung in komplexere Diseasemanagement-Programme sein.

1. Geddes J, Freemantle N, Harrison P, Bebbington P (2000). Atypical antipsychotics in the treatment of schizophrenia: systematic overview and meta-regression analysis. BMJ 321(7273), 1371–76
2. Geddes J (2002). Prevention of relapse in schizophrenia. N Engl J Med, 346 (1), 56–57
3. Leucht S, Barnes T, Kissling W, Engel R, Kane J (2002). A meta-analysis on relapse prevention in schizophrenia with new psychotics. Am J Psychiatry (submitted)
4. National Institute for Clinical Excellence.(27. 06. 2002) Full guidance on the use of newer (atypical) antipsychotic drugs for the treatment of schizophrenia (HTML version). Technology Appraisal Guidance No. 43, www.nice.org.uk
5. American Psychiatric Association (1997). Practice guideline for the treatment of patients with schizophrenia. Washington, DC
6. Gaebel W, Falkai P (1998). Praxisleitlinien in Psychiatrie und Psychotherapie. Bd1: Behandlungsleitlinie Schizophrenie. Deutsche Gesellschaft für Psychiatrie, Psychotherapie und Nervenheilkunde (Hrsg.). Steinkopff Verlag, Darmstadt

Zwangsstörungen

Suchdatum: September 2001

G. Mustafa Soomro

Frage **Welche Effekte haben unterschiedliche Initialtherapien bei Erwachsenen?**

Nutzen belegt

Verhaltenstherapie

Einer systematischen Übersicht zufolge kann eine Verhaltenstherapie die Symptome im Vergleich zu einer Entspannungstherapie bessern. In zwei Beobachtungsstudien zeigte sich, dass die Verbesserung über einen Beobachtungszeitraum von bis zu zwei Jahren aufrecht erhalten werden konnte. In einer anderen RCT war hinsichtlich der Wirkung auf die Symptome kein signifikanter Unterschied zwischen Verhaltenstherapie und kognitiver Therapie festzustellen. Eine zusätzliche RCT lieferte begrenzte Belege dafür, dass eine als Gruppentherapie durchgeführte Verhaltenstherapie im Vergleich zu einer kognitiven Gruppentherapie nach einer dreimonatigen Beobachtungsphase zu einer deutlicheren Besserung führt (NNT 3).

Medikamentöse Therapie (Fluvoxamin) plus Verhaltenstherapie

Eine systematische Übersicht kam zu dem Ergebnis, dass sowohl die Monotherapie mit selektiven Serotoninwiederaufnahmehemmern (SSRI) als auch die alleinige Verhaltenstherapie zu einer Besserung der Symptome führt. RCTs lieferten allerdings nur begrenzte Belege dafür, dass eine kombinierte Therapie aus Verhaltenstherapie und Fluvoxamin die Wirkung im Vergleich zur ausschließlichen Verhaltenstherapie verstärken kann.

Nutzen wahrscheinlich

Kognitive Therapie

In einer systematischen Übersicht zeigte sich hinsichtlich der Symptomatik kein signifikanter Unterschied zwischen kognitiver Therapie und Verhaltenstherapie. Eine nachfolgend durchgeführte RCT lieferte ein begrenzte Belege dafür, dass eine kognitiven Gruppentherapie im Vergleich zu einer als Gruppentherapie durchgeführte Verhaltenstherapie nach 12 Wochen zu einer geringeren Besserung führt.

Frage **Welche Effekte haben unterschiedliche Behandlungsmethoden bei Erwachsenen, die auf eine Initialtherapie mit SSRI nicht angesprochen haben?**

Nutzen wahrscheinlich

Additive Neuroleptika-Therapie (bei unzureichender SSRI-Wirkung)

Zwei kleinen RCTs bei Personen, die nicht auf eine SSRI-Therapie angesprochen hatten zufolge verbessert die zusätzliche Gabe von Neuroleptika die Symptome signifikant (NNT 2).

Definition Zwangsstörungen sind Krankheitsbilder mit Zwangsgedanken und Zwangshandlungen, die nicht durch Drogenkonsum oder körperliche Erkrankungen ausgelöst werden und die den Betroffenen persönlich quälen und in seinem Sozialverhalten erheblich beeinträchtigen. **Zwangsgedanken**

(Obsessionen) sind wiederkehrende oder dauerhafte fixe Ideen, Bilder oder Impulse, die ausgeprägte Angstgefühle erzeugen und die der Betroffene als dem eigenen Ich zugehörig empfindet. **Zwangshandlungen** sind unkontrollierbar gegen den eigenen Willen durchgeführte, wiederholte Verhaltensweisen oder gedankliche Handlungen, die als Reaktion auf die Zwangsgedanken oder ritualmäßig durchgeführt werden, um die quälenden Gedanken zu verringern oder bestimmte befürchtete imaginäre Ereignisse zu verhindern. Sowohl Gedanken als auch Handlungen werden vom Betroffenen als sinnlos erkannt und bekämpft. (Es bestehen hinsichtlich der diagnostischen Kriterien kleine Unterschiede zwischen der dritten, der überarbeiteten dritten und der vierten Auflage des Diagnostischen und Statistischen Manuals: DSM-III, DSM-III-R und DSM-IV).

Inzidenz/ Prävalenz Eine nationale Umfrage zu Zwangsstörungen in der Allgemeinbevölkerung (1993, 10 000 Teilnehmer) in Großbritannien ergab eine Prävalenz von 1 % bei Männern und 1,5 % bei Frauen. Eine systematische Erhebung in den USA (18 500 Teilnehmer) lieferte für das Jahr 1984 eine Lebenszeitprävalenz der Angststörungen von 1,9–3,3 %. Eine internationale Studie ergab eine Lebenszeitprävalenz von 3 % in Canada, 3,1 % in Puerto Rico, 0,3–0,9 % in Taiwan und 2,2 % in Neuseeland.

Ätiologie/ Risikofaktoren Verhaltensfaktoren, kognitive, genetische und neurobiologische Komponenten sind an der Entstehung von Angststörungen beteiligt.

Prognose Eine Studie (144 Teilnehmer mit einer mittleren Nachbeobachtungsdauer von 47 Jahren) kam zu dem Ergebnis, dass zu Beginn der Erkrankung (etwa ein bis neun Jahre lang) ein anfallsartiger Verlauf vorherrscht, während später häufiger ein chronischer Verlauf zu beobachten ist. Im Laufe der Zeit kommt es, gemäß den Studienergebnissen, bei 39–48 % der Betroffenen zu einer symptomatischen Verbesserung. Im Rahmen einer einjährigen Kohortenstudie zeigte sich bei 46 % der Teilnehmer ein anfallsartiger und bei 54 % ein chronischer Verlauf.

Kommentar

Fritz Hohagen

Die Zwangsstörung charakterisiert sich klinisch durch Zwangshandlungen und Zwangsgedanken, wie im englischsprachigen Begriff „obsessive-compulsive disorder" ausgedrückt wird. Der Verlauf ist unbehandelt in der Regel chronisch, so dass der korrekten Diagnose und Behandlung besondere Bedeutung zukommt. Behandlungsoptionen stellen die Verhaltenstherapie, die Gabe von Serotonin-Wiederaufnahmehemmern und die Kombination beider Therapiestrategien dar.

Die psychopharmakologische Behandlung der Zwangsstörung ist empirisch gut abgesichert. Von allen untersuchten psychopharmakologischen Wirkprinzipien stellen lediglich die Serotonin-Wiederaufnahmehemmer die Behandlungsmethode der Wahl dar, da sie sich in kontrollierten Studien sowohl Placebo als auch trizyklischen Antidepressiva gegenüber signifikant überlegen zeigten. Bezüglich der Wirksamkeit konnten keine überzeugenden Unterschiede zwischen den selektiven Serotonin-Wiederaufnahmehemmern gezeigt werden, so dass bei der Auswahl des Präparates ggfs. das Nebenwirkungsspektrum Bedeutung haben kann. Eine Studie zeigte, dass nach Absetzen des Serotonin-Wiederaufnahmehemmers bei alleiniger Psychopharmakotherapie die Zwangssymptome nach 2–3 Wochen wieder auftreten (1). Eine noch unveröffentliche Studie (2) konnte zeigen, dass nach Kombinationsbehandlung von Verhaltenstherapie mit einem Serotonin-Wiederaufnahmehemmer das Medikament abgesetzt werden kann, ohne dass es zu einem Rückfall in die Zwangsstörung kommt, so dass die Kombinationsbehandlung vor einem Wiederauftreten der Zwangssymptome nach Absetzen des Serotonin-Wiederaufnahmehemmers zu schützen scheint. Bei therapierefraktären Patienten, die auf die alleinige Gabe eines Serotonin-Wiederaufnahmehemmers keine klinische Besserung zeigten, kann die Kombination mit einem Neuroleptikum den Behandlungserfolg verbessern (3, 4).

Auch bei der Auswahl des psychotherapeutischen Verfahrens gibt es klare evidenzbasierte Vorgaben. Als alleiniges Psychotherapieverfahren hat sich die Verhaltenstherapie als klinisch wirksam erwiesen. Die Symptomreduktion der Verhaltenstherapie bei der Akutbehandlung von Zwangsstörungen liegen etwas über der der Pharmakotherapie. Langzeitkatamneseuntersuchungen konnten zeigen, dass bei ca. 50–70 % der Patienten nach einer Verhaltenstherapie über Jahre eine Symptomreduktion nachzuweisen ist (5). Zwei Studien konnten keine längerfristige Überlegenheit der Kombinationsbehandlung von Verhaltenstherapie mit einem Serotonin-Wiederaufnahmehemmer bzw. Clomipramin in der Akutbehandlung zeigen, während eine Studie eine signifikante Überlegenheit der Kombinationsbehandlung bei der Behandlung von Zwangsgedanken und bei depressiven Zwangspatienten zeigen konnte (6). Rein kognitive Therapieansätze scheinen eine vergleichbar gute klinische Wirksamkeit zu zeigen, wobei hier erst eine Studie vorliegt. Die Kombination von Verhaltenstherapie mit einem Serotonin-Wiederaufnahmehemmer scheint vor einem Wiederauftreten der Zwangssymptome nach Absetzen des Serotonin-Wiederaufnahmehemmers zu schützen, wobei hierzu lediglich eine noch unveröffentlliche Studie vorliegt. Die Einzeltherapie zeigt in den veröffentlichen Untersuchungen bessere Symptomreduktionen verglichen mit gruppentherapeutischen Ansätzen, die zwar eine signifikante Verbesserung der Zwangssymptomatik zeigen konnten, die in verschiedenen Studien allerdings klinisch nicht relevant war (7).

Zusammenfassend stellen Verhaltenstherapie und die Gabe eines Serotonin-Wiederaufnahmehemmers gut evaluierte evidenzbasierte Therapiestrategien bei der Behandlung von Zwangsstörungen dar. Für andere medikamentöse und psychotherapeutische Behandlungsansätze liegen keine Wirknachweise vor.

1. Pato, M.T, Zohar-Kadouch, R., Zohar, J. et al. (): Return of symptoms after discontiuation of clomipramine in patients with obsessive compulsive disorder. American Journal of Psychiatry 1988, 145: 1521–1525.
2. Kordon, A, Kahl, K, Broocks, A, Vorderholzer, U, Rasche-Räuchle, H, Winkelmann, G, Hohagen, F: Cognitive behavior therapy combined with SRI treatment protecs agianst relapse after discontinuation of SRI in obsessive-compulsive disorder: results from a two-year-up study.
3. McDougle, CJ, Goodman, W.K, Price, L.H. et al.: Neuroleptic addition in fluvoxamine-refractory obsessive-compulsive disorder. American Journal of Psychiatry 1990, 152: 522–534.
4. McDougle, CJ, Epperson, CN, Pelton, GH, Wasylink, S, Price, LH: A double-blind, placebo-controlled study of risperidone addition in serotonin reuptake inhibitor-refrctory obsessive-compulsive disorder. Arch Gen Psychiatry 2000 Aug; 57(8): 794–801.
5. Hand, I.: Verhaltenstherapie und Kognitive Therapie in der Psychiatrie. In: K.P.Kister, H.Lauter, E.Meyer et al. (Hrsg.): Psychiatrie der Gegenwart. Berlin: Springer Verlag 1986, S. 277–306.
6. Hohagen, F, Berger, M: New perspectives in research and treatment of obsessive-compulsive disorder. British Journal of Psychiatry 1998, 173 (supp. 35), I.
7. Hohagen, F: Cognitive-Behavioral Therapy and Integrated Approaches in the Treatment of Obsessive-Compulsive Disorder. CNC Spectrums Volume 4 – Number 5 (suppl 3) May 1999.

Anhang 1: Abschätzung des kardiovaskulären Risikos

Die folgenden Tabellen dienen dazu, das absolute Risiko einer Person für ein kardiovaskuläres Ereignis innerhalb der nächsten fünf Jahre abzuschätzen. Mit „kardiovaskuläres Ereignis" ist gemeint: neu auftretende Angina pectoris, Myokardinfarkt, Tod aus koronarer Ursache, Schlaganfall, TIA, Auftreten einer kongestiven Herzinsuffizienz oder peripherer Gefäßerkrankungen.
Für Personen mit extrem hohem Risiko (> 20 % in 5 Jahren) sind diese Tabellen nicht geeignet. Dazu gehören Patienten mit bereits symptomatischen Herz-Kreislauf-Erkrankungen (Angina pectoris, Myokardinfarkt, kongestiver Herzinsuffizienz, Schlaganfall, TIA oder peripheren Gefäßerkrankungen) oder einer Linksherzhypertrophie im EKG.
Zur Abschätzung des absoluten 5-Jahres-Risikos einer Person:

- Suchen Sie nach der passenden Tabelle: Mann oder Frau; Diabetes mellitus (Therapie mit Insulin oder oralen Antidiabetika oder Nüchternblutzucker > 8 mmol/l) oder nicht; Raucher oder Nichtraucher; Alterskategorie. Die Altersangaben verstehen sich als Mittelwerte einer Kategorie, d. h. 60 bedeutet zwischen 55 und 65 Jahren.
- Suchen Sie innerhalb dieser Tabelle nach dem Blutdruck und dem Verhältnis Gesamtcholesterin zu HDL. Zur Risikoabschätzung genügt eine je zweimalige Blutdruckmessung bei zwei Gelegenheiten und einer Labor- oder zwei Reflotron-Bestimmungen des Cholesterin (nicht nüchtern). Zur Festlegung einer Baseline vor Therapie sind weitere Bestimmungen nötig.
- Die Zahl im Kästchen entspricht dem 5-Jahres-Risiko für ein kardiovaskuläres Ereignis nach dem unten angegebenen Schlüssel.

Anmerkungen: 1. Personen mit einer positiven Familienanamnese für kardiovaskuläre Erkrankungen (vor dem 55. Lebensjahr bei männlichen, vor dem 65. Lebensjahr bei weiblichen Verwandten in direkter Linie) haben wahrscheinlich ein um eine Kategorie höheres Risiko als in der Tabelle angegeben. 2. Bei einem Verhältnis Gesamtcholesterin zu HDL über 8 beträgt das Risiko mindestens 15 %. 3. Personen über 75 Jahren haben fast immer ein absolutes kardiovaskuläres Risiko von mehr als 15 %.
Abgedruckt mit freundlicher Genehmigung der National Heart Foundation of New Zealand.

Anhang

	Risikoniveau 5-Jahres-Risiko für tödliche oder nicht-tödliche kardiovaskuläre Ereignisse	**therapeutischer Nutzen** verhinderte kardiovaskuläre Erkrankungen pro 100 Behandlungen* über 5 Jahre	**NNT** der Behandlungen* über 5 Jahre, um eine kardiovaskuläre Erkrankung zu verhindern
Sehr hoch	> 30%	> 10 pro 100	< 10
	25–30%	9 pro 100	11
	20–25%	7,5 pro 100	13
Hoch	15–20%	6 pro 100	16
Mäßig	10–15%	4 pro 100	25
Gering	5–10%	2,5 pro 100	40
	2,5–5%	1,25 pro 100	80
	< 2,5%	< 0,8 pro 100	> 120

*Verminderung des Gesamtcholesterins um 20% und des Blutdrucks um 10–15 mmHg systolisch und 5–8 mmHg diastolisch

Risikoniveau: Frauen

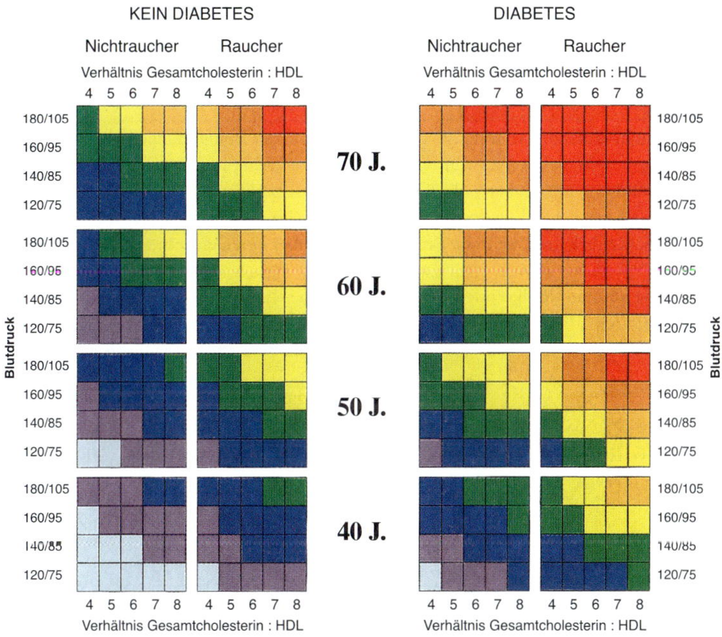

Risikoniveau: Männer

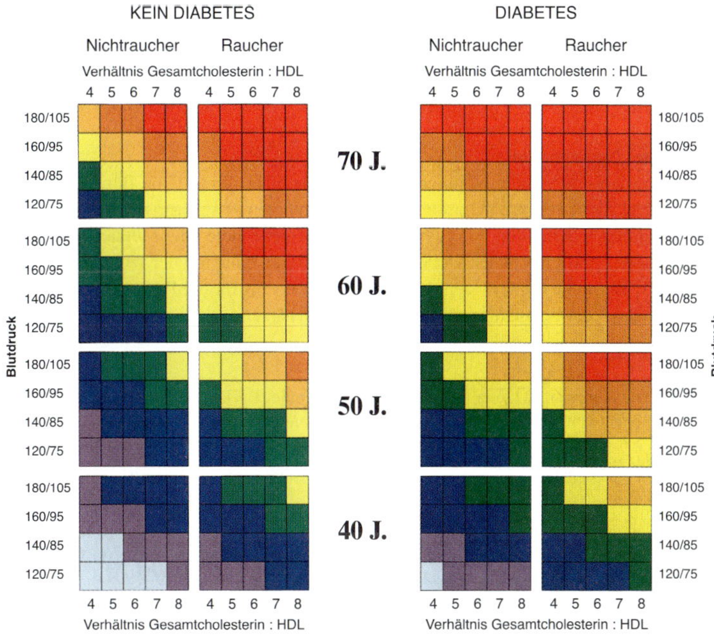

Anhang 2: Berechnung der NNT bei unterschiedlichem Ausgangsrisiko

Mit freundlicher Genehmigung nach Chatellier et al. 1996[1]

Hintergrund
Durch die Number needed to treat (NNT), d. h. die Zahl der Behandlungen, die nötig sind, um ein einziges zusätzliches unerwünschtes Outcome zu verhindern, kann der Nutzen einer aktiven Behandlung gegenüber einer Kontrolle in anschaulicher Weise ausgedrückt werden. Die NNT kann sowohl dazu dienen, das Ergebnis einer oder mehrerer Studie zusammenzufassen, als auch, medizinische Entscheidungen über einen einzelnen Patienten zu erleichtern.
Wenn wir das absolute Risiko unerwünschter Outcomes in der Kontrollgruppe einer Therapiestudie als ARC bezeichnen und das in der Interventionsgruppe als ART, dann ist die absolute Risikoreduktion (ARR) als ARC – ART definiert. Die NNT ist ihr Kehrbruch:

$$NNT = 1/(ARC - ART)$$

Da die relative Risikoreduktion (RRR) als (ARC – ART)/ARC definiert ist, verhalten sich NNT, RRR und ARC folgendermaßen zueinander:

$$NNT \times RRR \times ARC = 1$$

Diese Formel kann benutzt werden, um den wahrscheinlichen Nutzen einer Behandlung in Gruppen mit unterschiedlichem Ausgangsrisiko (d. h. unterschiedlichem ARC) anzuschätzen. Das erlaubt es, die Ergebnisse einer Studie oder einer Metaanalyse auf Personen mit anderen Ausgangsrisiken zu extrapolieren. Im Idealfall sollte für jede Subpopulation die RRR experimentell belegt sein. In vielen Studien zeigt aber eine Subgruppenanalyse, dass die RRR in unterschiedlichen Patientengruppen nahezu konstant ist. Cook und Sackett[2] schlagen daher vor, Entscheidungen über einzelne Patienten die NNT zugrunde zu legen, die sich aus der in Studien bestimmten RRR einerseits und dem individuellen Ausgangsrisiko des Patienten ohne Therapie andererseits ergibt.
Die Methode kann nicht auf von den Originalstudien abweichende Therapiedauern angewandt werden.

Benutzung des Nomogramms
Mit Hilfe des nebenstehenden Nomogramms kann die NNT direkt ohne Berechnung gefunden werden: Ziehen Sie eine Gerade von dem geschätzten Ausgangsrisiko des Patienten auf der linken Skala durch den Wert der RRR, der in einer Studie oder Metaanalyse angegeben ist, auf der mittleren Skala. Der Schnittpunkt dieser Linie mit der rechten Skala ergibt die NNT. Wenn Sie die Grenzen des Konfidenzintervalls für die RRR benutzen, können Sie auch das Konfindenzintervall für die NNT abschätzen.

Literatur

1. Chatellier G, Zapletal E, Lemaitre D, Menard J, Degoulet P. The number needed to treat: a clinically useful nomogram in ist proper context. *BMJ* 1996;312:426–429.
2. Cook RJ, Sackett DL. The number needed to treat: a clinically useful measure of treatment effect. *BMJ* 1995;310:452–454.

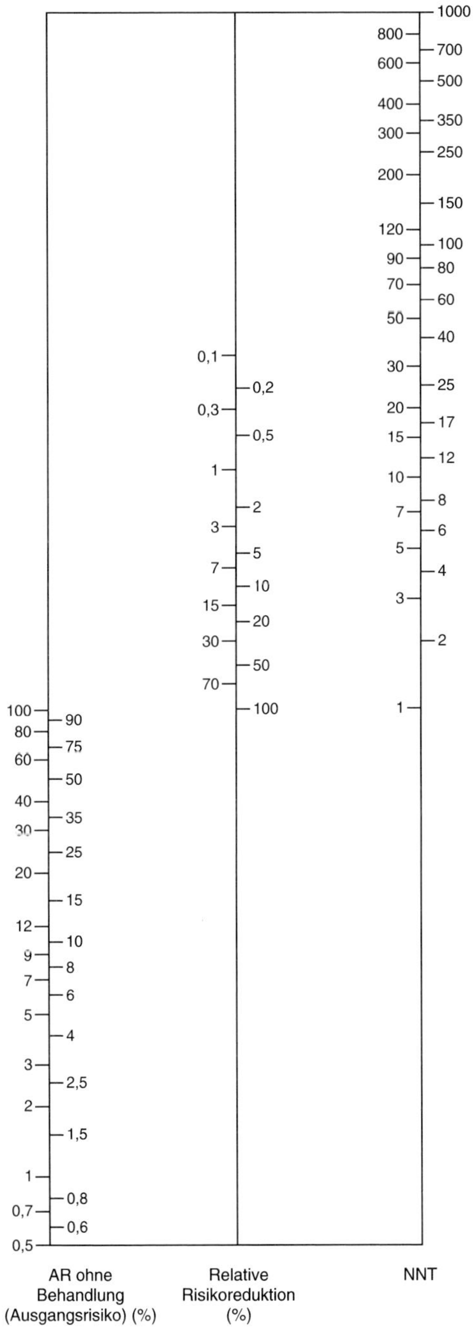

Nomogramm zur Berechnung der NNT (nach 1)

Sachregister

Hinweis

Suchen Sie Arzneimittel auch unter dem Namen der Stoffgruppe und umgekehrt.

Sachregister

Schlüssel zur englischsprachigen Gesamtausgabe (auf CD-ROM)

1. Kardiovaskuläre Erkrankungen

Angina pectoris, instabile	Cardiovascular disorders	Unstable angina
Herzinsuffizienz	Cardiovascular disorders	Heart failure
Kardiovaskuläres Risiko: Änderung des Verhaltens	Cardiovascular disorders	Changing behaviour
Kardiovaskuläres Risiko: Primärprävention	Cardiovascular disorders	Primary prevention
Koronare Herzkrankheit: Sekundärprävention	Cardiovascular disorders	Secondary prevention of ischaemic cardiac events
Myokardinfarkt	Cardiovascular disorders	Acute myocardial infarction
Periphere arterielle Verschlusskrankheit (PAVK)	Cardiovascular disorders	Peripheral arterial disease
Schlaganfall: Management	Cardiovascular disorders	Stroke management
Schlaganfall: Sekundärprävention	Cardiovascular disorders	Stroke prevention
Thromboembolie	Cardiovascular disorders	Thromboembolism
Vorhofflimmern, akutes	Cardiovascular disorders	Acute atrial fibrillation

2. Atemwegserkrankungen

Asthma bronchiale	Respiratory disorders	Asthma
Atemwegsinfektion, obere	Respiratory disorders	Upper respiratory tract infection
Atemwegsinfektion, postoperative	Perioperative care	Postoperative pulmonary infections
Bronchialkarzinom	Respiratory disorders	Lung cancer
Bronchitis, chronische obstruktive (COPD)	Respiratory disorders	Chronic obstructive pulmonary disease
Pneumonie, außerhalb der Klinik erworbene	Respiratory disorders	Community acquired pneumonia
Schlafapnoe (obstruktives Schlaf-Apnoe-Hypopnoe-Syndrom)	Sleep disorders	Sleep apnoea (obstructive sleep apnoea-hypopnoea syndrome)
Spontanpneumothorax	Respiratory disorders	Spontaneous pneumothorax

3. Magen-Darm-Erkrankungen

Analfissur	Digestive system disorders	Anal fissure
Appendizitis	Digestive system disorders	Acute appendicitis
Helicobacter-pylori-Infektion	Digestive system disorders	Helicobacter pylori infection
Kolondivertikulose	Digestive system disorders	Colonic diverticular disease
Kolorektale Karzinome	Digestive system disorders	Colorectal cancer
Magenkarzinom	Digestive system disorders	Stomach cancer

4. Stoffwechsel-Erkrankungen

Diabetes mellitus: Blutzucker-Kontrolle	Endocrine disorders	Glycaemic control in diabetes
Diabetes mellitus: Fußgeschwüre und Amputationen	Endocrine disorders	Foot ulcers in diabetes
Diabetes mellitus: kardiovaskuläre Erkrankungen	Endocrine disorders	Cardiovascular disease in diabetes
Schilddrüsenunterfunktion, primäre	Endocrine disorders	Primary hypothyroidism
Übergewicht	Endocrine disorders	Obesity

5. Nierenerkrankungen

Nierenversagen, akutes	Kidney disorders	Acute renal failure

6. Muskel- und Skeletterkrankungen

Antirheumatika, nichtsteroidale	Musculoskeletal disorders	Non-steroidal anti-inflammatory drugs
Erschöpfungssyndrom, chronisches (chronisches Fatigue-Syndrom)	Musculoskeletal disorders	Chronic fatigue syndrome

Fersenschmerz, plantarer (einschließlich Fasziitis plantaris)	Musculoskeletal disorders	Plantar heel pain (including plantar fasciitis)
Frakturen in der Postmenopause: Prävention	Musculoskeletal disorders	Fracture prevention
Hallux valgus	Musculoskeletal disorders	Hallux valgus (bunions)
Karpaltunnelsyndrom	Musculoskeletal disorders	Carpal tunnel syndrome
Lumbalgie und Ischialgie, akut	Musculoskeletal disorders	Low back pain and sciatica: acute
Lumbalgie und Ischialgie, chronisch	Musculoskeletal disorders	Low back pain and sciatica: chronic
Nackenschmerzen / Zervikalsyndrom	Musculoskeletal disorders	Neck pain
Osteoarthrose (Synonyme: Arthrose, Osteoarthritis)	Musculoskeletal disorders	Osteoarthritis
Rheumatoide Arthritis	Musculoskeletal disorders	Rheumatoid arthritis
Schenkelhalsfraktur	Musculoskeletal disorders	Hip fracture
Schulterschmerzen	Musculoskeletal disorders	Shoulder pain
Sprunggelenk: Bandverletzungen	Musculoskeletal disorders	Ankle sprain
Wadenkrämpfe	Musculoskeletal disorders	Leg cramps

7. Infektionserkrankungen

Diarrhoe	Infectious diseases	Diarrhoea
Herpes-Zoster-Neuralgie	Infectious diseases	Postherpetic neuralgia
HIV-Infektion	Infectious diseases	HIV infection
HIV-Infektion: Mutter-Kind-Übertragung	Infectious diseases	Mother to child transmission of HIV
HIV-Infektion: opportunistische Infektionen	Infectious diseases	Opportunistic infections and HIV
Infektionen nach Säugerbissen	Infectious diseases	Mammalian bites
Influenza	Infectious diseases	Influenza
Lyme-Borreliose	Infectious diseases	Lyme disease
Malaria: Behandlung in Endemiegebieten	Infectious diseases	Malaria in endemic areas
Malaria: Prävention bei Reisenden	Infectious diseases	Malaria: prevention in travellers
Meningokokken-Infektion	Infectious diseases	Meningococcal disease
Toxoplasmose, kongenitale	Infectious diseases	Congenital toxoplasmosis
Tuberkulose	Infectious diseases	Tuberculosis

8. Vergiftungen

Paracetamol-Vergiftung	Poisoning	Paracetamol (acetaminophen) poisoning

9. Sexuell übertragbare Erkrankungen

Chlamydieninfektion: Genitalbereich	Sexual health	Genital chlamydial infection
Genitalwarzen	Sexual health	Genital warts
Gonorrhoe	Sexual health	Gonorrhoea
Herpes genitalis	Sexual health	Genital herpes
Pelvic Inflammatory Disease (PID)	Sexual health	Pelvic inflammatory disease
Sexuell übertragbare Erkrankungen: Partner-Benachrichtigung	Sexual health	Partner notification
Vaginose, bakterielle	Sexual health	Bacterial vaginosis

10. Männer-Erkrankungen

Erektile Dysfunktion	Men's health	Erectile dysfunction
Prostatahyperplasie, benigne	Men's health	Benign prostatic hyperplasia
Prostatakarzinom, metastatisches	Men's health	Prostate cancer: metastatic
Prostatakarzinom, nicht metastatisches	Men's health	Prostate cancer: non-metastatic
Prostatitis, chronische	Men's health	Chronic prostatitis

11. Frauen-Erkrankungen

Dysmenorrhoe	Women's health	Dysmenorrhoea
Endometriose	Women's health	Endometriosis
Infertilität und Subfertilität	Women's health	Infertility and subfertility
Mammakarzinom, metastatisches	Women's health	Breast cancer: metastatic
Mammakarzinom, nicht metastatisches	Women's health	Breast cancer: non-metastatic
Mastodynie	Women's health	Breast pain
Menopause: Symptome	Women's health	Menopausal symptoms
Menorrhagie	Women's health	Menorrhagia

Myome	Women's health	Fibroids
Prämenstruelles Syndrom	Women's health	Premenstrual syndrome
Pyelonephritis bei nicht schwangeren Frauen	Women's health	Pyelonephritis in non-pregnant women
Stressinkontinenz	Women's health	Stress incontinence
Vulva-Präkanzerosen	Women's health	Premalignant vulval disorders
Vulvodynie	Women's health	Essential vulvodynia (vulval pain)
Vulvovaginale Candidiasis	Women's health	Vulvovaginal candidiasis
Zystitis, rezidivierende bei nicht schwangeren Frauen	Women's health	Recurrent cystitis in non-pregnant women

12. Schwangerschaft und Geburt

Frühgeburt	Pregnancy and childbirth	Preterm birth
Peripartale Behandlung/ Versorgung des Perineums	Pregnancy and childbirth	Perineal care
Präeklampsie und Hypertonie	Pregnancy and childbirth	Pre-eclampsia and hypertension
Übelkeit und Erbrechen in der Frühschwangerschaft	Pregnancy and childbirth	Nausea and vomiting in early pregnancy

13. Erkrankungen bei Kindern und Jugendlichen

Asthma bei Kindern	Child health	Asthma in children
Aufmerksamkeitsdefizit-/ Hyperaktivitätsstörungen (ADHS)	Child health	Attention deficit hyperactivity disorder
Blutabnahme bei Säuglingen: Schmerzlinderung	Child health	Reducing pain during blood sampling in infants
Bronchiolitis	Child health	Bronchiolitis
Depressionen bei Kindern und Jugendlichen	Child health	Depression in children and adolescents
Dreimonatskoliken (Schrei-Baby)	Child health	Infantile colic
Enuresis nocturna	Child health	Nocturnal enuresis
Gastroenteritis, akute bei Kindern	Child health	Acute gastroenteritis in children
Gastroösophagealer Reflux bei Kindern	Child health	Gastro-oesophageal reflux in children
Harnwegsinfektionen bei Kindern	Child health	Urinary tract infection
Herz-Kreislauf-Stillstand bei Kindern	Child health	Cardiorespiratory arrest
Krupp	Child health	Croup
Masern	Child health	Measles
Nasenbluten, rezidivierendes	Child health	Recurrent idiopathic epistaxis (nosebleeds)
Obstipation bei Kindern	Child health	Constipation
Otitis media, akute bei Kindern	Child health	Acute otitis media
Plötzlicher Kindstod (SIDS)	Child health	Sudden infant death syndrome
Windpocken	Infectious diseases	Chickenpox

14. Augenerkrankungen

Diabetische Retinopathie	Eye disorders	Diabetic retinopathy
Glaukom	Eye disorders	Glaucoma
Herpes-simplex-Infektion des Auges	Eye disorders	Ocular herpes simplex
Konjunktivitis, bakterielle	Eye disorders	Bacterial conjunctivitis
Makuladegeneration, altersabhängige	Eye disorders	Age related macular degeneration
Trachom	Eye disorders	Trachoma
Uveitis anterior, akute	Eye disorders	Acute anterior uveitis

15. Hals-Nasen-Ohren-Erkrankungen

Menière	Ear, nose, and throat disorders	Meniére's disease
Ohrenschmerzen und Mittelohrverletzungen bei Flugreisen	Ear, nose, and throat disorders	Middle ear pain and trauma during air travel
Otitis media, chronische	Ear, nose, and throat disorders	Chronic suppurative otitis media
Paukenerguss, chronischer (otitis media with effusion)	Ear, nose, and throat disorders	Otitis media with effusion
Tinnitus	Ear, nose, and throat disorders	Tinnitus

Tonsillitis, rezidivierende	Ear, nose, and throat disorders	Recurrent tonsillitis
Zeruminalpfropf	Ear, nose, and throat disorders	Wax in ear

16. Mund- und Zahnerkrankungen

Aphthen, chronisch rezidivierende	Oral health	Aphthous ulcers: recurrent
Mund- und Zungenbrennen	Oral health	Burning mouth syndrome
Oropharyngeale Candidiasis	Oral health	Oropharyngeal candidiasis
Weisheitszähne, impaktierte	Oral health	Impacted wisdom teeth

17. Hauterkrankungen

Atopisches Ekzem	Skin disorders	Atopic eczema
Faltenbildung	Skin disorders	Wrinkles
Fußpilz und Nagelmykose	Skin disorders	Athlete's foot and fungally infected toe nails
Herpes labialis	Skin disorders	Herpes labialis
Kopfläuse	Skin disorders	Head lice
Malignes Melanom, nicht metastatisches	Skin disorders	Malignant melanoma: non-metastatic
Phlegmone und Erysipel	Skin disorders	Cellulitis and erysipelas
Plattenepithelkarzinom der Haut, nicht metastatisches	Skin disorders	Squamous cell carcinoma of the skin: non-metastatic
Psoriasis	Skin disorders	Chronic plaque psoriasis
Scabies	Skin disorders	Scabies
Warzen	Skin disorders	Non-genital warts

18. Wundversorgung

Dekubitus	Wounds	Pressure sores
Ulcus cruris venosum	Wounds	Venous leg ulcers

19. Neurologische Erkrankungen

Epilepsie	Neurological disorders	Epilepsy
Fazialisparese, idiopathische	Neurological disorders	Bell's palsy
Migräne	Neurological disorders	Migraine headache
Multiple Sklerose (MS)	Neurological disorders	Multiple sclerosis
Parkinson	Neurological disorders	Parkinson's disease
Spannungskopfschmerz, chronischer	Neurological disorders	Chronic tension-type headache
Tremor, essenzieller	Neurological disorders	Essential tremor
Trigeminusneuralgie	Neurological disorders	Trigeminal neuralgia

20. Psychiatrische Erkrankungen

Angststörung, generalisierte	Mental health	Generalised anxiety disorder
Anorexia nervosa	Mental health	Anorexia nervosa
Bulimia nervosa / Bulimie	Mental health	Bulimia nervosa
Demenz	Mental health	Dementia
Depressive Störungen	Mental health	Depressive disorders
Panikstörung	Mental health	Panic disorder
Posttraumatische Belastungsstörung (post-traumatic stress disorder)	Mental health	Post-traumatic stress disorder
Schizophrenie	Mental health	Schizophrenia
Zwangsstörungen	Mental health	Obsessive compulsive disorder

Hinweise zur CD-ROM

Auf der beiliegenden Mini-CD-ROM finden Sie die englischsprachige Gesamtausgabe von *Clinical Evidence.* Zusätzlich zu der Kurzausgabe *Clinical Evidence Concise*, die dem vorliegenden Kompendium zugrunde liegt, enthält die Gesamtausgabe:

- Volltext zu den einzelnen Therapieoptionen
- vollständige Literaturdokumentation
- Angaben zu den Autoren der Originalausgabe und eventuellen Interessenskonflikten
- Informationen über das Such- und Bewertungsverfahren von *Clinical Evidence.*

Installation

Wenn das Installationsprogramm nicht automatisch startet, geben Sie unter Start–Ausführen D:\setup ein (D: Ihr CD-ROM-Laufwerk).
Systemvoraussetzungen: IBM-kompatibler PC, mind. 90 MHz, 32 MB RAM, 60 MB freier Festplattenspeicher; Windows 95, 98, 2000 Professional, XP Professional, NT SP6, 2000 Server; Microsoft Internet Explorer ab 5.0 (5.5 empfohlen) oder Netscape ab 4.7.

Navigation

Am einfachsten bewegen Sie sich in dem Navigationsbaum links unten. Benutzen Sie dazu den Schlüssel von der deutschen zur englischen Ausgabe auf S. 503.
Die **Volltexte** zu den einzelnen Therapieoptionen sind gegliedert in:

- Zusammenfassung (entspricht den Texten des Kompendiums)
- Nutzen (*Benefits*)
- Schaden (*Harms*)
- Kommentar (*Comment*).

Diese Texte enthalten ausführliche Verweise auf die zugrundeliegende **Literatur**. Die gesamte Literatur zu einem Kapitel ist unter *References* aufgelistet.
Die **Hintergrundinformationen** (Definition, Inzidenz/Prävalenz, Ätiologie/Risikofaktoren, Prognose), die auch im Kompendium enthalten sind, finden Sie unter *Background*, mit zusätzlichen Literaturangaben und einer genaueren Beschreibung der Suchstrategie (*Methods*).
Angaben zu den **Autoren** der Originalausgabe und eventuellen Interessenskonflikten (*Competing interests*) stehen unter *Contributors.*
Generelle Informationen über das Such- und Bewertungsverfahren von *Clinical Evidence* finden Sie ganz oben im Navigationsbaum unter *About CE.*